S. Alban / M. M. Leininger / C. L. Reynolds

Multikulturelle Pflege

Susanna Alban / Madeleine M. Leininger / Cheryl L. Reynolds

Multikulturelle Pflege

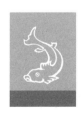

URBAN & FISCHER   München Jena

Zuschriften an:
Urban & Fischer, Lektorat Pflege, Karlstraße 45, 80333 München
oder
Frau Susanna Alban, Adalbertstraße 23, 10997 Berlin

Bei den Beiträgen von Madeleine M. Leininger und Cheryl L. Reynolds handelt es sich um eine Übersetzung aus dem Amerikanischen von:
„Cultural Care Diversity and Universality Theory"
von Madeleine M. Leininger und Cheryl L. Reynolds
© Sage Publications, Inc., Newbury Park, California, USA 1993

CIP erhältlich von der British Library

Alle Rechte vorbehalten
1. Auflage 2000
99 00 01 02 03   5 4 3 2 1

© 1999 Urban & Fischer Verlag • München • Jena

Lektorat und Übersetzung der Beiträge von M. M. Leininger und C. L. Reynolds:
Michael Herrmann, Berlin
Layout, Satz und Herstellung: Kadja Gericke, Arnstorf
Landkarten im lexikalischen Teil: unter Verwendung der Originale aus dem „Atlas Trio" (1999)
mit freundlicher Genehmigung des Schroedel Verlags, Hannover
Druck und Bindung: Franz Spiegel Buch GmbH, Ulm
Umschlaggestaltung: prepress/ulm GmbH, Ulm

ISBN 3-437-26360-9

Aktuelle Informationen finden Sie im Internet unter der Adresse:
Urban & Fischer: http://www.urbanfischer.de

Vorwort

Liebe Leserin, lieber Leser,

die Krankenpflege in einem Land ist geprägt durch ihr kulturelles Umfeld und durch den sozialen Hintergrund der Pflegenden. Schon innerhalb der eigenen Kultur kann es dabei zu schichtspezifischen Mißverständnissen und Kommunikationsstörungen kommen. Wir neigen außerdem alle dazu, interkulturelle Mißverständnisse nicht als solche zu erkennen, sondern als Mangel an gutem Benehmen oder gar als Charakterfehler des Gegenübers zu interpretieren. Dabei bedürfte es lediglich der notwendigen Information über eine Kultur, um dies zu verhindern.

Dieses Buch vermittelt Ihnen kulturelles Hintergrundwissen über Ihre Patienten und lädt Sie ein, diese Informationen in kulturkongruentes Handeln umzusetzen. Es ist vor allem für den praktischen Gebrauch bestimmt. Um die Übersichtlichkeit und damit die schnelle Handhabung im Alltag zu erleichtern, blieben daher Ethnien ohne Nationalstaat unberücksichtigt. Auch werden Sie die Nationalität eines Patienten in der Regel leicht erfragen können, die Frage nach der Herkunftskultur bzw. Ethnie kann hingegen Kränkungen, Peinlichkeiten oder gar Konflikte hervorrufen und im Extremfall zum Abbruch der Kommunikation führen. Bei Ländern mit verschiedenen Kulturen habe ich aus Platzgründen jeweils nur die größte Ethnie beschrieben. Erfaßt wurden Staaten, aus denen sich mehr als 10.000 Menschen in Deutschland aufhalten, denn es soll die Wahrscheinlichkeit bestehen, daß Sie in Ihrem Berufsalltag tatsächlich einmal Menschen aus diesen Ländern begegnen.

Einige der statistischen Angaben verändern sich schon in friedlichen Zeiten von Jahr zu Jahr, Kriege und politische Umwälzungen tun ein Übriges. Es ist daher möglich, daß manche Daten bei Erscheinen des Buches nicht mehr ganz aktuell sind. Für die Intention des Werkes ist dies ohne Bedeutung, denn es geht hier nicht darum, den schon vorhandenen statistischen Werken Konkurrenz zu machen, sondern einen allgemeinen Eindruck von der Situation des jeweiligen Landes zu vermitteln.

Natürlich liefern die Beschreibungen der Länder kein vollständiges Bild aller Menschen in diesem Land. Man stelle sich nur einmal vor, auf wenigen Seiten in ein paar Stichpunkten allen Deutschen gerecht werden zu wollen – es ist offensichtlich, daß dies nicht funktionieren kann. Die Angaben in diesem Buch sollen Ihnen ein wenig dabei helfen, Mißverständnissen im Umgang mit Patienten aus anderen Ländern auf die Spur zu kommen und sie zu überwinden. Eine Freundin, die während der Entstehungsphase des Buches einen Abschnitt las, reagierte mit dem Ausruf: „Ach, so kann es also auch sein!" Dies ist der Anfang einer gelungenen Kommunikation zwischen Menschen verschiedener kultureller Herkunft und Prägung. Wenn die Hinweise in diesem Buch es Ihnen erleichtern, Mißverständnisse zwischen Ihnen und Patienten aus anderen Kulturen als solche zu erkennen und vielleicht auszuräumen, so hat es seinen Zweck erfüllt.

Einer Anregung des Verlages folgend wurden dem lexikalischen Teil als theoretischer Hintergrund drei Arbeiten über die „Theorie der kulturellen Fürsorgevielfalt und -gemeinsamkeiten" (besser bekannt als „Theorie der transkulturellen Pflege") von Madeleine M. Leininger und Cheryl L. Reynolds, zwei großen amerikanischen Pflegetheoretikerinnen und -lehrerinnen, hinzugefügt.

Für Anregungen und Kritik sowie für Hinweise auf ergänzende Literatur bin ich sehr dankbar und werde sie in einer nächsten Auflage gern berücksichtigen.

Berlin, im August 1999
Susanna Alban

Danksagung

Ich danke von ganzem Herzen: dem Verlag Urban & Fischer für das Vertrauen und die gute Zusammenarbeit, Herrn Jürgen Georg für das Vertrauen, die Unterstützung, die Anregungen und das viele Material, das er mir zur Verfügung gestellt hat, meinem Lektor Michael Herrmann für alles: Zusammenarbeit, Vertrauen, Ideen, Geduld, Unterstützung, Zuspruch und Freundschaft, Karin Hasselblatt, denn ohne sie wären dieses Buch und ich nie zusammengekommen, Michael Gommel für den tollen Einsatz bei der Recherche und für das „Bemuttern" während der letzten Phase, Klaus Meier für die geduldige und hilfreiche Unterstützung bei der Internet-Recherche, Barbara Bruckmoser, Andrea Klein, Rufus Kreutzer, Rik Mayda, Jutta S. Trauboth, Micha(ela) Zocholl, Regina (Nani) Wendenburg und Katrin Alban für Material und Informationen, für ihr Interesse und für die Zeit, die sie sich für mich genommen haben.

Susanna Alban

Inhalt

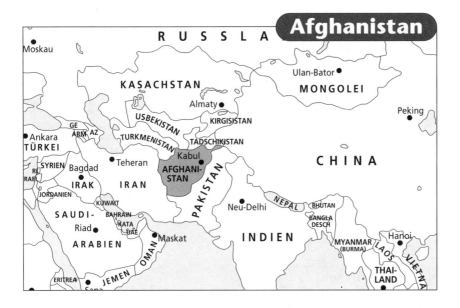

Geographie und Demographie

Lage:	Binnenland in Westasien, zwischen Gebirgen eingesenktes Hochland.
Hauptstadt:	Kabul.
Amtssprache(n)/ Sprache(n):	Paschtu und Dari – 50 % Dari, 40 % Paschtu, 5 % Usbekisch; Sprachen der übrigen Ethnien (1992).
Bevölkerung:	16,79 Mio. (1982) – 40 % Paschtunen, 25 % Tadschiken, 15 % mongolstämmige Hesoren, 5 % Usbeken; ferner Aimak, Nuristanis, Balutschen, Turkmenen, Kirgisen.
Städtische Bevölkerung:	19 % (1993).
Bevölkerung in absoluter Armut:	53 % (1980–1990).
Bevölkerungswachstum:	2,5 % (1985–1993) – Geburten-/Sterbeziffer 4,4/2,0 % (1992).
Religion(en):	Islam zu fast 100 % (1992).
Analphabeten:	71 % (1990).
Klima:	Steppen- und Wüstenklima (im Süden) neben geringen Auswirkungen des indischen Sommermonsuns (im Osten) und den östlichsten Auswirkungen des Mittelmeerklimas. Kabul: mittlere Temperatur 25,3 °C, Minimum -0,5 °C; Jahresniederschlag 342 mm an 28 Tagen.
Einwohner je Arzt:	6430 (1993).
Geburten je Frau:	6,9 (1992).
Säuglingssterblichkeit:	16,5 % (1993).
Kindersterblichkeit:	25,7 % (1993).
Lebenserwartung:	44 Jahre.
Kalorien-/ Proteinverbrauch:	1766 (1988–1990)/60,8 g (o. J.).

Staatliche Kinder-schutzimpfungen:	Polio-1 mit 3 Monaten; Polio-2 mit 6 Monaten und Polio-3 mit 9 Monaten. Das inadäquate Impfprogramm ist ein Grund für die große Krankheits- und Sterberate.
Infektionskrankheiten:	AIDS, Amöbiasis, Ankylostomiase, Anthrax, Ascariasis, Brucellose, zystische Echinokokkose, bakterielle Enteritis, virale Enteritis, Enterobiose, Fasizoliasis, Fleckfieber, Giardiasis, Hepatitis A und B, kutane Myiasen, kutane Larva migrans, Leishmaniase, Lepra, Leptospirosen, Malaria, Meningokokkenmeningitis, Pest, Phlebotomusfieber, Poliomyelitis, Q-Fieber, Zecken- und Läuserückfallfieber, Taeniasis saginata, Tetanus, Tollwut, Trachom, Trichuriasis, Typhus.
In Deutschland:	51.370 Personen (1994).
Botschaft:	Liebfrauenweg 1a, 53125 Bonn, Tel. 0228/251927.

Gesundheit und Krankheit

Viele Menschen aus Afghanistan sind Flüchtlinge. Bei ihnen treten oft vegetative Dysregulationen wie Magenbeschwerden, Kopfschmerzen und Ganzkörperschmerz auf. Psychische Krankheiten sind weit verbreitet, zu denen oft noch Tuberkulose, Rheuma, Durchfall, Typhus und Parasitenbefall sowie Malaria und Lepra hinzukommen.

▶ **Vorstellungen/Definition von Gesundheit und Krankheit:** Gynäkologische Erkrankungen sind stark tabuisiert, und Frauen haben oft wochenlang Schmerzen und Blutungen, bevor sie ihrem Mann davon erzählen.

▶ **Vorstellungen über die Ursachen von Erkrankungen:** Üble Einflüsse von außen, der böse Blick sowie Fehl- und Mangelernährung, Erkältung, Gift, Verletzungen etc. können als Ursache einer Erkrankung angesehen werden. Beschwerden des zentralen Nervensystems werden oft dem Einwirken böser Geister zugeschrieben. Ein Ungleichgewicht im Verhältnis zwischen Heiß und Kalt im Körper kann Krankheiten verursachen.

Beschwerden und deren vermeintliche Ursachen werden oft nicht auseinandergehalten. Die Ursache vieler Krankheiten wird in den Bauch lokalisiert, daher zeigen manche AfghanInnen bei der Frage nach dem Ort der Schmerzen auf die Bauchregion.

▶ **Vorbeugung von Krankheiten:** Es gibt „heiße" und „kalte" Speisen und Getränke, die richtig kombiniert werden müssen. Eine falsche Kombination führt zu Krankheiten.

▶ **Erhaltung von Gesundheit:** Amulette sollen böse Geister fernhalten.

▶ **Vorherrschende Behandlungspraxis:** Die traditionelle Medizin ist in der letzten Zeit in Verruf geraten, aber ayurvedische und chinesische Medizin sowie

Yunani-Medizin (auf altgriechischem Wissen beruhende Medizin) sind in ihren Einflüssen noch erkennbar. Heute wird westliche Medizin bevorzugt, wobei die Vorstellungen davon oft auf Wunderglauben beruhen. Heilige und Mystiker (Sufis) haben im psychischen Bereich gute Heilerfolge erzielt, aber seit den 80er Jahren ist die Bevölkerung damit unterversorgt.

▶ Soziale Unterstützung (bei der Therapie): Die soziale Unterstützung folgt der Linie einer gemeinsamen Klanzugehörigkeit.

Es wird allgemein befürchtet, die Familienehre könnte Schaden nehmen, wenn ein Mann eine Frau untersucht, daher simulieren Männer bisweilen die Beschwerden ihrer Frauen, um Medikamente zu bekommen. Ein anderes Vorgehen in diesem Zusammenhang besteht darin, daß der Mann mit der Frau zum Arzt geht und ihre Symptome erklärt. Der Arzt stellt dann aufgrund dieser Angaben seine Diagnose.

▶ Umgang mit Behinderten: keine Angaben.

Soziale Elemente des Lebens

▶ Kommunikation: Männer und Frauen nehmen in der Öffentlichkeit keine Notiz voneinander. Eine Frau wird nur begrüßt, wenn man sie sehr gut kennt und auch dann erst nach ihrem Ehemann. Körperliche Berührung ist zu vermeiden. Männer weichen Frauen aus, denn ein Mann darf eine Frau nicht einmal flüchtig oder aus Versehen berühren. Bei Begrüßungen und Gesprächen blickt man Frauen nicht in die Augen. Frauen blicken beim Sprechen zu Boden. Durch Türen geht der Mann grundsätzlich vor der Frau. Frauen setzen sich nicht neben fremde Männer.

Man begrüßt sich nicht im Sitzen. Bekannte schütteln sich die Hände, und wenn sie besondere Herzlichkeit ausdrücken wollen, ergreifen sie beide Hände der begrüßten Person. Bei einer förmlichen Begrüßung legt man die rechte Hand aufs Herz. Bei der Begrüßung wird eine lange Reihe von Glückwünschen und Fragen nach dem Wohlergehen geäußert; die Antworten darauf sind stereotyp. Bei der besonders herzlichen Begrüßung eines Freundes, der lange Zeit abwesend war, ergreift man dessen Oberarme und führt dann die eigene rechte Schulter an dessen rechte, die eigene linke an dessen linke Schulter. Anschließend schüttelt man sich die Hände und berührt dabei als besondere Höflichkeit mit der linken Hand den rechten Handrücken des anderen. Dabei werden die Begrüßungsformeln ausgetauscht. Mit körperlichen Berührungen geht man in der Öffentlichkeit eher sparsam um. Schulterklopfen gilt als peinlich oder sogar als Angriff auf die persönliche Würde.

Frauen begrüßen sich ähnlich wie Männer, vielleicht noch etwas herzlicher. Ehefrauen, jüngere Schwestern und Kinder können vom Mann mit einem Kuß auf die Stirn begrüßt werden. Frauen und Männer, die nicht verwandt sind, begrüßen sich durch Kopfnicken.

Blickkontakt, der länger als eine Sekunde dauert, gilt allgemein als Aggression und kann sogar mit Handgreiflichkeiten beantwortet werden. Lautes Sprechen gilt als bäurisch und unhöflich. Man spricht ruhig, deutlich und mit sparsamer Gestik. Eine Verneinung kann entweder durch Kopfschütteln oder durch leichtes Seitwärtswenden des Kopfes bei gleichzeitigem Zungenschnalzen ausgedrückt werden. Eine besonders starke Verneinung ist das Berühren der Ohrläppchen mit Daumen und Zeigefinger beider Hände. Für eine Bejahung wird genickt wie in Deutschland, bei starker Bejahung legt man die Hand aufs Herz. Die Pointe eines Witzes kann durch herzliches Händeschütteln angezeigt werden. Das Reiben des rechten Mittelfingers am Daumen (in Deutschland das Zeichen für Geld) ist obszön. Ungehörig ist auch das „Vogelzeigen", d. h. sich mit dem Zeigefinger an die Stirn zu tippen. Man zeigt nicht mit dem Finger auf Menschen. Das Herbei-winken einer Person geschieht mit dem Handrücken nach oben bei ausgestreck-tem Arm. Man zeigt nicht mit den Fußsohlen in Richtung von Menschen. Das Spreizen der Beine ist auch für Männer ungehörig.

Über afghanische Frauen wird nicht gesprochen. Man erkundigt sich auch nicht nach dem Wohlergehen von Frauen.

Fremde werden gern nach ihrem Einkommen gefragt. Von Menschen aus west-lichen Ländern wird erwartet, daß sie gläubige Christen sind. Religionslosigkeit oder Kritik an der eigenen Religion sind Afghanen unverständlich.

Gespräche dienen sehr häufig dazu, gute soziale Beziehungen herzustellen oder zu erhalten. Wer im Gespräch überzeugen will, muß freundlich gelassene Überlegenheit zeigen und seinen Ärger verbergen. Emotionen zeigt man unter Freunden und Verwandten, nicht gegenüber Fremden. Man widerspricht ungern, sondern weicht lieber auf konsensfähige Themen aus oder findet andere Aus-wege. Es sollte nicht vorschnell auf Zustimmung geschlossen werden, nur weil niemand „Nein" gesagt hat. Das Nennen des eigenen Namens wird möglichst vermieden, es wäre unbescheiden und könnte Unglück bringen.

❱ **Coping und Selbstkonzept:** Afghanistan ist ein islamisches Land. Zu islami-schen Gesellschaften siehe auch Ägypten, Albanien, Algerien, Iran, Jordanien, die Länder des ehemaligen Jugoslawien, Libanon, Marokko, Pakistan, Syrien, Tunesien und die Türkei. Die meisten afghanischen Muslime sind Sunniten, etwa 10 % sind Schiiten.

Die fünf Säulen des Islam sind das Glaubensbekenntnis, die täglichen Gebete, das Fasten im Fastenmonat Ramadan, das Almosengeben und die Pilgerfahrt nach Mekka. Die Einbindung in die Familie ist die Voraussetzung und Grundlage des seelischen Gleichgewichts jedes einzelnen.

Afghanistan ist ein multi-ethnisches Land, eine nationale Identität als „Afgha-nen" gibt es nicht. Die ethnische Gruppe der Paschtunen versteht sich seit der Gründung Afghanistans als das staatstragende und dominierende Volk und be-zeichnet sich auch selbst als „Afghan". Heutzutage stehen die Tadschiken und die Usbeken gleichberechtigt neben den Paschtunen.

Ein längerer Aufenthalt in der Fremde gilt meist als Exil, Strafe oder Mühsal, die man um eines materiellen Gewinns willen auf sich nimmt. Wenn aber ungüns-tige Lebensumstände zu erniedrigender Arbeit zwingen, sollte sie weit entfernt von Bekannten und Verwandten außerhalb deren Sichtweite stattfinden.

❱ **Rollen und Beziehungen:** Alte Menschen sind hochangesehen, und ihre Mei-nung hat viel Gewicht.

Haushalte bestehen seltener aus Großfamilien und häufiger aus Kernfamilien, die in enger Nachbarschaft mit patrilineal verwandten Familien leben. Verwandtschaft über den Vater bedeutet Pflichten, etwa zum Beistand in Konflikten. Verwandtschaft über die Mutter ist unkompliziert, ohne Verpflichtungen, aber mit Zuneigung verbunden.

Ehen werden arrangiert, man heiratet gerne die Tochter des Onkels oder andere Kusinen, jedenfalls ein Mädchen aus dem gleichen Stamm. Frauen heiraten mit 14–16, Männer mit 20 Jahren. Das höhere Heiratsalter bei Männern liegt am hohen Brautpreis. Ein Mann darf bis zu vier Frauen haben, aus finanziellen Gründen kommt dies jedoch nur selten vor. Bei exogamer Heirat bleiben Frauen trotzdem Mitglied der Verwandtschaft ihres Vaters, ein Wechsel der Klan- oder Stammeszugehörigkeit ist (für Paschtunen) undenkbar. Paschtunische Mädchen dürfen keine Angehörigen anderer Ethnien heiraten.

Scheidungen sind selten und eine Schande, weil der Grund immer mit Untreue der Frau benannt wird. Nach traditionellem Recht muß der Betrogene beide Ehebrecher töten. Männer mißtrauen Frauen und unterstellen ihnen einen Hang zum Abenteuer mit fremden Männern, außerdem vermutet man in allen Männern potentielle Verführer. Nur die Wachsamkeit von Ehemännern, Vätern und Brüdern verhindert allgemeine Promiskuität und damit den Untergang von Gesellschaft und Zivilisation.

Es herrscht rigide Geschlechtertrennung. Frauen wird der Ausgang verboten oder nur verhüllt gestattet. Nach neuesten Informationen von Journalisten (GEO) und Mitarbeitern in der Entwicklungszusammenarbeit dürfen Frauen im heutigen Afghanistan keiner Berufstätigkeit nachgehen (Ausnahme: Krankenschwester). Sogar Mädchen sind vom Schulbesuch ausgeschlossen, und es ist ihnen verboten, Lesen und Schreiben zu lernen. Frauen werden auf eine Stufe mit unmündigen Kindern gestellt. Daher sind sie es oft nicht gewohnt, Entscheidungen außerhalb des Hauses zu treffen, und ihr Erfahrungsbereich kann stark eingeschränkt sein.

Bis 1996 durften Frauen in der afghanischen Gesellschaft berufstätig sein, sich allein in der Öffentlichkeit bewegen und sich nach eigenem Ermessen in den Grenzen der geltenden moralischen Regeln kleiden. Heute (Frühjahr 1999) herrscht eine derart rigide Kontrolle und Verdrängung von Frauen aus dem gesamten öffentlichen Bereich, daß sie schon als Menschenrechtsverletzung bezeichnet werden kann. Frauen werden zu Tode gesteinigt, wenn man einen Streifen Haut an ihrem Unterarm sehen kann. Häuser, in denen Frauen wohnen, müssen mit Farbe überstrichene Fenster haben, damit niemand hineinblicken kann. Frauen müssen lautlose Schuhe tragen, damit niemand sie hören kann. Männer haben das Recht, Frauen nach Gutdünken zu töten. Die gesundheitliche Versorgung von Frauen ist katastrophal. Es gibt fast keine Krankenhäuser oder Medizin für sie. Eine wachsende Anzahl von Frauen hat schwere Depressionen ohne Chance auf irgendeine Form der Behandlung.

Ehre und Tugend sind keine Privatsache, sondern Angelegenheit des gesamten nahen und ferneren Familien- und Verwandtschaftskreises.

Die Arbeitsteilung von Frauen und Männern ist genau definiert, wird aber nicht immer so streng eingehalten. Die Arbeit der Frauen wird notorisch unterbewertet, obwohl sie bis zu 50 % des Familieneinkommens erwirtschaften.

Ein großer Teil des Familienlebens dreht sich um Kinder. Zu einer vollständigen Familie gehören mindestens drei Kinder. Die emotionale Bindung der Eltern an Söhne und Töchter ist gleich stark. Man sagt zwar, daß man Söhne bevorzugt, weil es zum guten Ton gehört, aber die privaten Gefühle sehen oft anders aus. Väter tragen gern ihre Kinder auf dem Arm herum, bringen sie überallhin mit und zeigen viel Geduld mit ihnen. Zwischen Kindheit und Erwachsensein wird keine deutliche Grenze gezogen. Kinder werden nicht geschlagen. Man vermeidet es, mit Kindern in „Kindersprache" zu sprechen. Zuneigung zu Kindern darf auch von Fremden offen gezeigt werden. Ein Kind zu verletzen gilt als unverzeihlich.

Kinder bilden auch einen wirtschaftlichen Faktor im Familiengefüge. Sie werden schon früh herangezogen, zum Familieneinkommen beizutragen. Dies trifft vor allem für Söhne in ländlichen Gebieten zu.

Einem Schutzbedürftigen zu helfen ist äußerst verdienstvoll und erhöht den Status der helfenden Person. Autorität wird nur akzeptiert, wenn sie durch überlegenes Wissen und Alter untermauert ist.

▶ **Sexualität und Reproduktion:** Geburten werden oft von sogenannten Dais (traditionellen Geburtshelferinnen) durchgeführt. Die Säuglings- und Wöchnerinnensterblichkeit sind hoch. Babys sterben oft an Tetanus.

▶ **Sterben und Tod:** Verwandte und Freunde kommen zum Haus der trauernden Familie, um ihr Beileid und ihren Beistand auszudrücken und gegebenenfalls durch eine Geldspende zu unterstreichen. Der Leichnam wird im Hause aufgebahrt, und ein Mullah oder ein naher Verwandter hält die Totenwache und liest aus dem Koran. Der Leichnam wird gewaschen, in neue, weiße Kleidung gehüllt und in den Sarg gelegt. Er muß binnen 24 Stunden beerdigt werden. Da der Körper nicht verletzt werden darf, ist eine Verbrennung ausgeschlossen.

Zwei Tage nach der Beerdigung gibt es eine Zeremonie in der Moschee oder im Hause des Verstorbenen, gefolgt von einem Leichenschmaus.

Körperliche Elemente des Lebens

▶ **Ernährung und Ausscheidung:** Vor und nach dem Essen wäscht man sich die Hände. Brot wird bei strengen Moslems nur mit der reinen rechten Hand berührt, sonst darf man beim Brechen des Brotes die Linke zur Hilfe nehmen. Man sollte vermeiden, daß Krümel auf den Boden fallen. Im Islam besteht ein Verbot für Schweinefleisch und Alkohol. Tiere müssen geschächtet werden, das heißt, alles Blut wird abgelassen, und es dürfen nur gesunde, unversehrte Tiere geschlachtet werden.

Hauptnahrungsmittel sind Brot in Form von Fladen und Reis, dazu Gemüse und Joghurtsauce. Buttermilch ist beliebt. Nach dem Essen trinkt man grünen oder schwarzen Tee.

Man ißt mit den Fingern der reinen rechten Hand, da die unreine linke zur Reinigung nach dem Stuhlgang benutzt wird. Auf dem Lande gibt es keine europäische Toilette. Man begibt sich ins Freie außer Sichtweite – üblicherweise frühmorgens – und hockt sich hin. Das Benutzen von Papier zur Reinigung ist unüblich.

Stillen ist allgemein üblich und wird oft bis zur nächsten Schwangerschaft beibehalten. Ab dem Alter von sechs Monaten wird zugefüttert. Säuglinge bekommen oft Tee und „suf" (gebratene Linsensamen und Speiseöl). Da Schnuller verschmutzt sein können, kommt es leicht zu Durchfall und Unterernährung. Zwei Drittel der Kinder zeigten 1983 Anzeichen von Eiweißmangel, ein Fünftel war extrem unterernährt.

Frauen und Kinder essen nach den Männern.

▶ **Körperpflege und Kleidung:** Europäische Anzüge werden vorwiegend von Staatsbeamten getragen. Eine Kopfbedeckung ist üblich, auch für Männer. Die traditionelle Männerkleidung sind ein über die Hose fallendes Hemd und eine faltenreiche Hose aus dem gleichen Baumwollstoff und in gleicher Farbe. Die Hose muß bis zu den Knöcheln reichen. Über dem Hemd wird oft ein europäisches Jackett getragen; traditionell ist eine bestickte Weste, darüber ein Tuch, eine Decke oder ein weiter Mantel.

Traditionelle Frauenkleidung besteht aus einem weiten Hemd oder Kleid – mindestens knielang – über einer faltenreichen Pluderhose. Die Hose ist einfarbig, das Kleid kann geblümt sein. Landfrauen tragen eine Weste darüber und ein großes, halbkreisförmiges Kopftuch, das bis zu den Knöcheln reicht. Im heutigen Afghanistan sieht man Frauen jedoch nur im Schleier (Burka), einer plissierten Pelerine mit Stoffgitter vor den Augen.

Beim Betreten einer Wohnung oder eines Hauses muß man die Schuhe ausziehen.

Vor dem Beten (im Islam fünfmal am Tag) werden Hände, Füße und alle Körperöffnungen gewaschen.

Nach dem Geschlechtsverkehr ist die Reinigung des ganzen Körpers vorgeschrieben. Alle Haare am Körper außer denen am Kopf müssen entfernt werden. Es wird Wert auf die Sauberkeit der Kleidung gelegt.

▶ **Zeitempfinden und Regeneration:** Arbeit ist kein Wert oder Verdienst an sich.

▶ **Schmerz:** Sofortige Schmerzlinderung wird erwartet und nachdrücklich verlangt. Man glaubt, daß man seine Energien für die Genesung aufsparen muß. Dies kann problematisch werden, wenn die geeignete Therapie verlangt, daß der Patient sich anstrengt. Schmerz wird nur im privaten Kreis unter vertrauten Personen gezeigt, außer bei den Wehen und während der Geburt.

Literatur

Aina, UN Afghanistan Magazine. Autumn/Winter 1998, Vol. 1, No. 9

Bliss, Frank: Islam im Alltag. Die von Mohammed gestiftete Religion wird zum neuen Feindbild. Lamuv Verlag, Göttingen, 1994

Deutsches Rotes Kreuz: „Du, oh beruhigte Seele ..." Zum Umgang mit Tod und Trauer bei Muslimen in Krankenhäusern. Berlin, 1998

Geissler, Elaine M.: Pocket Guide to cultural assessment. 2nd edition, Mosby, St. Louis, 1989

Glatzer, B.: Verhalten in Afghanistan. Arbeitsmaterialien für den landeskundlichen Unterricht aus der Reihe „Verhaltenspapiere", Heft 33. Deutsche Stiftung für internationale Entwicklung – Zentralstelle für Auslandskunde, Bad Honnef, 1990

Heine, Peter: Kulturknigge für Nichtmuslime. Ein Ratgeber für alle Bereiche des Alltags. Herder Spektrum, Freiburg, 1996

Polm, R. (Red.): Ethnische Minderheiten in der Bundesrepublik Deutschland, Kurseinheit 01–03. Fernuniversität-Gesamthochschule Hagen, 1995

Schmalz-Jacobsen, Cornelia und Hansen, Georg (Hrsg.): Ethnische Minderheiten in der Bundesrepublik Deutschland. Ein Lexikon. C. H. Beck, München, 1995

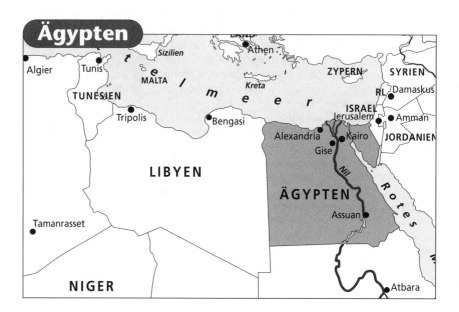

Geographie und Demographie

Lage:	Wüstenland mit Niloase im Osten Nordafrikas. Unabhängig seit 1922.
Hauptstadt:	Kairo.
Amtssprache(n)/ Sprache(n):	Arabisch/Ägyptisch und Varianten, z. B. Sudanesisch; Englisch und Französisch als Bildungssprachen.
Bevölkerung:	56,43 Mio. (1993).
Städtische Bevölkerung:	44 % (1993).
Bevölkerung in absoluter Armut:	23 % (1980–1990).
Bevölkerungswachstum:	2,3 % (1985–1993) – Geburten-/Sterbeziffer 2,9 %/0,8 %.
Religion(en):	Islam (90 %), 2 Mio. Kopten, Minderheiten von Orthodoxen, Katholiken, Protestanten und Juden (1992).
Analphabeten:	52 % (1990).
Klima:	subtropisch-ganzjährig trocken. Kairo: wärmster Monat 28,3 °C (Juli), kältester Monat 13,3 °C (Jan.); Jahresniederschlag 24 mm; relative Feuchte 47 %.

Einwohner je Arzt:	534 (1992).
Säuglingssterblichkeit:	6,4 % (1993).
Kindersterblichkeit:	8,6 % (1993).
Lebenserwartung:	64 Jahre (1993).
Kalorien-/ Proteinverbrauch:	3310 (1988–1990)/74,4 g (o. J.).
Staatliche Kinder-schutzimpfungen:	DPT-1 mit 2 Monaten; DPT-2 mit 4 Monaten; DPT-3 mit 6 Monaten; DPT Auffrischimpfung zwischen 18 und 24 Monaten; DT-1 mit 6 Jahren oder bei Schulbeginn. Polio-1 mit 2 Monaten; Polio-2 mit 4 Monaten; Polio-3 mit 6 Monaten; Polio-Auffrischimpfung zwischen 15 und 24 Monaten. Masernimpfung mit 9 Monaten. Tbc-Impfung bei der Geburt bis zum 3. Monat.
Infektionskrankheiten:	AIDS, Amöbiasis, Ankylostomiase, Ascariasis, nordamerikanische Blastomykose, Brucellose, Dirofilariose, bakterielle und virale Enteritis, Enterobiose, Faszioliasis, Floh-Fleckfieber, Hantaan-Virusinfektion, Hepatitis A und B, Hymenolepiasis, Isosporiasis und Sarkozystiasis, Krim-Kongo-hämorrhagisches Fieber, kutane Myiasen, kutane Larva migrans, Leishmaniase, Lepra, lymphatische Filariose, Malaria, Meningokokkenmeningitis, Myzetome, Phlebotomusfieber, Poliomyelitis, Q-Fieber, Rhinosporidiose, Rift-Valley-Fieber, Rückfallfieber, Schistosomiasis, Sindbisfieber, Tetanus, Tollwut, Toxokariasis, Toxoplasmose, Trachom, Trichinellose, Trichostrongyliase, Typhus, West-Nil-Fieber.
In Deutschland:	12.605 Personen (1993).
Botschaft:	Kronprinzenstraße 2, 53173 Bonn, Tel. 0228/956830. Außenstelle: Waldstraße15, 13156 Berlin, Tel. 030/4771048.

Gesundheit und Krankheit

▶ **Vorstellungen/Definition von Gesundheit und Krankheit:** keine Angaben.

▶ **Vorstellungen über die Ursachen von Erkrankungen:** Böse Geister halten sich gern im Schmutz auf – Geisterglaube ist z. T. sogar im Koran zugelassen.
Durchfall und Darmkrankheiten kommen häufig vor und gelten als normal.
Die Medizin der traditionellen Pflanzenheilkunde wird als „kalt", die westliche Medizin dagegen als „heiß" angesehen. Ein Ungleichgewicht im Verhältnis zwischen Heiß und Kalt im Körper kann Krankheiten verursachen. Auch der böse Blick kann krank machen.

▶ **Vorbeugung von Krankheiten:** keine Angaben.

▶ **Erhaltung von Gesundheit:** Amulette helfen gegen den bösen Blick.

▶ **Vorherrschende Behandlungspraxis:** Dangas, d. h. weise Frauen, kennen Methoden und Rezepte der Naturheilkunde und arbeiten als Hebammen. Außerdem gibt es Bruchheiler und Barbiere als männliche Gegenstücke der Dangas. Sie alle werden ins staatliche Fortbildungsprogramm integriert und bilden eine Brücke zwischen traditioneller und moderner Medizin.

Viele Patienten kombinieren die westliche Medizin mit Kräuterrezepten und eventuell noch mit segenbringenden Amuletten. Es wird viel Selbstmedikation betrieben. Es gibt einen Trancetanz, Zar, der Frauen von körperlichen und psychosomatischen Krankheiten heilen soll. Apotheker und Krankenschwestern verschreiben Medikamente.

▶ **Soziale Unterstützung (bei der Therapie):** Die Familie und Freunde besuchen den Patienten im Krankenhaus so oft und so lange wie möglich und achten darauf, ob er auch gut versorgt und behandelt wird. Dem Patienten nahestehende Personen wollen oft bei Gesprächen mit dem Arzt und bei Untersuchungen dabeisein und antworten manchmal für den Patienten. Das älteste anwesende Familienmitglied sollte in Gespräche mit einbezogen werden. Entscheidungen überläßt man den Ärzten. Selbst schriftliche Einverständniserklärungen bedeuten daher nicht unbedingt, daß der Patient genau informiert sein Einverständnis gibt.

▶ **Umgang mit Behinderten:** Der islamische Moralkodex gebietet Mitleid mit den Armen und Kranken und entsprechende Hilfeleistungen.

Soziale Elemente des Lebens

▶ **Kommunikation:** Man äußert seine Meinung nicht direkt und unverblümt. Ägypter wirken oft sehr europäisiert, sind es jedoch meist nur oberflächlich. Vor diesem Hintergrund kann es leicht zu Mißverständnissen mit Europäern kommen. Anliegen werden nachdrücklich und energisch verfolgt, man darf aber niemals laut oder gar ausfallend werden. Ein direktes „Nein" wird als verletzend empfunden, man sagt lieber: „Vielleicht." Oder es wird eine Ausrede gewählt, um die Höflichkeit zu wahren. Wenn es Probleme gibt, sagt man, es sei alles in Ordnung, was niemand wörtlich nehmen wird. Genauere Informationen gibt es erst nach mehrmaligem Nachfragen. Es gehört sich nicht, gleich zum Thema zu kommen. Eine Einleitungsphase dient dazu, ein entspanntes Gesprächsklima zu schaffen. Schlechte Nachrichten sollten vorsichtig und indirekt und möglichst nicht am Abend überbracht werden.

In gleichgeschlechtlichen Kreisen wird Sexualität offen besprochen, z. B. auch Abtreibungen und Formen der Verhütung.

Man plaudert über Themen, die alle interessieren und hält keine Monologe. Es wird viel gescherzt und gelacht.

Frauen dürfen Männern nicht direkt in die Augen blicken, sondern müssen den Blick senken. In der Öffentlichkeit dürfen sie nicht laut reden oder lachen und abends nicht allein aus dem Haus gehen. Ein Mann erweist einer Frau Achtung, indem er sie übersieht.

Man erkundigt sich nicht nach der Ehefrau eines Mannes und läßt auch keine Grüße ausrichten, das wäre zudringlich. In der Öffentlichkeit berühren Paare sich nicht.

Ägypter sind im Vergleich zu Deutschen sehr extrovertiert und kontaktfreudig.

Höflichkeit ist sehr wichtig, vor allem bei der ersten Begegnung. Ägypter gelten als formell. Achtung und Respekt vor anderen sind oberstes Gebot. Der Umgangston sollte jedoch nach sehr kurzer Zeit weniger förmlich und leicht persönlich gefärbt sein. Im Arabischen gibt es keinen Unterschied zwischen „Du" und „Sie". Mit Titeln und Funktionsbezeichnungen aller Art wird großzügig umgegangen.

Die Beine werden nicht übereinandergeschlagen und die Schuhsohle nicht dem Gesprächspartner zugewandt, denn dies gilt als Mißachtung oder Ablehnung.

Gleichgeschlechtliche Berührungen – auch zärtliche wie Unterhaken, Tätscheln, Küssen – sind normal, häufig und üblich, auch unter Bekannten. Frauen geben sich zur Begrüßung die Hand. Wenn sie sich kennen, begrüßen sie sich durch Wangenküsse rechts und links. Männer tun dies ebenfalls, außerdem umarmen sie sich, klopfen sich freundschaftlich auf die Schulter oder gehen Hand in Hand. Zwischen Mann und Frau herrscht freundliche Distanz.

Die Berührung mit Hunden macht einen Menschen rituell unrein und wird daher gemieden.

Guten-Morgen-Grüße sind variationsreich und können minutenlang dauern. Stößt man zu einer Gruppe, sollte jeder begrüßt und nach seinem Wohlergehen gefragt werden.

Der Anrede „Herr" oder „Frau" folgt in Ägypten der Vorname. Auf dem Land reden sich Nachbarn mit „Vater des ..." bzw. „Mutter des ..." und dem Namen des erstgeborenen Sohns an, z. B.: „Vater des Ahmed" oder „Mutter des Mustafa".

Babys dürfen nicht laut bewundert werden, man könnte sonst als neidisch gelten und in den Verdacht des bösen Blicks geraten.

▶ **Coping und Selbstkonzept:** Ägypten ist ein islamisches Land. Zu islamischen Gesellschaften siehe auch Afghanistan, Albanien, Algerien, Iran, Jordanien, die Länder des ehemaligen Jugoslawien, Libanon, Marokko, Pakistan, Syrien, Tunesien und die Türkei. Die fünf Grundpfeiler des Islam sind das Glaubensbekenntnis, die fünf täglichen Gebete, das Fasten im Ramadan, das Almosengeben und die Pilgerfahrt nach Mekka.

Die Einbindung in die Familie ist Voraussetzung und Grundlage des individuellen seelischen Gleichgewichts.

Individuelles Konkurrenzstreben wird durch starke Gruppensolidarität gebremst.

Über Ärgernisse aller Art wird oft mit einem „Macht doch nichts" hinweggegangen. Diese Einstellung beinhaltet auch, daß man sich in Gefahrensituationen nicht sonderlich sorgt.

▶ **Rollen und Beziehungen:** Das Gefälle zwischen Stadt und Land ist groß, geprägt von Mißtrauen auf der einen und Verachtung auf der anderen Seite. Verhaltensregeln und Verbote sind genau festgelegt.

Die alteingesessenen ägyptischen Christen sind die Kopten. Ein Muslim darf eine Angehörige einer Buchreligion, also eine Christin oder Jüdin, heiraten, ein Christ oder Jude muß jedoch konvertieren, bevor er eine Muslima heiraten darf. Ägypter sind daran gewöhnt, mit Menschen anderer Religionszugehörigkeit und Kultur auf engstem Raum zu leben.

Der Familienzusammenhalt ist wichtig und muß gepflegt werden. Man lebt von klein auf in direkter Nähe zu anderen Menschen. Orte des Rückzugs und Privatsphäre in westlichem Sinne gibt es nicht. Verantwortung für die Familie ist wichtiger als individuelle Interessen. Die Kontakte in der Großfamilie müssen durch regelmäßige Besuche und Telefonate gepflegt werden. Dadurch bekommt auch jedes Familienmitglied ständig Aufmerksamkeit und Zuwendung. Solidarität und Vertrautheit unter weiblichen Familienmitgliedern sind groß. Eine jungverheiratete Frau allein mit ihrem Ehemann in der Wohnung kann sich sehr einsam fühlen, weil ihr die Kontakte zu den Frauen der Familie fehlen. Der älteste Mann in der Familie hat die gesamte Verantwortung. Er darf auch den Aufenthaltsort der Frau bestimmen.

Die Gründung einer Familie ist das Wichtigste im Leben. Ehen werden häufig noch von den Eltern arrangiert. Das Heiratsalter auf dem Land beträgt 16–18 Jahre für Frauen und 18–20 Jahre für Männer. Die Frau behält den Namen ihres Vaters. Die Ehe ist dazu da, um eine Familie zu gründen und Kinder aufzuziehen, Liebe ist nebensächlich. Kinder werden nicht vom Familienleben ausgeschlossen und auch nicht ins Bett geschickt. Sie werden zur Achtung vor dem Alter erzogen. Väter spielen gern mit ihren Kindern, haben viel Geduld, erwarten aber Gehorsam. Für die Säuglingspflege sind die Mütter zuständig. Kinderlosigkeit ist immer die Schuld der Frau. Ihr droht die Scheidung, oder ihr Mann nimmt sich eine zweite Ehefrau. Ehelosigkeit ist ungewöhnlich. Alleinstehende leben meist bei Verwandten.

Für den Mann gilt: Ehre hat man, Ansehen erwirbt man. Die Ehre muß ständig geschützt und verteidigt werden. Die Ehre des Mannes und der ganzen Familie liegt in den Händen der Frau. Ab dem elften Lebensjahr muß sie sich sittsam und zurückhaltend verhalten und braucht männlichen Schutz. Ehrverlust bedeutet Ausschluß aus der Gemeinschaft. Schande führt zu Ehrverlust. Die Ehre wird geschützt, indem die Frauen der Familie keinen oder kaum Kontakt zu Männern haben, die nicht der Familie angehören. Schon eine Beleidigung verletzt das Ehrgefühl. Dabei gilt auch das Verlangen der schriftlichen Bestätigung einer mündlichen Zusage als Beleidigung, denn das Wort eines Mannes gilt auch so.

Frauen müssen stets darauf achten, keinerlei männliche Begierde zu wecken. Wenn die Frau Gäste hat, ziehen die Männer sich zurück und umgekehrt.

Großzügigkeit verleiht Ansehen. Geld zu schenken ist daher üblich und nicht unhöflich. Zu spät, also nachträglich zu gratulieren, ist unhöflich, es darf jedoch vorher gratuliert werden.

Für die Landbevölkerung ist das Dorf die eigentliche Heimat. Die ständige soziale Kontrolle bedeutet Sicherheit und Rückhalt, aber auch Verpflichtung und Zwang zur Anpassung.

Trunkenheit in der Öffentlichkeit gilt als grober Verstoß gegen die guten Sitten. Viele haben Angst vor großen Hunden. Tiere gelten allgemein als Gebrauchsgegenstände. Wo Hunde als Haustiere gehalten werden, bleiben sie als Wachhunde außer Haus. Tierärzte sind meist Kopten.

Patienten verhalten sich meist passiv, weil man glaubt, daß Gott über das Schicksal, also auch über Krankheit und Gesundheit, Leben und Tod bestimmt. Ärzte sollten immer Hoffnung und Optimismus ausstrahlen und den Patienten vor schlechten Prognosen und Diagnosen schützen. In der Regel treffen sie die Entscheidungen. Patienten sind unter Umständen nicht daran gewöhnt, daß ein Arzt während der Anamnese persönliche Fragen stellt. Männer weigern sich manchmal, sich von Frauen behandeln oder pflegen zu lassen, vor allem, wenn es um ein Problem im sexuellen Bereich geht. Es gilt als taktlos, eine Beziehung zwischen Arzt und Patient, die über lange Zeit angedauert hat, plötzlich zu beenden.

▶ **Sexualität und Reproduktion:** Sexualität darf nur in der Ehe stattfinden und dann nur in der Wohnung. Alles andere ist schändlich und verwerflich. Der Koran verlangt, daß der Mann die Frau glücklich machen soll, auch in sexueller Hinsicht.

Die Klitorektomie wird von Ägyptern manchmal als Bestandteil ihrer Kultur und Vergangenheit gesehen. Manche glauben, daß beschnittene Mädchen gesünder heranwüchsen, weil sie weniger Probleme mit der Körperhygiene hätten und dadurch mehr Kinder zur Welt bringen könnten. Außerdem glaubt man, daß die Beschneidung den Sexualtrieb dämpft und somit die Jungfräulichkeit des Mädchens und die Treue der Ehefrau sichert. Bisweilen wird der Klitoris auch Aggressivität zugeschrieben, und man nimmt an, sie könne Männer impotent machen und Babys töten. Außerdem gilt die Beschneidung als hygienisch, da das weibliche Genitale als schmutzig oder häßlich angesehen und die Frau auf diese Weise gereinigt wird.

Als Gegenargument wird die Tatsache akzeptiert, daß die Beschneidung oft unhygienisch und unsachgemäß durchgeführt wird. Mögliche Folgeschäden sind chronische Unterleibsentzündung, Schwierigkeiten bei der Geburt und Unfruchtbarkeit. Seit Januar 1998 ist die weibliche Beschneidung in Ägypten endgültig gesetzlich verboten.

Nach der Menstruation muß die Frau eine Ganzkörperwaschung durchführen, um wieder rituell rein zu werden. Die Menarche kann unter Umständen erst nach dem 15. Lebensjahr eintreten.

Die meisten Frauen stillen ihr Baby. Aber erfolgreiches Stillen erfordert Geduld, Zeit, Verantwortungsgefühl, Glück, geistige Gesundheit und spezielle Ernährungszusätze und Verhaltensänderungen. Sehr früh schon gibt man dem Neugeborenen Zuckerwasser und danach, oft schon 40 Tage nach der Geburt, andere Nahrung. Heutzutage wird früher abgestillt als traditionell üblich. Die Zeit des Abstillens wird als schwierige und gefährliche Übergangsphase angesehen. Während des Krankenhausaufenthalts der Wöchnerin bleibt die Großmutter in deren Nähe.

Sieben Tage nach der Geburt wird ein Fest gefeiert. Es ist den sieben Engeln gewidmet, die dem Kind schaden könnten und wird von den Großeltern des Kindes ausgerichtet.

▶ **Sterben und Tod:** Wenn ein Mensch stirbt, soll man ihm helfen, das Glaubensbekenntnis zu sprechen. Die Familie bleibt bei dem Verstorbenen, um zu ihm zu sprechen und seiner Verdienste zu gedenken. Die Totenklage steht zwar im Widerspruch zur muslimischen Tugend vom ergebenen Hinnehmen des Leidens als Gottes Wille, wird aber dennoch oft ausgeführt. Der Leichnam eines Muslim wird durch Waschungen vorbereitet, in Tücher gehüllt und nach dem Sprechen von Gebeten beerdigt. Dies gilt als Liebesdienst am Toten. Der Sarg wird von den Männern in der Familie getragen, Frauen gehen nicht mit. Der Leichnam wird zur Moschee getragen und anschließend ohne Sarg begraben, auf der rechten Seite liegend und mit dem Gesicht in Richtung Mekka gewandt. Bis 40 Tage nach dem

Tod herrscht strenge Trauer. Jeden Donnerstag Abend rezitiert man aus dem Koran und fährt zum Grab. Die offizielle Trauerzeit beträgt ein Jahr, dann wird eine Gedenkfeier abgehalten, die jährlich wiederholt wird.

Körperliche Elemente des Lebens

▶ **Ernährung und Ausscheidung:** Der Islam verbietet den Genuß von Schweinefleisch ebenso wie den Alkoholkonsum. Letzterer ist jedoch staatlich erlaubt, außer während des Fastenmonats Ramadan. Das Fasten wird allgemein eingehalten und geht von Sonnenaufgang bis Sonnenuntergang. Dabei darf weder gegessen noch getrunken werden. Auch Rauchen oder Parfüm sind verboten. Der Zeitpunkt des abendlichen Fastenbrechens wird in den Medien bekanntgegeben und von den Minaretten ausgerufen. Als Regel gilt, daß man damit beginnen darf, wenn sich ein schwarzer Faden nicht mehr von einem weißen unterscheiden läßt. Dann werden viele Köstlichkeiten aufgetischt und auch Menschen mitversorgt, die arm sind oder wenig besitzen. Sehr früh morgens stehen dann alle auf und nehmen noch eine Mahlzeit ein, bevor das Fasten wieder beginnt. Wer kann, legt sich dann noch einmal schlafen. Während des Ramadan sind die Menschen tagsüber oft gereizt und erschöpft, abends dagegen fröhlich und ausgelassen. Kranke, Alte und Reisende sind vom Fasten ausgenommen und können statt dessen Almosen geben oder die verlorenen Tage später nachholen. Kinder fangen mit 10 Jahren an, zunächst ein paar Tage zu fasten. Mit 15 Jahren sind sie dann alt genug, um den ganzen Monat mitzufasten. Das Fasten im Ramadan schafft ein starkes Gemeinschaftsgefühl unter den Menschen und hat Fest- und Feriencharakter. Der Ramadan verschiebt sich jedes Jahr um ein paar Tage, so daß er stets zu verschiedenen Zeiten im Jahr stattfindet. Seinen Abschluß bildet ein Festtag, auch Zuckerfest genannt, weil es viele Süßigkeiten gibt. Es ist das größte islamische Fest.

Die arabische Küche ist von der türkischen beeinflußt. Das Kochen ist sehr aufwendig. Gekocht wird nach althergebrachten Rezepten, an die man sich hält. Innovatives oder experimentelles Kochen ist verpönt. Das Frühstück besteht oft aus einem Eintopf aus braunen Bohnen (für den Eiweißbedarf). Das Mittagessen findet im Winter um 16 Uhr, im Sommer um 15 Uhr statt, das Abendessen wird um 21 Uhr eingenommen. Im Alltag wird sehr schlicht gegessen, es gibt viel Gemüse und Fladenbrot. Zum Essen trinkt man Wasser. Zwischen den Mahlzeiten wird starker, schwer gesüßter Tee mit frischer Pfefferminze getrunken.

Wenn man satt ist, läßt man einen kleinen Speiserest auf dem Teller, sonst wird immer wieder nachgefüllt. Auf dem Land wird traditionell auf einer Matte oder an einem Tisch auf dem Boden um ein rundes Metalltablett herum sitzend gegessen und das Fladenbrot als Löffelersatz benutzt. Man fängt an zu essen, wenn der Älteste in der Runde dazu auffordert. Hat man Gäste, essen Frau und Kinder oft in einem anderen Raum. Wird mit den Fingern gegessen, sollte die rechte Hand benutzt werden. Die Köchin bzw. Hausfrau soll zwischendrin immer wieder gelobt werden. Am Schluß wird ihr gedankt.

▶ **Körperpflege und Kleidung:** Körperliche Hygiene wird höher eingeschätzt als öffentliche. Beim Hausputz schwemmt man alles mit viel Wasser sauber. Vor jedem Gebet muß man sich waschen. Die vorgeschriebenen fünf täglichen Gebete werden zwar nicht von allen streng eingehalten, aber wer betet, achtet strikt darauf, vorher die rituelle Waschung durchzuführen.

Man wäscht sich nicht in stehendem Wasser, das gilt als sehr unhygienisch. Statt unter fließendem Leitungswasser kann man sich auch waschen, indem man frisches Wasser mit einer Schale, Kelle aus einer Schüssel schöpft und sich damit übergießt. Beim Waschen von bettlägerigen Patienten kann eine zweite Schüssel untergestellt werden, um das schmutzige Wasser aufzufangen.

Frauen treiben viel Aufwand bei der Körperpflege. Alle Körperhaare werden mittels einer Harz-Honig-Masse entfernt. Khol mit antiseptischem Antimon schützt vor Augenkrankheiten und wird zum Schminken der Augen verwandt.

Toiletten haben eine bidet-ähnliche Wasserspülung. Toilettenpapier – falls vorhanden – wird zur Reinigung der linken Hand benutzt, mit der man sich nach der Ausscheidung reinigt. Die linke Hand gilt in Ägypten allerdings nicht als unrein. Hingegen gilt die rechte Körperhälfte als die bessere, weil sie vom Propheten bevorzugt wurde.

Gepflegte, elegante und vollständige Kleidung (inklusive Damenstrümpfe) ist wichtig und signalisiert Respekt und Achtung für das Gegenüber. Kleidung ist Statussymbol sowie Ausdruck persönlicher Lebensart und der sozialen Stellung. Im Straßenbild herrscht westliche Kleidung vor. Im Haus trägt man meist einen Anzug aus Baumwolle, der auf dem Lande auch außer Haus getragen wird.

Frauen in der Stadt tragen gerne Pariser Schick, aber meist bis zum Handgelenk und über das Knie reichend. Frauen untereinander kleiden sich auch recht offenherzig und leger. Fromme Frauen tragen Schleier, von dem es viele Spielarten gibt. Zum schwarzen Schleier werden oft auch schwarze Handschuhe getragen. Bäuerinnen werfen sich einen lakenartigen Umhang über ein buntes Baumwollkleid. Papiere und Geld werden im BH verstaut. An Festtagen kleidet man Kinder in Anzug und Schlips bzw. Spitzen und Rüschen in hellen Farben und in Weiß.

▶ **Zeitempfinden und Regeneration:** Das Zeitverständnis ist gegenwartsorientiert, denn Zukunftsplanung widerspricht der Vorstellung, daß Gott das Schicksal lenkt und könnte den Anschein erwecken, man wolle sich seinem Willen widersetzen.

Die Wohnverhältnisse in Ägypten sind oft sehr schlecht, da zu eng, ungesund und unhygienisch. In der idealen Wohnung haben Männer und Frauen getrennte Bereiche. Eheleute schlafen oft in einem französischen Ehebett. Moderne Wohnungen haben fast immer zwei Toiletten und Duschen.

▶ **Schmerz:** Sofortige Schmerzlinderung wird erwartet und nachdrücklich verlangt. Man glaubt, daß man seine Energien für die Genesung aufsparen muß, das kann problematisch werden, wenn die geeignete Therapie verlangt, daß der Patient sich anstrengt. Schmerz wird nur im privaten Kreis unter vertrauten Personen gezeigt, außer bei den Wehen und während der Geburt.

Literatur

Bliss, Frank: Islam im Alltag. Die von Mohammed gestiftete Religion wird zum neuen Feindbild. Lamuv Verlag, Göttingen, 1994

Brunn, R. v., Müller-Mahn, H.-D.: Verhalten in Ägypten. Arbeitsmaterialien für den landeskundlichen Unterricht aus der Reihe „Verhaltenspapiere", Heft 24. Deutsche Stiftung für internationale Entwicklung – Zentralstelle für Auslandskunde, Bad Honnef, 1987/1995

Deutsches Rotes Kreuz: „Du, oh beruhigte Seele ..." Zum Umgang mit Tod und Trauer bei Muslimen in Krankenhäusern. Berlin, 1998

Geissler, Elaine M.: Pocket Guide to cultural assessment. 2nd edition, Mosby, St. Louis, 1989

Heine, Peter: Kulturknigge für Nichtmuslime. Ein Ratgeber für alle Bereiche des Alltags. Herder Spektrum, Freiburg, 1996

Terre des Femmes: http://user04.blue.aol.com/frauennews/genital.htm

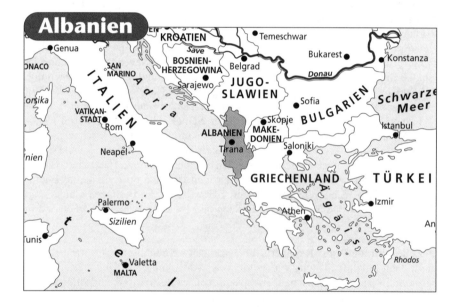

Geographie und Demographie

Lage:	Küstenstaat an der südlichen Adria (Straße von Otranto) zwischen Jugoslawien, Mazedonien (Makedonien) und Griechenland.
Hauptstadt:	Tirana.
Amtssprache(n)/ Sprache(n):	Albanisch (Toskisch und Gegisch)/ Mazedonisch, Griechisch.
Bevölkerung:	3,18 Mio. (1989) – 98 % Tosken und Gegen; ferner Griechen und Mazedonier.
Städtische Bevölkerung:	37 % (1993).

Bevölkerung in absoluter Armut:	keine Angaben.
Bevölkerungswachstum:	1,8 % (1985–1993) – Geburten-/Sterbeziffer 2,3 %/0,6 %.
Religion(en):	70 % Muslime, 20 % Orthodoxe, 10 % Katholiken.
Analphabeten:	28 % (1955).
Klima:	vorwiegend subtropisch-mediterran (kurze Sommertrockenheit). Tirana: wärmster Monat 25 °C (Juli), kältester Monat 7 °C (Jan.); Jahresniederschlag 1189 mm an 110 Tagen; relative Feuchte 67 %.
Einwohner je Arzt:	713 (1983).
Geburten je Frau:	3,0 (1990).
Säuglingssterblichkeit:	2,9 % (1993).
Kindersterblichkeit:	4,1 % (1993).
Lebenserwartung:	72 Jahre (1993).
Kalorien-/Proteinverbrauch:	2587 (1988–90)/76,1 g (o. J.).
Staatliche Kinderschutzimpfungen:	DPT-1 mit 2 Monaten, DPT-2 mit 4 Monaten, DPT-3 mit 6 Monaten; DPT Auffrischimpfung mit 2 und 6 Jahren; DT mit 15 Jahren. Polio-1 mit 2 Monaten, Polio-2 mit 4 Monaten, Polio-3 mit 6 Monaten; Polio-Auffrischimpfung mit 18 Monaten und 6 Jahren. Masernimpfung zwischen 9 und 12 Monaten. Tbc-Impfung zwischen 13 und 15 Monaten, 6 und 7, 11 und 12 Jahren sowie 17 und 18 Jahren.
Infektionskrankheiten:	AIDS, Ankylostomiase, Ascariasis, Dirofilariose, zystische Echinokokkose, bakterielle und virale Enteritis, Enterobiose, Floh-Fleckfieber, Hantaan-Virusinfektion, Hepatitis A und B, kutane Myiasen, kutane Larva migrans, Leishmaniase, Lepra, lymphatische Filariose, Malaria, Meningokokkenmeningitis, Phlebotomusfieber, Poliomyelitis, Scabies, Tetanus, Tollwut, Toxoplasmose, Typhus.
In Deutschland:	11.770 Personen (1993).
Botschaft:	Dürenstraße 35–37, 53173 Bonn, Tel. 0228/351044.

Bis 1991 war Albanien ein streng abgeschlossener sozialistischer Staat, in dem traditionelle Strukturen und Verhaltensweisen unterdrückt wurden. Seit dem Fortfall des Zwangs kommen sie jedoch wieder zum Vorschein. Bis vor kurzem lebten nur 3,3 von 6 Millionen Albanern in Albanien, die meisten der verbleibenden 2,7 Millionen befanden sich in den angrenzenden Gebieten von Montenegro, Serbien und Mazedonien. Zur Zeit (Sommer 1999) lassen sich darüber wegen der Situation im Kosovo keine genauen Angaben mehr machen. Flüchtlingsströme verändern das Bild, und viele Albaner in Deutschland kommen jedenfalls aus anderen Ländern als Albanien. Der Inhalt des gesamten Abschnitts über Albanien bezieht sich daher auf die Situation vor Ausbruch des Krieges, da die Verhältnisse momentan nicht erfaßbar sind.

Gesundheit und Krankheit

Es ist davon auszugehen, daß die Flüchtlinge aus den Kriegsgebieten, die es nach Deutschland verschlägt, psychische Schäden durch ihre Erlebnisse dort – Folter, Vertreibung, Plünderungen, Luftangriffe, Vergewaltigungen – davongetragen haben.

❱ **Vorstellungen/Definition von Gesundheit und Krankheit:** keine Angaben.

❱ **Vorstellungen über die Ursachen von Erkrankungen:** keine Angaben.

❱ **Vorbeugung von Krankheiten:** keine Angaben.

❱ **Erhaltung von Gesundheit:** keine Angaben.

❱ **Vorherrschende Behandlungspraxis:** keine Angaben.

❱ **Soziale Unterstützung (bei der Therapie):** keine Angaben.

❱ **Umgang mit Behinderten:** Die Familie kümmert sich um ein behindertes Mitglied, tendiert aber dazu, es aus Scham vor der Öffentlichkeit zu verstecken. Körperlich oder geistig Behinderte und ihre Familien werden mehr oder weniger ausgegrenzt. In eine Familie, in der ein Mitglied eine Behinderung hat, heiratet man nicht gerne ein. Schon das Tragen einer Brille zählt als körperlicher Mangel und somit als Zeichen eines schlechten Charakters.

Soziale Elemente des Lebens

❱ **Kommunikation:** Die Verwandtschaftsbezeichnungen unterscheiden zwischen Verwandten väterlicher- und mütterlicherseits. Bei einer Begrüßung muß man sich in ritualisierter Weise nach dem Befinden erkundigen. Auch bei der Begegnung auf der Straße begrüßt man sich mit Handschlag. Kopfbedeckungen werden zur Begrüßung nicht abgenommen oder angehoben. Unter Männern kann man sich auch so begrüßen: „Bist du ein Mann?" bzw. „Seid ihr Männer?" – „Ja, ich bin es!" bzw. „Ja, wir sind es!"

Freunden wird als Zeichen der Höflichkeit oder wenn der Wunsch nach einem Gespräch besteht eine Zigarette angeboten. Will man das Angebot ablehnen, legt man die rechte Hand aufs Herz, verneigt sich leicht und sagt: „Danke, ich rauche nicht." Dann muß man aber auch wirklich Nichtraucher sein, sonst ist die Ablehnung unhöflich. Man duzt sich leicht, wenn man sich sympathisch ist. Dabei wird nicht um Erlaubnis gefragt; auch Untergebene können ihre Vorgesetzten duzen, ohne ein weiteres Wort darüber zu verlieren. In einem Gespräch ist es höflich, sich gegenseitig nach den Details der Familie „auszufragen". In Gesellschaft singt man gerne miteinander. Gerne werden Witze erzählt, die jedoch in Anwesenheit von Frauen innerhalb der eng gesteckten Grenzen der Sittsamkeit liegen müssen. Sexualität ist in gemischtgeschlechtlicher Gesellschaft ein Tabuthema. Bei religiösen Themen ist Vorsicht geboten.

Versprechen und Zusagen sind nicht unbedingt verbindlich. Unter Umständen treten die Betreffenden am nächsten Tag davon zurück oder schwächen sie ab.

Es ist wichtig, im Umgang miteinander freundlich zu bleiben und schlechte Laune nicht zu zeigen. „Nein" entspricht einem einmaligen Kopfnicken, ein kurzes Drehen des Kopfes nach links bedeutet „Ja". Kritik sollte sehr zurückhaltend geäußert werden. Gleichgeschlechtliche Berührungen sind normal, häufig und üblich und gelten nicht als Anzeichen von Homosexualität. Das Zeigen mit dem Finger ist nicht unhöflich.

Die Zahl 13 gilt als Unglückszahl, die 31 als Glückszahl. In der Farbsymbolik stehen Rot für die Liebe, Gelb für Eifersucht, Grün für Neid, Blau für Ehrlichkeit und Weiß für die Reinheit der Seele.

▶ **Coping und Selbstkonzept:** Die Hälfte der in Albanien lebenden Albaner sind Muslime, die übrigen größtenteils christlich-orthodox und katholisch. Albaner waren jedoch nie religiöse Fanatiker, und es gab vor der Zeit der Volksrepublik viele Arten von religiösen Mischformen zwischen Muslimen und Christen. Zu islamischen Gesellschaften siehe auch Afghanistan, Ägypten, Algerien, Iran, Jordanien, die Länder des ehemaligen Jugoslawien, Libanon, Marokko, Pakistan, Syrien, Tunesien, Türkei.

Die Einstellung zur Arbeit ist nicht so stark leistungsorientiert wie in Deutschland, und das Verhalten ist insgesamt weniger hektisch.

▶ **Rollen und Beziehungen:** Die Vergewaltigung einer Frau durch einen anderen Mann gilt als Scheidungsgrund für den Ehemann, die Schuld für die Vergewaltigung wird der Frau angelastet. Auch die Schuld für Kinderlosigkeit liegt immer bei der Ehefrau und gilt ebenfalls als Scheidungsgrund. Witwen und geschiedene Frauen finden nur sehr schwer einen neuen Ehemann. Vor dem Gesetz sind Frauen gleichberechtigt, die Männer erwarten allerdings noch immer, daß die Frauen sich unterordnen. Mißhandlungen von Ehefrauen kommen häufig vor.

Familienvorstand ist der älteste Mann der Familie. Frauen müssen meist mitverdienen und gehen arbeiten, die Großmutter betreut die Kinder und lebt mit im Haushalt. Für Kindererziehung und Haushalt ist die Frau allein verantwortlich.

Das Männerideal sieht so aus: Ein Mann ist großzügig und hat viele Freunde, mit denen er seine Freizeit verbringt. Man geht spazieren, trinkt Kaffee, spielt Karten. Ein richtiger Mann trinkt Alkohol, raucht und hat eine schöne Frau aus gut beleumundeter Familie, um die er beneidet wird. Er hat viele Söhne. Seine Familie erkennt seine Autorität und Vormachtstellung widerspruchslos an. Er kann gut Witze erzählen und gut singen, aber er spricht wenig und nur in kurzen, prägnanten Sätzen. Er macht keinerlei Haus- oder sonstige Frauenarbeit und lobt seine Frau nicht. Sein Temperament ist heißblütig. Ein Mann, der sein Wort hält und seine Ehre schützt, genießt einen guten Ruf und hohes Ansehen.

Die ideale Frau ist gut gekleidet und gepflegt, kann gut kochen und hält die Wohnung sauber. Sie ist stolz auf die Erfolge ihrer Kinder und lobt sie in ihrem Bekanntenkreis. Sie lobt auch ihren Mann, wenn er die Kinder gut unterstützt. Sie ist stolz auf ihren Mann, wenn er viele Freunde und eine gute Arbeit hat. Sie erwartet keine Hilfe von ihm im Haushalt und stellt sich selbst hintan.

Tatsächlich ist dieser Bereich der albanischen Gesellschaft jedoch im Umbruch begriffen, vor allem durch die Berufstätigkeit der Frauen. Immer häufiger finden sich Ansätze zu einer partnerschaftlichen Ehe.

Sexualität war bis in die jüngste Vergangenheit hinein tabuisiert, Abtreibung war bis 1992 strafbar, und Verhütungsmittel waren nicht erhältlich. Abtreibung wird heute der Benutzung von Verhütungsmitteln vorgezogen, Männer wollen keine Kondome benutzen und die Kosten für die Pille nicht tragen.

Homosexualität ist geächtet und verpönt, und homosexuelle Handlungen sind strafbar. Vorehelicher Geschlechtsverkehr wird verurteilt, aber dennoch häufig praktiziert.

Taschengeld für Kinder ist nicht üblich, aber für Kleidung, Essen und Ausbildung der Kinder geben Eltern viel aus. Sie erwarten dann, von ihren Kindern im Alter unterstützt und gepflegt zu werden. Die Pflege der alten, kranken und behinderten Menschen ist Sache der Familie. Kinder haben meist einen starken Familiensinn. Söhne haben weniger Pflichten und mehr Privilegien als Töchter, und die Eltern gehen mehr auf ihre Wünsche ein als auf die ihrer Schwestern. Dafür sind Söhne die Verteidiger des guten Rufs der Töchter. Der jüngste Sohn lebt mit den Eltern in einem Haushalt, auch wenn er verheiratet ist. Adoption bei kinderlosen Ehen gibt es nur, wenn das Kind aus der eigenen Sippe kommt. Ehen werden noch oft vermittelt. Die Familie ist wichtiger als das Individuum, daher sieht man sich auch in erster Linie als Teil der Familie. Familienmitglieder helfen und unterstützen sich gegenseitig. Vetternwirtschaft gilt dabei nicht als negativ, sondern als Form der Solidarität und Loyalität der Familie gegenüber, die von allen erwartet wird.

Zu vielen Gelegenheiten werden Geschenke gemacht. Auch wenn jemand in Rente geht oder die Schulausbildung abschließt, schenkt man ihm etwas; zu Hochzeiten kann es auch Geld sein. Das Geschenk wird nicht in Gegenwart des Schenkenden geöffnet. Eingepackt sind Geschenke meist in weißes Papier oder Zeitungspapier. Wenn man ein Geschenk bekommt, muß man dem Geber bei passender Gelegenheit ein gleichwertiges Geschenk machen. Geschenke lassen sich nicht zurückweisen.

Auch Muslime haben entweder am 25. oder am 31. Dezember einen geschmückten Tannenbaum und Geschenke für die Kinder. Ostereier sind nicht bunt, sondern nur rot. Jeder fünfte Geburtstag ist ein besonderes Fest und wird groß gefeiert.

Schreibtischtätigkeit gilt mehr als körperliche Arbeit. Formalisierte Ausbildungsgänge für Handwerksberufe u. ä. gibt es nicht. Autofahren ist allein den Männern vorbehalten.

Das Verhalten wird durch die Ehre bestimmt. Gewisse Formen unehrenhaften Verhaltens können traditionell zur Blutrache führen: Mord und Totschlag, Entführung eines minderjährigen Mädchens, Vergewaltigung, Aufnahme einer Frau, die ihrem Mann weggelaufen war, und Abschneiden der Haare bei einer fremden Frau. Wenn eine junge Frau davonlief, um der Verheiratung durch die Eltern zu entgehen, fiel ihre ganze Familie der Blutrache anheim, wenn kein angemessener Ersatz gestellt wurde. Blutrache wurde an männlichen Mitgliedern der Familie geübt. War dies geschehen, so mußte wiederum dessen Familie ihren Angehörigen durch Blutrache rächen. Dieser Kreislauf konnte durch Friedensstifter unterbrochen werden, wenn ein Wehrgeld gezahlt wurde. Heute werden bisweilen auch Racheakte als Blutrache bezeichnet, wenn deren Auslöser nicht den traditionellen Gründen entspricht. Durch die neuen Entwicklungen in der Gesellschaft ist das Konzept von Ehre jedoch im Begriff, sich zu verändern.

Autoritätspersonen, z. B. Ärzten, wird mit besonderer Höflichkeit und Zurückhaltung begegnet. Geschenke für Ärzte und Hebammen nach gelungener Behandlung oder Entbindung sind normal und üblich.

Roma sind gesellschaftlich weniger angesehen und üben oft Tätigkeiten mit niedrigem Sozialprestige aus.

Ersparnisse bewahrt man lieber zu Hause oder bei Freunden auf, denn das Vertrauen in Banken ist gering. Auch der Post mißtraut man aus leidvoller Erfahrung, Briefe läßt man lieber von Bekannten überbringen.

Haustiere sind selten. Hunde dienen als Wachhunde und werden nicht in die Familie einbezogen.

▶ **Sexualität und Reproduktion:** keine Angaben.

▶ **Sterben und Tod:** Zur Beerdigung schenkt man schwarze Kleidung, Kaffee, Zucker, Zigaretten oder auch Geld, das auf einer bereitgestellten Untertasse oder einem Tablett abgelegt wird. Nach dem Leichenschmaus wird als Süßspeise grundsätzlich Halva gereicht.

Muslime glauben daran, daß der Körper Allah gehört, daher sind Organtransplantationen und -spenden verboten. Muslimische Ärzte empfehlen dagegen eher Transfusionen, um Leben zu retten. Die Autopsie ist nicht üblich, da der Leichnam unversehrt bleiben muß; aus dem gleichen Grund ist auch die Feuerbestattung verboten. Bei einem muslimischen Begräbnis wird der Körper in spezielle Tücher gehüllt und ohne Sarg begraben.

Körperliche Elemente des Lebens

▶ **Ernährung und Ausscheidung:** Auf dem Land wird an manchen Orten beim Essen im Schneidersitz auf Kissen um einen runden, niedrigen Tisch gesessen. Man macht der Hausfrau Komplimente über das Essen und bringt als Gast Toasts aus auf den Hausherrn, die Hausfrau und deren Familie. Das Essen wird nicht kritisiert, und man läßt einen kleinen Speiserest auf dem Teller zurück. Auf dem Land essen Männer und Frauen bisweilen getrennt.

▶ **Körperpflege und Kleidung:** Die Sauberkeit der Wohnung ist sehr wichtig, Höfe und Hausflure sind jedoch oft sehr schmutzig.

Albaner legen großen Wert auf Körperpflege. Badewannen sind aber kaum vorhanden, und man versucht daher, sich in den Wohnungen selbst Duschen zu installieren.

▶ **Zeitempfinden und Regeneration:** An Werktagen verbringen die Männer ihre Freizeit in Spielhallen und Cafés, am Wochenende gehen sie mit ihren Familien spazieren, ins Kino oder ins Theater, besuchen Verwandte oder machen einen Ausflug. Frauen treffen sich in den Wohnungen. Jugendliche gehen abends in den Straßen spazieren, in großen Städten auch gemischtgeschlechtlich, in kleineren Orten aber nach Geschlechtern getrennt.

▶ **Schmerz:** keine Angaben.

Literatur

Bliss, Frank: Islam im Alltag. Die von Mohammed gestiftete Religion wird zum neuen Feindbild. Lamuv Verlag, Göttingen, 1994

Deutsches Rotes Kreuz: „Du, oh beruhigte Seele ..." Zum Umgang mit Tod und Trauer bei Muslimen in Krankenhäusern. Berlin, 1998

Geissler, Elaine M.: Pocket Guide to cultural assessment. 2nd edition, Mosby, St. Louis, 1989

Heine, Peter: Kulturknigge für Nichtmuslime. Ein Ratgeber für alle Bereiche des Alltags. Herder Spektrum, Freiburg, 1996

Internationale Union für Gesundheitserziehung: Gesundheitserziehung in Europa. Organisationsformen, Aktivitäten, Forschungsprojekte, berufliche Ausbildung, Pläne für die Zukunft, Redaktion: Annette Kaplun und Rosmarie Erben, Internationales Journal für Gesundheitserziehung, Genf, 1980

Ködderitzsch, T. und J.: Verhalten in Albanien. Arbeitsmaterialien für den landeskundlichen Unterricht aus der Reihe „Verhaltenspapiere", Heft 49. Deutsche Stiftung für internationale Entwicklung – Zentralstelle für Auslandskunde, Bad Honnef, o. J./1995

Schmalz-Jacobsen, Cornelia und Hansen, Georg: Ethnische Minderheiten in der Bundesrepublik Deutschland. Ein Lexikon. C. H. Beck, München, 1995

Algerien

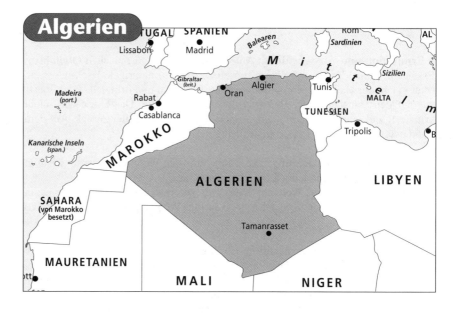

Geographie und Demographie

Lage:	Wüstenland im westlichen Nordafrika, geographisch gegliedert in Küstenstreifen, Atlasgebirge und Wüste (Sahara). Unabhängig seit 1962, „demokratische Volksrepublik" seit 1976.
Hauptstadt:	Algier.

Amtssprache(n)/ Sprache(n):	70 % Arabisch, 30 % Berbersprachen; Französisch als Bildungs- und Handelssprache.
Bevölkerung:	23,03 Mio. (1992) – 70 % Algerier, 30 % Berber.
Städtische Bevölkerung:	54 % (1992).
Bevölkerung in absoluter Armut:	23 % (1980–1990).
Bevölkerungswachstum:	2,6 % (1985–1993) – Geburten-/Sterbeziffer 2,9 %/0,6 %).
Religion(en):	Islam zu fast 100 % (1992); wenige Katholiken und Protestanten.
Analphabeten:	43 % (1990).
Klima:	im äußersten Norden subtropisch-mediterran, sonst subtropisch-ganzjährig trocken. Algier: wärmster Monat 25,2 °C (August), kältester Monat 12,2 °C (Jan.); Jahresniederschlag 641 mm; relative Feuchte 67 %.
Einwohner je Arzt:	1062 (1990).
Geburten je Frau:	4,87 (1995).
Säuglingssterblichkeit:	5,3 % (1993).
Kindersterblichkeit:	6,8 % (1993).
Lebenserwartung:	67 Jahre (1993).
Kalorien-/ Proteinverbrauch:	2944 (1988–1990)/63,0 (o. J.).
Staatliche Kinder-schutzimpfungen:	Tbc-Impfung. DPT-1, -2, -3; DPT-Auffrischimpfung. Masernimp-fung mit 9 Monaten. Polio bei der Geburt; Polio-1, -2-, -3; Polio-Auffrischimpfung.
Infektionskrankheiten:	AIDS, Amöbiasis, Ankylostomiase, Ascariasis, nordamerikanische Blastomykose, Blastomyces dermatidis, Brucellose, Cholera, Chromomykose, Dientamöbiasis, zystische Echinokokkose, bak-terielle und virale Enteritis, Enterobiose, Faszioliasis, Fleckfieber, Giardiasis, Hantaan-Virusinfektion, Hepatitis A und B, Hymeno-lepiasis, kutane Myiasen, kutane Larva migrans, Leishmaniase, Lepra, Lyme-Krankheit, Malaria, Meningokokkenmeningitis, Myzetome, Poliomyelitis, Q-Fieber, Rückfallfieber, Schistoso-miasis, Sporotrichiose, Strongyloidiasis, Taeniasis saginata, Teta-nus, Tollwut, Trachom, Trichuriasis, Typhus.
In Deutschland:	14.373 Personen (1993).
Botschaft:	Rheinallee 32–34, 53173 Bonn, Tel. 0228/82070. Konsular-abteilung: Görschstraße 45–46, 13187 Berlin, Tel. 030/4816170.

Gesundheit und Krankheit

▶ **Vorstellungen/Definition von Gesundheit und Krankheit:** keine Angaben.

▶ **Vorstellungen über die Ursachen von Erkrankungen:** keine Angaben.

▶ **Vorbeugung von Krankheiten:** keine Angaben.

▶ **Erhaltung von Gesundheit:** keine Angaben.

❱ **Vorherrschende Behandlungspraxis:** keine Angaben.

❱ **Soziale Unterstützung (bei der Therapie):** Familienmitglieder oder enge Freunde begleiten den Patienten ins Krankenhaus und übernehmen oft eine beschützende Rolle.

❱ **Umgang mit Behinderten:** Der islamische Moralkodex gebietet Mitleid mit den Armen und Kranken und entsprechende Hilfeleistungen.

Soziale Elemente des Lebens

❱ **Kommunikation:** Neben dem maghrebinischen Arabisch wird in vielen Familien der heutigen algerischen Elite auch noch Französisch als Umgangssprache gesprochen. Heute können sogar weit mehr Algerier Französisch sprechen, lesen und schreiben, als zur Zeit der Kolonialherrschaft. Das Hocharabische wird staatlich gefördert, um die Einheit des Landes zu stärken, die Regionalsprachen werden hingegen weitgehend unterdrückt.

In der Pflege und Behandlung ist es wichtig, Hoffnung, Optimismus und den Erfolg der Behandlung in den Vordergrund zu stellen.

❱ **Coping und Selbstkonzept:** Algerien ist ein islamisches Land. Zu islamischen Gesellschaften siehe auch Afghanistan, Ägypten, Albanien, Iran, Jordanien, die Länder des ehemaligen Jugoslawien, Libanon, Marokko, Pakistan, Syrien, Tunesien und die Türkei. Die fünf Säulen des Islam sind das Glaubensbekenntnis, die täglichen Gebete, das Fasten im Fastenmonat, das Almosengeben und die Pilgerfahrt nach Mekka. Die Einbindung in die Familie ist die Voraussetzung und Grundlage des individuellen seelischen Gleichgewichts.

Durch die lange französische Kolonialzeit wirkt Algerien heute westlicher als Tunesien oder Marokko. Man hat jedoch einen hohen moralischen Anspruch und grenzt sich gegen westliche Dekadenzerscheinungen ab.

❱ **Rollen und Beziehungen:** Männer dominieren. Die Geschlechterrollen sind deutlich definiert. Frauen sind meist verschleiert.

Die Ehre der Frau ist ihr wichtigstes Gut. Sie wird gewahrt durch Keuschheit und eheliche Treue und vor allem durch extreme Zurückhaltung, um sexuelle Andeutungen zu vermeiden.

Die Ehre des Mannes besteht darin, die Ehre der Frauen in der Familie zu schützen, Beleidigungen zu rächen und Gesicht zu wahren. Die Familienehre hängt an der Ehre der Frau. Der Mann muß sie beschützen, bewachen und notfalls rächen.

❱ **Sexualität und Reproduktion:** Die Frau ist nach islamischer Vorstellung die sexuell Aktive, denn sie weckt Begierde durch ihre Erscheinung. Der Mann reagiert mit sexuellen Handlungen. Väter sind während der Geburt nicht anwesend. Babys werden fest in Tücher gewickelt, um sie seelisch und körperlich zu beschützen.

◗ **Sterben und Tod:** Der islamische Glaube verbietet Organspenden oder Transplantationen. Muslimische Ärzte empfehlen u. U. Transfusionen, um Leben zu retten. Die Autopsie ist ungebräuchlich, da der Leichnam zur Beerdigung unversehrt sein muß. Feuerbestattung ist nicht erlaubt. Bei einem muslimischen Begräbnis wird der Körper in spezielle Tücher gewickelt und ohne Sarg begraben.

Körperliche Elemente des Lebens

◗ **Ernährung und Ausscheidung:** Auf dem Land sind die traditionellen Nahrungsmittel aus eigener Erzeugung wie Grieß (für Kuskus), Hülsenfrüchte, Datteln und Feigen noch weit verbreitet. In der Stadt geht man zu einer vielseitigen Kost mit Fisch, Fleisch, frischem Obst und Gemüse über. Getrocknete Feigen und Aprikosen bilden ein wichtiges Nahrungsmittel der traditionellen Küche. Lamm und Huhn werden häufig gegessen. Schweinefleisch, verendete Tiere und Blut sind verboten. Die Mahlzeiten sind meist scharf gewürzt.

Während des Ramadan wird allgemein gefastet, und zwar von Sonnenaufgang bis Sonnenuntergang. Dabei darf man weder essen noch trinken. Auch Rauchen oder Parfüm sind verboten. Der Zeitpunkt des abendlichen Fastenbrechens wird in den Medien bekanntgegeben und von den Minaretten ausgerufen. Als Regel gilt, daß man wieder etwas zu sich nehmen darf, wenn sich ein schwarzer Faden nicht mehr von einem weißen unterscheiden läßt. Dann werden viele Köstlichkeiten aufgetischt. Man versorgt auch Menschen mit, die arm sind oder wenig besitzen. Sehr früh morgens wird dann noch eine Mahlzeit eingenommen, bevor das Fasten wieder beginnt. Wer kann, legt sich dann noch einmal schlafen.

Während des Ramadan sind die Menschen tagsüber oft gereizt und erschöpft, abends dagegen fröhlich und ausgelassen. Kranke, Alte und Reisende sind vom Fasten ausgenommen und können statt dessen Almosen geben oder die verlorenen Tage später nachholen. Kinder fangen mit 10 Jahren an, zunächst ein paar Tage zu fasten. Mit 15 Jahren sind sie dann alt genug, um den ganzen Monat mitzufasten. Das Fasten im Ramadan schafft großes Gemeinschaftsgefühl unter den Menschen und hat Fest- und Feriencharakter. Der Ramadan verschiebt sich jedes Jahr um ein paar Tage, so daß er stets zu verschiedenen Zeiten im Jahr stattfindet. Seinen Abschluß bildet das Fest des Fastenbrechens, auch Zuckerfest genannt, weil es viele Süßigkeiten gibt. Es ist das bedeutendste islamische Fest.

◗ **Körperpflege und Kleidung:** Die Reinheit des Körpers und der Seele sind im Islam untrennbar miteinander verbunden. Für kultische Handlungen, z. B. zum Gebet und beim Fasten, muß der Mensch rein sein. Rituell unrein wird man durch Kontakt mit unreinen Dingen wie Schweiß, Urin, Kot, Sperma, Blut oder Alkohol. Auch unreine Tiere (u. a. Hunde und Schweine) machen den Menschen unrein. Große Unreinheit – im Unterschied zur kleinen Unreinheit – wird durch Geschlechtsverkehr, Menstruation und Geburt verursacht. Von Unreinheit reinigt man sich mit Wasser. Kleine Unreinheit wird durch rituelle Waschungen beseitigt (Gesicht, Arme, Füße, Kopfhaar mit nasser Hand überstreichen). Für große Unreinheit muß man eine Ganzkörperwaschung unter fließendem Wasser vornehmen.

▶ **Zeitempfinden und Regeneration:** Die Gesellschaft ist generell gegenwarts-orientiert, denn im Islam steht Zukunftsplanung im Widerspruch zu Gottes Fügung.

▶ **Schmerz:** Wer westliche Medizin akzeptiert, erwartet und verlangt rasche Befreiung von Schmerzen. Es ist wichtig, sich für die Rekonvaleszenz zu schonen, daher kann es Probleme bei Therapieformen geben, die Anstrengung vom Patienten erfordern. Schmerz wird nur im privaten Kreis von Verwandten und engen Freunden ausgedrückt. Ein Ausnahme sind die Geburt und Wehen, hier wird Schmerz vehement und laut geäußert.

Literatur

Arnold, Adolf: Algerien. Eine frühere Siedlungskolonie auf dem Weg zum Schwellenland. Perthes Länderprofile, Klett-Perthes, Stuttgart, 1995

Bliss, Frank: Islam im Alltag. Die von Mohammed gestiftete Religion wird zum neuen Feindbild. Lamuv Verlag, Göttingen, 1994

Deutsches Rotes Kreuz: „Du, oh beruhigte Seele..." Zum Umgang mit Tod und Trauer bei Muslimen in Krankenhäusern. Berlin, 1998

Geissler, Elaine M.: Pocket Guide to cultural assessment. 2nd edition, Mosby, St. Louis, 1989

Heine, Peter: Kulturknigge für Nichtmuslime. Ein Ratgeber für alle Bereiche des Alltags. Herder Spektrum, Freiburg, 1996

Karmi, Ghada: The Ethnic Health Handbook. A Factfile for Health Care Professionals. Blackwell Science, 1996

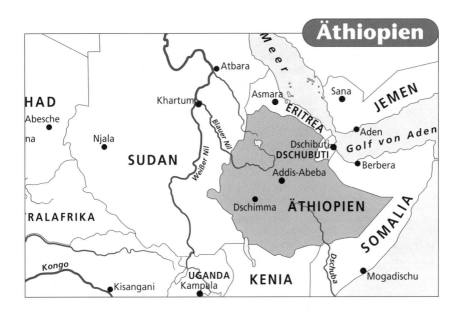

Geographie und Demographie

Lage:	gebirgiges Hochland im Bereich des ostafrikanischen Grabens in Nordost-Afrika.
Hauptstadt:	Addis-Abeba.
Amtssprache(n)/ Sprache(n):	Amharisch/Englisch, Französisch, Italienisch und Arabisch als Handels- und Bildungssprachen.
Bevölkerung:	39,86 Mio. (1984) – insgesamt ca. 80 Ethnien.
Städtische Bevölkerung:	13 % (1993).
Bevölkerung in absoluter Armut:	60 % (1980–1990).
Bevölkerungswachstum:	3,0 % (1985–1993) – Geburten-/Sterbeziffer 4,8 %/1,8 %.
Religion(en):	52,5 % Kopten, 31,4 % Muslime, 10 % Anhänger von Naturreligionen; Katholiken und Protestanten (1992).
Analphabeten:	50 % (1992).
Klima:	vorwiegend tropisch-wechselfeucht als Hochlandklima, z. T. doppelte Regenzeit (April/Mai und Okt./Nov., sonst Hauptregenmenge Juli/Aug.; im äußersten Osten tropisch-trocken. Addis Abeba: wärmster Monat 17,9 °C (März), kältester Monat 15,0 °C (Aug.); Jahresniederschlag 1256 mm an 87 Tagen; relative Feuchte 72 %.
Einwohner je Arzt:	32.650 (1992).
Geburten je Frau:	keine Angaben.
Säuglingssterblichkeit:	11,7 % (1993).
Kindersterblichkeit:	20,4% (1993).
Lebenserwartung:	48 Jahre (1993).
Kalorien-/ Proteinverbrauch:	1699 (1988–1990)/59,9 g (o. J.).

Staatliche Kinder-schutzimpfungen:	DPT-1 mit 6 Wochen, DPT-2 mit 10 Wochen, DPT-3 mit 14 Wochen. Polio-2 mit 10 Wochen, Polio-3 mit 14 Wochen. Masernimpfung mit 9 Monaten. Tbc-Impfung bei der Geburt.
Infektionskrankheiten:	AIDS, Amöbiasis, Ankylostomiase, Ascariasis, Brucellose, Chicungunyafieber, Drakunkuliasis, bakterielle und virale Enteritis, Enterobiose, Fleckfieber, Frambösie, Gelbfieber, Hepatitis A u. B, Hymenolepiasis, Isosporiasis, kutane Myiasen, kutane Larva migrans, Leishmaniase, Lepra, Leptospirosen, lymphatische Filariose, Lymphogranuloma inguinale, Malaria, Meningokokkenmeningitis, Myzetome, Onchozerkose, Phlebotomusfieber, Poliomyelitis, Rückfallfieber, Scabies, Schistosomiasis, Schlafkrankheit, Semliki-Forest-Fieber, Strongyloidiasis, Taeniasis saginata, Tetanus, Tollwut, Toxoplasmose, Trachom, Trichostrongyliase, Trichuriasis, Tungiasis, Typhus, Zeckenbißfieber.
In Deutschland:	20.977 Personen (1993).
Botschaft:	Brentanostraße 1, 53113 Bonn, Tel. 0228/233041.

Gesundheit und Krankheit

Die meisten Informationen über Äthiopien beziehen die abgespaltene Provinz Eritrea mit ein. Seit dem 24.5.1993 bildet Eritrea einen autonomen Staat, über den noch so gut wie keine Angaben erhältlich sind. In Deutschland leben neben vielen Äthiopiern ca. 15.000 Eritreer.

In Äthiopien sind viele Menschen unterernährt, leiden unter Anämie, Parasiten und Atemwegserkrankungen. In 30 Jahren Krieg wurden viele Soldaten verletzt und sind jetzt behindert. Sie haben einen hohen Status in der Gesellschaft, daher sind nicht sehr viele von ihnen depressiv oder nachhaltig psychisch traumatisiert.

Die ethnische Gruppe der Oromo (40 % der Bevölkerung) wurde lange Zeit unterdrückt und sogar totgeschwiegen, auch alle anderen Ethnien des Landes wurden von den Amharen beherrscht und diktatorisch kontrolliert. Separatismus und Bürgerkrieg dauern noch immer an.

▶ **Vorstellungen/Definition von Gesundheit und Krankheit:** keine Angaben.

▶ **Vorstellungen über die Ursachen von Erkrankungen:** Der böse Blick kann Krankheiten hervorrufen.

▶ **Vorbeugung von Krankheiten:** Wenn man Kinder lobt, ist es üblich, gleichzeitig auf sie zu spucken, um zu verhindern, daß der böse Blick auf sie gelenkt wird.

▶ **Erhaltung von Gesundheit:** Patienten überlassen oft dem Arzt die Entscheidung, was getan werden muß.

▶ **Vorherrschende Behandlungspraxis:** Um Durchfall bei Kindern zu behandeln, gibt man ihnen weder zu essen noch zu trinken.

❱ **Soziale Unterstützung (bei der Therapie):** Familien ziehen manchmal mit zum Patienten ins Krankenhaus. Sie helfen bei der Pflege und versorgen den Patienten mit selbstgekochten Mahlzeiten oder zumindest Ergänzungen zur einfachen Krankenhauskost. Patienten möchten nicht alleingelassen werden, vor allem, wenn sie schwer krank sind. Die Rolle des Kranken ist passiv, er erlebt sich als abhängig von Familie und Freunden.

❱ **Umgang mit Behinderten:** keine Angaben.

Soziale Elemente des Lebens

❱ **Kommunikation:** Äthiopien ist das einzige Land im Sub-Sahara-Afrika, das über eine eigene Schrift verfügt. Die verschiedenen Ethnien benutzen als allgemeine, allen verständliche Sprache Amharisch. Eritreer sprechen oft auch Arabisch. Mehrsprachigkeit ist für Äthiopier nicht ungewöhnlich.

Vermeidung von Augenkontakt gilt als Zeichen von Respekt. Patienten können daher dazu neigen, wenig Augenkontakt mit Ärzten und Pflegepersonal herzustellen, da diese als Autoritätspersonen gelten.

Man grüßt sich mit drei oder vier Küßchen abwechselnd rechts und links auf die Wangen. Umarmungen zwischen Männern sind häufig und üblich. Auch ein Händedruck zur Begrüßung ist üblich. Dabei verbeugt man sich oft.

Die meisten Menschen haben einen persönlichen Namen, gefolgt vom Namen des Vaters und des Großvaters. Frauen behalten nach der Eheschließung meist ihren Namen. Nachnamen werden üblicherweise nicht benutzt. Christen verwenden einen persönlichen Namen, gefolgt von einem religiösen Namen, z. B. Haile-Mariam oder Habte-Jesus, und danach den Namen des Vaters oder Großvaters. Viele dieser Namen leiten sich von dem Namen des Heiligen her, an dessen Tag die betreffende Person geboren wurde. Muslims verwenden eine ähnliche Form, aber mit islamischen Namen wie Muhammad Ali, Ali Mirah oder Abba Jiffar. Es gibt eine Anzahl traditioneller Titel und Ehrenanreden, die teilweise noch heute benutzt werden.

Menschliche Wärme und Fürsorglichkeit im Umgang mit dem Patienten gelten mehr als professionelles Auftreten von Ärzten und Pflegepersonal.

Frauen gelten als schwach, daher sollte man ihnen schlimme Nachrichten nicht als ersten mitteilen.

❱ **Coping und Selbstkonzept:** Trotz der sehr schwierigen wirtschaftlichen Lage sind Äthiopier sehr selbstbewußt. Die Menschen fühlen sich meist nicht als Äthiopier, sondern als Angehörige ihrer Ethnie (Oromo, Tigray, Amhara, Eritrea). Die vier großen Ethnien Oromo, Eritreer, Tigray, Amhara sind religiös sehr stark sowohl vom Christentum als auch vom Islam geprägt. Alle vier Gruppen gehören etwa zur Hälfte einer der beiden Religionen an. Die Oromo haben starke Beziehungen zur Evangelischen Kirche Deutschlands. Die amharischen Christen sind eher orthodox. Orthodoxe Christen legen viel Wert auf das Gebet und die Heiligenverehrung und auf religiöse Bilder und Symbole wie Ikonen und Kerzen. Der Klerus spielt eine wichtige Rolle. Weihnachten fällt auf den 6. Januar. Zu islamischen Gesellschaften siehe auch Afghanistan, Ägypten, Albanien, Algerien, Iran, Jordanien, die Länder des ehemaligen Jugoslawien, Libanon, Marokko, Pakistan, Syrien, Tunesien und die Türkei.

▶ **Rollen und Beziehungen:** Frauen werden dazu erzogen, sich als zerbrechlich anzusehen.

Kinder werden stark behütet und haben viele Freiheiten, bis sie etwa drei Jahre alt sind. Dann beginnt eine disziplinierende Erziehung. Gehorsam und Höflichkeit sind die Ziele der Erziehung. Kranke Kinder werden dazu angehalten, an einem Ort liegen zu bleiben, bis es ihnen besser geht.

▶ **Sexualität und Reproduktion:** Schwangerschaft ist eine gefährliche Zeit, weil der Fötus dann sehr anfällig ist für den bösen Blick oder für Hexerei. Wenn Schwangere nicht die Nahrung bekommen, auf die sie Appetit haben, kann das zu Fehlgeburten, Mißbildungen oder Frühgeburten führen.

Eine staatliche Registrierung von Geburten findet nicht statt. Geburten werden häufig von Hebammen oder traditionellen Geburtshelferinnen aus der Gemeinde durchgeführt, manchmal auch von einer älteren Frau aus der Familie. Die Geburtsstellung ist hockend. Traditionell sind Väter während der Geburt nicht anwesend.

Während der ersten Stunden nach der Geburt kann es vorkommen, daß die Mutter sich für eine Weile vom Kind abwendet – eine symbolische Ablehnung für die Schmerzen, die das Kind der Mutter während der Wehen bereitet hat. Zwischen 14 und 40 Tagen nach der Geburt bleibt die Mutter zu Hause. Wenn ein Säugling geimpft wird, nutzt man oft die Gelegenheit, der Mutter eine Tetanusauffrischung zu verabreichen.

Eine Geburt ist ein sehr freudiges Ereignis und wird ganz besonders gefeiert. Die Vormilch wird dem Säugling nicht gegeben, da sie als ungesund gilt, statt dessen füttert man ihn mit Zuckerwasser. Gestillt wird etwa zwei Jahre lang.

Jungen werden meist beschnitten, bevor sie zwei Jahre alt werden. Die meisten Jungen – christlich oder muslimisch – werden am achten Tag nach der Geburt beschnitten.

Es gibt Gebiete, in denen die meisten Mädchen beschnitten werden. Nach Angaben von Terre des Femmes sind sogar ca. 90 % der Mädchen und Frauen Äthiopiens genital beschnitten. Es gibt verschiedene Formen der Beschneidung, beginnend mit dem Entfernen der Vorhaut der Klitoris bis hin zur völligen Entfernung der Klitoris sowie der kleinen und der äußeren Schamlippen – auch bekannt als pharaonische Beschneidung. Langfristige Schäden sind Infektionen, Blutungen, psychische Schäden (Depressionen oder Psychosen) und Schmerzen beim Geschlechtsverkehr. Bei Geburten besteht Gefahr für Mutter und Kind. Nach einer Entbindung bestehen Frauen oft darauf, wieder vernäht zu werden. Sie müßten sonst damit rechnen, daß die Prozedur zu Hause vorgenommen wird. Manche Menschen glauben, beschnittene Mädchen wüchsen gesünder heran, weil sie weniger Probleme mit der Körperhygiene hätten und dadurch mehr Kinder zur Welt bringen könnten. Außerdem glaubt man, daß die Beschneidung den Sexualtrieb dämpft und somit die Jungfräulichkeit des Mädchens und die Treue der Ehefrau sichert. Manchmal schreibt man der Klitoris auch Aggressivität zu und nimmt an, sie könne Männer impotent machen und Babys töten.

Außerdem wird die Beschneidung als hygienisch angesehen, da das weibliche Genitale als schmutzig oder häßlich gilt und die Frau auf diese Weise gereinigt wird.

▶ **Sterben und Tod:** Eine staatliche Registrierung von Todesfällen findet nicht statt. Der islamische Glaube verbietet Organspenden oder Transplantationen. Muslimische Ärzte empfehlen u. U. Transfusionen, um Leben zu retten. Die Autopsie ist ungebräuchlich, da der Leichnam zur Beerdigung unversehrt sein muß. Feuerbestattung ist nicht erlaubt. Bei einem muslimischen Begräbnis wird der Körper in spezielle Tücher gewickelt und ohne Sarg begraben. Lautes Jammern und Wehklagen ist ein üblicher Ausdruck der Trauer sowohl bei Frauen als auch bei Männern.

Die Erdbestattung wird bevorzugt. Beerdigungen sind wichtige soziale Ereignisse. Traditionell wird erwartet, daß jeder in der Gemeinde am Gottesdienst teilnimmt und während der ersten drei Tage nach dem Tod einen Kondolenzbesuch abstattet. Die Trauerperiode dauert bis zu einem Jahr. Am 40. Tag und dann wieder sechs Monate nach dem Tod sowie an den sieben ersten Jahrestagen des Todes einer Person finden Gedenkfeiern statt.

Körperliche Elemente des Lebens

▶ **Ernährung und Ausscheidung:** Etwa 40 % der Kinder sind leicht bis stark unterernährt. Einige Menschen sehen Hühner als schmutzig an und essen sie deshalb nicht. Scharf gewürzte Gerichte werden bevorzugt. Man ißt drei Mal am Tag – wenn es genug zu essen gibt. Das Nationalgericht ist „Wott" (eine scharfe Sauce) mit Fladenbrot.

Getränke sollten Raumtemperatur haben. Der Patient muß zum Trinken aufgefordert werden, da in Äthiopien häufig Wasserknappheit herrscht und die Menschen daher oft zu wenig trinken.

Manche religiösen Gruppen essen kein Wild, kein Schweinefleisch oder keine Muscheln. Koptische Christen essen an 200 Tagen im Jahr weder Fleisch noch Milchprodukte. Orthodoxe Christen fasten 55 Tage vor Ostern und verzichten dabei auf das Frühstück und auf tierische Produkte.

▶ **Körperpflege und Kleidung:** keine Angaben.

▶ **Zeitempfinden und Regeneration:** Nach deutschem Standard sind Äthiopier normalerweise unpünktlich, sowohl bei privaten als auch bei offiziellen Verabredungen. Die Einstellung zur Zeit ist entspannt.

▶ **Schmerz:** Patienten, die Schmerzen haben, erleiden ihn häufig stoisch und verweigern manchmal schmerzlindernde Mittel.

Literatur

Bliss, Frank: Islam im Alltag. Die von Mohammed gestiftete Religion wird zum neuen Feindbild. Lamuv Verlag, Göttingen, 1994

Deutsches Rotes Kreuz: „Du, oh beruhigte Seele ...“ Zum Umgang mit Tod und Trauer bei Muslimen in Krankenhäusern. Berlin, 1998

Geissler, Elaine M.: Pocket Guide to cultural assessment. 2nd edition, Mosby, St. Louis, 1989

Galanti, G. A.: Caring for patients from different cultures. 2nd edition, University of Pennsylvania Press, Philadelphia, 1997

Heine, Peter: Kulturknigge für Nichtmuslime. Ein Ratgeber für alle Bereiche des Alltags. Herder Spektrum, Freiburg, 1996

Hughes, M. R.: Life and motherhood in Ethiopia. Midwives 108 (1287):102, 1995

Karmi, Ghada: The Ethnic Health Handbook. A Factfile for Health Care Professionals. Blackwell Science, 1996

Polm, R. (Red.): Ethnische Minderheiten in der Bundesrepublik Deutschland, Kurseinheit 01–03. Fernuniversität-Gesamthochschule Hagen, 1995

Schmalz-Jacobsen, Cornelia und Hansen, Georg (Hrsg.): Ethnische Minderheiten in der Bundesrepublik Deutschland. Ein Lexikon. C. H. Beck, München, 1995

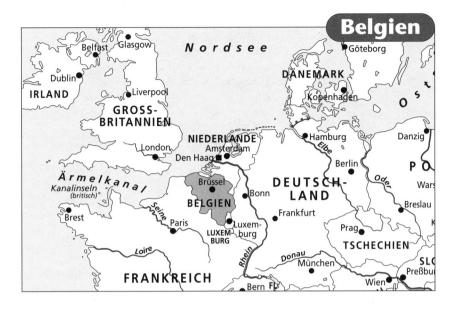

Belgien

Geographie und Demographie

Lage:	Königreich in Westeuropa mit parlamentarisch-demokratischer Verfassung; Erbmonarchie; unabhängig seit 1831.
Hauptstadt:	Brüssel.
Amtssprache(n)/ Sprache(n):	Niederländisch, Französisch, regional Deutsch.
Bevölkerung:	9,97 Mio. (1991) – 5.765.856 Flamen, 3.258.795 Wallonen, 66.445 Deutschsprachige, 904.528 Ausländer.
Städtische Bevölkerung:	97 % (1993).
Bevölkerung in absoluter Armut:	keine Angaben.
Bevölkerungswachstum:	0,3 % (1985–1993) – Geburten-/Sterbeziffer 1,2 %/1,1 % (1993).
Religion(en):	88 % Katholiken, 2.500.000 Muslime, 40.000 Protestanten, 35.000 Juden (1992).
Analphabeten:	1 % (1992).
Klima:	ozeanisch: kühle Sommer, milde Winter. Brüssel: wärmster Monat 17,5 °C (Juli), kältester Monat 2,2 °C (Jan.); Jahresniederschlag 871 mm an 206 Tagen; relative Feuchte 83 %.
Einwohner je Arzt:	298 (1990).
Geburten je Frau:	1,6 (1991).
Säuglingssterblichkeit:	0,6 % (1993).
Kindersterblichkeit:	1 % (1993).
Lebenserwartung:	77 Jahre (1993).
Kalorien-/ Proteinverbrauch:	3925 (1988–1990)/98,3 g (o. J.).
Staatliche Kinder- schutzimpfungen:	keine Angaben.

Infektionskrankheiten:	AIDS, Amöbenmeningoenzephalitis, Ascariasis, zystische Echinokokkose, bakterielle und virale Enteritis, Enterobiose, Faszioliasis, Gastroenterokolitis, Gonorrhö, Hantaan-Virusinfektion, Hepatitis A und B, Isosporiasis und Sarkozystiasis, kutane Myiasen, kutane Larva migrans, Lyme-Krankheit, Meningokokkenmeningitis, Pneumozystose, Poliomyelitis, Strongyloidiasis, Tetanus, Toxokariasis, Toxoplasmose, Typhus, Zystizerkose.
In Deutschland:	22.711 Personen (1994).
Botschaft:	Kaiser-Friedrich-Straße 7, 53113 Bonn, Tel. 0228/212001. Außenstelle: Internationales Handelszentrum, Friedrichstraße 95/9. Etage, 10117 Berlin, Tel. 030/203520; Jägerstraße 52–53, 10117 Berlin, Tel. 030/20352217.

Gesundheit und Krankheit

▶ **Vorstellungen/Definition von Gesundheit und Krankheit:** Es besteht Meldepflicht für Patienten, die an AIDS erkrankt sind.

▶ **Vorstellungen über die Ursachen von Erkrankungen:** keine Angaben.

▶ **Vorbeugung von Krankheiten:** keine Angaben.

▶ **Erhaltung von Gesundheit:** Die meisten Menschen sind krankenversichert.

▶ **Vorherrschende Behandlungspraxis:** keine Angaben.

▶ **Soziale Unterstützung (bei der Therapie):** keine Angaben.

▶ **Umgang mit Behinderten:** keine Angaben.

Soziale Elemente des Lebens

▶ **Kommunikation:** Man begrüßt sich entweder mit einem Händedruck oder mit drei Küßchen abwechselnd rechts und links auf die Wangen.

Es gilt als unhöflich, mit den Händen in der Tasche zu reden oder mit dem Finger auf Menschen zu zeigen.

Belgier legen viel Wert auf sprachlichen Ausdruck. Zweisprachigkeit ist fast eine Selbstverständlichkeit. Das belgische Französisch hat viele Ausdrücke, die in Frankreich unbekannt sind oder eigenartig wirken. So nennt man zum Beispiel den Gang zur Toilette den Gang „á la cour", d. h. „auf den Hof". Bisweilen werden mit unbewegter Miene völlig abstruse Dinge geäußert. Das ist ein Ausdruck von Humor, der sehr wichtig ist. Viele Menschen nehmen sich selbst nicht so wichtig. Man erzählt gerne Geschichten aus dem Leben und hat einen Sinn für Details.

Die Patienten sind an freie Arztwahl gewöhnt und konsultieren u. U. mehrere Ärzte gleichzeitig wegen derselben Beschwerden.

▶ **Coping und Selbstkonzept:** Die Form ist nicht so wichtig, Funktion und Qualität zählen. Belgier haben einen ausgeprägten Sinn für trockenen Humor. Die meisten sind katholisch. Sie sehen sich selbst als sinnenfreudig, humorvoll und bescheiden.

▶ **Rollen und Beziehungen:** Es gibt einen Unterschied zwischen den nordbelgischen, flämisch sprechenden Flamen und den südbelgischen, französischsprachigen Wallonen.
Allgemeinbildung wird sehr geschätzt. Wird man zum Essen eingeladen, schickt man vorher Pralinen oder Blumen.

▶ **Sexualität und Reproduktion:** Geburten werden meist von Ärzten durchgeführt, Hebammen sind für die postnatale Pflege zuständig. Der Erziehungsurlaub dauert 14 Wochen. Abtreibungen sind unter bestimmten Bedingungen erlaubt.

▶ **Sterben und Tod:** keine Angaben.

Körperliche Elemente des Lebens

▶ **Ernährung und Ausscheidung:** Die Hauptmahlzeit wird am Abend eingenommen. Man ißt viel Gemüse, Käse, Brot und Obst. Oft wird zum Essen Wein getrunken. Beliebte Gerichte sind Tomaten-Bouillon, grüne Hochepot-Suppe (Fleisch mit Gemüse), Chicorée-Salat mit Mayonnaise, Carbonaden (in Bier gekochtes Rind), Huhn-Waterzooi (mit Gemüse, Petersilie und Crème fraiche gekochtes Huhn), Miesmuscheln mit Pommes frites, Brabanter Quiche, Grüner Aal und „Verlorenes Brot" (Reste mit gekochter Milch und Eiern).

▶ **Körperpflege und Kleidung:** Gegenüber Sauberkeit und Ordnung haben viele Menschen eine entspannte Einstellung.

▶ **Zeitempfinden und Regeneration:** Pünktlichkeit ist wichtig, wird aber nicht hundertprozentig genau genommen. Die meisten Familien leben in Einfamilienhäusern.

▶ **Schmerz:** keine Angaben.

Literatur

Geissler, Elaine M.: Pocket Guide to cultural assessment. 2nd edition, Mosby, St. Louis, 1989
Internationale Union für Gesundheitserziehung: Gesundheitserziehung in Europa. Organisationsformen, Aktivitäten, Forschungsprojekte, berufliche Ausbildung, Pläne für die Zukunft, Redaktion: Annette Kaplun und Rosmarie Erben, Internationales Journal für Gesundheitserziehung, Genf, 1980
Mermet, Gérard: Die Europäer. Länder, Leute, Leidenschaften, dtv Sachbuch, München, 1993
Trauboth, Jutta: pers. Mitteilung, 1999

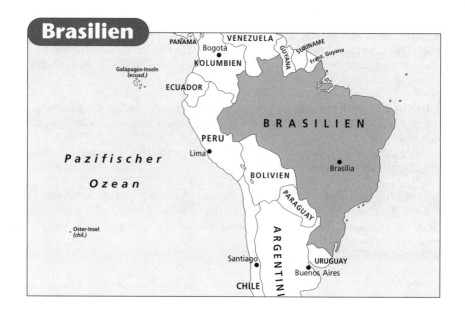

Brasilien

Geographie und Demographie

Lage:	größter südamerikanischer Staat, nimmt fast die Hälfte des Kontinents ein. Kaiserreich seit 1822, Republik seit 1889, präsidiale Bundesrepublik seit 1969.
Hauptstadt:	Brasilia.
Amtssprache(n)/ Sprache(n):	Portugiesisch – Portugiesisch und rund 180 Idiome der Indianer.
Bevölkerung:	146,15 Mio. (1991) – 53 % Weiße, 34 % Mulatten und Mestizen, 11 % Schwarze, 2 % Sonstige, u. a. 1 Mio. Japaner (1980).
Städtische Bevölkerung:	71 % (1993).
Bevölkerung in absoluter Armut:	40 % (Anfang 1994).
Bevölkerungswachstum:	1,9 % (1985–1993) – Geburten-/Sterbeziffer 2,4 %/0,7 % (1993).
Religion(en):	98 % Katholiken, 8 % Protestanten und andere christliche Gemeinschaften; Minderheit von Buddhisten, Bahai, Muslimen, Juden und Naturreligionen der Indianer sowie afrobrasilianische Kulte (1993).
Analphabeten:	19 % (1990).
Klima:	tropisch-immerfeucht in Amazonien, tropisch-wechselfeucht im zentralbrasilianischen Hochland, Trockengebiet im Nordosten des Berglandes, in Südost- und Südbrasilien Übergang zum Randklima und subtropischen Klima, Fröste in Südstaaten, selten Schneefall im Hochland. Rio de Janeiro: wärmster Monat 26,1 °C (Febr.), kältester Monat 20,4 °C (Juli); Jahresniederschlag 1139 mm.
Einwohner je Arzt:	719 (1986).
Geburten je Frau:	3,46 (1990).
Säuglingssterblichkeit:	5,7 % (1993).

Kindersterblichkeit:	6,3 % (1993).
Lebenserwartung:	67 Jahre (1993).
Kalorien-/ Proteinverbrauch:	2730 (1988–1990)/59,3 g (1978–80).
Staatliche Kinder- schutzimpfungen:	DPT-1 mit 2 Monaten, DPT-2 mit 4 Monaten, DPT-3 mit 6 Monaten; DPT Auffrischimpfung mit 18 Monaten. Polio-1 mit 2 Monaten, Polio-2 mit 4 Monaten, Polio-3 mit 6 Monaten; Polio-Auffrischimpfung mit 18 Monaten und 4 Jahren. Masernimpfung mit 9 Monaten. Tbc-Impfung bei der Geburt.
Infektionskrankheiten:	AIDS, Amöbenmeningoenzephalitis, Amöbiasis, Angiostrongyliasis, Ankylostomiase, Anthrax, Ascariasis, Brucellose, California-Enzephalitis, Chagas-Krankheit, Chromomykose, Denguefieber, Dientamöbiasis, Dipetalonematose perstans, Dirofilariose, Echinokokkose, bakterielle und virale Enteritis, Enterobiose, Enzephalomyelitis, Faszioliasis, Fleckfieber, Frambösie, Gastroenterokolitis, Gelbfieber, Giardiasis, Granuloma inguinale, Hantaan-Virusinfektion, Hepatitis A und B, Histoplasmose, Hymenolepiasis, Ilhéus-Virusinfektion, Isosporiasis und Sarkozystiasis, Kryptosporidiose, kutane Myiasen, kutane Larva migrans, Leishmaniase, Lepra, Leptospirosen, lymphatische Filariose, Lymphogranuloma inguinale, Malaria, Mansonellose, Meningokokkenmeningitis, Myzetome, Onchozerkose, Parakokzidioidomykose, Pest, Pneumozystose, Poliomyelitis, Q-Fieber, Rhinosporidiose, Saint-Louis-Enzephalitis, Scabies, Schistosomiasis, Sporotrichiose, Strongyloidiasis, Taeniasis saginata, Tetanus, Tollwut, Toxokariasis, Toxoplasmose, Trachom, Trichinellose, Trichuriasis, Tungiasis, Typhus, Zeckenbißfieber, Zystizerkose.
In Deutschland:	13.253 Personen (1993).
Botschaft:	Kennedy-Allee 74, 53175 Bonn, Tel. 0228/959230.

Gesundheit und Krankheit

▶ **Vorstellungen/Definition von Gesundheit und Krankheit:** keine Angaben.

▶ **Vorstellungen über die Ursachen von Erkrankungen:** keine Angaben.

▶ **Vorbeugung von Krankheiten:** keine Angaben.

▶ **Erhaltung von Gesundheit:** Der Staat hat ein relativ neues System zur Gesundheitsvorsorge eingerichtet, das vor allem von den Angehörigen der Mittelklasse wahrgenommen wird.

▶ **Vorherrschende Behandlungspraxis:** Apotheken, die von homöopathisch orientierten Ärzten betrieben werden, sind weit verbreitet. Viele Menschen behandeln sich selbst mit rezeptfreien Medikamenten, zu denen auch Antibiotika gehören. Die in der Bevölkerung praktizierte Heilkunde ist biomedizinisch, holistisch und zum Teil magisch-religiös.

▶ **Soziale Unterstützung (bei der Therapie):** Die Familie fühlt sich zuständig für die Pflege eines kranken Mitglieds. Auch im Krankenhaus bringt sie ihm Essen und bleibt rund um die Uhr beim Patienten.

▶ **Umgang mit Behinderten:** keine Angaben.

Soziale Elemente des Lebens

▶ **Kommunikation:** Auch in schwierigen Situationen oder bei Problemen darf man niemals laut werden oder aus der Rolle fallen. Freundlichkeit und Geduld gelten als Zeichen von Kultiviertheit und helfen, die eigenen Ansprüche geltend zu machen. Die Umgangssprache ist locker und unkompliziert, die Schriftsprache überhöflich und umständlich. Schimpfworte werden hauptsächlich in der Unterschicht verwandt, in der Mittelklasse ist es ein Tabu, solche Wörter zu benutzen. Schimpfworte beziehen sich fast immer auf den Sexualbereich. Die moralische Integrität der Mutter zu bezweifeln („Hurensohn") ist die schlimmste Beleidigung und ein Angriff auf die Ehre eines Menschen. Das geht auch indirekt: Wenn ein Mann sich nach der Mutter eines anderen Mannes erkundigt, unterstellt er damit, daß er sie kennt und daß sie somit eine Prostituierte sei. Geflucht (religiös) wird fast nie. Ein Gespräch mit jemandem ist ein Wert an sich, der Inhalt ist sekundär. Wichtig ist das ritualisierte Fragen nach dem gegenseitigen Wohlergehen und dem der Familie. Neben den Plänen für die eigene Zukunft sind Körper, Seele, äußeres und inneres Wohlbefinden beliebte Gesprächsthemen. Über die gegenwärtige Situation, die Vergangenheit, den eigenen Beruf oder über Geld redet man dagegen nicht gern. Politik und die wirtschaftliche Lage des Landes allerdings werden gern diskutiert. Man redet offen über Religion und Glaubenserlebnisse und bekreuzigt sich beim Passieren eines Friedhofs.

Wenn man einen Gefallen erbittet, fällt man nicht mit der Tür ins Haus, sondern fängt zunächst ein freundliches Gespräch an und interessiert sich für den Gesprächspartner. Die Bitte kann direkt oder indirekt geäußert werden, indem nur das Problem geschildert wird. Es gibt viele Höflichkeitsfloskeln, die die Bereitschaft ausdrücken, dem Gegenüber stets zu Diensten zu sein, aber unter Fremden meist eher rhetorisch gemeint sind und dazu dienen, ein angenehmes Klima herzustellen. Empfindlichen Fragen und Problemen nähert man sich immer indirekt.

Ein Anliegen wird niemals durch ein direktes „Nein" abgelehnt, denn das würde zeigen, daß man nicht genügend guten Willen im Umgang mit anderen aufbringt. Auch negative Kritik wird nicht direkt, sondern in höflichen Umschreibungen geäußert. Vor jeder noch so vorsichtigen Kritik lobt man erst das Positive. Stets wird versucht, eine Konfrontation zu vermeiden und ein harmonisches Verhältnis aufrechtzuerhalten. Themen, die Dissens hervorrufen können, werden tunlichst vermieden. Einer Diskussion im Sinne einer kontroversen Auseinandersetzung haftet der Beigeschmack von Streit an. Wer in jeder Situation die Harmonie aufrechterhalten kann, gilt als zivilisiert und kultiviert. Wer streitet oder kritisiert, gilt als grob und ungebildet und setzt sich ins Unrecht. Ist die freundschaftliche Atmosphäre erst einmal zerstört, gilt keine Höflichkeitsregel mehr. Dann ist jedes Mittel recht, um den eigenen Vorteil zu sichern und der Aggression freien

Lauf zu lassen. Dies kann bis zu Gewalttätigkeiten führen. In Brasilien haben viele Menschen eine Schußwaffe und machen auch von ihr Gebrauch. Ein derart zerstörtes Verhältnis läßt sich jedoch durch gegenseitige Zugeständnisse wieder einrenken.

In der Anrede ist die Benutzung des Vornamens weit verbreitet. Nachnamen sind lang und bestehen oft aus mehreren Teilen. Sie werden nur im Schriftverkehr und in sehr formellen Situationen verwandt. Nachnamen werden nicht immer von den Eltern übernommen, sondern sind frei wählbar. Bei mehreren Nachnamen ist es jedoch üblich, daß der Name der Mutter an erster Stelle steht. Ein „de" zwischen zwei Bestandteilen des Nachnamens ist nur ein Füllwort, kein Adelsprädikat. Auch Vornamen sind völlig frei wählbar, man darf sie auch erfinden. Ähnlich dem englischen „You" ist die portugiesische Anrede, die früher dem deutschen „Sie" entsprach, heute universell und fungiert eher als „Du". Das eigentliche „Du" gibt es nur noch als lokale Variante. Bei Begegnungen bekommt man von allen Seiten Visitenkarten.

Vorgesetzte, sozial Höhergestellte und manchmal auch noch die Eltern werden mit „o senhor" bzw. „a senhora" angeredet. Bei älteren Menschen stellt man dem Vornamen ein „Seu" bzw. „Dona" voran. Für soziale Spitzenpositionen gibt es eigene Formen der Anrede. Die Anrede „Doktor" wird viel verwandt und drückt Respekt und Zuneigung aus. Krankenschwestern werden – wie bei uns – mit einem Titel und dem Vornamen angeredet. Die Begriffe „Individuum" und „Bürger" haben in der Umgangssprache eine abwertende Bedeutung. Sozial niedrigstehende Menschen halten besonders viel direkten Augenkontakt.

Unter Fremden begrüßt man sich mit Händedruck, unter Freunden mit Küßchen auf die Wange, entweder einmal oder, abwechselnd rechts und links, dreimal. Befreundete Männer begrüßen sich jedoch durch eine Umarmung oder Schulterklopfen. Zwischen Freunden und Familienmitgliedern besteht normalerweise intensiver Körperkontakt. Auch Paare, die in der Öffentlichkeit Zärtlichkeiten austauschen, sind ein häufiger Anblick.

Feiern sind ein wichtiger Bestandteil des gesellschaftlichen Lebens. Man zieht sich festlich an und veranstaltet ein „Churrasco" (Fleischspieß-Essen). Oft wird spontan gemeinsam gesungen und musiziert.

Der zwischen Zeige- und Mittelfinger herausschauende Daumen bei geschlossener Faust ist keine obszöne Geste, sondern bedeutet „Daumendrücken". Das Zeichen für „o.k.", der geschlossene Kreis aus Zeigefinger und Daumen, ist jedoch eine grob obszöne Geste und gilt als sexuelle Aufforderung. Der nach oben gerichtete Daumen drückt Zustimmung und Anerkennung aus. Der über den Zeigefinger gekreuzte Mittelfinger unterstreicht, daß man etwas verspricht, ehrlich meint oder zusichert. Beim Kopfschütteln wird häufig geschnalzt. Man kann auf sich aufmerksam machen, indem man durch die Zähne zischt – das wird häufig praktiziert, gilt aber als „nicht salonfähig".

Beim Zählen mit den Fingern nimmt man den Daumen zuletzt.

Jemanden als „Schwarzen" oder „Mischling" zu bezeichnen oder von von einer Person zu sagen, sie habe „krauses Haar", kann als Beleidigung aufgefaßt werden.

▶ **Coping und Selbstkonzept:** In Brasilien sind ca. 98 % der Bevölkerung katholisch. Der Glaube ist wichtig. „… das Prinzip Hoffnung und seine Umsetzung in

Projekte und Pläne scheint ... der brasilianischen Lebenseinstellung mehr zu entsprechen, als Skepsis oder Beharrungsvermögen." (Verhalten in Brasilien, DSE, S. 36) Durch den starken Einfluß der USA hat sich der „American dream" immer stärker durchgesetzt.

Mit der Arbeit identifiziert man sich traditionell nicht, denn mit der Art, den Lebensunterhalt zu verdienen, waren weder Anerkennung noch Prestige verbunden. Körperliche Arbeit und Anstrengung werden als Strafe oder soziales Stigma empfunden. Prestigeträchtig ist der öffentliche Dienst, aber auch Lebenskünstler sind angesehen. Brasilien hat sich jedoch in kurzer Zeit von einer ländlichen in eine städtische, industrialisierte Gesellschaft verwandelt, und damit ändert sich inzwischen auch die Einstellung zur Arbeit. Viele Menschen üben Nebentätigkeiten aus, um sich finanziell behaupten zu können.

„... das Bewußtsein, im Land mit den besten Liebhabern und den schönsten Frauen zu wohnen ..." ist „Teil der nationalen Identität" (Verhalten in Brasilien, DSE, S. 49).

Brasilien versteht sich selbst als „Rassendemokratie" – gemeint ist die große ethnische Toleranz und die harmonische Integration und gegenseitige Akzeptanz der unterschiedlichsten ethnischen Gruppen. Aber „Hautfarbe und sozialer Status im heutigen Brasilien sind weitgehend deckungsgleich" (Verhalten in Brasilien, DSE, S. 53), daher gibt es auch unterschwelligen Rassismus: Dunkelhäutige Menschen gehören der Unterschicht an, hellhäutige Menschen finden sich in der Mittel- und Oberschicht. Das Wunschbild der Brasilianer von ihrem Land ist ein „weißes". Helle Hautfarbe gilt als erstrebenswert. Man identifiziert sich stark mit der Region des Landes, aus der man stammt, und es gibt ein ausgeprägtes Nord-Süd-Gefälle. In diesem Buch wird nicht auf die indigene Bevölkerung Brasiliens eingegangen!

In Brasilien ist der Individualitätsgedanke, die „Idee der Autonomie und der Selbstverwirklichung des Individuums" (Verhalten in Brasilien, DSE, S. 75) von großer Bedeutung.

▶ **Rollen und Beziehungen:** Autonomie und Unabhängigkeit sind weniger wichtig als die Unterstützung und Geborgenheit, die Familie und Freunde geben. In Brasilien herrschen Rechtsunsicherheit und staatliche Willkür, die den Versuch, außerhalb des häuslichen Schutzraums zurechtzukommen, als fast nicht zu bewältigende Anstrengung erscheinen lassen. Soziale Spannungen und gesellschaftliche Gewalt tragen dazu bei, daß der Aufenthalt im öffentlichen Raum als unangenehm empfunden wird. Ohne soziale Einbindung ist der Einzelne ein Niemand.

Gleichheit vor dem Gesetz ist nicht gewährleistet, daher traut man dem Staat, der öffentlichen Ordnung und den Institutionen nicht, sondern nur den persönlichen Beziehungen. Alles hängt davon ab, ob es einem gelingt, mit Hilfe eines freundschaftlichen Gesprächs eine positive Atmosphäre zu erzeugen. Man muß im Notfall seine eigene Situation überzeugend schildern können und macht dadurch das eigene Problem zum Problem des Vertreters der öffentlichen Ordnung, der so über ein persönliches Schicksal entscheiden muß, statt starre Regeln anzuwenden. Das ist die Strategie, um in der Außenwelt zurechtzukommen: Man appelliert an die Menschlichkeit, das Verantwortungsgefühl und den guten Willen des Gegenübers. Natürlich gibt es auch den Weg, an Hierarchie und Unterordnung zu appellieren und mit dem eigenen Status aufzutrumpfen, er steht jedoch nicht jedem offen.

Wenn man nicht weiß, wie in formalen Angelegenheiten – z. B. bei der Steuer oder bei Versicherungen – vorzugehen ist, wendet man sich nicht an die offiziellen Stellen, sondern erkundigt sich bei jemand anderem, der das gleiche Problem hatte und bereit ist, zu helfen. Namen können in solchen Situationen wie Zauberworte wirken, denn durch sie lassen sich rasch persönliche Beziehungen herstellen.

Auch auf Reisen stellen die Menschen schnell intensive persönliche Beziehungen her und tauschen auch Adressen und Telefonnummern aus. Dies ist verbunden mit einer herzlichen Einladung, die jedoch meist eine Form der Höflichkeit darstellt und Irritation auslösen würde, wenn jemand sie ernst nähme. Einladungen müssen mehrfach bestätigt und genau formuliert sein, um als gültig anerkannt zu werden.

Man ist immer bereit, sich gegenseitig einen Gefallen zu erweisen. Eine entsprechende Bitte darf nicht abgewiesen werden. Ein klares „Nein" wird ungern geäußert, dafür sind Vertrösten oder Sich-verleugnen-lassen der Ausdruck indirekter Ablehnung. Wer einen Gefallen erwiesen bekommen hat, steht in der Schuld des anderen. Diese ist nicht durch eine Gegenleistung auszugleichen, sondern stellt eine lebenslange Bindung dar. Diese Bindungen sind das Netz, das alle Personen im Haushalt miteinander verwebt. Einen Gefallen anzunehmen oder zu gewähren schafft ein freundschaftliches Klima und gilt als Vertrauensbeweis.

Jugendliche wohnen oft bis zur Gründung einer eigenen Familie bei den Eltern. Das Draußen, die Straße, ist gefährlich, und wer über die Schwelle eines Hauses tritt, kommt in eine andere Welt. Diese Welt ist nicht nur auf die Familie begrenzt. Auch Gäste gehören dazu, ebenso Freunde und Verwandte, oft auch Hausangestellte. Fast alle Haushalte haben Angestellte für die Hausarbeit und teilweise auch für die Kindererziehung. Sie wohnten früher oft in einem extra dafür vorgesehenen kleinen Zimmer, heute wird dies jedoch seltener. Hausangestellte sind meist afrostämmige Frauen, die einen weiten Anfahrtsweg haben und mit dieser Arbeit ihre Familie ernähren.

Eng und persönlich ist auch die Beziehung zwischen Patenkind und Pateneltern, die auch mit einer materiellen Verpflichtung verbunden ist.

Man ist kinderfreundlich. Fremde Kinder auf der Straße werden von Männern und Frauen offen bewundert. Zuneigung und Freundschaft werden oft ausgedrückt, indem man die Kinder des Gegenübers lobt, zum Teil sogar überschwenglich. Bevor man ein Kind küßt, wird oft an ihm geschnuppert. Schnuller werden an die Windel geheftet oder an einer Schnur um den Hals des Kindes befestigt. Großmütter spielen eine wichtige Rolle bei der Kinderbetreuung, vor allem wenn die Mutter berufstätig ist. Kinder haben viel Freiheit. Fremde Kinder darf man nicht rügen, nur die Eltern sind für die Erziehung zuständig. Kritik an den Kindern anderer Leute gilt als ungerechtfertigter Eingriff. Da die sozialen Unterschiede extrem sind, gibt es viel Kinderarbeit und auch viele Straßenkinder. Der Schulbesuch findet halbtags, aber zu unterschiedlichen Zeiten, morgens, nachmittags oder abends, statt.

Das Verhältnis zwischen Mann und Frau ist traditionell besonders in ländlichen Gebieten stark vom „Machismo" geprägt. Die Frau gilt als Eigentum des Mannes und unternimmt nichts ohne seine Erlaubnis. Der Mann setzt seine Ansprüche notfalls mit Gewalt durch. Besonders bei Verdacht auf Ehebruch der Frau sind Gewaltverbrechen und Mißhandlungen häufig. Ein Seitensprung des Mannes gilt dagegen als Kavaliersdelikt. Die öffentliche Moral verurteilt den Beischlaf vor der Ehe, unverheiratete Paare und uneheliche Schwangerschaften, obwohl dies alles häufig vorkommt. Wenn ein Mann und eine Frau zusammenleben und gemeinsame Kinder haben, bezeichnen sie sich auch ohne formale Eheschließung als Eheleute. Wenn eine solche Partnerschaft länger als fünf Jahre besteht, wird sie vom Staat legitimiert. Der Partner bzw. die Partnerin ist dann im Todesfall erbberechtigt. Auch Alleinerziehende werden von der Gesellschaft akzeptiert.

Eine Frau sollte nicht ohne männliche Begleitung auftreten. Zu Hause ist das Verhalten viel zurückhaltender als auf der Straße. Nach einer Einladung außer Haus muß der Mann die Frau unbedingt nach Hause bringen. In der städtischen Mittelschicht gibt es allerdings viele beruflich erfolgreiche und unabhängige Frauen. Homosexualität unter Männern ist weit verbreitet, aber mit wenigen Ausnahmen im Bildungsbürgertum stark stigmatisiert.

Krankenschwestern haben eine untergeordnete Rolle. Klassenzugehörigkeit und Status sind hingegen im Gesundheitssystem sehr wichtig. Manche Frauen wollen nur von Frauen gepflegt werden.

▌ **Sexualität und Reproduktion:** Väter sind üblicherweise bei der Geburt nicht anwesend. Jungen werden bisweilen nach der Geburt beschnitten, und Mädchen sticht man Ohrlöcher. Eine Ruhezeit von 40 Tagen nach der Geburt gilt als angemessen für die Mutter. Gestillt wird nur für kurze Zeit, außer bei den Frauen von Sao Paulo, die manchmal länger stillen. Die Einstellung des Vaters ist oft ausschlaggebend für die Länge der Stillphase.

▌ **Sterben und Tod:** Mehr als 90 % der Bevölkerung sind römisch-katholisch, aber oft wird unter der Oberfläche gleichzeitig ein zweiter Glaube gelebt. Bei den afrostämmigen Brasilianern beispielsweise ist dies der Animismus. Das beeinflußt auch den Umgang mit dem Tod: „Keine der vielen Türen, die ins Jenseits führen, sollen endgültig zugestoßen werden." (Verhalten in Brasilien, DSE, S. 57).

Wegen des tropischen Klimas ist es üblich, Tote innerhalb von 24 Stunden zu beerdigen. Man hält eine Nacht lang Totenwache, unmittelbar danach findet die Beerdigung statt, nach der sich die trauernde Familie zurückzieht. Ein geselliges Beisammensein findet nicht statt.

Körperliche Elemente des Lebens

▌ **Ernährung und Ausscheidung:** Die brasilianische Küche ist stark regional geprägt. Die Grundlage vieler Hauptgerichte sind Bohnen mit Reis und geröstetem Maniokmehl sowie Maismehl- oder Kartoffelbrei, dazu gibt es Fisch oder Fleisch. Für die Mittel- und Oberschicht ist am Spieß gebratenes Fleisch von besonderer Bedeutung. Hauptgerichte sind oft sehr scharf, Nachspeisen sind sehr süß. Die Küche des Nordostens ist stark afrikanisch beeinflußt. Palmöl wird reichlich verwandt. Internationale Einflüsse machen vor allem die städtische Küche sehr vielfältig. Bier wird viel und immer eiskalt getrunken. Yamswurzeln, Weißbrot und Couscous zum Frühstück sind weit verbreitet. Die wichtigste Mahlzeit ist das Mittagessen. Abends gegen acht Uhr wird eine leichte Mahlzeit eingenommen. Belegte Brote gelten als Imbiß, nicht als vollwertige Mahlzeit. Eine Gewichtszunahme wird bei Kindern und Erwachsenen als Zeichen von Gesundheit angesehen.

▶ **Körperpflege und Kleidung:** Nacktheit ist für viele Menschen ein großes Tabu.

▶ **Zeitempfinden und Regeneration:** Es wird nicht als psychisch notwendig empfunden, daß jedes Familienmitglied ein eigenes Schlafzimmer hat.

Zeitvorstellungen sind flexibel. Man mißt die Zukunft in Jahrzehnten oder Generationen und ist eher gegenwartsorientiert. Ein besonders hoher sozialer Status kann sich darin ausdrücken, daß die betreffende Person es sich erlauben kann, oft und viel zu spät zu kommen. Exakte Pünktlichkeit wird hingegen allgemein nicht erwartet.

▶ **Schmerz:** Schmerz wird laut kundgetan. Es kann vorkommen, daß Menschen Probleme somatisieren.

Literatur

Geissler, Elaine M.: Pocket Guide to cultural assessment. 2nd edition, Mosby, St. Louis, 1989

Hayes, Eileen: http://www-unix.oit.umass.edu/~efhayes/

Polm, R. (Red.): Ethnische Minderheiten in der Bundesrepublik Deutschland, Kurseinheit 01–03. Fernuniversität-Gesamthochschule Hagen, 1995

Schmalz-Jacobsen, Cornelia und Hansen, Georg (Hrsg.): Ethnische Minderheiten in der Bundesrepublik Deutschland. Ein Lexikon. C. H. Beck, München, 1995

Speck, B.: Verhalten in Brasilien. Arbeitsmaterialien für den landeskundlichen Unterricht aus der Reihe „Verhaltenspapiere", Heft 41. Deutsche Stiftung für internationale Entwicklung (DSE) – Zentralstelle für Auslandskunde, Bad Honnef, 1993/1995

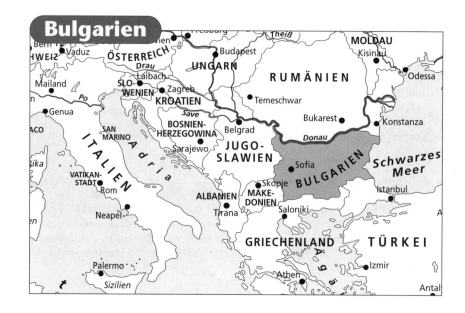

Geographie und Demographie

Lage:	südöstlichster Balkanstaat mit Zugang zum Schwarzen Meer. Die Grenze zu Rumänien im Norden bildet größtenteils die Donau.
Hauptstadt:	Sofia.
Amtssprache(n)/ Sprache(n):	Bulgarisch – Bulgarisch und Sprachen der Minderheiten, vor allem Türkisch und Mazedonisch.
Bevölkerung:	8,48 Mio. (1992) – 85,5 % Bulgaren, 9,7 % Türken, 3,4 % Roma, 1,1 % Sonstige (Russen, Mazedonier, Armenier u. a.).
Städtische Bevölkerung:	70 % (1993).
Bevölkerung in absoluter Armut:	keine Angaben.
Bevölkerungswachstum:	-0,8 % (1985–1993) – Geburten-/Sterbeziffer 1,0 %/1,3 % (1993).
Religion(en):	mehrheitlich bulgarisch-orthodoxe Christen, 15 % Muslime, Minderheit von Katholiken, Protestanten und Juden.
Analphabeten:	4 % (1992).
Klima:	vorwiegend warm-gemäßigt. Sofia: wärmster Monat 21 °C (Juli), kältester Monat -2 °C (Jan.); Jahresniederschlag 622 mm an 154 Tagen; relative Feuchte 72 %.
Einwohner je Arzt:	313 (1992).
Geburten je Frau:	1,83 (1995).
Säuglingssterblichkeit:	1,4 % (1993).
Kindersterblichkeit:	1,9 % (1993).
Lebenserwartung:	71 Jahre (1993).
Kalorien-/ Proteinverbrauch:	3695 (1988–1990)/keine Angaben.

Staatliche Kinder-schutzimpfungen:	DPT-1 mit 3 Monaten, DPT-2 mit 4 Monaten, DPT-3 mit 5 Monaten; DPT Auffrischimpfung mit 2 Jahren; DT zwischen 6 und 7 sowie mit 12 Jahren. Polio-1 mit 3 Monaten, Polio-2 mit 4 Monaten, Polio-3 mit 5 Monaten; Polio-Auffrischimpfung mit 2 und 3 Jahren und zwischen 6 und 7 Jahren. Masern- und Mumpsimpfung mit 13 Monaten, Masernimpfung wieder mit 25 Monaten. Tbc-Impfung mit 2 Monaten und zwischen 6 und 7, 10 und 11 Jahren sowie mit 16 Jahren.
Infektionskrankheiten:	AIDS, Anthrax, Ascariasis, Chromomykose, Dientamöbiasis, Dipetalonematose perstans, Dirofilariose, Echinokokkose, bakterielle und virale Enteritis, Enterobiose, Frühjahr-Sommer-Meningoenzephalitis, Giardiasis, Hantaan-Virusinfektion, Hepatitis A und B, Krim-Kongo-hämorrhagisches Fieber, kutane Myiasen, kutane Larva migrans, Meningokokkenmeningitis, Poliomyelitis, Rückfallfieber, Strongyloidiasis, Taeniasis saginata, Tetanus, Trichinellose, Trichostrongyliase, Trichuriasis, Tungiasis.
In Deutschland:	59.094 Personen (1993).
Botschaft:	Auf der Hostert 6, 53173 Bonn, Tel. 0228/363061. Außenstelle: Mauerstraße 11, 10117 Berlin, Tel. 030/2010922–26.

Gesundheit und Krankheit

❭ **Vorstellungen/Definition von Gesundheit und Krankheit:** keine Angaben.

❭ **Vorstellungen über die Ursachen von Erkrankungen:** keine Angaben.

❭ **Vorbeugung von Krankheiten:** keine Angaben.

❭ **Erhaltung von Gesundheit:** keine Angaben.

❭ **Vorherrschende Behandlungspraxis:** In der bulgarischen Volksmedizin werden viele seit altersher bekannte Heilpflanzen noch heute verwandt. Die traditionelle Pflanzenheilkunde findet inzwischen auch in der modernen Medizin wieder mehr Anerkennung und wird von manchen Ärzten mit in die Behandlung integriert.

❭ **Soziale Unterstützung (bei der Therapie):** keine Angaben.

❭ **Umgang mit Behinderten:** keine Angaben.

Soziale Elemente des Lebens

❭ **Kommunikation:** Bulgarisch wird in kyrillischen Buchstaben geschrieben. Kopfschütteln steht für „Ja" und Kopfnicken bedeutet „Nein".

Die Namensgebung eines Kindes spielt eine große Rolle. Traditionsgemäß trägt der erstgeborene Sohn den Namen des Großvaters väterlicherseits, die Tochter den Namen der Großmutter väterlicherseits. Weitere Kinder bekommen die Namen der Großeltern mütterlicherseits oder die der Paten. Heutzutage wird bisweilen ein Kompromiß gesucht, indem nur der erste Buchstabe des großelterlichen Namens übernommen werden muß.

Gut zu plaudern ist ein Wert an sich. Es bedeutet, zusammen zu sein und miteinander in Kontakt zu kommen. Man spricht gern und viel, nicht nur mit Bekannten, Verwandten und Freunden, sondern auch mit Zufallsbekanntschaften und Fremden. In den Dörfern sitzt man abends auf Bänken vor den Häusern, um ein Schwätzchen zu halten mit allen, die vorbeikommen. Es ist üblich, daß jeder mit jedem spricht, unabhängig vom Beruf und von der sozialen Stellung.

▶ **Coping und Selbstkonzept:** Bulgarien befindet sich in einem Prozeß der Umorientierung, der mit der Verabschiedung vom Staatssozialismus und der Suche nach einer neuen, eigenständigen Identität einhergeht.

Die Familie bietet enge Beziehungen, emotionalen Rückhalt und Geborgenheit. Die meisten Menschen sind christlich-orthodox, und die Kirchen finden in letzter Zeit wieder mehr Zulauf.

▶ **Rollen und Beziehungen:** Die Familie hat einen hohen Stellenwert für den Einzelnen. Die patriarchalische Tradition ist immer noch lebendig. Bis zur Heirat leben junge Leute bei ihren Eltern. Tendenzen, schon vorher allein zu leben, kristallisieren sich erst in den letzten Jahren heraus. Traditionell galt die Ehe als untrennbarer Bund fürs Leben, heute wird fast jede fünfte Ehe geschieden.

Es besteht eine enge Verbindung zu den Großeltern, von denen sich junge Familien finanziell unterstützen lassen und ihnen dafür ein Mitspracherecht bei ihren Entscheidungen einräumen. Dadurch entstehen aber auch oft Konflikte. Großeltern spielen bei der Kinderbetreuung eine wichtige Rolle. Sie bringen die Enkel zur Schule und holen sie wieder ab, sie gehen mit ihnen zum Schwimmen oder Schlittschuhlaufen oder ins Kindertheater. Heutzutage überwiegt die Kleinfamilie. Bei den Minderheiten der Roma und der Türken ist die Zahl der Kinder hingegen meist größer als in der bulgarischen Durchschnittsfamilie.

Traditionell hatten Frauen nur geringen Handlungsspielraum. Sie durften auf der Straße nur mit gesenktem Kopf gehen und hatten ihren Ehemännern mit zwei Schritten Abstand zu folgen. Von sich aus durften sie kein Gespräch beginnen und erst nach ihrem Mann am Tisch Platz nehmen oder zu essen beginnen. In einigen Dörfern werden Frauen heute noch immer nicht mit ihrem eigenen Namen angeredet, sondern mit dem ihres Mannes. Lautet der Name des Mannes z. B. Christo, so heißt sie Christoviza, d. h. „die von Christo". Noch immer ist es ein Kompliment, wenn eine Frau „schüchterne Taube" genannt wird. Zu Hause hat die Frau jedoch seit jeher einen bestimmten Handlungs- und Entscheidungsspielraum.

Zu Zeiten des Sozialismus waren viele Frauen berufstätig und geben sich heute frei und selbstbewußt. Freundschaften unter Frauen sind wichtig, und Frauen nehmen aktiv am gesellschaftlichen und politischen Leben teil. Gesetzlich sind Mann und Frau gleichgestellt. Die Unterschiede zwischen Stadt und Land sind weniger gravierend als ethnische Unterschiede. Nachbarschaft ist eine auf

Gegenseitigkeit beruhende Lebensform mit hohem Stellenwert. Ihrem Heimatdorf fühlen sich Städter oft noch sehr verbunden.

▶ **Sexualität und Reproduktion:** keine Angaben.

▶ **Sterben und Tod:** keine Angaben.

Körperliche Elemente des Lebens

▶ **Ernährung und Ausscheidung:** Sowohl mittags als auch abends gibt es warme Gerichte, langsam gekocht, gebraten oder geschmort. Käse, Joghurt, Lamm und Hammel sind beliebte Zutaten. An Kräutern verwendet man häufig Bohnenkraut, Krauseminze, Majoran, Sellerie, Petersilie und Dill. Wichtig sind die Vielfalt der Zutaten, die passenden Gewürze und Fette. Gewürzt wird mit Pfeffer, Muskat, Lorbeer, Kümmel und Wiesenkümmel. Besonders wichtig ist „roter Pfeffer", der eigentlich kein Pfeffer ist, sondern Paprika. Das bevorzugte Fett ist Sonnenblumenöl. Margarine und Butter werden nur beim Backen verwandt, Sahne nur bei Kuchen und Torten.

Auf gutes Essen wird viel Wert gelegt, denn Essen ist auch ein soziales Ereignis. Schnaps und Wein werden gerne getrunken, wobei stets diverse Kleinigkeiten dazu gereicht werden.

Das Einmachen von Obst, das Einlegen von Gemüse und das Herstellen von Kompott und Konfitüre ist weit verbreitet und beliebt. Auch die Eigenproduktion von Wein und Schnaps ist eine alte Tradition.

▶ **Körperpflege und Kleidung:** Viel Wert wird darauf gelegt, sich schön zu kleiden. Es gibt eine außergewöhnliche Vielfalt an farbenprächtigen, für jedes Dorf individuellen Trachten mit verschiedenen Motiven. Im Alltag trägt man zwar keine Trachten mehr, kleidet sich aber immer noch gerne schön. Junge Mädchen und Frauen achten sehr darauf, schick gekleidet zu sein.

▶ **Zeitempfinden und Regeneration:** Traditionell gab es kein Konzept von Freizeit, jedoch hat sich in jüngster Zeit eine Freizeitkultur entwickelt. Es ist üblich, sich viel im Freien aufzuhalten. Man geht nicht nur gern ins Kino, sondern auch in Parks und Grünanlagen spazieren. Am Wochenende unternehmen Städter gerne Ausflüge in die nähere Umgebung. Oft haben sie dort einen Garten und bauen Obst und Gemüse an.

▶ **Schmerz:** keine Angaben.

Literatur

Geissler, Elaine M.: Pocket Guide to cultural assessment. 2nd edition, Mosby, St. Louis, 1989

Hessische Blätter für Volks- und Kulturforschung: Heilen und Pflegen. Internationale Forschungsansätze zur Volksmedizin, Neue Folge 19. Jonas Verlag, Marburg, 1986

Payer, Lynn: Andere Länder, andere Leiden. Campus Verlag, Frankfurt a. M./New York, 1989

Russev, Krassen: Das neue Bulgarien. Die klassische Urlaubsregion nach dem gesellschaftlichen Wandel. Trescher, Berlin, 1993

Weiß, Helmut: Bulgarien. DuMont Buchverlag, Köln, 1993

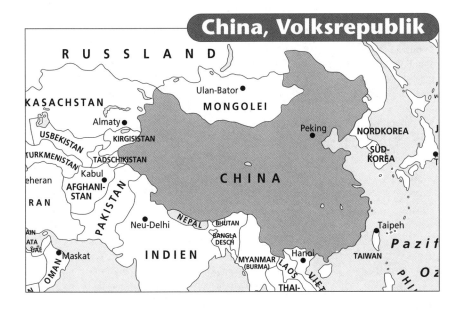

China, Volksrepublik

Geographie und Demographie

Lage:	größtes Land in Ostasien, Volksrepublik seit 1949 unter der Führung der kommunistischen Partei Chinas.
Hauptstadt:	Peking (Beijing).
Amtssprache(n)/ Sprache(n):	Chinesisch und teilweise Sprachen der Minderheiten in den autonomen Gebieten – Chinesisch und verschiedene chinesische Dialekte, 55 Sprachen der nationalen Minderheiten, u. a. Tibetisch, Uigurisch, Mongolisch; Englisch als Handelssprache (o. J.).
Bevölkerung:	1,13 Mrd. (1990) – 91,9 % Chinesen (Han-Nationalität), 1,4 % Zhuang, 0,8 % Hui, 0,8 % Mandschu, 0,7 % Miao, 4,3 % Sonstige: Uiguren, Mongolen, Koreaner, Turkvölker, Tibeter, rund 55 nationale Minderheiten.
Städtische Bevölkerung:	29 % (1993).
Bevölkerung in absoluter Armut:	9 % (1980–1990).
Bevölkerungswachstum:	1,4 % (1985–1993) – Geburten-/Sterbeziffer 1,9 %/0,8 % (1993).
Religion(en):	100 Mio. Buddhisten, 30 Mio. Daoisten, 20 Mio. Muslime, zwischen 5 und 19 Mio. Protestanten, 4 Mio. Katholiken, Lamaismus der Tibeter ca. 1,3 Mio.; Konfuzianismus weit verbreitet.
Analphabeten:	27 % (1990).
Klima:	entsprechend der Lage und Größe des Landes sehr unterschiedlich; im Süden randtropisch bis subtropisch (Monsungebiet), im Norden gemäßigt und winterkalt, im Westen trocken, kontinental, winterkalt (Zentralasien) mit großen Temperaturgegensätzen im Winter. Peking (Beijing): wärmster Monat 26,1 °C (Juli/Aug.), kältester Monat -4,7 °C (Jan.); Jahresniederschlag 619 mm an 66 Tagen; relative Feuchte 56 %.

Einwohner je Arzt:	654 (1991).
Geburten je Frau:	2,45 (1990).
Säuglingssterblichkeit:	3,0 % (1993).
Kindersterblichkeit:	5,4 % (1993).
Lebenserwartung:	69 Jahre (1993).
Kalorien-/ Proteinverbrauch:	2641 (1988–1990)/63,4 g (o. J.).
Staatliche Kinder- schutzimpfungen:	DPT mit 3, 4 und 5 Monaten; DPT-Auffrischimpfung mit 1 Jahr; D oder DT/DP bei der Einschulung variiert in den verschiedenen Provinzen; Polio mit 2, 3 und 4 Monaten; Auffrischung nach 1, 2 und 7 Jahren. Masernimpfung mit 8 Monaten. Tbc-Impfung bei der Geburt.
Infektionskrankheiten:	AIDS, Amöbiasis, Angiostrongyliasis, Ankylostomiase, Anthrax, Ascariasis, Brugiase, Chromomykose, Clonorchiasis und Opisthorchiasis, Denguefieber, Diphyllobotriose, Echinokokkose, bakterielle und virale Enteritis, Enterobiose, Faszioliasis, Fasziolopsiasis, Fleckfieber, Giardiasis, Hantaan-Virusinfektion, Hepatitis A und B, Hymenolepiasis, Isosporiasis und Sarkozystiasis, Japan-B-Enzephalitis, kutane Myiasen, kutane Larva migrans, Leishmaniase, Lepra, Leptospirosen, Lyme-Krankheit, lymphatische Filariose, Malaria, Meningokokkenmeningitis, Paragonmiasis, Pest, Poliomyelitis, Rückfallfieber, Scabies, Schistosomiasis, Sparganose, Sporotrichiose, Strongyloidiasis, Tetanus, Tollwut, Toxoplasmose, Trachom, Trichinellose, Trichuriasis, Typhus, Zystizerkose.
In Deutschland:	25.479 Personen (1993).
Botschaft:	Kurfürstenallee 12, 53177 Bonn, Tel. 0228/361095. Außenstelle: Heinrich-Mann-Straße 9, 13156 Berlin, Tel. 030/4883970.

Gesundheit und Krankheit

▶ **Vorstellungen/Definition von Gesundheit und Krankheit:** Gesundheit gilt generell als extrem wichtig. Sie ist ein Zustand geistiger und körperlicher Harmonie mit der Natur. Gesundheit und Krankheit sind beide Teil eines lebenslangen Kontinuums.

Nach konfuzianischer Lehre ist einem der Leib von den Eltern gegeben, und man hat die Pflicht, ihn gesund zu erhalten, um sich den Eltern dankbar zu erweisen, Kinder zu zeugen und die Familie fortzuführen. Wer nicht auf seine Gesundheit achtet oder krank wird, wird von den Eltern getadelt. Auch unter Freunden wird auf die Gesundheit geachtet.

▶ **Vorstellungen über die Ursachen von Erkrankungen:** Ein Ungleichgewicht der Energien im Körper gilt als wichtigste Ursache für die Entstehung von Erkrankungen.

Es gibt eine Tendenz, das ganze Leben auf die Befriedigung leiblicher Bedürfnisse auszurichten. Das führt dazu, daß psychische Probleme als körperliche erlebt und geschildert werden, etwa als Rückenschmerzen, Schwindel oder Mattigkeit. Oder sie werden als Fragen der Moral behandelt. Auch schlechte Laune kann sich oft in körperlichen Beschwerden äußern. Depressionen sind selten, Hypochondrie dagegen häufig.

Geister können Krankheiten verursachen.

▶ **Vorbeugung von Krankheiten:** Die Grenze zwischen Lebensmitteln und Arzneimitteln ist fließend. Man nimmt zur Vorbeugung Stärkungsmittel zu sich, z. B. Suppen aus Ginseng, Engelwurz oder ähnlichem. Auch Lebensmittel werden unter therapeutischen Kriterien katalogisiert und z. B. nach „Heiß" und „Kalt" unterteilt. Ferner spielt Geomantik eine wichtige Rolle zur Verhütung übler Einflüsse.

▶ **Erhaltung von Gesundheit:** Zwar ist es wichtig, sich um die Erhaltung der Gesundheit zu bemühen, aber dennoch werden Operationen bisweilen verweigert, weil der Patient glaubt, der Körper gehöre ihm nicht und die Seele oder der Geist könnten bei der Operation aus dem Körper entweichen und für immer verloren sein.

Auch die Blutabnahme wird manchmal verweigert, weil der Patient annimmt, das Blut könne sich im Körper nicht neu bilden. Blut gilt jedoch als Quelle des Lebens. Arzneimittel werden nicht eingenommen, wenn der Patient sich nicht krank fühlt.

Psychische Krankheiten sind stark stigmatisiert. Ärztliche Hilfe wird oft erst bei extremen Persönlichkeitsstörungen gesucht.

▶ **Vorherrschende Behandlungspraxis:** Die chinesische Medizin folgt einem holistischen Ansatz und ist eine der ältesten der Welt. Sie hat nicht nur eine Diagnose- und Behandlungspraxis, sondern auch eine theoretische Grundlage. Vieles davon ist inzwischen auch bei uns bekannt und anerkannt, wie z. B. Akupunktur, Moxibustion und Kräutermedizin.

Chinesische Patienten suchen oft sowohl westliche als auch traditionelle chinesische Medizin praktizierende Ärzte auf. In der Behandlungspraxis werden beide Systeme auch oft miteinander kombiniert, wie z. B. die Akupunktur als Narkosemethode bei einer Operation.

Ärzte betrachten bei der Anamnese immer den gesamten Körper und die Umwelt des Patienten.

Für das Überleben von Frühgeborenen oder lebensschwachen Babys werden keine besonderen Anstrengungen unternommen.

▶ **Soziale Unterstützung (bei der Therapie):** Die Familie muß bei einem Krankenhausaufenthalt eines Mitglieds jemanden bereitstellen, der den Kranken wäscht, das Bett macht, Essen bringt etc., da dies nicht vom Krankenhauspersonal übernommen wird. Dazu kann jemand bei der Arbeit freigestellt werden.

▶ **Umgang mit Behinderten:** Behinderung wird als Stigma angesehen. Familien tendieren dazu, ihre behinderten Mitglieder zu Hause zu verstecken, kümmern sich dort sehr intensiv um sie. Man heiratet nicht gerne in eine Familie mit einem behinderten Mitglied.

Soziale Elemente des Lebens

▶ **Kommunikation:** Angebote dürfen erst angenommen werden, nachdem man sie mehrmals höflich abgelehnt hat. Eine Bitte wird nicht direkt abgelehnt, sondern man übt sich statt dessen im lavierenden Ausweichen, um Gesicht zu wahren, und zwar sowohl sein eigenes als auch das des Gegenübers. Zufriedenheit mit der eigenen Leistung bringt man nicht zum Ausdruck, sondern setzt die eigene Leistung herab. Wer selbstbewußt auftritt, kommt in Verruf. Dem eigenen Handeln wird Legitimität verliehen, indem man das Handlungsmotiv auf andere verlagert: für die Eltern, die Kinder, die Nation.

Das Gesicht – sowohl das eigene, als auch das der anderen – muß immer gewahrt bleiben, und man muß immer danach trachten, Gesicht zu verleihen. Tatbestände, die ein Chinese für beschämend hält, wird er vor Ausländern zu verbergen suchen. Dadurch wirkt das Verhalten oft irritierend und rätselhaft auf Menschen aus westlichen Ländern. Direkte Kritik, besonders in Anwesenheit Dritter, wird vermieden, denn das würde einen Gesichtsverlust bedeuten. Wer anderen einen Gesichtsverlust zufügt, verliert auch selbst sein Gesicht. Dinge werden gerne „durch die Blume" mitgeteilt. „Vielleicht" oder „Mal sehen" heißt meistens „Nein". Das bedeutet aber auch, daß Chinesen bei Menschen aus westlichen Ländern oft überall Andeutungen und indirekte Hinweise wittern, wo gar keine sind.

In China wird viel mit Kompromissen gearbeitet. „Ja" und „Nein" sind meistens nur eine vorläufige Verhandlungsposition, wobei der Spielraum recht groß sein kann. Wichtig dafür sind die Herstellung und Pflege einer harmonischen Atmosphäre, Sachinhalte sind sekundär.

Verlegenheit oder peinliche Betroffenheit können durch Lächeln oder Lachen ausgedrückt werden.

Zur Begrüßung fragt man oft: „Haben Sie schon gegessen?" Es wird jedoch keine präzise Antwort erwartet. Das Händeschütteln hat sich in den Städten langsam eingebürgert. Umarmungen und Schulterklopfen sind unüblich und gelten als unhöflich. Die Worte „Danke", „Bitte", „Guten Tag" und „Auf Wiedersehen" werden viel seltener gebraucht als in Deutschland. In der Öffentlichkeit wird heftig und ohne Hemmungen gedrängt, denn das Streben nach Harmonie ist nur dann von Bedeutung, wenn die Beteiligten in irgendeiner Beziehung zueinander stehen. In wichtigen Beziehungen werden Unmut und Ärger unterdrückt, da sonst die Beziehung irreparabel geschädigt werden würde. Gekämpft wird dann „unter dem Tisch".

In manchen Situationen werden „Ja" und „Nein" umgekehrt gebraucht. Auf die Frage: „Stimmt es, daß du nicht mitgehst?", lautet eine verneinende Antwort: „Nein, ich gehe nicht mit". Ein „Ja" bedeutet: „Die Annahme ist falsch, ich gehe mit". Die chinesische Sprache selbst hat keine speziellen Wörter für „Ja" und „Nein".

In Gebäuden wird das Erdgeschoß in China als der erste Stock gerechnet, der zweite Stock entspricht also unserem ersten.

Das Klopfen an eine Toilettentür entspricht der Frage, ob die Toilette besetzt ist. Ein Klopfen von innen ist die bejahende Antwort, ansonsten wird angenommen, daß sie frei ist.

Ihre Meinung
interessiert uns:

Welchem Buch haben Sie diese Karte entnommen?

Entspricht das fachliche Niveau des Buches Ihren Ansprüchen?

Ihr Kommentar zur Gestaltung dieses Buches?

Fehlen Ihnen Inhalte, die Sie unter diesem Titel erwartet hätten?

Welche Themen finden Sie eher zu ausführlich behandelt?

Wenn Sie einen Wunsch frei hätten,
was würden Sie sich bei diesem Buch wünschen?

URBAN & FISCHER VERLAG

Frau H. Rozema

Postfach 20 19 30

D-80019 München

Absender

Name, Vorname*

Straße, Hausnummer

PLZ, Ort

Telefon

* Natürlich können Sie uns diese Karte auch anonym zusenden.
Aber wenn Sie uns Ihre Anschrift mitteilen, nehmen Sie an unserer monat-
lichen Verlosung von 10 Büchergutscheinen im Wert von je 100,– DM teil.

Wie sind Sie auf dieses Buch aufmerksam geworden?

☐ Prospekt ☐ Klappen- / Rückentext
☐ Rezension ☐ guter, bekannter Autor
☐ oder _____

Beruf (ggf. Fachgebiet, Position)

Studium (Fach, Semester)

Ausbildung (Fach, Jahr)

Mit den Fingern wird gezählt, indem stets mit dem Zeigefinger oder dem kleinen Finger, nicht mit dem Daumen begonnen wird. Man kann alle Zahlen bis zehn mit einer Hand zählen.

Die Körperdistanz ist geringer als bei uns. Gleichgeschlechtliche Berührungen sind üblich und häufig, gegengeschlechtliche dagegen sind zu vermeiden. Eine Berührung durch Fremde ist nicht gern gesehen. Bei der Vorstellung wird genickt oder man verbeugt sich leicht.

Beim „Ich"-Sagen wird manchmal auf die eigene Nase gezeigt. Das Herbeiwinken einer Person geschieht mit ausgestrecktem Arm und nach unten gerichteter Handfläche. Die Geste des Schulterzuckens ist unbekannt. Ein Nicken bedeutet nicht direkt „Ja" im Sinne einer Zustimmung, sondern nur: „Ich höre". Es gilt als höflich, zur Seite und umherzublicken, wenn man jemandem zuhört. Bei alten Menschen wird allerdings direkter Augenkontakt hergestellt.

Innere Probleme werden externalisiert und als persönliche Auseinandersetzung geschildert. aber nur unter Freunden, sonst spricht man überhaupt nicht darüber.

▶ **Coping und Selbstkonzept:** Die Gesellschaft in China ist, genau wie Japan, Korea und Vietnam, vom Konfuzianismus geprägt. Der Einzelne ordnet sich der Gemeinschaft unter, nur sie kann Identität stiften. Man verläßt sich auf das Kollektiv und erwartet, umsorgt und gelenkt zu werden. „Fürsorglichkeit" (für sich und andere) ist ein Kernbegriff der Kultur. Körperliche Existenz und Fortdauer sind die höchsten Werte.

▶ **Rollen und Beziehungen:** Es gibt eine scharfe Unterscheidung zwischen „uns" und „den anderen". Nur gegenüber den eigenen Leuten besteht strenge Loyalitätspflicht. Selbstlosigkeit gilt als hohe Tugend, aber nur gegenüber Angehörigen der eigenen Gruppe. Fremde respektiert man, hält sie aber auf Abstand. Freunden vertraut man, respektiert sie aber nicht. Das Denken läuft oft in ausgeprägten Schwarz-Weiß-Kategorien.

Die Familie hat große Bedeutung, und die Gesellschaft ist immer noch konfuzianisch geprägt. Häufig leben drei Generationen unter einem Dach und auf engstem Raum. Private Abgeschiedenheit ist kaum möglich und die gegenseitige Kontrolle fast allumfassend. Deutsche Konzepte von Privatsphäre lassen sich demnach nicht auf China übertragen. Die traditionellen hierarchischen Familienstrukturen verändern sich allerdings langsam zugunsten einer größeren Autonomie des einzelnen. Bei sozialen Beziehungen scheint häufig der Aspekt der Nützlichkeit und Verwertbarkeit im Vordergrund zu stehen.

Ehen werden auch heute noch oft vermittelt. Im Alltag treten Frauen oft selbstbewußt auf, aber das konfuzianische Gebot der Unterordnung unter den Mann ist noch immer lebendig. In der Familie entscheiden Mann und Frau jedoch in der Regel gemeinsam. Die Rolle der Frau wird immer noch durch die Familie bestimmt. Anständige Frauen sollen nicht in der Öffentlichkeit rauchen und trinken. Das Frauenideal ist das einer guten Ehefrau und Mutter.

In China herrscht die Ein-Kind-Politik. Ehepaare dürfen in der Regel nur ein Kind bekommen. Bei Zuwiderhandlung drohen empfindliche Sanktionen: finanzielle Einbußen, Zuweisung einer kleineren Wohnung, weniger soziale Versorgung, soziale Diskriminierung. Dies gilt besonders in den Städten. Keine Nachkommen zu haben ist nach konfuzianischer Ethik pietätlos.

Kinder schulden den Eltern lebenslang Dankbarkeit. Sie werden liebevoll aufgezogen und kümmern sich später respektvoll um das körperliche Wohlergehen der Eltern. Oft erkundigt man sich nach dem gegenseitigen Befinden. Liebe drückt sich in Sorge um die Gesundheit aus. Auch wenn die Kinder schon erwachsen sind, werden sie wie Kinder behandelt und z. B. ermahnt, früh ins Bett zu gehen, sich warm anzuziehen und regelmäßig zu essen. Auf pietätvolles Verhalten der Kinder wird großer Wert gelegt. Eltern bringen ihren Kindern bei, wie sie „als guter Mensch agieren". Die seelische Entwicklung des Menschen ist ein wenig bekanntes Konzept. Kinder lernen statt dessen, wie man Harmonie im Zusammenleben mit anderen bewahrt. Es ist ihnen verboten, laut zu schreien oder zu lachen und öffentlich Zuneigung zu zeigen. Sie sollen sich auch ruhig bewegen, Bewegung gilt als negativ.

Väter haben weniger Anteil an der Erziehung als Mütter. In Angelegenheiten, die ihre Kinder betreffen, entscheiden die Eltern jedoch gemeinsam. Alte Menschen genießen Respekt, denn ein höheres Alter wird mit mehr Erfahrung und entsprechend mehr Weisheit gleichgesetzt. Kinder sollten auch als Erwachsene ihren Eltern nicht widersprechen. In Beziehung zu anderen Menschen muß man sich dem Alter, Rang und Verwandtschaftsgrad des Gegenüber entsprechend richtig verhalten. Richtiges Verhalten bedeutet, Entgegenkommen zu zeigen. Alle müssen konzessionsbereit sein, und vor allem negative Gefühle dürfen nicht gezeigt werden. Streit muß mit allen Mitteln vermieden werden. Man pocht nicht auf sein Recht. Im Konfliktfall spielen Vermittler eine wichtige Rolle.

Pflegepersonal ist hauptsächlich weiblich. Krankenschwestern arbeiten den Ärzten zu. Schwestern und Ärzte sind Autoritätspersonen und Experten und geben den Patienten nur wenig Information. Patienten hinterfragen eine einmal verschriebene Behandlungsweise nicht und drücken auch keine Besorgnis aus. Man ist höflich und hält sich mit seiner Meinung zurück. Es wird erwartet, daß indirekte Andeutungen verstanden werden. Befühlen und Betrachten sind wichtige diagnostische Maßnahmen.

▶ Sexualität und Reproduktion: Sexualität ist ein Tabu-Thema. Viele Menschen sind der Ansicht, Geschlechtsverkehr schwäche den Körper und schade der Gesundheit. Sexuelle Aufklärung findet nur selten statt. Die Geburt unterliegt individueller und staatlicher Planung. Frauen dürfen nur mit Genehmigung schwanger werden. Kinderlosigkeit wird als medizinisch zu behandelndes Problem gesehen. Bei einer ungenehmigten Schwangerschaft steht die Betroffene unter hohem sozialem Druck, die Schwangerschaft abzubrechen. Die Amniozentese zur Geschlechtsbestimmung ist vor allem in den Städten sehr beliebt, denn es gilt vielfach noch als sehr wichtig, einen Sohn zu haben. Weibliche Föten werden daher häufig abgetrieben.

Schwangere werden umsorgt und sehen der Geburt eher mit Angst entgegen. Viele Frauen vertrauen dabei auf die traditionelle chinesische Medizin. Im städtischen Umfeld und in stadtnahen Gebieten finden Geburten heute fast ausschließlich im Krankenhaus statt. Auf dem Land gibt es immer noch viele Hausgeburten, in die die Familie einbezogen wird. Hinzu kommen Hebammen, Dorfärzte und Barfußärztinnen. Hebammen leiten auch in der Klinik die Geburt, bei der der Ehemann nur selten anwesend ist. Kaiserschnitte unter Akupunktur-Anästhesie sind üblich. Bei der Geburt liegt die Frau heutzutage im Bett, die alte Hockstellung wird nicht mehr praktiziert. Schmerzmittel werden von den entbindenden Ärztinnen nur ungern verabreicht. Auch bei der Einleitung der Wehen wird die Akupunktur eingesetzt. Manche Frauen glauben, daß die Nabelschnur nicht zu kurz abgetrennt werden dürfe, da dies das Leben des Kindes verkürzen könne. Nach der Geburt muß die Mutter traditionell einen Monat lang in einem geschlossenen Raum bleiben und in Decken gewickelt sein. Das nennt man „den Monat absitzen". In leicht gelockerter Form wird es noch heute vielfach praktiziert. Die Widerstandskraft der Frau gilt in dieser Zeit als äußerst gering. Wenn eine Wöchnerin krank wird, glaubt man, sie bliebe für den Rest ihres Lebens krank. Frischluft gilt als schädlich. Die Frau darf sich nicht verkühlen, daher ist ihr das Haarewaschen verboten. Nach der Geburt des Kindes wird Frauen die Spirale eingesetzt, deren Entfernung gesetzlich verboten ist.

Bei der Geburt gilt ein Kind als ein Jahr alt, da u. a. auch die Zeit im Mutterleib mitgerechnet wird.

▶ **Sterben und Tod:** Chinesen haben eine Aversion gegen Tod und alles was damit zu tun hat. Man hat Angst vor dem Tod.

Euthanasie ist erlaubt, und Organspenden werden gefördert. Immer mehr Menschen sterben im Krankenhaus, aber auf dem Land möchten alte Menschen immer noch lieber zu Hause sterben. In hohem Alter zu Hause zu sterben gilt als gut. Unglücksfälle gelten als schlechte Todesarten. Die Nennung des Unfalls als Todesursache ist tabu. Man befürchtet schädigende Einflüsse des Toten auf die Lebenden.

Im Krankenhaus muß ständig ein Angehöriger bei dem Sterbenden sein. Im Regelfall stirbt man in Anwesenheit von Familienmitgliedern. Das Einkleiden des Leichnams etc. übernimmt das Krankenhauspersonal oder die Familie selbst. Auch im Krankenhaus findet eine Aufbahrung statt. Ein niedriger Tisch mit Kerzen, Räucherstäbchen und einer Schale Reis wird aufgestellt. Das Gesicht des Toten wird mit dünnem Papier abgedeckt, denn man befürchtet, ein böser Geist könne aus dem Mund kommen. Besucher verneigen sich vor dem Toten. Männer, besonders der Hauptleidtragende, halten die Totenwache.

Die traditionelle Trauerfarbe ist weiß, jedoch wird weiße Trauerkleidung heutzutage nur noch selten getragen. Üblich ist ein schwarzer Trauerflor. Weinen und Wehklagen werden als Ritus praktiziert. Öffentliches Weinen gilt als Maß für eine angemessene Trauerhaltung. Die Teilnahme an der Einsargung und am Leichenschmaus ist für alle Nahestehenden bindend. Ebenso besteht die Verpflichtung, den Trauernden etwas Geld als Anteil an der Trauerfeier zu geben. Ein großer Leichenschmaus zeigt eine pietätvolle Haltung.

Chinesen glauben an eine Welt nach dem Tod. Der Tote bekommt daher Nachbildungen weltlicher Güter aus Papier, die dann in einer Zeremonie zusammen mit dem „Totengeld" verbrannt werden. In den Städten ist die Feuerbestattung (aus Platzgründen) gesetzlich vorgeschrieben. Jeweils am 5. April eines Jahres ist der Gedenktag für die Toten. Die ganze Familie macht dann einen Ausflug zu den Gräbern.

Die Grabstätte muß nach Kriterien der Geomantik ausgewählt werden. In der Stadt haben sich indessen neue Formen der Trauer und des Begräbnisses entwickelt, z. B. der Kollektive Abschied. Bei den Beschäftigten einer Einheit, nicht aber bei deren Angehörigen, richtet die Einheit diesen Kollektiven Abschied aus.

Körperliche Elemente des Lebens

▶ **Ernährung und Ausscheidung:** Essen ist in China extrem wichtig. Dreimal am Tag eine warme Mahlzeit zu sich zu nehmen, ist für alle eine Grundregel, die nur im äußersten Notfall gebrochen wird.

Mit dem Stillen wird relativ spät begonnen, ca. 12 Stunden nach der Geburt. Die Stillzeit hat sich vor allem in den Städten verkürzt, und es wird schon nach kurzer Zeit zugefüttert.

Spucken und Schneuzen (nicht in ein Taschentuch, sondern auf den Boden) wird oft zur Reinigung der Schleimhäute betrieben. Taschentücher gelten als unhygienisch und Schneuzgeräusche bei Tisch als unappetitlich.

Das Essen steht in der Mitte des Tisches in verschiedenen Schalen, und alle bedienen sich davon Bissen für Bissen. Schlürfen und Rülpsen sind erlaubt, Abfälle landen auf oder unter dem Tisch.

Hauptnahrungsmittel ist im Süden Reis, im Norden auch Nudeln. Die Suppe wird nach dem Essen gereicht. Die chinesische Küche ist zwar vielfältig, dennoch essen die Menschen auf dem Land in manchen Gegenden aus Armut sehr eintönig. Milchprodukte werden nicht gegessen und daher auch nicht vertragen. Eine Ausnahme bildet Joghurt, das in den Städten als Erfrischungsgetränk verkauft wird. Chinesisches Essen ist fettarm und durch den hohen Verbrauch an Sojasauce und konservierten Speisen natriumreich. Rohes Gemüse wird nicht gegessen.

Viele Familien haben immer noch keine Toilette. In den Städten wird ein Holzkübel von Arbeitstrupps entsorgt, auf dem Lande gibt es eine Latrine abseits des Hauses. Seine Notdurft verrichtet man im Hocken. Kinder tragen deshalb statt Windeln eine Hose mit Schlitz.

▶ **Körperpflege und Kleidung:** Frauen tragen traditionell Hosen. Die Kleidung ist heutzutage westlich.

▶ **Zeitempfinden und Regeneration:** Pünktlichkeit ist bei offiziellen Anlässen üblich und wichtig, bei weniger wichtigen Anlässen wird es lockerer gehandhabt. Mehrfach-Verabredungen können durchaus vorkommen.

In China gibt es weitaus weniger Urlaub als in Deutschland, und dies meist nur zu wichtigen Festtagen, etwa am Neujahrsfest. In der Freizeit unternehmen Chinesen gerne Ausflüge und gehen in den Park. Beliebt sind auch Karten- und Brettspiele, Sport (Volleyball, Tischtennis), Fernsehen und Kino sowie ein Besuch der Discothek und Karaoke bei den Jüngeren. Alte Menschen gehen gerne ins Teehaus und betreiben Taijiquan (Tai Chi) oder Qigong morgens früh im Park.

Es gilt als wichtig, früh schlafen zu gehen und früh aufzustehen. Der Ort, an dem man schläft, wird manchmal nach den Regeln der Geomantik (Fengshui) ausgewählt.

Die Zeitorientierung ist weitgefaßt, ungenau und von Geduld geprägt. Die Vergangenheit genießt Wertschätzung, man zieht Traditionelles dem Neuen vor. In neuerer Zeit entwickelt sich jedoch eine stärker zukunftsorientierte Zeitorientierung.

▶ **Schmerz:** Starke negative Gefühle wie Zorn und Schmerz werden oft unterdrückt. Das Zeigen von Gefühlen gilt als Charakterschwäche. Da es als unhöflich gilt, etwas Angebotenes beim ersten Mal anzunehmen, müssen Schmerzmittel mehrere Male angeboten werden.

Literatur

Geissler, Elaine M.: Pocket Guide to cultural assessment. 2nd edition, Mosby, St. Louis, 1989

Giger/Davidhizar: Transcultural Nursing. Assessment and Intervention. 2nd edition, Mosby, St. Louis 1995

Karmi, Ghada: The Ethnic Health Handbook. A Factfile for Health Care Professionals. Blackwell Science, 1996

Leutner, Mechthild: Geburt, Heirat und Tod in Peking. Volkskultur und Elitekultur vom 19. Jahrhundert bis zur Gegenwart. Dietrich Reimer Verlag, Berlin, 1989

Schienle, W.: Verhalten in der VR China. Arbeitsmaterialien für den landeskundlichen Unterricht aus der Reihe „Verhaltenspapiere", Heft 1. Deutsche Stiftung für internationale Entwicklung – Zentralstelle für Auslandskunde, Bad Honnef, 1996

Schmalz-Jacobsen, Cornelia und Hansen, Georg (Hrsg.): Ethnische Minderheiten in der Bundesrepublik Deutschland. Ein Lexikon. C. H. Beck, München, 1995

Sun, Longji: Das ummauerte Ich. Die Tiefenstruktur der chinesischen Mentalität. Gustav Kiepenheuer, Leipzig, 1994

Dänemark

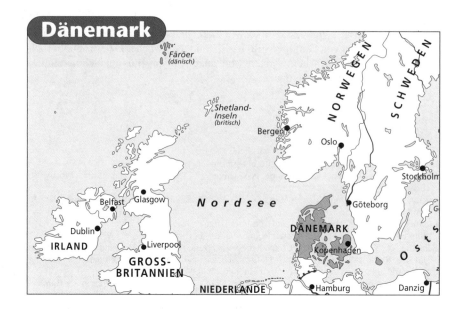

Geographie und Demographie

Lage:	Königreich im nördlichen Mitteleuropa, südlichstes Land der nordischen Länder.
Hauptstadt:	Kopenhagen.
Amtssprache(n)/ Sprache(n):	Dänisch.
Bevölkerung:	5,12 Mio. (1981) – Deutsche 1,6 % u. a. ethnische Minderheiten.
Städtische Bevölkerung:	85 % (1993).
Bevölkerung in absoluter Armut:	keine Angaben.
Bevölkerungswachstum:	0,2 % (1985–1993) – Geburten-/Sterbeziffer 1,2 %/1,2 % (1993).
Religion(en):	Ev.-luth. 89 %, 33.000 Katholiken und verschiedene andere Konfessionen (1992).
Analphabeten:	1 % (1992).
Klima:	maritim-gemäßigt, im zyklonialen Westwindgürtel, von West nach Ost abnehmende Niederschläge. Kopenhagen: wärmster Monat 17,8 °C (Juli), kältester Monat -0,1 °C (Feb.); Jahresniederschlag 603 mm an 171 Tagen; relative Feuchte 78 %.
Einwohner je Arzt:	360 (1990).
Geburten je Frau:	1,47 (1990).
Säuglingssterblichkeit:	0,7 % (1993).
Kindersterblichkeit:	0,8 % (1993).
Lebenserwartung:	75 Jahre (1993).
Kalorien-/ Proteinverbrauch:	3639 (1988–1990)/89,8 g (o. J.).

Staatliche Kinder-schutzimpfungen:	DPT-1 mit 2 Monaten, DPT-2 mit 4 Monaten, DPT-3 mit 6 Monaten; DPT Auffrischimpfung mit 2 und 6 Jahren; DT mit 15 Jahren. Polio-1 mit 2 Monaten, Polio-2 mit 4 Monaten, Polio-3 mit 6 Monaten; Polio-Auffrischimpfung mit 18 Monaten und 6 Jahren. Masernimpfung zwischen 9 und 12 Monaten. Tbc-Impfung zwischen 13 und 15 Monaten, 6 und 7, 11 und 12 sowie 17 und 18 Jahren. Keuchhusten mit 5 und 9 Wochen und 10 Monaten. DT mit 5, 6 und 15 Monaten und 12 Jahren. Polioimpfung mit 5 und 15 Monaten; Polio mit 2, 3 und 4 Jahren.
Infektionskrankheiten:	AIDS, Anisakiasis, Ascariasis, bakterielle und virale Enteritis, Enterobiose, Frühjahr-Sommer-Meningoenzephalitis, Giardiasis, Gonorrhö, Hepatitis A und B, kutane Myiasen, kutane Larva migrans, Lyme-Krankheit, Lymphogranuloma inguinale, Meningokokkenmeningitis, Pneumozystose, Poliomyelitis, Tetanus, Toxoplasmose, Typhus.
In Deutschland:	20.414 Personen (1994).
Botschaft:	Pfälzer Straße 14, 53111 Bonn, Tel. 0228/729910. Außenstelle: Wichmannstraße 5, 10787 Berlin, Tel. 030/250010.

Gesundheit und Krankheit

Die dänische Minderheit in Schleswig-Holstein betreibt einen dänischen Gesundheitsdienst mit vier Sozialstationen, von denen aus Krankenschwestern Hausbesuche machen sowie ein Kinderheim, ein Altenheim und Rentnerwohnungen.

▶ **Vorstellungen/Definition von Gesundheit und Krankheit:** keine Angaben.

▶ **Vorstellungen über die Ursachen von Erkrankungen:** keine Angaben.

▶ **Vorbeugung von Krankheiten:** keine Angaben.

▶ **Erhaltung von Gesundheit:** Patienten beteiligen sich aktiv am Heilungsprozeß, überlassen jedoch dem Arzt die Entscheidungen. Gesundheitsvorsorge wird als wichtig angesehen.

▶ **Vorherrschende Behandlungspraxis:** Biomedizinische, magisch-religiöse und traditionelle Heilmethoden werden angewandt. Die medizinische Versorgung und Krankenhausaufenthalte sind kostenlos. Krankenschwestern und Pflegedienste verhindern, daß alte Menschen zu früh stationär behandelt werden müssen.

▶ **Soziale Unterstützung (bei der Therapie):** Im Krankenhaus sind allein die Schwestern für die Pflege zuständig. Eine Ausnahme bilden die Kinder, hier werden die Eltern in die Pflege einbezogen.

▶ **Umgang mit Behinderten:** Geistig und körperlich Behinderte haben ein Recht auf finanzielle Unterstützung und soziale Eingliederung.

Soziale Elemente des Lebens

▶ **Kommunikation:** Allgemein redet man sich mit „Du" an, die Königin wird allerdings nach wie vor gesiezt. Phasen des Schweigens während eines Gesprächs gelten als wertvoll und werden nicht als unangenehm empfunden. Man bedankt sich sehr häufig beieinander.

Berührungen kommen selten vor. Man berührt nur Menschen, denen man nahesteht. Direkter Augenkontakt wird erwartet und während eines Gesprächs gehalten.

Ärzte treten Krankenschwestern entweder kollegial gegenüber oder erwarten, daß Schwestern eine zuarbeitende, dienende Rolle einnehmen.

▶ **Coping und Selbstkonzept:** Fast alle Dänen gehören der lutherischen Staatskirche an.

▶ **Rollen und Beziehungen:** Manche Männer neigen zu dominantem Auftreten – wie in allen patriarchalischen Gesellschaften. Gleichberechtigung von Mann und Frau ist jedoch gesetzlich vorgeschrieben und gilt als anzustrebende Norm. Bei Tisch dürfen Verheiratete und Verlobte nebeneinander sitzen, andere Paare dagegen nicht.

▶ **Sexualität und Reproduktion:** Stillen ist weit verbreitet. Der Erziehungsurlaub dauert 28 Wochen. Väter haben ein Anrecht auf drei Monate Vaterschaftsurlaub. Abtreibungen sind erlaubt, es gibt eine Indikationsregelung.

▶ **Sterben und Tod:** keine Angaben.

Körperliche Elemente des Lebens

▶ **Ernährung und Ausscheidung:** Das Frühstück besteht häufig aus verschiedenen Milch- und Joghurtprodukten, Weißbrot, Kaffee, Cornflakes, Käse und Orangensaft. Die Hauptmahlzeit wird abends zwischen 18 und 20 Uhr eingenommen. Wie in Deutschland essen Kinder gerne Spaghetti.

Beliebte Gerichte sind „smørrebrød" (reich belegtes Butter- oder Schmalzbrot), Schinkenomelette, Rührei mit Räucheraal, Hering mit Curry, Kalbshirn-Pfannkuchen, Ente und Schweinebraten mit Pflaumen-Farce, Pebernodder (ein Honig-Zitrone-Gebäck). Viele Lebensmittel sind stärker gefärbt als in Deutschland.

▶ **Körperpflege und Kleidung:** Krawatten werden kaum noch getragen.

▶ **Zeitempfinden und Regeneration:** keine Angaben.

▶ **Schmerz:** Patienten teilen dem Arzt bereitwillig mit, wenn sie unter Schmerzen leiden.

Literatur

Geissler, Elaine M.: Pocket Guide to cultural assessment. 2nd edition, Mosby, St. Louis, 1989

Internationale Union für Gesundheitserziehung: Gesundheitserziehung in Europa. Organisationsformen, Aktivitäten, Forschungsprojekte, berufliche Ausbildung, Pläne für die Zukunft. Redaktion: Annette Kaplun und Rosmarie Erben. Internationales Journal für Gesundheitserziehung, Genf, 1980

Mermet, Gérard: Die Europäer. Länder, Leute, Leidenschaften. dtv Sachbuch, München, 1993

Polm, R. (Red.): Ethnische Minderheiten in der Bundesrepublik Deutschland, Kurseinheit 01–03. Fernuniversität-Gesamthochschule Hagen, 1995

Schmalz-Jacobsen, Cornelia und Hansen, Georg (Hrsg.): Ethnische Minderheiten in der Bundesrepublik Deutschland. Ein Lexikon. C. H. Beck, München, 1995

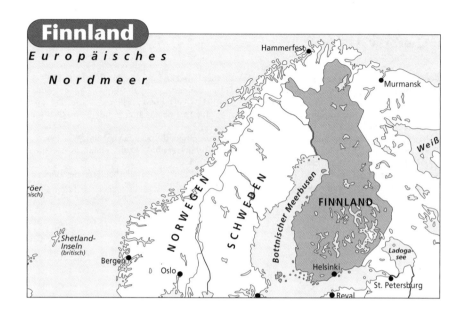

Geographie und Demographie

Lage:	östlichstes Land Nordeuropas; unabhängig seit 1919.
Hauptstadt:	Helsinki.
Amtssprache(n)/ Sprache(n):	Finnisch und Schwedisch.
Bevölkerung:	5 Mio. (1990) – 5,9 % Finnlandschweden, 0,6 % Sonstige (1991).
Städtische Bevölkerung:	62 % (1993).
Bevölkerung in absoluter Armut:	keine Angaben.
Bevölkerungswachstum:	0,4 % (1985–1993) – Geburten-/Sterbeziffer 1,3 %/1 % (1993).
Religion(en):	87,8 Lutheraner, 56800 Finnisch-orthodoxe u. a. (1992).
Analphabeten:	1 % (1992).
Klima:	gemäßigt im äußersten Süden, subpolar in den übrigen Landesteilen, trotz nördlicher Breitenlage relativ mild (Golfstrom), ganzjährig feucht mit nach Norden abnehmenden Niederschlägen, schnee- und frostreiche Winter. Helsinki: wärmster Monat 17,2 °C (Juli), kältester Monat -6,6 °C (Jan./Feb.); Jahresniederschlag 692 mm an 191 Tagen. Relative Feuchte 79 %.
Einwohner je Arzt:	407 (1991).
Geburten je Frau:	1,71 (1989).
Säuglingssterblichkeit:	0,5 % (1993).
Kindersterblichkeit:	0,6 % (1993).
Lebenserwartung:	76 Jahre (1993).
Kalorien-/ Proteinverbrauch:	3066 (1988–1990)/92,2 g (o. J.).

Staatliche Kinder-schutzimpfungen:	Tbc-Impfung nach der Geburt im Krankenhaus oder mit 3 Monaten. DPT-1 mit 3 Monaten, DPT-2 mit 4 Monaten, DPT-3 mit 5 Monaten; DPT Auffrischimpfung zwischen dem 20. und 24. Monat; DT Auffrischung zwischen dem 11. und 13. Jahr. Masern/Mumps/Röteln zwischen dem 20. und 24. Monat und mit 6 Jahren. IPV mit 6 und 12 Monaten, mit 6 Jahren und zwischen 16 und 18 Jahren.
Infektionskrankheiten:	AIDS, Ascariasis, Chromomykose, Diphyllobotriose, zystische Echinokokkose, bakterielle und virale Enteritis, Enterobiose, Frühjahr-Sommer-Meningoenzephalitis, Gonorrhö, Hantaan-Virusinfektion, Hepatitis A und B, Kryptosporidiose, kutane Myiasen, kutane Larva migrans, Lyme-Krankheit, Lymphogranuloma inguinale, Meningokokkenmeningitis, Poliomyelitis, Tetanus, Toxoplasmose, Tularämie, Typhus, Uukuniemifieber.
In Deutschland:	14.057 Personen (1994).
Botschaft:	Friesdorfer Straße 1, 53173 Bonn, Tel. 0228/382980. Außenstelle: Lützowufer 26, 10787 Berlin, Tel. 030/2613029.

Gesundheit und Krankheit

Alkoholabusus und dadurch ausgelöste Erkrankungen kommen häufig vor.

▶ **Vorstellungen/Definition von Gesundheit und Krankheit:** Krankheit bedeutet den Verlust von Unabhängigkeit und Wohlbefinden.

▶ **Vorstellungen über die Ursachen von Erkrankungen:** keine Angaben.

▶ **Vorbeugung von Krankheiten:** Zahnärztliche Behandlungen bis zum Alter von 18 Jahren und allgemeinärztliche Versorgung bis zum Schulalter sind kostenlos.

▶ **Erhaltung von Gesundheit:** Die Patienten beteiligen sich aktiv am Heilungsprozeß. Gesundheitsvorsorge gilt als wichtig.

▶ **Vorherrschende Behandlungspraxis:** Biomedizinische Behandlung wird bevorzugt. Der Staat spricht allen Menschen das Recht auf Gesundheitsvorsorge und angemessene Behandlung im Krankheitsfall, das Recht auf Information sowie auf Selbstbestimmung und Beteiligung am Behandlungskonzept zu.
Die Bezeichnung „Gesundheitszentrum" gilt eher für eine Organisation als für ein Gebäude.

▶ **Soziale Unterstützung (bei der Therapie):** Eltern werden in die Pflege ihrer kranken Kinder einbezogen. Auch Geschwister dürfen jederzeit zu Besuch ins Krankenhaus kommen.

▶ **Umgang mit Behinderten:** Es gibt eine staatliche Behindertenrente, die 1980 von 20 % der Bevölkerung zwischen 45 und 65 Jahren bezogen wurde.

Soziale Elemente des Lebens

▶ **Kommunikation:** Neben Finnisch sprechen viele Menschen auch Schwedisch. Die beiden Sprachen sind nicht miteinander verwandt. Finnisch ist dem Ungarischen ähnlich. Auch die Sprache der Roma ist weit verbreitet. Das Finnlandschwedisch unterscheidet sich vom Schwedisch der „Reichsschweden".

Direkter Augenkontakt wird hergestellt, jedoch nicht ununterbrochen gehalten. Berührungen sind selten. Junge Leute berühren sich häufiger als ältere Menschen.

Wie in Deutschland ist es unhöflich, mit den Händen in der Tasche zu sprechen.

Besonders unter Männern werden viele Kraftausdrücke verwandt. Die meisten Schimpfwörter sind religiösen Ursprungs. Das am häufigsten gebrauchte Schimpfwort jedoch bezeichnet die Vagina und ist „überhaupt eines der häufigsten Wörter in der finnischen Umgangssprache" (Albrecht/Kantula, S. 110).

Patienten erwarten von Ärzten und Pflegepersonal, in die Behandlung und Pflege einbezogen zu werden.

▶ **Coping und Selbstkonzept:** Finnland befindet sich in einem Übergangsstadium zwischen Agrar- und Industriegesellschaft. Die Selbstmordrate im Land ist eine der höchsten der Welt.

Fast alle Finnen, bis auf eine kleine orthodoxe Minderheit, gehören der lutherischen Staatskirche an. Protestantische Ethik bestimmt die gesellschaftlichen Normen. Religiös-moralische Grundsätze beeinflussen das Leben der Menschen selbst dann, wenn sie sich nicht mehr als religiös bezeichnen. Die Idee der Sünde und des sündigen Verhaltens spielt eine große Rolle.

Die Minderheit der Roma wird diskriminiert, obwohl dies gesetzlich verboten ist.

Die Minderheit der Saamen empfindet es als Beleidigung, „Lappen" genannt zu werden.

▶ **Rollen und Beziehungen:** Männer neigen bisweilen zu dominantem Verhalten – wie in allen patriarchalischen Gesellschaften. Die Gleichberechtigung von Mann und Frau gilt jedoch als erstrebenswert und wurde in vielen Bereichen durchgesetzt. Bei Entscheidungen, die die Gesundheit ihrer Kinder betreffen, entscheiden Eltern meist gemeinsam. Eine Familie hat meist ein bis zwei Kinder. Die körperliche Züchtigung von Kindern ist gesetzlich verboten.

Junge Männer müssen mit 19 Jahren ihren Militärdienst ableisten.

▶ **Sexualität und Reproduktion:** Geburten finden meist im Krankenhaus statt und werden von Hebammen durchgeführt. Die Säuglingssterblichkeit ist eine der niedrigsten der Welt.

Säuglinge werden oft im Tragetuch getragen und meistens gestillt. Mütter bekommen einen Erziehungsurlaub von 263 Arbeitstagen, selbst wenn sie nicht berufstätig sind, und Väter bekommen sechs bezahlte Urlaubstage. Der Arbeitsplatz bleibt der Mutter erhalten, bis das Kind drei Jahre alt ist. Alternativ kann die Mutter in Teilzeit arbeiten, bis das Kind sieben Jahre alt ist.

▶ **Sterben und Tod:** Familienmitglieder haben den Wunsch, am Bett des Sterbenden zu bleiben, um ihm die letzte Ehre zu erweisen. Beerdigungsunternehmen veranlassen nach dem Tod alles Nötige, meist in Form einer Erdbestattung. Die Beerdigung findet in der Regel wenige Tage nach Ankündigung des Todesfalls in der Zeitung statt.

Körperliche Elemente des Lebens

▶ **Ernährung und Ausscheidung:** Zum Frühstück ißt man meistens Wurst- oder Käsebrote oder Hafergrütze, dazu gibt es Kaffee. Die Hauptmahlzeit ist das Mittagessen. Nach der Arbeit nimmt man einen leichten Imbiß ein, der oft aus Kaffee und belegten Broten besteht. Rentierfleisch wird gerne gegessen.

Kinder bekommen in der Schule zwei volle Mahlzeiten.

▶ **Körperpflege und Kleidung:** keine Angaben.

▶ **Zeitempfinden und Regeneration:** Pünktlichkeit wird geübt und geschätzt. Unpünktlichkeit wirkt auf viele Menschen irritierend.

▶ **Schmerz:** Patienten teilen mit, daß sie Schmerzen haben, bleiben dabei jedoch ruhig und oft verhalten.

Literatur

Albrecht, Wolfgang und Markku, Kantola: Finnland. Beck'sche Reihe 847, Aktuelle Länderkunden. Beck'sche Verlagsbuchhandlung, München, 1993

Geissler, Elaine M.: Pocket Guide to cultural assessment. 2nd edition, Mosby, St. Louis, 1989

Internationale Union für Gesundheitserziehung: Gesundheitserziehung in Europa. Organisationsformen, Aktivitäten, Forschungsprojekte, berufliche Ausbildung, Pläne für die Zukunft. Redaktion: Annette Kaplun und Rosmarie Erben. Internationales Journal für Gesundheitserziehung, Genf, 1980

Polm, R. (Red.): Ethnische Minderheiten in der Bundesrepublik Deutschland, Kurseinheit 01–03. Fernuniversität-Gesamthochschule Hagen, 1995

Schmalz-Jacobsen, Cornelia und Hansen, Georg (Hrsg.): Ethnische Minderheiten in der Bundesrepublik Deutschland. Ein Lexikon. C. H. Beck, München, 1995

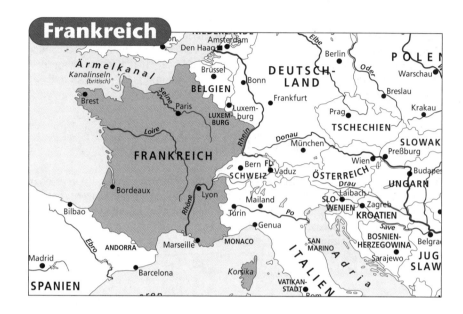

Geographie und Demographie

Lage:	größtes Land in Westeuropa.
Hauptstadt:	Paris.
Amtssprache(n)/ Sprache(n):	Französisch – Französisch und regional Baskisch, Bretonisch, Elsässisch, Flämisch, Katalanisch, Korsisch und Okzitanisch.
Bevölkerung:	56,62 Mio. (1990) – 93,6 % Franzosen, u. a. 1,2 Mio. Elsässer und Lothringer, 0,9 Mio. Bretonen, 0,3 Mio. Katalanen, 0,2 Mio. Italienischsprachige, 0,2 Mio. Flamen, 0,1–0,2 Mio. Basken; 3,6 Mio. Ausländer (= 6,3 % der Gesamtbevölkerung), davon 60 % Europäer, 35 % Afrikaner, 3,5 % Asiaten.
Städtische Bevölkerung:	73 % (1993).
Bevölkerung in absoluter Armut:	keine Angaben.
Bevölkerungswachstum:	0,6 % (1985–1993) – Geburten-/Sterbeziffer 1,3 %/1,0 % (1993).
Religion(en):	81 % Katholiken, 3 Mio. Muslime, 950.000 Protestanten, 750.000 Juden, 120.000 Orthodoxe u. a. (1993).
Analphabeten:	1 % (1992).
Klima:	gemäßigt ozeanisch ohne größere Temperaturschwankungen, mediterran nur in der Rhônesenke und an der Riviera. Paris: wärmster Monat 19,0 °C (Juli), kältester Monat 3,1 °C (Jan.); Jahresniederschlag 585 mm an 164 Tagen; relative Feuchte 77 %.
Einwohner je Arzt:	391 (1981).
Geburten je Frau:	1,82 (1990).
Säuglingssterblichkeit:	0,7 % (1993).
Kindersterblichkeit:	0,9 % (1993).
Lebenserwartung:	77 Jahre (1993).

Kalorien-/ Proteinverbrauch:	3593 (1988–1990)/99,1 g (o. J.).
Staatliche Kinder-schutzimpfungen:	DPT-1 mit 2 Monaten; DPT-2 mit 3 Monaten; DPT-3 mit 4 Mona-ten; DPT Auffrischimpfung zwischen 15 und 18 Monaten; DT zwischen 5 und 6 Jahren und mit 16 und 21 Jahren. Polioimpfun-gen mit 2, 3 und 4 Monaten, zwischen 15 und 18 Monaten, zwi-schen 11 und 13 und zwischen 16 und 21 Jahren. Tbc-Impfung im ersten Monat, vor dem 6. Lebensjahr, zwischen 11 und 13 und 16 und 21 Jahren bei negativer Reaktion. Masern/Mumps/Röteln mit 12 Monaten und zwischen 5 und 6 Jahren. Mumps für nicht-geimpfte Jungen zwischen 11 und 13 Jahren. Röteln für Mädchen zwischen 11 und 13 Jahren.
Infektionskrankheiten:	AIDS, Amöbiasis, Anisakiasis, Ankylostomiase, Anthrax, Asca-riasis, Babesiose, Brucellose, Cholera, Dirofilariose, Echino-kokkose, bakterielle und virale Enteritis, Enterobiose, Faszioliasis, Fleckfieber, Frühjahr-Sommer-Meningoenzephalitis, Giardiasis, Gonorrhö, Hantaan-Virusinfektion, Hepatitis A und B, Histo-plasmose, Hymenolepiasis, Isosporiasis und Sarkozystiasis, Kryptosporidiose, kutane Myiasen, kutane Larva migrans, Leish-maniase, Leptospirosen, Lyme-Krankheit, Lymphogranuloma inguinale, Melioidose, Meningokokkenmeningitis, Phlebotomus-fieber, Pneumozystose, Poliomyelitis, Q-Fieber, Scabies, Strongy-loidiasis, Taeniasis saginata, Tetanus, Toxokariasis, Toxoplas-mose, Trichinellose, Tularämie, Typhus, Zeckenbißfieber, Zysti-zerkose.
In Deutschland:	96.980 Personen (1994).
Botschaft:	An der Marienkapelle 3, 53179 Bonn, Tel. 0228/362031. Außen-stelle: Französische Straße 23, 10117 Berlin, Tel. 030/2043990.

Gesundheit und Krankheit

▶ **Vorstellungen/Definition von Gesundheit und Krankheit:** keine Angaben.

▶ **Vorstellungen über die Ursachen von Erkrankungen:** Leberprobleme werden als Ursache vieler Erkrankungen angesehen, von Menstruationsschmerzen, Blässe, allgemeiner Müdigkeit, Akne oder anderen Hautkrankheiten, Nasen-schleimhaut-, Mandel- oder Rachenentzündungen, Asthma oder Heuschnupfen, nervösen Depressionen, Herzklopfen, niedrigem Blutdruck, Schlaflosigkeit und bisweilen sogar Impotenz.

Man sollte kein Brot auf den Rücken legen und keine Salatschüssel umkippen, keinen Schirm in der Wohnung öffnen, keinen Hut aufs Bett legen und nie Nelken oder Hortensien schenken: All dies bringt Unglück.

▶ **Vorbeugung von Krankheiten:** Man mißt der Konstitution eines Menschen viel Bedeutung bei, daher werden viele Tonika, Vitamine und Mittel, die das Immunsystem anregen, verschrieben und eingenommen. Auch der Aufenthalt in

Kurorten gilt als förderlich. Alternativen Heilmethoden wie Homöopathie und Aromatherapie steht man positiv gegenüber.

❱ **Erhaltung von Gesundheit:** Ausgewogene Kost, genügend Ruhe und die tägliche Einnahme von Lebertran gelten als gesundheitsfördernd.

❱ **Vorherrschende Behandlungspraxis:** Die Temperatur wird bevorzugt rektal gemessen.
Die französischen Klassifizierung psychischer Krankheiten unterscheidet sich von der deutschen, englischen und amerikanischen.
Französische Ärzte setzen besonders häufig Röntgenbilder zur Diagnose ein.
„… bei grundsätzlich allen Befunden spielen Sexualität, Ästhetik und Psychologie bei der Abwägung von Risiken und Nutzen einer Behandlungsform für einen französischen Arzt eine größere Rolle als für seine Kollegen in anderen Ländern." (Payer, S. 49)

❱ **Soziale Unterstützung (bei der Therapie):** keine Angaben.

❱ **Umgang mit Behinderten:** Nach einer Amputation empfindet man sich oft nicht mehr als vollständiger Mensch (s. Abschn. „Coping und Selbstkonzept").

Soziale Elemente des Lebens

❱ **Kommunikation:** Bei der ersten Begegnung mit anderen Menschen wird sehr auf gute Manieren und höfliche Umgangsformen geachtet. Das Händeschütteln zur Begrüßung hat sich allgemein durchgesetzt. Man reicht sich die Hände und küßt sich rechts und links auf die Wangen. Titel und Status sind wichtig. Die Anrede „Vous" wird häufiger gebraucht, als das entsprechende „Sie" im Deutschen. Man unterhält sich gern über Allgemeines, um sozialen Kontakt herzustellen, persönliche Details behält man jedoch häufig für sich. Während des Gesprächs besteht direkter Augenkontakt. Die Kommunikation ist reich an Gesten und ausdrucksvoller Mimik. Auch Berührungen kommen häufig vor. Besonders im Süden Frankreichs steht man im Gespräch sehr nah beieinander. Man unterhält sich nicht mit den Händen in den Taschen, das gilt – wie in Deutschland – als unhöflich.
Nur schriftliche Übereinkünfte gelten als bindend. Regeln und Vorschriften werden manchmal umgangen, um ein Ziel zu erreichen.
Für den Arzt ist es wichtig, sein Vorgehen logisch und folgerichtig zu begründen, damit der Patient sich einverstanden erklären kann.
Rückenschmerzen werden „mal aux reins" (Nierenschmerzen) genannt, und Übelkeit heißt „mal au cœur" (Herzschmerzen). Migräne oder Magen-Darm-Verstimmungen können als „crise de la foie" (Leberattacke) bezeichnet werden.

❱ **Coping und Selbstkonzept:** Der Unversehrtheit und Schönheit des Körpers wird ein hoher Wert beigemessen. Ästhetik ist wichtig. Ein kleiner Busen gilt als erstrebenswert und entspricht dem Schönheitsideal.

Das Denken als eigenständige Aktivität hat einen hohen Stellenwert. Man denkt weniger ergebnis- als vielmehr prozeßorientiert.

Frankreich ist ein katholisches Land.

▶ **Rollen und Beziehungen:** Intellektuelle genießen hohes Ansehen. Geistige Arbeit gilt im Vergleich zu körperlicher Tätigkeit als anstrengender. Die Zahl der Hierarchiestufen in einem Unternehmen ist in Frankreich erheblich höher als in Deutschland. Dadurch gibt es auch wesentlich mehr Führungskräfte.

Alte Menschen genießen Ansehen, haben einen guten Status in der Gesellschaft und werden nicht wegen ihres Alters diskriminiert.

Arztbesuche dauern im Durchschnitt sehr viel länger, und Konsultationen sind teurer als in Deutschland.

▶ **Sexualität und Reproduktion:** Die Geburtenrate in Frankreich ist besonders niedrig, daher ist man besorgt und befürchtet, die Franzosen könnten aussterben. Sterilisierungen werden daher nur ungern und nie bei jüngeren Männern und Frauen durchgeführt. Auch die gesundheitlichen Gefahren von Verhütungsmitteln werden betont. Diaphragmen sind bei Frauen sehr unbeliebt.

Der Erziehungsurlaub dauert zwischen 16 und 28 Wochen, je nachdem, wieviele Kinder die Betreffende bereits zur Welt gebracht hat. Abtreibungen sind legal. Es gibt eine Indikationsregelung.

Gynäkologische Chirurgie und Geburtshilfe sind getrennte Gebiete. Ärzte halten nicht viel von Beschneidung.

▶ **Sterben und Tod:** Chrysanthemen werden nur bei Beerdigungen verwandt.

Körperliche Elemente des Lebens

▶ **Ernährung und Ausscheidung:** Essen spielt eine große Rolle. Es wird nicht viel, aber erlesen gegessen. Dabei wird darauf geachtet, daß das Essen der Leber zuträglich ist. Die Franzosen sind stolz auf ihre Küche. Zu einer Einladung zum Essen erscheint man höflicherweise 15 bis 30 Minuten nach der angegebenen Zeit.

Soweit mit der Arbeitszeit vereinbar, wird die Hauptmahlzeit mittags, üblicherweise um halb eins, eingenommen. Brot ist normalerweise Weißbrot und wird eher vom Laib abgerissen als in Scheiben geschnitten. Käse wird viel und häufig gegessen. Beliebte Gerichte sind Quiche lorraine, Gänseleber, Käse-Soufflé, Zwiebelsuppe, Kartoffelauflauf mit Sahne, gefüllte Tomaten, Bouillabaisse (Fischsuppe), Kalbfleisch in heller Sauce, Sauerkraut, Erdbeercreme, Kirschkuchen, Eierschaum, Mousse au chocolat. Wein ist ein wichtiges Getränk.

Eine Einladung „zum Kaffee" bedeutet, daß die Gäste erst nach dem Mittagessen erwartet werden.

▶ **Körperpflege und Kleidung:** In der Stadt kleidet man sich gerne schick und elegant.

Gegenüber Schmutz und Bakterien herrscht große Gelassenheit. Sie werden nicht von vornherein als Gefahr für die Gesundheit wahrgenommen. Ein bißchen Schmutz stärkt eher die Konstitution, daher ist die Schmutztoleranz relativ hoch. Neben der auch in Deutschland üblichen Sitztoilette werden häufig auch Steh- bzw. Hocktoiletten verwandt, die man als hygienischer empfindet. Bidets sind weit verbreitet.

Bei Aromen von Körperpflegeprodukten ist Lavendelduft besonders beliebt.

▶ **Zeitempfinden und Regeneration:** Das strikte Einhalten von Zeitplänen wird generell nicht erwartet. Es ist akzeptabel, Pläne in letzter Sekunde zu ändern. Die Gegenwart wird im Zusammenhang mit der französischen Geschichte wahrgenommen.

▶ **Schmerz:** keine Angaben.

Literatur

Geissler, Elaine M.: Pocket Guide to cultural assessment. 2nd edition, Mosby, St. Louis, 1989

Internationale Union für Gesundheitserziehung: Gesundheitserziehung in Europa. Organisationsformen, Aktivitäten, Forschungsprojekte, berufliche Ausbildung, Pläne für die Zukunft. Redaktion: Annette Kaplun und Rosmarie Erben. Internationales Journal für Gesundheitserziehung, Genf, 1980

Mermet, Gérard: Die Europäer. Länder, Leute, Leidenschaften. dtv Sachbuch, München, 1993

Payer, Lynn: Andere Länder, andere Leiden. Campus Verlag, Frankfurt a. M./New York, 1989

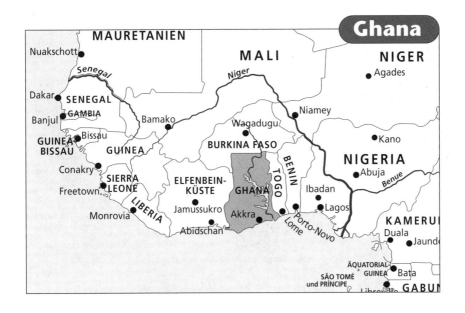

Geographie und Demographie

Lage:	westafrikanischer Küstenstaat am Golf von Guinea; unabhängig seit 1957.
Hauptstadt:	Akkra.
Amtssprache(n)/ Sprache(n):	Englisch – Englisch und hauptsächlich Kwa-Sprachen, Gur-Sprachen, Ful, Nzima (insgesamt 75 Sprachen und Dialekte).
Bevölkerung:	12,3 Mio. (1984) – fast ausschließlich Kwa-Gruppen (73 %), Gur-Gruppen (31 %); außerdem Mande, Haussa, Fulbe u. a. sowie 60.000 Europäer.
Städtische Bevölkerung:	35 % (1993).
Bevölkerung in absoluter Armut:	42 % (1980–1990).
Bevölkerungswachstum:	3,2 % (1985–1993) – Geburten-/Sterbeziffer 4,1 %/1,1 % (1993).
Religion(en):	60 % Christen (ca. 40 % Protestanten, 20 % Katholiken), 16 % Muslime im Norden, ferner etwa 35 % Anhänger von Naturreligionen (1992).
Analphabeten:	40 % (1990).
Klima:	tropisch-wechselfeucht, Trockenzeit von November bis Februar und im August. Akkra: wärmster Monat 28,3 °C (April), kältester Monat 25,0 °C (Aug.); Jahresniederschlag 787 mm an 54 Tagen; relative Feuchte: keine Angaben.
Einwohner je Arzt:	149 (1981).
Geburten je Frau:	5,96 (1995).
Säuglingssterblichkeit:	7,9 % (1993).
Kindersterblichkeit:	17,0 % (1993).
Lebenserwartung:	56 Jahre (1993).

Kalorien-/ Proteinverbrauch:	2144 (1988–1990)/45,7 g (o. J.). 30–50 % der Bevölkerung sind unterernährt, und 50 % haben keinen Zugang zu sauberem Trinkwasser.
Staatliche Kinderschutzimpfungen:	DPT-1 mit 6 Wochen, DPT-2 mit 10 Wochen, DPT-3 mit 14 Wochen. Polio bei der Geburt, Polio-1 mit 6 Wochen, Polio-2 mit 10 Wochen, Polio-3 mit 14 Wochen. Masernimpfung mit 9 Monaten. Tbc-Impfung bei der Geburt.
Infektionskrankheiten:	AIDS, Amöbiasis, Ankylostomiase, Anthrax, Ascariasis, Brucellose, Buruli-Ulkus, Cholera, Denguefieber, Dipetalonematose perstans, Dipetalonematose streptocerca, Drakunkuliasis, Echinokokkose, bakterielle und virale Enteritis, Enterobiose, Frambösie, Gelbfieber, Giardiasis, Gonorrhö, Hepatitis A und B, Histoplasmose, Kryptosporidiose, kutane Myiasen, kutane Larva migrans, Lepra, Leptospirosen, lymphatische Filariose, Lymphogranuloma inguinale, Malaria, Meningokokkenmeningitis, Myzetome, Onchozerkose, Parakokzidioidomykose, Poliomyelitis, Rhinosporidiose, Rückfallfieber, Schistosomiasis, Schlafkrankheit, Semliki-Forest-Fieber, Strongyloidiasis, Tetanus, Tollwut, Trachom, Trichuriasis, Tungiasis, Typhus.
In Deutschland:	25.955 Personen (1993).
Botschaft:	Rheinallee 58, 53173 Bonn, Tel. 0228/352011. Außenstelle: Stavanger Straße 19, 10439 Berlin-Prenzlauer Berg, Tel. 030/4779052.

In der Bevölkerung Ghanas gibt es zwei kulturell verschiedene Hauptgruppen, die auch in sich jeweils noch unterteilt sind. Die eine ist matrilinear, die andere patrilineal, es bestehen Unterschiede im Erbrecht und Eherecht, in der Namensgebung Neugeborener etc. Alles in allem gibt es ganz erhebliche Unterschiede und viele Nuancen in den ethnischen Gruppierungen. Auch der Unterschied zwischen dem Norden und dem Süden des Landes ist groß, und es gibt insgesamt zwischen 50 und 80 Sprachgruppen.

Die matrilinearen Akan stellen etwa 45 % der Bevölkerung und stehen deshalb hier im Mittelpunkt. Ihre kulturellen Hintergründe gelten aber zum Teil auch für die anderen Ethnien. Übereinstimmungen herrschen im religiösen Bereich sowie in der traditionellen Verehrung der Ahnen und des Bodens. Auch das Christentum und der Islam in Ghana sind noch von diesem Erbe beeinflußt.

Gesundheit und Krankheit

▶ **Vorstellungen/Definition von Gesundheit und Krankheit:** Die Natur hat nicht nur eine sichtbare, sondern auch eine transzendente Seite, das heißt, hinter Bergen, Flüssen etc. wirken Seelenkräfte oder kosmische Kräfte. Diese Kräfte sind in ein hierarchisches System eingebunden. Der Mensch kann sich diese Kräfte sowohl im positiven, als auch im negativen Sinne dienstbar machen.

▶ **Vorstellungen über die Ursachen von Erkrankungen:** Das „Sunsum", der spirituelle Bestandteil des Menschen, der für seinen Charakter verantwortlich ist, kann unter dem Einfluß von Hexerei leiden. Schicksal, Bestrafung der Vorfahren, Hexerei und Zauberei als Folge von antisozialem Verhalten oder mißgünstige

Praktiken eines Gegners können Krankheiten hervorrufen. „Die übernatürliche Erklärungstheorie der afrikanischen Heilkunde dient zur Gewährleistung eines individuell und gesellschaftlich ausgeglichenen Zustands." (Verhalten in Ghana, DSE, S. 42)

Psychische Krankheiten werden nach traditioneller Vorstellung von einer Hexe, einem Zauberer oder einem Ahnen hervorgerufen und können nur von einem traditionellen Heiler geheilt werden.

▶ **Vorbeugung von Krankheiten:** Verfahren der traditionellen Medizin werden nicht nur zur Heilung von Krankheiten eingesetzt, vielmehr bedürfen praktisch alle Handlungen, die mit transzendenten Mächten zu tun haben, der „Verstärkung" durch Medizin. Geisterwesen und Seelen verstorbener Ahnen spielen eine wichtige Rolle. Man muß sie bei guter Laune halten und ehren, um Krankheiten zu verhindern.

▶ **Erhaltung von Gesundheit:** „Die Macht der Geister manifestiert sich in Amuletten und Fetischen. Sie ermöglichen es, Krankheiten zu heilen und gute sowie schlechte Omen hervorzurufen." (Verhalten in Ghana, DSE, S. 14) Traditionelle Heilkunde ist meist religiös verankert. Der Psychohygiene wird für die Erhaltung von Gesundheit großer Wert beigemessen (s. Abschn. „Kommunikation").

Massenmedien, Kirchen und religiöse Organisationen unterrichten die Bevölkerung in Gesundheitsvorsorge. Das Gesundheitsministerium sorgt für steten Informationsfluß. In ländlichen Gebieten gibt es einen Ausrufer, den sogenannten „Gong-Mann", der die Informationen weitergibt.

▶ **Vorherrschende Behandlungspraxis:** Die Pflanzenheilkunde ist im Bereich vieler organischer Krankheiten hoch entwickelt. Die traditionelle Heilkunde zerfällt in drei Kategorien: den Kräuterheiler (Herbalist), den Kräuterheiler mit Zauberkenntnissen und den Priester mit Kenntnissen der Pflanzenheilkunde und des Hexenzaubers, der zuständig ist für die Pflege eines Gottes oder Schreins. Mit dem wachsenden Einfluß der modernen westlichen Medizin hat die traditionelle Heilkunde an Ansehen und Prestige verloren.

In Apotheken und bei informellen Medizinverkäufern kann man sich beraten oder behandeln lassen.

▶ **Soziale Unterstützung (bei der Therapie):** An manchen Orten bekommen nur Patienten, die eine bestimmte Diät benötigen, ihre Mahlzeiten vom Krankenhaus. Oft kümmern sich Familienangehörige um Pflege und Ernährung des Patienten. Manche Menschen halten es für gut, zum Sterben in ein Krankenhaus zu gehen.

▶ **Umgang mit Behinderten:** keine Angaben.

Soziale Elemente des Lebens

▶ **Kommunikation:** Die Bildungs- und Amtssprache in Ghana ist Englisch. Die wichtigsten afrikanischen Sprachen sind Akan und Ga, die von 70 % der Bevölkerung verstanden werden. Zwei- und Mehrsprachigkeit ist für Ghanaer nicht ungewöhnlich.

Der Begrüßung wird besonders viel Wert beigemessen. Vorrangig dabei ist, hierarchisch Höherstehenden den gebührenden Respekt zu erweisen. Die Grußrituale sind mannigfaltig und unterscheiden sich je nach Umständen und Anlaß. „Grüßen ist ein wesentlicher sozialer Akt." (Verhalten in Ghana, DSE, S. 59) Gegrüßt wird auch bei flüchtiger Begegnung. Ein „Hallo" oder „Guten Morgen" ist für die meisten Gelegenheiten völlig unzulänglich. Man erkundigt sich ausführlich nach dem gegenseitigen Wohlergehen, nach Haus, Hof, Ehegatten, Kindern, Eltern und der ganzen Familie in einem standardisierten Dialog, der manchmal von allgemeinem Händeschütteln gefolgt wird. Wenn man reihum die Hand gibt, beginnt man von rechts. Aus dem Grußritual läßt sich ablesen, ob die Grüßenden sich gut oder flüchtig kennen, ob sie miteinander verwandt sind oder nicht. Schulterklopfen und Begrüßungskuß sind unbekannt, und Zärtlichkeiten in der Öffentlichkeit sind verpönt. Bei offiziellen Anlässen sollte man nicht rauchen und auch die Beine nicht übereinanderschlagen.

Gesellschaftliche und religiöse Empfindungen können durch Musik ausgedrückt werden. Zu verschiedenen gesellschaftlichen Anlässen, wie z. B. Pubertäts-, Begräbnis- und Dankesfeiern, aber auch zur Entspannung am Abend im Dorf wird Musik eingesetzt. Man tanzt auch zu Trommelmusik. Verschiedene Trommeln dienen verschiedenen Zwecken.

Die ghanaischen Sprachen sind Tonalsprachen. Der Bedeutungsgehalt eines Wortes ist demnach daran geknüpft, wie es intoniert wird. Trommeln imitieren die Sprache, so daß die Klänge sich dem Gesprochenen oder Geschriebenen stark annähern.

Die ghanaische Kultur wird mündlich überliefert, daher werden Volkserzählungen gepflegt. Der Erzählstil ist lebhaft und gestenreich und deutet schauspielerisch die Handlung an. Viele Verhaltensweisen sowie kulturelle Werte und Normen werden auf diese Weise übermittelt.

Unterhaltungen beginnen mit positiven und enden mit negativen Dingen. Kritik oder Ermahnungen müssen durch eine Entschuldigung oder einen Scherz umschrieben werden. Ältere Menschen im Gespräch zu unterbrechen, gilt als Zeichen mangelnder Achtung und schlechten Benehmens. Wenn man laut wird, entzieht sich das Gegenüber.

Man gestikuliert viel und setzt Mimik ausdrucksvoll ein. Auch Körpersprache ist wichtig, und alle sind geübt darin, verborgene Haltungen und Gefühle daraus abzulesen. Die Arme in „Wartestellung" vor dem Körper zu verschränken wird als Überlegenheitshaltung angesehen und abgelehnt. Es bedeutet große Mißachtung des Gegenübers, beim Gespräch die Hand in der Hosentasche zu haben. Gestenreiches Sprechen macht einen guten Eindruck, z. B. wenn beim Grüßen oder Kopfnicken die Augenbrauen hochgezogen werden. Verneinen durch Schweigen gilt als Ausdruck der Mißachtung. Kopfschütteln und -nicken haben die gleiche Bedeutung wie in Deutschland. Mit erhobenem Zeigefinger ermahnt man ernsthaft, aber nur hierarchisch Niedriggestellte. Mit der linken Hand auf Menschen oder Dinge zu zeigen, ist eine Beleidigung. Gleiches gilt für den Daumen. Herbeiwinken sollte man nur mit der rechten Hand, dabei hält man die Finger nach unten und winkt mit der ganzen Hand. Es ist beleidigend, jemandem ins Gesicht zu starren, dennoch ist beim Gespräch Augenkontakt notwendig.

Farbsymbolik spielt eine wichtige Rolle: Gold und Gelb stehen für die Königswürde. Weiß symbolisiert Reinheit, Tugend und Jungfräulichkeit sowie Vitalität und Blüte. Schwarz steht für Dunkelheit, Verwerflichkeit, Melancholie, Tod, Alter und Vergangenheit, Rot für Zorn, Gewalt, Kalamität, Melancholie. Blau bedeutet Liebe und weibliche Zärtlichkeit, und Grau symbolisiert Herabwürdigung und Scham.

Alle 40 Tage gibt es ein Fest, das allen Menschen die Gelegenheit gibt, frei und ungezwungen alle Schmähungen und Beschimpfungen herauszulassen, die ihnen auf der Seele liegen. Hierarchische Unterschiede bestehen dabei nicht. „Der dem Fest zugrundeliegende Gedanke ist, daß eine verletzte Seele, ‚Sunsum‘, oft die Ursache von Krankheit ist, meistens verursacht durch Haß und üble Gedanken gegeneinander." (Verhalten in Ghana, DSE, S. 40) Durch das Fest haben alle die Möglichkeit, ein psychisches Ungleichgewicht auszugleichen und abgebrochene oder zerstörte Beziehungen wieder aufzunehmen.

Männer und Frauen berühren sich häufig. Eine Frau sollte jedoch in der Öffentlichkeit nicht auf dem Schoß eines Mannes sitzen.

Intime Dinge werden nur unter guten Freunden oder Vertrauten besprochen. Indirektes Lob wird gern erteilt und gut aufgenommen, direktes Lob wird nicht erwartet und ist unüblich. Schmeicheleien bringen Frauen in Verlegenheit. Auf ein Lob braucht man nicht zu reagieren.

Ein Geschenk wird mit beiden Händen entgegengenommen. In jedem Fall gibt und nimmt man Gegenstände immer mit der rechten Hand. Traditionell werden Geschenke in Tücher gehüllt und nicht in Geschenkpapier gewickelt und sofort ausgepackt. Man überreicht sie in Anwesenheit eines Dritten, das bedeutet Ansehen für den Beschenkten. Wer etwas bekommt, muß sich bedanken. Geschenke lehnt man nicht ab, dies wäre undankbar und unbescheiden, denn ein Geschenk soll ein Gefühl ausdrücken. Ein Gegengeschenk wird nicht erwartet, kann aber bei guter Gelegenheit gemacht werden.

▶ **Coping und Selbstkonzept:** Die Küstenregion von Ghana ist christlich, Nordghana ist zum großen Teil islamisiert, im Süden und im Zentrum finden sich überwiegend Christentum und Animismus nebeneinander. Der Gott des Animismus ähnelt dem christlichen Gott. Weitere Götter werden in der Natur, d. h. in Bäumen, Flüssen, Bergen, Seen gesehen und verehrt. „Der Animismus ist im Fruchtbarkeitsglauben verwurzelt, symbolisiert durch eine Erdgottheit." (Verhalten in Ghana, DSE, S. 14)

Die Ahnen werden verehrt und angebetet. Ihnen gehört das Land, das sie an die Lebenden verliehen haben. Sie müssen durch Gebete und Opfer um Schutz gebeten werden. Sie überwachen die Lebenden, beschützen und bestrafen sie. Wer stirbt, tritt in eine neue Welt ein, die wie unsere ist. Wer gemeinsame Ahnen hat, lebt in einem Verbund, einer Großfamilie zusammen.

Die Menschen in Ghana empfinden sich nicht nur als Ghanaer, sondern immer auch als Angehörige ihrer Ethnie (Akan, Ewe, Ga, Dagomba, Fanti oder Ashanti). Einzelkämpfer oder Individualisten sind nicht gut angesehen.

Missionierung und Kolonialisierung bewirkten eine weitgehende Entfremdung von den eigenen Werten und die Übernahme von Werten der modernen Industriegesellschaft. Die Bevölkerung ist jung, etwa 45 % der Ghanaer sind jünger als 15 Jahre.

▶ **Rollen und Beziehungen:** Eine Ansiedlung, ob groß oder klein, besteht aus verschiedenen Klans, die jeweils durch einen Schemel (engl. „stool") repräsentiert werden.

Die Akan unterscheiden sich von den anderen Bevölkerungsgruppen, da sie matrilinear sind. „Jeder Akan definiert sich daher als Teil des Familienzweigs der Mutter …" (Verhalten in Ghana, DSE, S.15). Man beerbt die Nachkömmlinge des eigenen Klans. Die Frau steht im Mittelpunkt einer Großfamilie, die durch gegenseitige Hilfe und Kooperation gekennzeichnet ist. Die Frau entscheidet über die Kinder. Der Leib stammt von der Mutter, die Seele vom Vater. Das Familienoberhaupt ist männlich, darf aber nur in Abstimmung mit allen Klan-Ältesten und den Frauenvertretern bestimmen. Es ist die Verbindung zwischen den Lebenden und den Ahnen, Verwalter des Klan-Eigentums und Hüter der Familientradition sowie Richter bei Familienzwistigkeiten.

Bei schwierigen Entscheidungen ist die „Alte Frau" zu Rate zu ziehen. Es zeigt, daß Frauen in der Gesellschaft eine hohe Stellung und großen Einfluß haben. Symbolisiert wird dies durch die Königinmutter, deren Position ein offizielles Amt ist. „Die Frau ist Hüterin allen Wissens und Reichtums." (Verhalten in Ghana, DSE, S. 43) Der Mann darf ohne Zustimmung der Frau keine wichtigen Entscheidungen treffen. Frauen dürfen Eigentum erwerben, der Ehemann muß traditionell die Schulden seiner Frau bezahlen. Frauentugenden sind Mut, Tapferkeit und Patriotismus. Frauen haben über 80 % Anteil am Einzelhandel und bekleiden wichtige Positionen in der Verwaltung sowie im Justiz- und Erziehungswesen.

Heirat bedeutet eine Verbindung zwischen zwei Klans. Zentraler Zweck der Ehe ist die Zeugung, und Kinderlosigkeit bildet einen wichtigen Scheidungsgrund. Polygamie ist üblich, jedoch nur auf dem Land.

Alte Menschen werden geehrt und von der Großfamilie versorgt. Manche Alten gelten jedoch als Hexen und werden ausgegrenzt. Die Großfamilie wurde durch den Einfluß des Kolonialismus erheblich geschwächt. Auch dies führte dazu, daß viele ältere Menschen ohne sozialen Halt und Unterstützung sind.

Man besucht sich meist ohne Voranmeldung. Besucher, die zur Essenszeit kommen, werden eingeladen. Gäste werden als Zeichen des Willkommens mit einem Glas Wasser oder Palmwein bewirtet.

Von einem Patienten wird erwartet, daß er sich den Anweisungen des Arztes fügt.

▶ **Sexualität und Reproduktion:** Zwillingsgeburten gelten bei den Akan als normal. Der Name des Tages, an dem ein Baby zur Welt kommt, wird automatisch sein erster, sein Seelenname. Nach acht Tagen erfolgt die eigentliche Namensgebung: Das Baby wird nach einem lebenden oder verstorbenen Verwandten benannt und soll als dessen Ebenbild aufwachsen.

Es gibt kein formelles Initiationsritual, nur eine Pubertätszeremonie für Mädchen. Vorehelicher Geschlechtsverkehr wird toleriert, solange er das normale gesellschaftliche Leben nicht stört.

Etwa 70 % der Geburten werden von ungelernten Geburtshelferinnen durchgeführt. Hat eine Mutter sich vergewissert, daß ihr Baby lebt und gesund ist, kann es sein, daß sie es eine Weile lang nicht mehr ansieht.

So gut wie alle Frauen stillen ihre Babys.

In manchen Ethnien ist die Beschneidung der Mädchen weit verbreitet. Zur weiblichen Beschneidung siehe auch Äthiopien und Ägypten. Jungen müssen innerhalb von sieben Tagen nach der Geburt beschnitten werden.

▶ **Sterben und Tod:** Todesnachrichten werden erst nach dem Essen ausgesprochen. Während des Essens gibt man sich unbekümmert und leitet dann die Todesnachricht ein mit dem Satz: „Bei uns ist es heiß …". Der Tod ist für Ghanaer nicht so beängstigend wie für Deutsche. Ein zu früher Tod ist eine Strafe der Vorfahren für schlechte Lebensführung, und langes Leben ist die Belohnung für gute Lebensführung. Nach dem Tod geht die mütterliche Bindung in die nächste Welt über und wartet auf die Wiedergeburt, die väterliche bleibt hier, um die Lebenden zu schützen.

Begräbnisse stärken die Bindung der Mitglieder des Klans untereinander und festigen die kulturellen Werte. Am Morgen nach einer feierlichen Totenwache wird der Leichnam von den Männern eingesargt und beerdigt. Je älter der Verstorbene und je höher seine Verdienste um die Gemeinschaft, desto feierlicher ist die Beerdigung.

Drei bis sechs Wochen nach dem Begräbnis findet eine Totenfeier statt. Sie ist das eigentliche Ereignis und dauert oft mehrere Tage. Der Übergang in die Ahnenwelt soll für den Toten reibungslos und feierlich sein. Die Gäste spenden Geld, um damit einen Teil der Bestattungskosten zu decken. Bei der Trauerfeier preist man den Toten in Liedern, die auch die Vorfahren besingen. Den Höhepunkt bildet das von den Frauen gesungene Klagelied. Männer dürfen nicht klagen. Man bringt Trankopfer dar, um den Schutz der Ahnen für die Lebenden zu erbitten. Außerdem wird Alkohol getrunken, der sonst verpönt ist. Der Ehepartner des Verstorbenen darf ein Jahr lang seine Kleidung nicht wechseln, die abends gewaschen und am nächsten Morgen wieder getragen wird.

Auch bei Christen findet diese Trauerfeier statt, gewinnt jedoch ebenso wie die eigentliche Beerdigung noch einen christlichen Aspekt hinzu.

Am 8., 15. und 40. Tag nach dem Begräbnis, dann wieder nach einem Jahr und bei wichtigen Personen noch nach fünf oder zehn Jahren werden Gedenkfeiern abgehalten.

Körperliche Elemente des Lebens

▶ **Ernährung und Ausscheidung:** Hauptnahrungsmittel sind im Süden Mais, Maniok (Cassava) sowie diverse Obst- und Gemüsesorten, in den Waldgebieten Knollenfrüchte (Yamswurzeln, Cassava), Bananen, Mais und diverse Obst- und Gemüsesorten, in der nördlichen Region Yamswurzeln, Hirse, Reis und Mais. Dazu ißt man verschiedene Fischsorten. In Nord-Ghana gibt es Viehhaltung, außerdem ißt man Wild. Als Öl werden Palmöl, Kokosnußöl, Erdnußöl und Shea-Butter aus Nüssen des Shea-Baums im Baumsavannengürtel verwandt.

Die Hauptmahlzeit wird am Abend eingenommen. Sättigungsbeilage ist meist eine Mischung aus gekochten Wurzelgemüsen. Obst gibt es oft als Nachspeise.

Man ißt mit den Fingern der rechten Hand. Eine Mahlzeit besteht aus nur einem Gericht, es gibt keine Gänge. Schweinefleisch ist wenig begehrt. Beim

Essen soll man nicht unnötig sprechen. Vor allem Kinder sollten sich auf das Essen konzentrieren, damit sie sich nicht verschlucken. Über Essen spricht man nicht auf unappetitliche Weise, Rülpsen dagegen zeigt an, daß man satt ist und gilt als normales Verhalten. Die Dame des Hauses tut allen reichlich auf, bei Bedarf gibt es einen Nachschlag. Der Gastgeber kostet das Essen vor. Es zeugt von Bescheidenheit, einen Speiserest auf dem Teller zu lassen. Zum Essen wird Wasser getrunken. Alkoholmißbrauch und Rauchen sind gesellschaftlich geächtet. Zwar läßt diese Ächtung in städtischen Zentren nach, dennoch sollten Frauen nach wie vor nicht rauchen.

Die linke Hand gilt als unrein, weil sie beim Stuhlgang zusammen mit Wasser zur Reinigung benutzt wird. Das Ausscheiden geschieht im Hocken.

▶ **Körperpflege und Kleidung:** Ordentliche und gepflegte Kleidung ist wichtig und sollte den Körper anständig bedecken, denn Freizügigkeit wird verabscheut. Männer im Arbeitsleben tragen westliche Kleidung. Ghanaische Kleidung besteht aus buntgemusterten Batikstoffen.

▶ **Zeitempfinden und Regeneration:** Die Zeitauffassung ist flexibel. Pünktlichkeit hat nur geringe Bedeutung. Es ist wichtiger, eine aktuelle soziale Begegnung weiterzuführen, als zur nächsten pünktlich zu erscheinen. Man erzählt Geschichten zur Entspannung oder macht Musik auf Trommeln. Das Freizeitverhalten auf dem Land und in der Stadt unterscheidet sich voneinander. In der Stadt ist es weitgehend europäisiert.

▶ **Schmerz:** Analgetika sollten vorsichtig eingesetzt werden, denn die Betroffenen neigen bisweilen zur unkontrollierten Einnahme in jeder Dosierung, derer sie habhaft werden können.

Literatur

Ado-Opako, K.: Verhalten in Ghana. Arbeitsmaterialien für den landeskundlichen Unterricht aus der Reihe „Verhaltenspapiere", Heft 23. Deutsche Stiftung für internationale Entwicklung – Zentralstelle für Auslandskunde, Bad Honnef, 1986/1995

Geissler, Elaine M.: Pocket Guide to cultural assessment. 2nd edition, Mosby, St. Louis, 1989

Giger/Davidhizar: Transcultural Nursing. Assessment and Intervention. 2nd edition, Mosby, St. Louis, 1995

Hinderling, Paul: Kranksein in „primitiven" und traditionalen Kulturen. Verlag für Ethnologie, Norderstedt, 1981

Karmi, Ghada: The Ethnic Health Handbook. A Factfile for Health Care Professionals. Blackwell Science, 1996

Polm, R. (Red.): Ethnische Minderheiten in der Bundesrepublik Deutschland, Kurseinheit 01–03. Fernuniversität-Gesamthochschule Hagen, 1995

Schmalz-Jacobsen, Cornelia und Hansen, Georg (Hrsg.): Ethnische Minderheiten in der Bundesrepublik Deutschland. Ein Lexikon. C. H. Beck, München, 1995

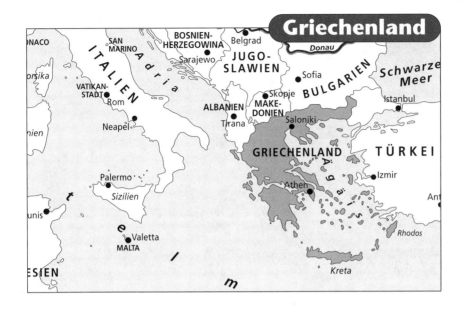

Griechenland

Geographie und Demographie

Lage:	zum Balkan gehörig; ehem. Monarchie, seit 1975 parlamenta-risch-demokratische Republik.
Hauptstadt:	Athen.
Amtssprache(n)/ Sprache(n):	Griechisch – Neugriechisch, griechische Dialekte (Pontisch und Zakonisch; Sprachen der Minderheiten).
Bevölkerung:	10,26 Mio. (1991) – 98,8 % Griechen; Minderheiten von Türkischstämmigen, Pomaken, Roma; ca. 300.000 illegal ein-gereiste Albaner.
Städtische Bevölkerung:	64 % (1993).
Bevölkerung in absoluter Armut:	keine Angaben.
Bevölkerungswachstum:	0,5 % (1985–1993) – Geburten-/Sterbeziffer 1,0 %/1,0 % (1993).
Religion(en):	Griechisch-orthodox 97,6 %, Minderheit von Katholiken, Pro-testanten, Muslimen, Gregorianern, Juden (1992).
Analphabeten:	7 % (1990).
Klima:	vorwiegend subtropisch-mediterran (winterfeucht, sommer-trocken). Athen: wärmster Monat 27,5 °C (Juli), kältester Monat 9 °C (Jan.); Jahresniederschlag 402 mm an 93 Tagen; relative Feuchte 63 %.
Einwohner je Arzt:	275 (1991).
Geburten je Frau:	1,47 (1995).
Säuglingssterblichkeit:	1 % (1993).
Kindersterblichkeit:	1,1 % (1993).
Lebenserwartung:	78 Jahre (1993).
Kalorien-/ Proteinverbrauch:	3775 (1988–1990)/104,2 g (o. J.).

Staatliche Kinder-schutzimpfungen:	DTP mit 2, 4, 6 und 18 Monaten und zwischen 4 und 6 Jahren. Polio mit 2, 4, 6 und 18 Monaten und zwischen 4 und 6 Jahren. Masern/Mumps/Röteln oder Masernimpfung mit 15 Monaten. Tbc-Impfung zwischen 6 und 14 Jahren. Tetanusimpfung zwischen 12 und 14 Jahren.
Infektionskrankheiten:	AIDS, Ankylostomiase, Anthrax, Ascariasis, Brucellose, Dirofilariose, Echinokokkose, bakterielle und virale Enteritis, Enterobiose, Faszioliasis, Fleckfieber, Frühjahr-Sommer-Meningoenzephalitis, Gonorrhö, Hantaan-Virusinfektion, Hepatitis A und B, Isosporiasis und Sarkozystiasis, Krim-Kongo-hämorrhagisches Fieber, kutane Myiasen, kutane Larva migrans, Leishmaniase, Lepra, Meningokokkenmeningitis, Myzetome, Phlebotomusfieber, Poliomyelitis, Q-Fieber, Scabies, Strongyloidiasis, Tetanus, Tollwut, Toxokariasis, Toxoplasmose, Trachom, Trichinellose, Typhus, Zeckenbißfieber.
In Deutschland:	355.583 Personen (1994).
Botschaft:	An der Marienkapelle 10, 53179 Bonn, Tel. 0228/83010.

Gesundheit und Krankheit

❱ **Vorstellungen/Definition von Gesundheit und Krankheit:** Psychisches Leid von Migranten wird bisweilen als körperliches Leiden geschildert. So kann die Angst vor Krebs symbolisch sein für die Angst vor dem sozialen und physischen Tod in der Fremde. Eine Unterscheidung zwischen Körper und Psyche ist begrifflich nur zum Teil möglich. Körperlichen Vorgängen wird große Bedeutung beigemessen.

❱ **Vorstellungen über die Ursachen von Erkrankungen:** Hexen können den bösen Blick auf jemanden werfen und ihn dadurch krank machen.

❱ **Vorbeugung von Krankheiten:** Gegen den bösen Blick trägt man blaue Perlen oder Talismane aus blauem Stein. In traditionellen Haushalten werden Knoblauch und Zwiebeln aufgehängt oder am Körper getragen, um sich vor Krankheiten zu schützen. Eine Verwünschung läßt sich bannen, indem man das linke Auge schließt und mit dem Zeigefinger darüberstreicht.

❱ **Erhaltung von Gesundheit:** Man sichert sich den Schutz der Heiligen, um gegen Unglück gefeit zu sein. Heilige sind Fürsprecher und Vermittler zu Gott. Zur Konzentration der Gedanken verwendet man „Komboloia", eine Art Rosenkranz ohne religiöse Bedeutung.

❱ **Vorherrschende Behandlungspraxis:** Es werden sowohl biomedizinische als auch magisch-religiöse Behandlungsmethoden angewandt.
Die traditionelle Kräutermedizin, die für fast alle Krankheiten eine Behandlung bietet, ist noch immer bekannt und der Glaube an ihre Wirksamkeit auf dem Land und in der Stadt noch weit verbreitet. Die übrigen traditionellen Heilmetho-

den werden in letzter Zeit immer seltener eingesetzt. Die griechische Volksmedizin behandelt nach den Prinzipien „Gleiches mit Gleichem (similia similibus)" und „Was verwundet, wird auch heilen" sowie durch Übertragen der Krankheit auf Personen, Tiere oder Dinge.

Das staatliche Gesundheitssystem garantiert jedem kostenlose Behandlung. Bei Medikamenten muß zugezahlt werden.

▶ **Soziale Unterstützung (bei der Therapie):** keine Angaben.

▶ **Umgang mit Behinderten:** keine Angaben.

Soziale Elemente des Lebens

▶ **Kommunikation:** Es gilt nicht als unhöflich, jemanden in der Öffentlichkeit anzustarren. Während eines Gesprächs steht man sehr nah beieinander.

Ein ‚Nein' kann durch ein einmaliges, kurzes Hochziehen des Kopfes ausgedrückt werden, das man als Kopfnicken mißverstehen kann. Diese Geste wird manchmal von einem Schnalzen begleitet. Sie kann auf Deutsche unhöflich und arrogant wirken, ist aber in der Bedeutung einem einfachen Kopfschütteln gleichzusetzen.

„Ja" wird im Griechischen als „Nä" ausgesprochen, das kann zu Verwirrungen führen.

Gespräche werden oft recht lautstark geführt, Problemen begegnet man hingegen gelassen. Ernsthafte Gespräche oder Gespräche in kleinen Gruppen sind bei Geselligkeiten verpönt. Man bezieht alle ins Gespräch ein und scherzt viel.

Verbale Mitteilungen sind manchmal nur verständlich, wenn man die nonverbalen Botschaften dabei genau beobachtet und einbezieht. Im Umgang mit Ärzten oder Pflegekräften wird vieles nonverbal oder durch den sprachlichen Kontext mitgeteilt. Selbstbeherrschung und Contenance gelten nicht – wie in Deutschland – als ideales Verhalten. Gefühle können sich in Ausbrüchen und expressiver Darstellung zeigen.

▶ **Coping und Selbstkonzept:** Die meisten Griechen gehören der griechisch-orthodoxen Kirche an. Sie hat eine Sonderstellung, da für andere Religionen Werbeverbot besteht. Es gibt keine klare Trennung zwischen Kirche und Staat. Alle wichtigen Schritte im Leben eines Menschen werden von kirchlichen Ritualen begleitet. Ein Verzicht auf diese Rituale wäre für die meisten Menschen undenkbar.

Volkstänze und -lieder sind allgemein bekannt und beliebt, und man identifiziert sich stark mit ihnen. Auch junge Leute kennen sie und machen gerne bei Tanz und Gesang mit. Die Musik ist Transportmedium für kulturelle Inhalte, die in Zeiten politischer Unterdrückung Trost und Halt gaben und das Volk geeint und gestärkt haben. Man legt großen Wert auf die Bildung der Kinder.

▶ **Rollen und Beziehungen:** Zwischen Stadt und Land bestehen extreme Gegensätze.

Zentrale Bedeutung kommt der Familie zu. Die Liebe zu ihr und der Respekt vor den Älteren sind wichtige Werte. Einsamkeit, ein Leben ohne Familie und Kinderlosigkeit gelten als schweres Schicksal. Selbstgewähltes Alleinsein ist auch heute noch selten.

Es gibt sowohl die partnerschaftliche Kleinfamilie, als auch die patriarchalische Großfamilie. Die Kleinfamilie breitet sich jedoch immer mehr aus. In vielen Kleinfamilien leben noch die Eltern oder Schwiegereltern der Ehepartner. Es gibt etwa genauso viele berufstätige Frauen wie in Deutschland. Das Ideal der aufopferungsvollen Mutter und Ehefrau besteht zwar noch, aber die gesellschaftliche Realität wandelt sich. Immer noch ist oft der Mann hauptverantwortlich für die wirtschaftliche Versorgung der Familie und vertritt sie nach außen, während die Frau für Kindererziehung und häusliche Angelegenheiten zuständig ist. Auf Bildung wird jedoch bei Mädchen heute viel Wert gelegt. Manche Eltern verhalten sich ihren Töchtern gegenüber sehr beschützend. Kinder sind stark von der Familie abhängig.

Das Heiratsalter liegt zwischen 20 und 24 Jahren. Ab einem Alter von 26 Jahren steht die griechische Frau unter dem Druck der Familie, zu heiraten. Unverheiratete Frauen gelten als späte Mädchen und werfen einen Makel auf die ganze Familie. Diese Situation kann zu einer raschen Partnerwahl aus Verzweiflung führen. Die Kinder binden und vereinen in vielen Familien die Eltern.

Das Einverständnis beider Familien zur Heirat ist nach wie vor sehr wichtig. Die Hochzeit ist nicht nur eine Vereinigung zweier Menschen, sondern auch ein Kontrakt, bei dem es um Mitgift, Versorgung und Unterbringung unverheirateter Töchter und deren Schwestern geht. Erst wenn alle Töchter der Familie verheiratet sind, können die Söhne heiraten. Eine Heirat ist ein wichtiges gesellschaftliches Ereignis, das gebührend gefeiert werden muß. Die Mitgift der Frau wird als Startkapital angesehen, das die Frau in die neue Familie einbringt, während der Mann durch seine Arbeitskraft für deren Unterhalt sorgt. Sie ist oft sehr hoch, so daß die ganze Familie der Braut dazu beitragen muß.

Den Trauzeugen kommt besondere Bedeutung zu. Sie übernehmen oft auch die Patenschaft für das erste Kind. Patenschaft ist Verwandtschaft gleichzusetzen. Kinder von Paten dürfen nicht untereinander heiraten. Die durch das Patenverhältnis entstehenden Verpflichtungen gelten lebenslang.

Uneheliche Kinder sind oft immer noch eine Schande und eine persönliche Katastrophe für die Frau, deren rechtliche Stellung sehr schlecht ist. Ehebruch ist strafbar. Ehescheidungen sind nur bei schuldhaftem Verhalten möglich.

Die Großmutter spielt eine bedeutende Rolle in der Erziehung der Kinder. Immer mehr beteiligen sich aber auch die Väter daran. Durch Erziehung sollen die Kinder in die Familie und die soziale Gruppe integriert werden. Die Entwicklung von Autonomie und Individualität tritt dagegen in den Hintergrund. In den ersten Lebensjahren ist das Kind Zentrum des Interesses der ganzen Familie. Ab dem Schulalter übernimmt es einige Pflichten. Die Erziehung erfolgt geschlechtsspezifisch. Mädchen werden dabei strenger kontrolliert als Jungen. Kinder haben oft einen sehr langen Schultag, da sie zusätzlich noch Abendkurse und Nachhilfeschulen besuchen, um bei den staatlichen Abschlußprüfungen gut abzuschneiden.

In der Stadt ist der Kreis sozialer Beziehungen der Familie eng begrenzt. Die moderne griechische Familie bewahrt Bräuche, Sitten und Einstellungen aus früheren geschichtlichen Epochen und aus den Volkstraditionen. Sie feiert die wichtigen Feiertage oft zusammen, ohne daß dies jedoch ein Zeichen für Religiosität oder Glauben sein muß. Das wichtigste Fest im Jahr ist nicht Weihnachten, sondern Ostern. Zu Ostern gibt es ausschließlich rot gefärbte Eier.

Homosexualität unter Männern gilt als gefährlich, da sie die Institution Familie bedroht. Gesetzlich ist sie jedoch nicht verboten. Weibliche Homosexualität ist weitestgehend unsichtbar.

Krankenpflege wird als Beruf nicht sehr hoch geachtet.

▶ **Sexualität und Reproduktion:** Die meisten Geburten werden von Ärzten im Krankenhaus vorgenommen. Es gibt sehr viele Abtreibungen.

Schwangere haben einen Kündigungsschutz von sechs Monaten nach der Entbindung und während der Schwangerschaft sowie einen Schwangerschaftsurlaub von 14 Wochen, von denen zwei bezahlt werden. Bis zu einem Jahr nach der Entbindung gibt es pro Arbeitstag zwei Stunden „Stillzeit".

In einer bestimmten Region Griechenlands gibt es den Hebammentag, an dem die gebärfähigen Frauen die Hebammen beschenken und feiern.

Die Taufe ist ein großes und wichtiges Fest. Das Kind bekommt traditionell den Namen der Großeltern.

▶ **Sterben und Tod:** Sterbende werden oft in einem gesonderten Raum isoliert. Man teilt Patienten oft nicht mit, daß sie sterben werden. Es ist wichtig, zu Hause zu sterben. Traditionell fürchtet man den Tod. Riten, die sich um den Tod gebildet haben, dienen dazu, eine Beziehung zum Verstorbenen aufrechtzuerhalten. Kinder werden von den Ritualen nicht ausgeschlossen. Ein Toter wird vom Erzengel Michael in den Himmel oder die Hölle begleitet.

Traditionell wäscht ein Familienmitglied oder eine ältere Frau den Leichnam mit Wasser und Wein. Die Rituale gelten erst als beendet, wenn der Leichnam drei oder fünf Jahre nach dem Tod exhumiert und die Gebeine in einer Urne in einem Beinhaus beigesetzt wurden. Vorher wäscht man sie mit Wein und begutachtet ihre Farbe. Weiß bedeutet, daß die Seele des Verstorbenen im Himmel ist.

Bei der Trauerfeier wird viel geweint und geseufzt. In manchen Gegenden kommt es sogar zu Schreien und Wehklagen, dort gibt es dann auch noch professionelle Totenklägerinnen.

Auf den Inseln schüttet man hinter einem Leichenzug Wasser aus dem Fenster. Das Totenhaus wird drei Tage lang nicht geputzt. Der Besen, der danach verwandt wird, muß verbrannt werden. So vermeidet man jeden Kontakt zum Tod.

Eine Witwe trägt für mindestens drei Jahre, auf dem Dorf aber oft für den Rest ihres Lebens schwarze Kleidung. Das Umfeld der Witwe – Familie, Nachbarn und Freunde aus mehreren Generationen – bietet ihr soziale Unterstützung. Witwen haben auch eine bedeutende Stellung in der Dorfgemeinschaft.

Körperliche Elemente des Lebens

▶ **Ernährung und Ausscheidung:** Die Hauptmahlzeit wird mittags bzw. am frühen Nachmittag gegen zwei oder halb drei Uhr eingenommen. Das griechische Essen ist sehr reich an Olivenöl. Tomaten, Paprika, Schafskäse, Kaninchen, Kalb oder Lamm werden viel gegessen. Schweinefleisch ist weniger beliebt. Getrunken wird viel Retsin (geharzter Weißwein) außerdem Wasser.

Beliebte Gerichte sind Bohnensuppe, Fischrogensalat, Auberginen in Moussaka, gefüllte Weinblätter, Tsatsiki, Omelette mit Zucchini und Fleisch, Hammel-Schaschlik, Rinderschmorbraten, Joghurtkuchen und Honigtörtchen.

▶ **Körperpflege und Kleidung:** Die Haare eines Mannes sind mit seiner Männlichkeit verbunden. Daher weigert sich ein Patient unter Umständen, sich zum Zwecke einer Behandlung Körper- oder Kopfbehaarung rasieren zu lassen.

▶ **Zeitempfinden und Regeneration:** Das Geschichtsbild knüpft direkt an die griechische Antike an.

Abends ab ca. zehn Uhr setzt man sich in einer Taverne bei einem Glas Retsina zusammen und plaudert.

▶ **Schmerz:** Schmerz wird meist passiv hingenommen, kann aber auch heftig und laut ausgedrückt werden, besonders bei chronischen Schmerzzuständen. Dies dient dazu, Leid mitzuteilen und sich Unterstützung zu sichern. Über Schmerz zu sprechen ist nicht üblich. Man neigt dazu, sich für Schmerzen selbst die Schuld zu geben.

Psychische Konflikte können als somatisierter Ganzkörperschmerz auftreten.

Dramatische Schmerzäußerungen wie Jammern und Schreien bei Arztbesuchen können zu Mißverständnissen führen. Die Patienten werden dann von Deutschen leicht als wehleidig, theatralisch oder Simulanten angesehen.

Literatur

Backes, Ingrid und Gabriela Daum: Anders Reisen – Griechenland. Rowohlt, Reinbek bei Hamburg, 1986

Essinger, Helmut und Onur B. Kula (Hrsg.): Länder und Kulturen der Migranten, Interkulturelle Erziehung in Praxis und Theorie, Band 7. Pädagogischer Verlag, Burgbücherei Schneider GmbH, Baltmannsweiler, 1988

Geissler, Elaine M.: Pocket Guide to cultural assessment. 2nd edition, Mosby, St. Louis, 1989

Hessische Blätter für Volks- und Kulturforschung: Heilen und Pflegen. Internationale Forschungsansätze zur Volksmedizin, Neue Folge 19. Jonas Verlag, Marburg, 1986

Illing, Manfred C.: Somatisierung als Kommunikationshilfe? Zur transkulturellen Psychosomatik mediterraner Schmerzpatienten. Bochum, 1997

Internationale Union für Gesundheitserziehung: Gesundheitserziehung in Europa. Organisationsformen, Aktivitäten, Forschungsprojekte, berufliche Ausbildung, Pläne für die Zukunft. Redaktion: Annette Kaplun und Rosmarie Erben, Internationales Journal für Gesundheitserziehung, Genf, 1980

Mermet, Gérard: Die Europäer. Länder, Leute, Leidenschaften. dtv Sachbuch, München, 1993

Polm, R. (Red.): Ethnische Minderheiten in der Bundesrepublik Deutschland, Kurseinheit 01–03. Fernuniversität-Gesamthochschule Hagen, 1995

Schmalz-Jacobsen, Cornelia und Hansen, Georg (Hrsg.): Ethnische Minderheiten in der Bundesrepublik Deutschland. Ein Lexikon. C. H. Beck, München, 1995

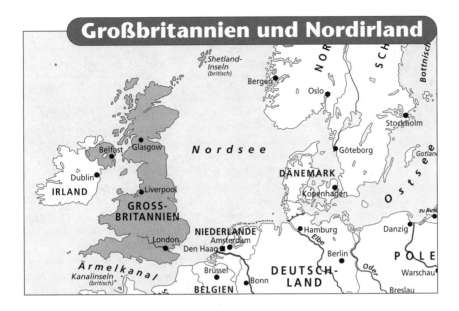

Großbritannien und Nordirland

Geographie und Demographie

Lage:	Inselstaat in Nordwesteuropa, bestehend aus dem Königreich England mit dem Herzogtum Wales und dem Königreich Schottland sowie Nordirland.
Hauptstadt:	London.
Amtssprache(n)/ Sprache(n):	Englisch – weitere Sprachen: Walisisch, Welsh, Gälisch; Reste keltischer Sprachen in Schottland, Wales, Man und Cornwall.
Bevölkerung:	56,47 Mio. (1991) – 80 % Engländer, 10 % Schotten, 4 % Iren (Nordirland), 2 % Waliser, außerdem 1 % Inder und 3 % Sonstige.
Städtische Bevölkerung:	89 % (1993).
Bevölkerung in absoluter Armut:	keine Angaben.
Bevölkerungswachstum:	0,3 % (1985–1993) – Geburten-/Sterbeziffer 1,3 %/1,1 % (1993).
Religion(en):	56,8 % Anglikaner (Staatskirche in England), 15 % sonstige protestantische Kirchen, u. a. Presbyterianer (Staatskirche in Schottland), Methodisten, Freikirchler, Church of Ireland; 13,1 % Katholiken; 1,4 % Muslime; ferner 400.000 Sikhs, 300.000 Hindus und 300.000 Juden.
Analphabeten:	1 % (1992).
Klima:	Insellage im nördlichen Westwindgürtel bedingt geringe Temperaturgegensätze: milde Winter, aber auch nach Norden zunehmend kühle Sommer, abnehmende Niederschläge von West nach Ost, hohe Luftfeuchtigkeit. London: wärmster Monat 17,7 °C (Juli), kältester Monat 4,3 °C (Jan.); Jahresniederschlag 593 mm an 153 Tagen; relative Feuchte 73 %.
Einwohner je Arzt:	keine Angaben.
Geburten je Frau:	1,81 (1990).

Säuglingssterblichkeit:	0,7 % (1993).
Kindersterblichkeit:	0,8 % (1993).
Lebenserwartung:	76 Jahre (1993).
Kalorien-/ Proteinverbrauch:	3270 (1988–1990)/91,6 g (o. J.).
Staatliche Kinderschutzimpfungen:	DTP mit 2, 3 und 4 Monaten; DP zwischen 4 und 5 Jahren. Tetanusimpfung zwischen 14 und 17 Jahren. Polioimpfung mit 2, 3 und 4 Monaten, 4–5 Jahren und 14–17 Jahren. Masern/Mumps/Röteln zwischen 12 und 15 Monaten; Röteln für Mädchen zwischen 10 und 14 Jahren; Masernimpfung zwischen 9 und 12 Monaten. Tbc-Impfung mit 13 Jahren. Nordirland hat eine geringe Impfquote.
Infektionskrankheiten:	AIDS, Amöbenmeningoenzephalitis, Anisakiasis, Anthrax, Ascariasis, Babesiose, Brucellose, Echinokokkose, bakterielle und virale Enteritis, Enterobiose, Enzephalomyelitis, Faszioliasis, Gastroenterokolitis, Giardiasis, Gonorrhö, Hantaan-Virusinfektion, Hepatitis A und B, Histoplasmose, Isosporiasis und Sarkozystiasis, Kryptosporidiose, kutane Myiasen, kutane Larva migrans, Legionellose, Leptospirosen, Lyme-Krankheit, Lymphogranuloma inguinale, Meningokokkenmeningitis, Pneumozystose, Poliomyelitis, Q-Fieber, Taeniasis saginata, Tetanus, Toxokariasis, Toxoplasmose, Trichinellose, Trichuriasis, Typhus, Zystizerkose.
In Deutschland:	110.223 Personen (1994).
Botschaft:	Friedrich-Ebert-Allee 77, 53113 Bonn, Tel. 0228/91670. Außenstelle: Unter den Linden 32/34, 10117 Berlin, Tel. 030/201840

Gesundheit und Krankheit

Die meisten Engländer haben Blutgruppe 0.

▶ Vorstellungen/Definition von Gesundheit und Krankheit: Erst bei sehr ernsthaften Symptomen wird eine Person als krank bezeichnet. Das gilt auch für psychische Krankheiten. So ist beispielsweise Schizophrenie kein für die Einweisung in ein psychiatrische Klinik ausreichender Befund. Wer allerdings seine Selbstbeherrschung verliert, wird schnell für krank und therapiebedürftig erklärt. Symptome von Abhängigkeit und Antriebsschwäche dagegen werden seltener diagnostiziert.

Ein Mensch ist entweder gesund oder krank, dazwischen gibt es nichts. Krankheit wird als eine Art „bösartiges Tier" (Payer, S. 128) gesehen, das auf der Lauer liegt und darauf wartet, anzugreifen.

▶ Vorstellungen über die Ursachen von Erkrankungen: Viele Beschwerden werden einer gestörten Verdauung zugeschrieben. Wenn ein Patient über „Verstopfung" klagt, so kann dies verschiedenes bedeuten: Er hat tatsächlich eine unregelmäßige Verdauung, er ist abgespannt, er hat Kopfschmerzen, oder er ist deprimiert.

Viele Menschen glauben, die Leber läge im Unterbauch direkt oberhalb des Beckens. Spricht ein Patient also von Leberproblemen, so können dies in Wirklichkeit Darmprobleme sein. Viele Menschen sehen es schon als Verstopfung an, wenn sie nicht täglich ihren Darm entleeren.

Einer alten Theorie zufolge verfault der Darminhalt als Folge von Darmträgheit und führt zur chronischen Vergiftung des Körpers. Diese Idee ist vor kurzem leicht abgewandelt in Form der These wieder aufgetaucht, der zufolge Darmträgheit Darmkrebs hervorrufen kann.

Als weitere Ursachen für Krankheiten gelten Infektionen, Vererbung, eine familiäre Disposition oder Umweltfaktoren wie Gifte, Arbeitsbedingungen, Klima oder Feuchtigkeit. Von jeher fühlt man sich von Krankheitserregern aus dem Ausland bedroht. Bei leichteren Erkrankungen werden Umweltfaktoren als Ursache angesehen.

▶ **Vorbeugung von Krankheiten:** Der Konsum von Tranquilizern ist hoch, bei einem allgemein niedrigen Arzneimittelverbrauch.

Ballaststoffreiche Diäten gegen Darmträgheit erfreuen sich großer Beliebtheit. AIDS-Patienten dürfen ins Krankenhaus eingewiesen werden, wenn ein Arzt der Ansicht ist, daß sie eine Gefahr darstellen.

▶ **Erhaltung von Gesundheit:** Biomedizinische Behandlungsmethoden werden vorwiegend praktiziert. Alternative Heilmethoden (z. B. Akupunktur, Chiropraktik, Homöopathie, Osteopathie) werden von manchen Patienten oder bei bestimmten Beschwerden bevorzugt. Der Verbrauch von Abführmitteln ist relativ hoch. Man ist stolz auf eine gut funktionierende Verdauung.

▶ **Vorherrschende Behandlungspraxis:** Gesundheitsvorsorge ist wichtig. Ärzte unterstützen diese Ansicht jedoch nicht immer aktiv. Britische Ärzte sind sparsam und zurückhaltend in der Behandlung. Es werden seltener Routineuntersuchungen durchgeführt und weniger Medikamente verschrieben als in Deutschland. Ärzte sind konservativ und kritisch und ziehen die Notwendigkeit medizinischer Verfahren häufig in Zweifel. Sie glauben, die meisten Krankheiten ohnehin nicht heilen zu können und sehen ihre Aufgabe eher darin, zu lindern und Mut zuzusprechen.

Ärzte diagnostizieren häufig Depressionen, behandeln sie jedoch eher mit sedierenden als mit antriebssteigernden Medikamenten. Vegetative Dystonie und niedriger Blutdruck werden nicht als Krankheiten, sondern eher als Neurosen betrachtet, für die Beruhigungsmittel verschrieben werden.

Oft werden traditionelle Heilmethoden neuen Verfahren und Medikationen vorgezogen. Alternative Heilmethoden sind wenig verbreitet, mit Ausnahme der Homöopathie. Die königliche Familie konsultiert homöopathische Ärzte und nimmt homöopathische Heilmittel.

Antibiotika werden häufig verschrieben. Unter den 20 am häufigsten verschriebenen Mitteln sind drei Antibiotika (in Deutschland kein einziges).

Nebenwirkungen und ihrer Beeinträchtigung der Lebensqualität wird große Bedeutung beigemessen. Es herrscht die Einstellung, daß Medizin nicht in erster Linie die Aufgabe habe, Leben zu verlängern, sondern vor allem, dem Patienten ein möglichst angenehmes Leben zu ermöglichen.

Es gibt relativ wenig Fachärzte, z. B. nur etwa 100 Kardiologen, dafür allerdings ebenso viele geriatrische Fachärzte und vergleichsweise viele Gerontopsychiater.

Alle Briten erhalten kostenlose ärztliche Versorgung durch den National Health Service. Patienten haben nicht das Recht, über die Risiken medizinischer Verfahren aufgeklärt zu werden. Der Arzt entscheidet allein, was gut für den Patienten ist. Dabei ist seine Meinung wichtiger als die tatsächlichen Bedürfnisse des Patienten.

▶ **Soziale Unterstützung (bei der Therapie):** Besuchszeiten in Krankenhäusern sind lang und flexibel. Angehörige können dort bisweilen übernachten.

Wer sich erkältet, hat selbst Schuld – wer Fieber hat, ist dagegen völlig schuldlos und bekommt daher wesentlich mehr Mitgefühl.

▶ **Umgang mit Behinderten:** keine Angaben.

Soziale Elemente des Lebens

▶ **Kommunikation:** Anstarren wird als Zeichen aufmerksamen Zuhörens gewertet. Verstehen wird durch Blinzeln mit den Augen signalisiert. Berührungen sind selten.

Man redet sich schon bald mit Vornamen an. Nur bei ganz feierlichen Anlässen werden zur Begrüßung die Hände geschüttelt. Der Handkuß gilt als taktlos, ebenso die gesprächsweise Erwähnung von Körperteilen, speziell derjenigen zwischen Knie und Kinn. Im äußersten Notfall kann man von „Magen" sprechen, wenn man den Bauch meint. Distanz wird nicht durch körperlichen Abstand, sondern mit Hilfe innerer Barrieren aufgebaut. Kritik wird zartfühlend und indirekt geäußert. Man erwartet, daß Ärzte und Pflegepersonen die Gefühle des Patienten nicht verletzen. Das bedeutet z. B., daß einer übergewichtigen Frau nicht rundheraus gesagt wird, sie müsse abnehmen. Man kann, statt das Verhalten zu kritisieren, taktvoll Alternativen vorschlagen.

Titel können im Umgang mit Ärzten und Pflegekräften wichtiger sein als Namen. Manche Patienten benutzen nur die Titel und gar keine Namen. In Schottland sind Patienten oft besonders vorsichtig und auf der Hut. Wenn Patienten um Informationen bitten, wird das oft als Zeichen von Nervosität gesehen. Patienten bitten den Arzt oft nicht um Aufklärung, weil sie glauben, dann für ängstlich gehalten zu werden oder befürchten, eine unfreundliche oder abweisende Antwort zu bekommen. Wenn sie trotz all dem Fragen stellen, bekommen sie auch konkrete Antworten.

Wer niest, muß sich bei seiner Umgebung entschuldigen. Es ist nicht üblich, daß andere dem Niesenden Gesundheit wünschen.

Die Toilette wird nicht direkt als solche, sondern als „Ort zum Händewaschen" bezeichnet.

▶ **Coping und Selbstkonzept:** Verbreitet findet sich die Auffassung, daß alles Wissen der Erfahrung und nicht der Theorie oder dem Denken entspringt. Das führt auch dazu, daß medizinische Ergebnisse nicht gerne verallgemeinert werden, denn Fakten sind wichtiger als Hypothesen.

Verbreitet ist auch die Überzeugung, daß die Gesellschaft als Ganzes Vorrang vor dem Einzelnen hat. Gesellschaftliche Unruhen werden oft widrigen äußeren Einflüssen zugeschrieben.

Man glaubt, es sei nicht gut, sich zu viel mit seinem Körper zu beschäftigen. Daher wissen die Menschen oft sehr wenig über ihren Körper, z. B. über die Lage und Funktion innerer Organe.

▶ **Rollen und Beziehungen:** Der Vater ist traditionell der Familienvorstand, und seine Autorität wird selten hinterfragt. In Familien, wo dies der Fall ist, werden Kinder zum Gehorsam erzogen. Engländer haben viel Sinn für Tradition und Aristokratie.

Selbstbeherrschung ist eine wichtige Charaktereigenschaft. Man hat wenig Geduld mit Menschen, die die Kontrolle über sich verlieren.

Manche Menschen nehmen daher Tranquilizer, um sich besser in die Gesellschaft einfügen zu können. Vor dem Absetzen dieser Medikamente fürchten sie sich in der Annahme, ihre Beziehungen könnten darunter leiden oder gar Schaden nehmen, weil sie dann nicht mehr in der Lage wären, dem gesellschaftlichen Ideal von normalem Umgang und Verhalten zu entsprechen. Sie glauben, ihrer Persönlichkeit würden ohne die Medikamente einige positive Eigenschaften fehlen. Dazu gehören: normales Verhalten, die Fähigkeit, sie selbst zu sein, Ausgeglichenheit, Selbstbeherrschung, Geduld, Toleranz, Verträglichkeit, Fürsorglichkeit, Umgänglichkeit, Freundlichkeit, Unkompliziertheit, Zuversicht, Beliebtheit und die Fähigkeit, persönliche und gesellschaftliche Verantwortung zu übernehmen. Vor allem Frauen fürchten, nicht mehr für ihre Familie sorgen zu können. Männer dagegen fürchten, im Arbeitsleben zu versagen und die Beherrschung zu verlieren.

Pflegekräfte tragen festgelegte Uniformen, an denen ihre Hierarchiestufe und ihr Dienstgrad zu erkennen sind. Nur Physiotherapeutinnen dürfen Hosen tragen. Im Vergleich zu Deutschland haben Pflegekräfte einen größeren Kompetenz- und Verantwortungsbereich. Dazu gehören die Untersuchung und Beurteilung des Allgemeinzustandes des Patienten unter Einbeziehung der Prüfung von Reflexen und Schmerzreizen sowie das Auskultieren der Lunge und die Entscheidung darüber, ob diese gut belüftet ist. Pflegepersonal darf Ärzten und Angehörigen auch jederzeit alleinverantwortlich Auskünfte geben. Der Beruf der Krankenschwester bzw. des Krankenpflegers genießt hohes Ansehen. Der Fürsorglichkeit und Zuwendung von Ärzten und Pflegekräften wird mehr Bedeutung beigemessen als der Therapie selbst.

Der Umgang mit der Intimsphäre des Patienten ist sehr rücksichtsvoll. Beim Waschen beispielsweise wird stets ein Wandschirm aufgestellt und immer nur diejenige Körperpartie entblößt, die gerade gewaschen wird.

Wenn Patienten den Allgemeinarzt wechseln, wird dies häufig als Untreue oder Undankbarkeit ausgelegt. Manche Ärzte übernehmen keine Patienten, die vorher bei einem Kollegen waren.

▶ **Sexualität und Reproduktion:** Viele Menschen lassen sich sterilisieren. Abtreibungen sind legal. Es gibt eine Indikationsregelung.

Der Erziehungsurlaub ist nicht gesetzlich vorgeschrieben, sondern nur freiwillig.

Die Menstruation wird von manchen Frauen als monatliche Reinigung empfunden, die sie begrüßen. Für andere bedeutet sie infolge des Blutverlustes auch einen Verlust von Lebensenergie, auf den sie lieber verzichten würden.

▶ **Sterben und Tod:** Der Tod wird als etwas Selbstverständliches gesehen. In England entstanden die ersten europäischen Sterbeheime. Die Menschen stehen ihrer Endlichkeit bzw. Sterblichkeit aufgeschlossen gegenüber.

Körperliche Elemente des Lebens

▶ **Ernährung und Ausscheidung:** Innereien werden gerne gegessen. Beliebte Gerichte sind „schottische Suppe" (mit Muscheln), Rührei und Schinken, deftige Puddings (zum Beispiel mit Kräutern zu Schweinefleischgerichten oder der Yorkshire Pudding zu Rindfleischgerichten), ferner Schweinefleischpastete, Hammelragout, Toad in the Hole (Rind, Hammel oder Würstchen im Teigmantel), Hühnchenpastete, Rindfleisch- und Leberpastete, Käsekuchen, Obsttorte. Es wird viel Konservennahrung und wenig frisches Gemüse gegessen.

Das Mittagessen steht meistens um 12 Uhr auf dem Tisch. Eine Einladung „zum Kaffee" bedeutet, daß man gegen 11 Uhr vormittags erwartet wird.

Es wird viel Tee getrunken, der zu Verstopfung führen kann. Engländer haben besonders viel Interesse an ihrer Verdauung. Die regelmäßige Entleerung des Darms wird als wichtige Voraussetzung für Gesundheit angesehen.

▶ **Körperpflege und Kleidung:** Bei Duftstoffen von Körperpflegeprodukten ist Patschuli besonders beliebt.

▶ **Zeitempfinden und Regeneration:** Die Vergangenheit wird geschätzt. Wer bei der Arbeit keine Überstunden macht, erweckt den Eindruck von Kompetenz und Effizienz. Die meisten Familien leben in Einfamilienhäusern

▶ **Schmerz:** Man bemüht sich um Beherrschung und „beißt die Zähne zusammen".

Auf dem Gebiet der Anästhesie und Schmerzbekämpfung sind Engländer führend. Dies hängt mit der Betonung der Selbstbeherrschung zusammen: Man fürchtet deren Verlust, wenn der Schmerz zu stark wird.

Literatur

Geissler, Elaine M.: Pocket Guide to cultural assessment. 2nd edition, Mosby, St. Louis, 1989

Internationale Union für Gesundheitserziehung: Gesundheitserziehung in Europa. Organisationsformen, Aktivitäten, Forschungsprojekte, berufliche Ausbildung, Pläne für die Zukunft. Redaktion: Annette Kaplun und Rosmarie Erben, Internationales Journal für Gesundheitserziehung, Genf, 1980

Mermet, Gérard: Die Europäer. Länder, Leute, Leidenschaften. dtv Sachbuch, München, 1993

Payer, Lynn: Andere Länder, andere Leiden. Campus Verlag, Frankfurt a. M./New York, 1989

Uzarewicz, Charlotte und Piechotta, Gudrun im Auftrag der Arbeitsgemeinschaft Ethnomedizin (Hrsg.): Transkulturelle Pflege. Verlag für Wissenschaft und Bildung, Berlin, 1997

Zambonini, Ilse (Hrsg.): England Schottland Wales der Frauen. Verlag Frauenoffensive, München, 1988

Zocholl, Michaela: pers. Mitteilung, 1999

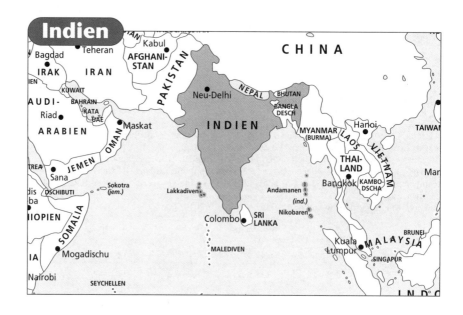

Geographie und Demographie

Lage:	Demokratische Republik in Südasien; unabhängig seit 1947.
Hauptstadt:	Neu-Delhi.
Amtssprache(n)/ Sprache(n):	Hindi, Englisch und 14 Regionalsprachen – Hindi (30 % der Bevölkerung); Englisch als Staatssprache; 14 weitere Sprachen überregional anerkannt, davon 10 indoarische: Bengali, Marathi, Urdu, Gudscharati, Bihari, Orija, Pandschabi, Assami, Radschastani und Kaschmiri sowie vier Drawida-Sprachen: Telugu, Tamil, Malayalam, Kannada; zahlreiche weitere als Amtssprache zugelassene Sprachen und viele nichtzugelassene Sprachen.
Bevölkerung:	846,30 Mio. (1991) – fast ausschließlich Inder, Minderheiten von Tibetern, Chinesen und Europäern.
Städtische Bevölkerung:	26 % (1993).
Bevölkerung in absoluter Armut:	40 % (1980–1990).
Bevölkerungswachstum:	2,1 % (1985–1993) – Geburten-/Sterbeziffer 2,9 %/1,0 % (1993).
Religion(en):	80,3 % Hindus, 11 % Muslime, 2,4 % Christen (überwiegend Katholiken), 1,1 % Sikhs (vor allem im Pandschab), 0,5 % Dschainas, 0,7 % Buddhisten, 120.000 Parsen (1991).
Analphabeten:	52 % (1990).
Klima:	tropisch-sommerfeuchtes bzw. tropisch-wechselfeuchtes Klima (Monsunklima) im größten Teil des Subkontinents, Trockenklima im Nordosten, übergehend in Wüstenklima im Grenzraum zu Pakistan. Neu-Delhi: wärmster Monat 33,6 °C (Mai/Juli), kältester Monat 13,9 °C (Dez./Jan.); Jahresniederschlag 642 mm an 35 Tagen; relative Feuchte 49 %.

Einwohner je Arzt:	2170 (1992).
Geburten je Frau:	3,85 (1995).
Säuglingssterblichkeit:	8,0 % (1993).
Kindersterblichkeit:	12,2 % (1993).
Lebenserwartung:	61 Jahre (1993).
Kalorien-/ Proteinverbrauch:	2229 (1988–1990)/48,4 g (o. J.).
Staatliche Kinder-schutzimpfungen:	DPT mit 6, 10 und 14 Monaten; Auffrischimpfung mit 16 Monaten; DT-Auffrischimpfung mit 5 Jahren. TT-Auffrischimpfung mit 10 und 16 Jahren. OPV mit 6, 10 und 14 Monaten; OPV-Auffrischimpfung mit 16 Monaten. Masernimpfung mit 9 Monaten. Tbc-Impfung bei der Geburt.
Infektionskrankheiten:	AIDS, Amöbenmeningoenzephalitis, Amöbiasis, Ankylostomiase, Anthrax, Ascariasis, Brucellose, Brugiase, Chikungunya-Fieber, Cholera, Chromomykose, Denguefieber, Dirofilariose, Drakunkuliasis, Echinokokkose, bakterielle und virale Enteritis, Enterobiose, Faszioliasis, Fleckfieber, Frambösie, Gastroenterokolitis, Giardiasis, Gnathostomiasis, Granuloma inguinale, Hantaan-Virusinfektion, Hepatitis A und B, Histoplasmose, Hymenolepiasis, Isosporiasis und Sarkozystiasis, Japan-B-Enzephalitis, Krim-Kongo-hämorrhagisches Fieber, Kryptosporidiose, kutane Myiasen, kutane Larva migrans, Kyasanur-Wald-Krankheit, Leishmaniase, Lepra, Leptospirosen, lymphatische Filariose, Lymphogranuloma inguinale, Malaria, Melioidose, Meningokokkenmeningitis, Myzetome, Paragonmiasis, Pest, Phlebotomusfieber, Pneumozystose, Poliomyelitis, Q-Fieber, Rhinosporidiose, Rückfallfieber, Scabies, Schistosomiasis, Sindbisfieber, Sporotrichiose, Strongyloidiasis, Tetanus, Tollwut, Toxokariasis, Toxoplasmose, Trachom, Trichostrongyliase, Trichuriasis, Typhus, West-Nil-Fieber, Zeckenbißfieber, Zystizerkose.
In Deutschland:	35.517 Personen (1993).
Botschaft:	Adenauerallee 262–264, 53113 Bonn, Tel. 0228/54050. Außenstelle: Majakowskiring 55, 13156 Berlin, Tel. 030/4853002.

Gesundheit und Krankheit

▶ **Vorstellungen/Definition von Gesundheit und Krankheit:** Nach ayurvedischer Vorstellung ist der Mensch gesund, wenn zwischen den „Drei Kräften" – Kapha: Erde und Wasser, Pitta: Feuer und Erde, Vayu: Luft und Äther – Gleichgewicht herrscht. Dabei spielt auch das Verhältnis zwischen Mensch und Umwelt eine wesentliche Rolle.

▶ **Vorstellungen über die Ursachen von Erkrankungen:** Eine Verschiebung in der Ausgewogenheit des Körpers wird als Ursache von Erkrankungen angesehen. Auch der böse Blick kann Krankheiten hervorrufen.

❱ **Vorbeugung von Krankheiten:** Nur akute Krankheiten werden behandelt. Kinder sterben oft an Durchfall, weil das Trinkwasser häufig verseucht ist. Das führt auch zu Hauterkrankungen, Parasitenbefall und sogar zu Seuchen wie Cholera, Polio und Typhus.

❱ **Erhaltung von Gesundheit:** Man unterscheidet zwischen „heißen" und „kalten" Lebensmitteln. Ein ausgewogenes Verhältnis zwischen Heiß und Kalt im Körper ist wichtig.

❱ **Vorherrschende Behandlungspraxis:** In Indien gibt es vier verschiedene, gleichberechtigte Richtungen der Medizin: Allopathie, Homöopathie (wird auch in der Akutmedizin angewandt), Naturheilkunde (schamanistisch) und Ayurveda.

Ayurveda ist nicht nur eine ganzheitliche Medizin und Behandlungsform, sondern auch eine Lebenshaltung. Verliert jemand die Balance im Leben, kann Ayurveda nur helfen, wenn sich die kranke Person an die entsprechenden philosophischen Grundsätze hält. Ist dies gegeben, kann die Behandlung mit den typischen Extrakten von Pflanzen, Wurzeln etc. Erfolg bringen.

❱ **Soziale Unterstützung (bei der Therapie):** Da es ein starkes Gefühl für Familienzusammengehörigkeit gibt, fühlt sich die Familie auch verantwortlich für ein krankes Mitglied. Von einem stationär aufgenommenen Patienten wird erwartet, daß er ein Familienmitglied („bystander") mitbringt, der seine Versorgung übernimmt.

❱ **Umgang mit Behinderten:** Behinderung wird als Karma (Schicksal) angesehen. Eltern neigen dazu, ihre behinderten Kinder zu isolieren und abzuschirmen.

Kranken und Verstümmelten wird zwar Mitleid entgegengebracht, sie sind jedoch in den Städten oft aufs Betteln angewiesen. Bettler verstümmeln manchmal absichtlich ihre Kinder, damit sie Mitleid erwecken. Auf dem Land werden behinderte Kinder von der ganzen Familie mitgetragen.

Soziale Elemente des Lebens

❱ **Kommunikation:** In Indien ist es nicht ungewöhnlich, zur gleichen Zeit mit mehreren Personen zu kommunizieren und dabei noch zu telefonieren.

Die Unterschiede zwischen Land und Stadt, Mann und Frau, Jung und Alt, Nord und Süd, Ost und West sind in Indien sehr groß. Englisch ist in Südindien recht verbreitet, in Nordindien nicht.

Es gibt keine Worte für „Danke" und „Bitte". Beides wird durch Mimik, Tonfall oder zusätzliche Worte ausgedrückt. Wenn Inder Englisch (oder Deutsch) sprechen, fehlen diese Zusätze. Bei der Anrede gibt es in Indien auch keine Worte für „Herr" und „Frau", außerdem gibt es kein Wort für „haben". Das alles wirkt auf Menschen aus westlichen Ländern unhöflich und kann leicht Ursache von Mißverständnissen werden. Inder dagegen empfinden unsere Sprache als hart, abgehackt und aggressiv und haben oft den Eindruck, daß Deutsche sich streiten.

Das „Ausfragen" von Fremden nach Alter, Verdienst, Beruf, Ausbildung, Familienstand etc. ist üblich und gilt nicht als unhöflich. Auf diese Fragen muß aber nicht unbedingt wahrheitsgetreu geantwortet werden. Wer allerdings nicht fragt, gilt als desinteressiert.

Symbole haben eine hohe Bedeutung. Vieles wird lieber „durch die Blume" und freundlich-schmeichelnd als offen und direkt ausgedrückt. Bei Konflikten ist es wichtiger, die Beziehung zum Kontrahenten zu festigen, als sich konfrontativ auseinanderzusetzen. Man zeigt Aufmerksamkeit und Interesse an der Person und stärkt so die Gemeinsamkeiten. Notfalls sucht man einen Vermittler, den beide Seiten kennen und der größere Autorität hat. Wenn sich Inder kritisiert fühlen, haben sie ihr Gesicht verloren und erleben sich als nicht ernstgenommen. Kritikpunkte werden dann oft einfach „überhört" bzw. ignoriert. Es gilt das Prinzip der Verständigung. Der Weg ist bereits das Ziel. Pläne auszuarbeiten und Verhandlungen zu führen sind für Inder schon Ziele, während Deutsche dies „nur" als Vorbereitung ansehen. Erfolg ist nicht die Summe von Aktivitäten, sondern läßt sich in Teilzielen erreichen.

Bejahung wird nicht – wie in Deutschland – durch ein Nicken ausgedrückt, sondern durch eine ausdrucksvolle Pendelbewegung, ähnlich unserem Kopfschütteln, bei der sich der Kopf aber nicht dreht. Wenn sich der Kopf dreht, bedeutet dies – wie in westlichen Ländern – Verneinung. Beim Zählen mit den Fingern ist es unhöflich, mit dem Daumen anzufangen, vielmehr nimmt man den Daumen zuletzt.

Die traditionelle Begrüßung ist das „Namaste" oder „Namaskar" mit vor der Brust gefalteten Händen. Männer der Oberschicht begrüßen sich gegenseitig mit Handschlag, geben Frauen aber niemals von sich aus die Hand. Es ist unhöflich, beim Gespräch die Hände in der Hosentasche zu lassen. Körperkontakt zum anderen Geschlecht wird vermieden, gleichgeschlechtlicher Körperkontakt ist hingegen normal, üblich und häufig. Inder können mehr Nähe zulassen als Deutsche. Fast alles, auch das Private, findet in der Öffentlichkeit statt. Man sollte vermeiden, jemanden mit den Füßen zu berühren. Wenn es doch geschieht, ist eine Entschuldigung vonnöten.

▶ **Coping und Selbstkonzept:** Inder sind sensibler als Menschen aus westlichen Ländern und leichter zu verletzen. Ihre Gefühlsäußerungen können im Westen leicht als „kitschig" eingestuft werden. Ihre Dankbarkeit und Freundschaften sind sehr intensiv und dauerhaft.

Religion ist Privatsache. Armut gilt nicht als Makel. Geben und Spenden werden hoch bewertet. Arbeit ist nicht Sinn des Lebens, sondern eine für das Überleben notwendige Geldquelle.

▶ **Rollen und Beziehungen:** Inder und Inderinnen wachsen in der Gemeinschaft einer großen Familie und in dem Wissen auf, ein wertvolles Mitglied dieser Gemeinschaft zu sein sowie bestimmte Aufgaben erfüllen und sich gruppenkonform verhalten zu müssen. Hierarchien sind von großer Bedeutung. Der Platz des einzelnen in der Hierarchie ist bestimmt durch Kastenzugehörigkeit, Berufsstand, Religion, Alter und Geschlecht. In Indien gibt es ein stärkeres Bedürfnis nach Einhaltung von Hierarchien, Position und Status als in Deutschland, wo flache Hierarchien und ein partnerschaftlich-kollegiales Verhältnis angestrebt werden.

Der gute Ruf der Familie kann in Indien einzelnen Familienmitgliedern zu Erfolg und Statussicherung verhelfen.

Es herrscht extreme Geschlechtertrennung. Frauen sind in allen Lebenslagen abhängig vom Mann. Allerdings gibt es unter den Entscheidungsträgern zunehmend auch Frauen mit guter Bildung.

Frauen haben eine geringere Lebenserwartung, weil Männer Vorrang bei der medizinischen Versorgung haben. Ältere Frauen genießen ein etwas höheres Sozialprestige. Viele Frauen sind Analphabetinnen. In Bussen und Bahnen gibt es oft separate Abteilungen für Frauen. Indische Männer ignorieren Frauen bei der Vorstellung, Gespräche finden nur unter Männern statt. Mädchen sind wegen der hohen Mitgiftforderungen eine starke finanzielle Belastung für jede Familie, daher ist die Abtreibung weiblicher Föten, die durch Amniozentese vor allem in den Städten gezielt möglich wurde, besonders häufig. Auch Frauen, die mit 30 Jahren noch nicht verheiratet sind, gelten als Belastung für die Familie. Verheiratete Frauen tragen einen roten Punkt auf der Stirn. Ehen werden vermittelt. Geschiedene Frauen sind gesellschaftlich weitgehend geächtet.

Auf dem Land gibt es noch Großfamilien, in denen ein starkes Zusammengehörigkeitsgefühl herrscht. Die weitverzweigten Verwandtschaftsbeziehungen werden intensiv gepflegt, und die Bezeichnungen der Verwandtschaftsgrade sind genau und viel detaillierter als in Europa. Schwächere Familienmitglieder werden von den anderen unterstützt.

Alte Menschen genießen großen Respekt und führen oft noch das Gespräch an. Man widerspricht ihnen im allgemeinen nicht, und es wird unbedingter Gehorsam erwartet. Sie ziehen sich aus dem aktiven Leben zurück und hängen nicht sehr an materiellen Gütern.

Kinder werden behütet und umsorgt. Ihnen wird wenig Widerstand entgegengesetzt, sie werden viel gestreichelt und geherzt. Bis zum Alter von drei oder vier Jahren ist die Beziehung zur Mutter extrem eng. Kleinkinder erhalten kein Toilettentraining. Die Kindheit von Mädchen ist kürzer als die von Jungen, weil sie schon früh zu Hilfstätigkeiten im Haushalt herangezogen werden. Ältere Kinder werden bisweilen ausgeschimpft oder geschlagen. Man lobt Kinder nicht für das, was von ihnen erwartet wird, denn Lob könnte den bösen Blick auf das Kind lenken. Ältere Kinder sind für ihre jüngeren Geschwister verantwortlich.

Das Kastendenken ist noch tief verwurzelt. Allerdings gibt es inzwischen eine Unabhängigkeitsbewegung der sogenannten „Unberührbaren" (Dalit-Bewegung), aber die Ausgrenzung dieser Bevölkerungsgruppe hält weiter an. In Hindufamilien darf niemand aus niederer Kaste in die Küche oder in den Raum für Hausgötter. Ausländer sind aus niederer Kaste. Die Pflicht im Leben eines Menschen bemißt sich nach dem Platz, den er in der Gesellschaft einnimmt, und dieser richtet sich auch heute noch nach der Kastenzugehörigkeit.

Die Behandlung beim Arzt erfolgt oft im „Fließbandverfahren", wobei um die 60 Patienten in einer Stunde versorgt werden. Bei der Untersuchung, besonders in ländlichen Gebieten, entkleiden sich die Patienten nicht. Manche Frauen möchten sich nicht von Männern untersuchen lassen. Patienten erfahren nicht viel über ihren Zustand, über Diagnoseverfahren und Behandlungsmethoden, und der Arzt hat z. T. wenig Geduld mit ihnen. Eine tödliche Krankheit wird zwar dem Patienten verschwiegen, nicht jedoch seinen Angehörigen. Erwachsene Patienten werden sich nicht am Entscheidungsprozeß über das medizinische Vorgehen beteiligen, wenn ihre Eltern anwesend sind. Auch ordnen sich Patienten eher dem Arzt unter.

Krankenpflege beinhaltet in Indien hauptsächlich medizinische und administrative Aufgaben. Die Basisversorgung des Patienten wird von der Familie übernommen. Pflegekräfte haben keinen Einfluß auf therapeutische Entscheidungen und sind den Ärzten untergeordnet. Allerdings ist ihre Selbständigkeit im medizinischen Bereich größer als die ihrer deutschen KollegInnen, und sie übernehmen viele Aufgaben, die in Deutschland Ärzten vorbehalten sind. Außerdem sind sie gleichzeitig als Hebammen ausgebildet und übernehmen auch deren Tätigkeit.

▶ **Sexualität und Reproduktion:** Sexualität ist als Thema tabu, daher werden auch weniger als die Hälfte der Frauen von der Vorsorgeuntersuchung erreicht. Das Impfprogramm für Kinder wird hingegen ernstgenommen, trotzdem ist der Impfschutz bei etwa 50 % der Säuglinge unzureichend. Während der Menstruation gelten Frauen als unrein und müssen sich aus dem Alltag zurückziehen.

Familienplanung und Verhütung sind Sache der Frau. Männer werden durch finanzielle Anreize und Preise ermutigt, sich freiwillig sterilisieren zu lassen. Auch die Sterilisation von Frauen wird gefördert. Häufig wird eine Amniozentese durchgeführt, um das Geschlecht des Kindes zu bestimmen, was bei einem weiblichen Fötus zur Abtreibung führen kann.

Ungewöhnliche Eßgelüste einer Schwangeren werden befriedigt, da sie für die Bedürfnisse des Föten gehalten werden. Im siebten Schwangerschaftsmonat findet eine Eßzeremonie statt, da die Schwangerschaft jetzt als sicher gilt. Dabei hebt die Schwangere den Deckel mit Speisen gefüllter Schalen ab. Auf diese Weise meint man, das Geschlecht des Kindes bestimmen zu können.

Viele Frauen möchten gern im Hocken gebären. Während der Geburt sind Massagen und Mantras wichtige Methoden, um Gefahren von Mutter und Kind abzuwenden. Nach der Geburt wird im Hinduismus traditionell von einem engen Verwandten das mystische Symbol „OM" mit Honig auf die Zunge des Säuglings geschrieben.

Die Geburt eines Sohnes kann mit Trommeln und großen Muschelhörnern gefeiert werden. Die Geburt eines Mädchens wird bisweilen gefürchtet. Das Verhältnis von Mädchen und Jungen bei den Geburten liegt bei 100:107. Nach der Geburt verläßt die Mutter 40 Tage lang nicht das Haus und braucht in dieser Zeit auch nicht zu arbeiten.

Die Hebamme bekommt eine Belohnung, etwa einen Sari, oder sie wird zum Essen eingeladen. Traditionelle Hebammen heißen Dai. Sie haben unterschiedlich viel Erfahrungswissen und werden von älteren Kolleginnen in diese Tätigkeit eingeführt.

▶ **Sterben und Tod:** Rituell werden Leichname am Ganges verbrannt. In Indien glaubt man an den Kreislauf von Leben, Tod und Wiedergeburt. Daher ist der Tod nicht mit Angst besetzt, sondern wird als Chance auf ein neues Leben gesehen, in dem man durch gute Taten die Befreiung aus diesem Kreislauf erlangen kann.

Hinduistische Patienten sprechen nur indirekt von ihrem eigenen Tod und nehmen ihn als Gottes Wille hin. Ein Sterbender will oft bei klarem Bewußtsein in den Tod gehen. Für die Familie muß zeitlich und räumlich eine Möglichkeit zum Beten bestehen, denn das Gebet hilft ihr, mit Anspannung und Angst umzugehen.

Ein hinduistischer Priester oder sonst ein Anwesender kann dabei aus den heiligen Sanskrit-Büchern lesen. Manche Priester binden Schnüre, die eine Segnung symbolisieren, um den Hals oder das Handgelenk des Sterbenden und gießen anschließend Wasser in den Mund des Verstorbenen. Familien wünschen oft nicht, daß Nicht-Hindus den Leichnam berühren und waschen ihn dann selbst. Bluttransfusionen, Autopsien und Organtransplantationen sind erlaubt. Feuerbestattung wird bevorzugt.

Körperliche Elemente des Lebens

▶ **Ernährung und Ausscheidung:** Viele Inder sind Vegetarier. Das kann bedeuten, daß sie auch an Orten, an denen nur hin und wieder Fleisch zubereitet wird, nicht essen. Das Rind ist ein heiliges Tier, daher essen Hindus kein Rindfleisch. Alkohol ist größtenteils verpönt, und orthodoxe Hindus lehnen ihn strikt ab. Moslems, die größte Minderheit in Indien, essen kein Schweinefleisch.

Grundnahrungsmittel sind Reis im Süden und Weizenfladen (Chappatti) im Norden. Das Essen ist oft sehr scharf. Die vegetarische Küche enthält viele Rezepte für Hülsenfrüchte. Arme essen vor allem Chappatti, Reis und Dal (ein Linsengericht) mit Chili. Die ländliche Küche ist extrem scharf. Gegessen wird mit den Fingern der rechten Hand, die linke Hand wird nach dem Stuhlgang zur Reinigung benutzt und gilt daher als unrein. Vor und nach dem Essen wäscht man sich die Hände.

Säuglinge erhalten während der ersten drei Lebenstage traditionell nur Wasser, danach Muttermilch zu trinken. Das Kolostrum gilt oft als giftig. Gestillt wird nach den Bedürfnissen des Kindes und oft bis zum Alter von drei Jahren. Zwischen sechs Monaten und einem Jahr beginnt man zuzufüttern.

Die Ausscheidung geschieht in der Hocke. Man reinigt sich mit Wasser, Papier wird nicht benutzt.

▶ **Körperpflege und Kleidung:** Die Inder schätzen persönliche Hygiene höher ein als öffentliche. Sie waschen sich oft mehrmals am Tag und ziehen täglich frische Wäsche an, selbst in den Slums. Pilger nehmen im Ganges rituelle Waschungen vor.

Beim Betreten eines Hauses oder einer Wohnung muß man die Schuhe ausziehen. Der traditionelle Dhoti (ein langes weißes, um die Taille gebundenes Tuch) ist auf dem Lande als Kleidung für Männer noch weit verbreitet. In den Städten tragen Männer meist europäische Kleidung oder Varianten. Frauen tragen sowohl in der Stadt als auch auf dem Land einen Sari. Bloße Oberarme und Schultern gelten als unanständig.

Die Religion der Sikhs verbietet es, jedwede Körperbehaarung abzuschneiden.

▶ **Zeitempfinden und Regeneration:** Mit der Uhrzeit nimmt man es nicht so genau und fordert sich gegenseitig auf, sich mehr Zeit zu nehmen. Das Zeitverständnis ist eher zyklisch als linear. Die Zeitperspektive reicht nur minimal in die Zukunft. Man ist eher an der Vergangenheit orientiert.

Das Wohnzimmer dient oft auch als Schlafzimmer.

▶ **Schmerz:** Schmerz wird still hingenommen. Leiden gehört zum Leben, es wird daher nicht viel Aufhebens gemacht. Schmerzmittel und schmerzlindernde Maßnahmen werden akzeptiert, aber manche Menschen schämen sich, wenn sie sie brauchen.

Literatur

Breuer, Gerlinde: Ernährung als Beitrag zum Basisgesundheitsdienst, unveröffentlichter ASA-Bericht. Carl-Duisberg-Gesellschaft, Berlin, 1990

Dhamankar, A.: Verhalten in Indien. Arbeitsmaterialien für den landeskundlichen Unterricht aus der Reihe „Verhaltenspapiere", Heft 4. Deutsche Stiftung für internationale Entwicklung – Zentralstelle für Auslandskunde, Bad Honnef, 1991

Dornaus, Heike: Ushagaran Trust – Gemeinwesenarbeit, unveröffentlichter ASA-Bericht. Carl-Duisberg-Gesellschaft, Berlin, 1995

Geissler, Elaine M.: Pocket Guide to cultural assessment. 2nd edition, Mosby, St. Louis, 1989

Giger/Davidhizar: Transcultural Nursing. Assessment and Intervention. 2nd edition, Mosby, St. Louis, 1995

Hecht-El Minshawi, Beatrice: Zu Gast in Indien. Fettnäpfchen und wie man sie vermeidet. Fischer Ratgeber, Frankfurt a. M., März 1998

Karmi, Ghada: The Ethnic Health Handbook. A Factfile for Health Care Professionals. Blackwell Science, Oxford, 1996

Meyer, Elisabeth: Gemeinwesenarbeit. Ein Praxissemester der Sozialarbeit in einem Gesundheitszentrum West Bengalens, unveröffentlichter ASA-Bericht. Carl-Duisberg-Gesellschaft, Berlin, 1995

Schwägerl, Gebhard: Unberührbar: Apartheid auf indisch. Zur Situation der Dalits und der Dalitbewegung in Indien. Horlemann, Bad Honnef, 1995

Stukenberg, Thomas: Integrierte ländliche Entwicklung in Tamil Nadu/Südindien, unveröffentlichter ASA-Bericht. Carl-Duisberg-Gesellschaft, Berlin, 1989

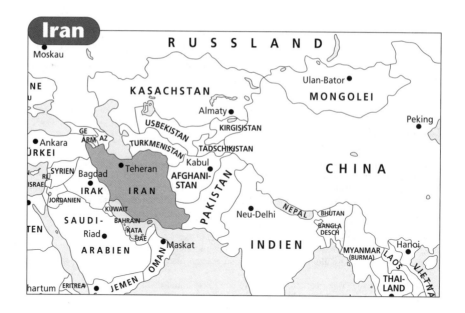

Geographie und Demographie

Lage:	westasiatisches, von hohen Gebirgszügen umgebenes Land mit Wüstenbecken.
Hauptstadt:	Teheran.
Amtssprache(n)/ Sprache(n):	Persisch (Farsi) – 50 % der Bevölkerung sprechen Persisch (z. T. Dialekte), z. T. neben anderen iranischen Sprachen wie Gilaki und Mazanderani; weitere iranische Sprachen: 10 % Luri, 8 % Kurdisch, 1 % Balutschi; dazu Turksprachen: 20 % Aserbaidschanisch, 2 % Turkmenisch; außerdem Arabisch, Armenisch.
Bevölkerung:	58,11 Mio. (1992) – 50 % Perser, 20 % Aserbaidschaner, 10 % Luren und Bachtiaren, 8 % Kurden, 2 % Araber, 2 % Turkmenen, ferner Balutschen, Armenier u. a.
Städtische Bevölkerung:	58 % (1993).
Bevölkerung in absoluter Armut:	keine Angaben.
Bevölkerungswachstum:	3,6 % (1985–1993) – Geburten-/Sterbeziffer 3,5 %/0,7 % (1993).
Religion(en):	99 % Muslime (Islam ist Staatsreligion), etwa 360.000 Christen (vor allem armenisch-apostolische Kirche; syrische Kirchen, sogenannte Nestorianer u. a.); ferner Minderheiten von Juden, Parsen, Mandäern; Bahai-Religion verboten (1992).
Analphabeten:	46 % (1990).
Klima:	vorwiegend Wüste bzw. Halbwüste (zentralpersisches Wüstenbecken) bzw. Relieflandschaft (Hochland, Gebirgszüge), daher verbreitet Steppenklima (Sommerdürre), Einfluß des mediterranen Klimas in den nordöstlichen und nördlichen Landesteilen, Abnahme der Niederschläge von West nach Ost bzw. Süd, gleichzei-

	tig Zunahme der Trockenmonate. Teheran: max. 27,7 (bis 42,8) °C, min. 5,0 (bis -20,5) °C; Jahresniederschlag 246 mm an 30 Tagen; relative Feuchte: keine Angaben.
Einwohner je Arzt:	2863 (1987).
Geburten je Frau:	keine Angaben.
Säuglingssterblichkeit:	3,5 % (1993).
Kindersterblichkeit:	5,4 % (1993).
Lebenserwartung:	68 Jahre (1993).
Kalorien-/ Proteinverbrauch:	3022 (1988–1990)/84,3 g (o. J.).
Staatliche Kinderschutzimpfungen:	OPV bei der Geburt, OPV-1 mit 2 Monaten, OPV-2 mit 4 Monaten, OPV-3 mit 6 Monaten.
Infektionskrankheiten:	AIDS, Amöbiasis, Ankylostomiase, Anthrax, Ascariasis, Brucellose, Cholera, Dientamöbiasis, Echinokokkose, bakterielle und virale Enteritis, Enterobiose, Faszioliasis, Fleckfieber, Giardiasis, Hantaan-Virusinfektion, Hepatitis A und B, Histoplasmose, Hymenolepiasis, Isosporiasis und Sarkozystiasis, Krim-Kongo-hämorrhagisches Fieber, kutane Myiasen, kutane Larva migrans, Leishmaniase, Lepra, Malaria, Melioidose, Meningokokkenmeningitis, Myzetome, Pest, Phlebotomusfieber, Pneumozystose, Poliomyelitis, Q-Fieber, Rhinosporidiose, Rückfallfieber, Scabies, Schistosomiasis, Strongyloidiasis, Taeniasis saginata, Tetanus, Tollwut, Toxoplasmose, Trachom, Trichinellose, Trichostrongyliase, Trichuriasis, Typhus.
In Deutschland:	104.077 Personen (1994).
Botschaft:	Godesberger Allee 133–137, 53175 Bonn, Tel. 0228/81610.

Gesundheit und Krankheit

Viele Flüchtlinge aus dem Iran leiden unter psychischen und physischen Folgen der dort erlittenen Verfolgung. Manche wurden gefoltert, andere leben in ständiger Angst vor dem iranischen Sicherheitssystem.

▶ **Vorstellungen/Definition von Gesundheit und Krankheit:** Eine körperlich robuste Person wird als gesund angesehen. Angst, Ärger oder Trauer, die mit Herzklopfen einhergehen, können als „Herzleiden" beschrieben werden. Die Ursachen können auch in Heimweh oder unlösbaren Problemen liegen.

▶ **Vorstellungen über die Ursachen von Erkrankungen:** In der Bevölkerung bestehen nebeneinander verschiedene Vorstellungen über die Ursachen von Krankheiten. Unter anderem können der böse Blick oder ein falsches Verhältnis zwischen Heiß und Kalt im Körper dafür verantwortlich sein, daß ein Mensch erkrankt. Siehe dazu auch Afghanistan, Korea, Tunesien, China, Syrien.

„Naharati" ist ein Oberbegriff zur Benennung einer breiten Palette undifferenzierter Mißempfindungen, wie etwa Niedergeschlagenheit, Unruhe, Nervosität, Enttäuschung oder allgemeines Unwohlsein. „Naharati" wird oft nonverbal durch

Schweigen, Weinen oder das Verweigern von Essen ausgedrückt. Wenn Iraner ihren Zustand nicht beschreiben können, somatisieren sie ihn oft, um so zu erreichen, daß er anerkannt und verstanden wird. Der Grund für „Naharati" kann persönlicher, sozialer, spiritueller oder psychischer Natur sein. „Naharati" als Ergebnis von Angst, des bösen Blicks oder von Dschinns (bösen Geistern; s. Marokko) läßt sich mit religiösen Mitteln heilen. Wird die Ursache in Problemen des Blutes, der Nerven oder einer Störung der körperlichen Ausgewogenheit gesehen, kann man „Naharati" mit Kräutern oder Biomedizin heilen.

Angst oder Schreck können die Gesundheit schädigen. Angst löst extreme Erschöpfung mit Fieber und Schüttelfrost aus.

▶ **Vorbeugung von Krankheiten:** Vorsorgemaßnahmen bilden einen wichtigen Bestandteil der traditionellen iranischen Medizin.

Einem Kompliment muß die Formel „… im Namen Gottes" hinzugefügt werden, sonst lenkt man unabsichtlich den bösen Blick auf die betreffende Person. Aus dem gleichen magischen Grund darf auch ein Kind nicht allzu sehr gelobt werden.

▶ **Erhaltung von Gesundheit:** Ausgewogenheit zwischen Heiß und Kalt im Körper ist wichtig und kann durch „heiße" oder „kalte" Lebensmittel hergestellt werden. Alle Lebensmittel werden einer dieser beiden Kategorien zugeordnet.

▶ **Vorherrschende Behandlungspraxis:** Biomedizinische und magisch-religiöse Behandlungsmethoden werden praktiziert. Vor allem sehr religiöse oder abergläubische Menschen suchen traditionelle Heiler auf.

Viele Patienten halten Injektionen für effektiver als die orale Medikation und bevorzugen sie daher. Beim Arztbesuch wird ein Rezept erwartet, sonst fühlt sich der Patient unter Umständen nicht angemessen behandelt.

Kräutermedizin wird angewandt, um sich bei unangenehmen Symptomen Erleichterung zu verschaffen.

▶ **Soziale Unterstützung (bei der Therapie):** Die Rolle des Patienten ist passiv. Schlechte Nachrichten enthält man ihm vor. Ein Patient wird oft von einer oder mehreren Personen begleitet, die auch bei Untersuchungen anwesend sein wollen. Sie beantworten auch Fragen für den Patienten. Die älteste anwesende Person muß in das Gespräch einbezogen werden. Die Fürsorge der Familienmitglieder wird demonstriert durch forderndes Auftreten und extreme Besorgnis und Aufmerksamkeit gegenüber dem Patienten.

▶ **Umgang mit Behinderten:** Der islamische Moralkodex gebietet Mitleid mit den Armen und Kranken und entsprechende Hilfeleistungen. Psychische Krankheiten sind jedoch extrem stigmatisiert. Vor 1979 versteckte eine Familie ihr behindertes Mitglied aus Scham und weil kaum Behandlungsmöglichkeiten zur Verfügung standen. Heute gibt es Physiotherapie, Musiktherapie und andere Rehabilitationsmaßnahmen, mit denen versucht wird, Behinderte in das allgemeine gesellschaftliche Leben zu integrieren. Nichtbehinderte nehmen unterschiedliche Haltungen ein, die von ablehnend und peinlich berührt bis zu Offenheit und Hilfsbereitschaft reichen.

Soziale Elemente des Lebens

▶ **Kommunikation:** Es gibt viele Verhaltensvorschriften, die immer genau befolgt werden müssen und niemals übertreten oder mißachtet werden dürfen. Gleiches gilt für bestimmte Formulierungen im Gesprächsablauf, die verpflichtend vorgeschrieben sind. Dieses System, „ta'arof" genannt, gilt vor allem unter Fremden.

Wiederholungen dienen im Gespräch dazu, dem eigenen Anliegen Gewicht zu verleihen. Augenkontakt ist akzeptabel zwischen Gleichgestellten. Stellt hingegen eine Frau direkten Augenkontakt zu einem Mann her, wird dies als Zeichen von Promiskuität und als sexuelle Aufforderung ausgelegt. Gegenseitige Berührungen sind häufig, aber nur unter Personen gleichen Geschlechts. Man steht im Gespräch näher beieinander als in Deutschland und umarmt sich zur Begrüßung und zum Abschied.

Die Geste des nach oben gerichteten Daumens ist eine Beleidigung.

Viele iranische Nachnamen enden auf ‚i", z. B. Tehrani, Husseini und Javadi. Frauen behalten nach der Eheschließung ihren Geburtsnamen, Kinder erhalten jedoch den Nachnamen des Vaters. Vornamen haben meist einen religiösen Ursprung, aber während der Regierungszeit des letzen Schahs kamen kurzzeitig auch alte persische Namen wie Farhad, Parviz, Dariush oder Chosro in Mode.

Bevor ein Anliegen vorgebracht wird, ist es wichtig, durch Plaudern und Erkundigungen nach dem Befinden des Gesprächspartners und dessen Familie eine harmonische, positive Beziehung herzustellen.

Aggressives, hartes und sogar aufdringliches Verhalten gelten als akzeptabel, um sich gute Behandlung zu sichern. Manchmal stimmt der Patient dem Arzt zu, um peinliche Situationen zu vermeiden und niemanden in Verlegenheit zu bringen. In der Pflege und bei der Therapie ist es wichtig, Hoffnung und Optimismus zu verbreiten und den Erfolg der Behandlung in den Vordergrund zu stellen.

▶ **Coping und Selbstkonzept:** Der Iran ist ein islamisches Land. Zu islamischen Gesellschaften siehe auch Afghanistan, Ägypten, Albanien, Algerien, Jordanien, die Länder des ehemaligen Jugoslawien, Libanon, Marokko, Pakistan, Syrien, Tunesien und die Türkei. Die Iraner sind meist Schiiten, nur etwa 10 % sind Sunniten. Der Glaube ist für die Menschen eine Quelle der Kraft, besonders in schweren Zeiten. Die fünf Säulen des Islam sind das Glaubensbekenntnis, die täglichen Gebete, das Fasten im Fastenmonat, das Almosengeben und die Pilgerfahrt nach Mekka.

Die Einbindung in die Familie ist die Voraussetzung und Grundlage des seelischen Gleichgewichts jedes einzelnen. Ein trauriger Mensch gilt als tiefgründig, empfindsam und nachdenklich und hat damit sehr geschätzte Charaktereigenschaften.

Der Iran ist ein multiethnisches Land, in dem die Perser die größte Gruppe bilden.

Bei Behandlungen und Maßnahmen im Intimbereich ist es wichtig, daß Arzt bzw. Pflegekraft dasselbe Geschlecht haben, wie der Patient. Iranische Ärzte sehen auf Krankenschwestern herab. Pflegekräfte sind nur dazu da, ärztliche Anordnungen auszuführen.

▶ **Rollen und Beziehungen:** Im Iran herrscht eine stark patriarchalische Gesellschaft. Von Kindern wird erwartet, daß sie sich der Autorität des Vaters beugen. Die Familie ist wichtiger als der Einzelne, der stark an sie gebunden ist. Es besteht ein System gegenseitiger finanzieller und moralischer Verpflichtungen.

Auf dem Land leben die Menschen noch in Großfamilien zusammen, in den Großstädten ist diese Struktur in Auflösung begriffen. Verwandtschaftskontakte werden intensiv gepflegt.

Die Ehe ist die einzig denkbare Lebensform, gewollte Ehelosigkeit ist unverständlich.

Väter haben die Kontrolle über die Ressourcen und die Macht der Autorität, während Mütter mehr Kontrolle über die Kindererziehung und Wertevermittlung ausüben. Der Mann ist für die Ernährung der Familie und alle Angelegenheiten außerhalb des Hauses zuständig, die Frau trägt die Hauptlast des Haushalts und der Betreuung der Kinder. Deren Toilettentraining beginnt bisweilen schon mit drei Monaten.

Im Erbrecht ist die Frau dem Mann unterlegen. Sie erbt nur die Hälfte dessen, was ein Mann erbt. In der Regel hat auch nur der Mann das Recht auf Scheidung. Es gibt jedoch die Möglichkeit, im Ehevertrag eine entsprechende Sonderklausel zu vereinbaren.

Den Mädchen wird beigebracht, starr geradeaus zu blicken und niemals Männer anzusehen, wenn sie sich außer Haus befinden. Ab dem fünften Lebensjahr dürfen Jungen und Mädchen nicht mehr miteinander spielen. Jungen werden weniger streng erzogen als Mädchen.

Freigebigkeit und Gastlichkeit innerhalb der Familie und gegenüber Fremden sind oberstes Gebot. Man muß überraschendem Besuch auch zu später Stunde noch eine Mahlzeit vorsetzen. Der regelmäßige Besuch von Familienmitgliedern und die Erwiderung von Besuchen dürfen nicht vernachlässigt werden.

Die Autorität des Arztes wird nicht hinterfragt. Der Patient und seine Familie fragen meist nichts und geben keine Informationen, die als Respektlosigkeit ausgelegt werden könnten. Der Arzt muß erklären, warum er es für nötig hält, persönliche Fragen zu stellen. Männer verweigern u. U. die Behandlung und Pflege durch Ärztinnen oder Krankenschwestern.

▶ **Sexualität und Reproduktion:** Die Frau ist nach islamischer Vorstellung die sexuell Aktive, denn sie weckt Begierde durch ihre Erscheinung. Der Mann reagiert mit sexuellen Handlungen.

Während der Schwangerschaft gelten für die Frau keine Beschränkungen. Wenn eine Frau vermutet, daß sie schwanger ist, kann es sein, daß sie es niemandem sagt, nicht einmal dem Vater des Kindes. Als Vorbereitung auf die Geburt rasieren Frauen bisweilen ihren Körper. Geburten finden vor allem auf dem Land häufig zu Hause statt. Der Ehemann ist dabei nicht anwesend, hält sich aber in der Nähe auf. Geschenke sollen die Frau für die Schmerzen unter der Geburt entschädigen. Für 40 Tage nach der Geburt gelten für die junge Mutter besondere Ernährungsvorschriften.

Gestillt wird etwa zwei Jahre lang, das Abstillen geschieht oft sehr abrupt. Ab dem vierten oder fünften Monat wird zugefüttert. Schnuller sind akzeptabel.

Jungen werden irgendwann zwischen der Geburt und ihrem fünften Geburtstag beschnitten.

▶ **Sterben und Tod:** Man sagt einem Patienten auf keinen Fall, daß er sterbenskrank ist. Ein Muslim sollte bei seinem Tod das islamische Glaubensbekenntnis rezitieren. Wenn er es nicht mehr kann, sollten es seine Angehörigen für ihn tun oder ihm dabei helfen. Nach dem Eintritt des Todes waschen Familienmitglieder den Leichnam nach islamischer Tradition. Am Bett eines Sterbenden darf man keine Trauer zeigen, in Gegenwart des Verstorbenen wird sie jedoch laut und eindringlich zum Ausdruck gebracht. Trauer ist ein wichtiges Thema in der iranischen Gesellschaft und findet ihren Ausdruck in in Poesie, Kunst, Musik und Mythologie.

Organspenden oder Transplantationen werden im Iran praktiziert. Muslimische Ärzte empfehlen jedoch u. U. Transfusionen, um Leben zu retten. Die Autopsie ist ungebräuchlich, da der Leichnam zur Beerdigung unversehrt sein muß. Feuerbestattung ist nicht erlaubt. Bei einem muslimischen Begräbnis wird der Körper in spezielle Tücher gewickelt und ohne Sarg begraben.

Der Tod gilt als Beginn einer neuen spirituellen Existenz und nicht als Ende. Man läßt daher den Toten leicht los, trauert aber trotzdem lange und intensiv um ihn.

Körperliche Elemente des Lebens

▶ **Ernährung und Ausscheidung:** Die Hauptmahlzeit wird mittags eingenommen. Der Verzehr von Schweinefleisch ist im Islam ebenso verboten wie Alkohol oder das Fleisch von Tieren, die nicht nach islamischem Verfahren geschlachtet wurden.

Es wird viel Reis gegessen, dazu gibt es verschiedene Varianten von Fleisch, gekocht oder gegrillt. Frisches Obst, frische Kräuter und Naturjoghurt sind wichtige Bestandteile der iranischen Küche. Die Zubereitung der Speisen ist aufwendig. In armen Familien bekommen oft die Männer das nahrhaftere Essen.

Ramadan ist der Fastenmonat der Muslime. Das Fasten wird allgemein eingehalten und dauert von Sonnenaufgang bis Sonnenuntergang. Dabei darf man weder essen noch trinken. Auch Rauchen oder Parfüm sind verboten. Der Zeitpunkt des abendlichen Fastenbrechens wird in den Medien bekanntgegeben und von den Minaretten ausgerufen. Als Regel gilt für den Beginn gilt, daß ein schwarzer Faden nicht mehr von einem weißen unterscheidbar sein darf. Dann werden viele Köstlichkeiten aufgetischt. Arme oder Minderbemittelte werden mitversorgt. Sehr früh morgens wird dann nach dem Aufstehen noch eine Mahlzeit eingenommen, bevor das Fasten wieder beginnt. Wer kann, legt sich danach noch einmal schlafen. Während des Ramadan sind die Menschen tagsüber oft gereizt und erschöpft, abends dagegen fröhlich und ausgelassen. Kranke, Alte und Reisende sind vom Fasten ausgenommen und können statt dessen Almosen geben, oder die verlorenen Tage später nachholen. Kinder beginnen mit 10 Jahren, zunächst ein paar Tage zu fasten. Mit 15 Jahren sind sie dann alt genug, um den ganzen Monat mitzufasten. Der Ramadan schafft ein starkes Gemeinschaftsgefühl und hat Fest- und Feriencharakter. Jedes Jahr verschiebt er sich um ein paar Tage, so daß er stets zu verschiedenen Zeiten im Jahr stattfindet. Den Abschluß des Ramadan bildet das Fest des Fastenbrechens, auch

Zuckerfest genannt, weil es viele Süßigkeiten gibt. Es ist das bedeutendste islamische Fest.

Gegessen wird mit der rechten Hand, da die linke bei der Ausscheidung zum Reinigen verwandt wird und daher als unrein gilt.

▶ **Körperpflege und Kleidung:** Die Reinheit des Körpers und der Seele sind im Islam untrennbar verbunden. Man wäscht sich immer unter fließendem Wasser. Baden in der zugestöpselten Badewanne wird als unhygienisch empfunden. Vor dem Gebet (fünf Mal am Tag) sind jeweils rituelle Waschungen vorgeschrieben.

Durch die Berührung mit etwas Unreinem kann man rituell unrein werden und muß sich waschen. Je nach dem Grad der Verunreinigung gilt dies für einzelne Körperteile oder für den ganzen Körper.

Mädchen aus traditionsbewußten Familien tragen ab dem siebten Lebensjahr oder sogar schon früher den Schleier.

▶ **Zeitempfinden und Regeneration:** Pünktlichkeit ist nicht so wichtig. Ausgenommen sind Kontakte auf geschäftlicher Ebene, die in der Regel pünktlich wahrgenommen werden.

▶ **Schmerz:** Schmerz wird laut zum Ausdruck gebracht. Frauen schreien während der Wehen. Männer ertragen Schmerz meist stoischer als Frauen. Manche Menschen glauben, daß Leiden in dieser Welt einen Platz im Himmel sichert.

Literatur

Bliss, Frank: Islam im Alltag. Die von Mohammed gestiftete Religion wird zum neuen Feindbild. Lamuv Verlag, Göttingen, 1994

Deutsches Rotes Kreuz: „Du, oh beruhigte Seele ..." Zum Umgang mit Tod und Trauer bei Muslimen in Krankenhäusern. Berlin, 1998

Geissler, Elaine M.: Pocket Guide to cultural assessment. 2nd edition, Mosby, St. Louis, 1989

Heine, Peter: Kulturknigge für Nichtmuslime. Ein Ratgeber für alle Bereiche des Alltags. Herder Spektrum, Freiburg, 1996

Karmi, Ghada: The Ethnic Health Handbook. A Factfile for Health Care Professionals. Blackwell Science, Oxford, 1996

Spector, Rachel, E.: Cultural Diversity in Health and Illness. 4th edition, Appleton & Lange, Stamford, CT, 1996

Schmalz-Jacobsen, Cornelia und Hansen, Georg (Hrsg.): Ethnische Minderheiten in der Bundesrepublik Deutschland. Ein Lexikon. C. H. Beck, München, 1995

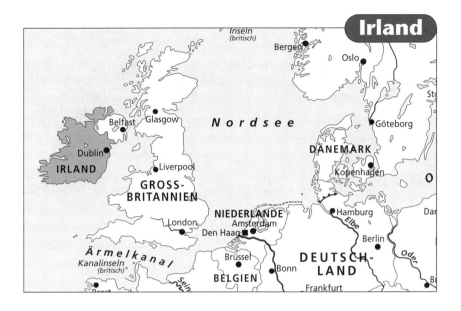

Geographie und Demographie

Lage:	Republik auf der gleichnamigen Insel der Britischen Inseln; unabhängig seit 1937.
Hauptstadt:	Dublin.
Amtssprache(n)/ Sprache(n):	Irisch und Englisch.
Bevölkerung:	3,52 Mio. (1991).
Städtische Bevölkerung:	57 % (1993).
Bevölkerung in absoluter Armut:	keine Angaben.
Bevölkerungswachstum:	0,0 % (1985–1993) – Geburten-/Sterbeziffer 1,5 %/0,9 % (1993).
Religion(en):	87,8 % Katholiken, 3,2 % Anglikaner (Church of Ireland), 0,8 % Juden, 0,5 % Presbyterianer (1991).
Analphabeten:	1 % (1992).
Klima:	ausgeprägt ozeanisch, starke Abnahme der Niederschläge von West nach Ost, Herbst- und Winterstürme, mildere Temperaturen im Januar (Golfstrom), kühle Sommer. Dublin: wärmster Monat 15,0 °C (Juli), kältester Monat 4,5 °C (Jan.); Jahresniederschlag 769 mm an 132 Tagen; relative Feuchte 79 %.
Einwohner je Arzt:	656 (1988).
Geburten je Frau:	2,50 (1990).
Säuglingssterblichkeit:	0,7 % (1993).
Kindersterblichkeit:	0,8 % (1993).
Lebenserwartung:	75 Jahre (1993).
Kalorien-/ Proteinverbrauch:	3952 (1988–1990)/104,2 g (o. J.).

Staatliche Kinder-schutzimpfungen:	DPT mit 3, 4 und 8 Monaten; DT mit 5 Jahren. TOPV mit 3, 4, 8 Monaten und 5 Jahren. MMR mit 15 Monaten. Tbc-Impfung bei der Geburt und nach 12 und 14 Jahren bei Reaktionsfreiheit. Röteln zwischen 10 und 14 Jahren.
Infektionskrankheiten:	AIDS, Ascariasis, Babesiose, Echinokokkose, bakterielle und virale Enteritis, Enterobiose, penicillinresistente Gonorrhö, Hepatitis A und B, Kryptosporidiose, kutane Myiasen, kutane Larva migrans, Lyme-Krankheit, Meningokokkenmeningitis, Taeniasis saginata, Tetanus, Toxokariasis, Toxoplasmose, Trichinellose, Typhus.
In Deutschland:	14.949 Personen (1994).
Botschaft:	Godesberger Allee 119, 53175 Bonn, Tel. 0228/959290.

Gesundheit und Krankheit

Es besteht eine starke Neigung zum Alkoholabusus.

▶ **Vorstellungen/Definition von Gesundheit und Krankheit:** Körperliche und psychische Beschwerden werden meist ignoriert oder geleugnet, solange man seinen täglichen Pflichten noch nachkommen kann. Oft ist die Symptomatik bereits stark ausgeprägt, bevor der Patient zum Arzt geht.

▶ **Vorstellungen über die Ursachen von Erkrankungen:** Beschwerden werden oft in die Augen, die Ohren oder den Hals lokalisiert.

▶ **Vorbeugung von Krankheiten:** Manche Menschen tragen geweihte Anhänger zum Schutz vor Krankheiten, die ihnen auch Kraft verleihen sowie Trost spenden und Schutz geben sollen. Ein Säckchen mit Kampfer um den Hals schützt vor Grippe und Erkältung. Man sollte niemals nachts in einen Spiegel sehen und Schranktüren immer schließen, um böse Geister am Eindringen in den Körper zu hindern. Eine starke, liebevolle Familie gilt als der beste Schutz vor Krankheiten.

▶ **Erhaltung von Gesundheit:** Gesundheitsvorsorge gewinnt zunehmend an Bedeutung. Am Heilungsprozeß selbst arbeiten die Patienten jedoch oft nicht aktiv mit. Manche Menschen sind der Überzeugung, man müsse zielorientiert sein und einen starken religiösen Glauben haben, um gesund zu bleiben.

Mäßigkeit bei der Ernährung gilt als gute Methode zur Erhaltung der Gesundheit. In jedem Fall sollte in Ruhe gegessen werden, selbst wenn dadurch Verspätungen bei anderen Verpflichtungen eintreten. Oft werden zusätzlich Vitamine eingenommen.

▶ **Vorherrschende Behandlungspraxis:** Die durchschnittliche stationäre Verweildauer ist besonders kurz, und der Medikamentenkonsum ist gering. Man behandelt nur akute Krankheiten. Viele Menschen versuchen zunächst einmal, sich mit Hausmitteln selbst zu behandeln, bevor sie einen Arzt aufsuchen.

◗ **Soziale Unterstützung (bei der Therapie):** Die Patienten haben oft das Bedürfnis, von Familienmitgliedern umgeben zu sein. Wer krank ist, braucht seinen üblichen Pflichten nicht mehr nachzukommen und wird von den anderen umsorgt, bis er wieder gesund ist.

◗ **Umgang mit Behinderten:** Früher wurden geistig und körperlich Behinderte ausschließlich von der Familie versorgt.

Soziale Elemente des Lebens

◗ **Kommunikation:** Die offizielle Sprache in Irland ist Irisch (Gälisch). Englisch ist die zweite Amtssprache und wird überall gesprochen. Etwa ein Drittel der Bevölkerung spricht beide Sprachen.

Man liebt Wortspiele, Spott und Rätsel. Über Abwesende zu klatschen ist ein beliebter Zeitvertreib, der aber nicht ernst genommen werden sollte. Auch Zusagen müssen nicht unbedingt eingehalten werden. Es ist nicht höflich, etwas rundheraus zu verneinen. Statt dessen laviert man um das Thema herum oder schwindelt sogar. Beliebte Formulierungen sind auch: „Ich fürchte, zur Zeit ist es schwierig …“ Oder: „Ich will mich gerne bemühen, es scheint aber …“ Wichtig ist vor allem, nett zueinander zu sein.

Iren sind kontaktfreudig, sie können gut reden und sich interessant unterhalten. Sie sind an Schicksalen anderer Menschen interessiert und nehmen Anteil an jedem freudigen oder traurigen Ereignis. Zu Beginn eines Gesprächs wird nach gemeinsamen Bekannten gesucht, und schon nach kurzer Zeit spricht man sich mit dem Vornamen an. Beliebt sind blumige Ausdrucksweisen. Dies kann gegenüber dem Arzt oder der Pflegekraft dazu führen, daß Patienten ihren Zustand zwar sehr wortreich aber nicht unbedingt genau beschreiben. Gefühle, vor allem Liebe und Zuneigung, werden kaum mit Worten ausgedrückt, sondern nonverbal durch Fürsorge.

Im Gespräch ist es besonders wichtig, direkten Blickkontakt herzustellen. Wer ihn vermeidet, gilt als respektlos, schuldbewußt oder nicht vertrauenswürdig.

Nur bei ganz feierlichen Anlässen schüttelt man sich zur Begrüßung die Hände. Der Handkuß gilt als taktlos, ebenso die Erwähnung von Körperteilen, speziell derjenigen zwischen Knie und Kinn. Im äußersten Notfall kann man vom „Magen" sprechen, wenn man den Bauch meint. Auch die Toilette wird nicht direkt als solche angesprochen, sondern als „Ort zum Händewaschen" bezeichnet.

Die Menschen sind meist zurückhaltend und sprechen nicht über ihr Inneres. Berührungen sind selten, und körperliche Distanz ist wichtig. Sie wird jedoch nicht nur durch räumlichen Abstand, sondern auch durch innere Barrieren hergestellt. Gesten sind selten, aber die ist Mimik ist lebhaft, und man lächelt oft. Lächeln ist auch ein Ausdruck, mit dem Schwierigkeiten begegnet wird.

Mac vor einem Familiennamen bedeutet „Sohn des …", der Buchstabe O vor einem Namen steht für „Nachkomme von …".

◗ **Coping und Selbstkonzept:** In Irland sind 93 % der Bevölkerung katholisch.

Die meisten von ihnen gehen regelmäßig zum Gottesdienst. Der Glaube ist besonders in schweren Zeiten eine Quelle der Kraft, und Geistliche werden sehr geachtet.

Die Iren haben strenge Moralvorstellungen, und der Mensch gilt als sehr anfällig für die Sünde. Viele stehen dem Leben fatalistisch gegenüber. Humor und die Fähigkeit, über sich selbst zu lachen, helfen ihnen über Schwierigkeiten hinweg und die Lebensweise ist insgesamt entspannt. Männer trinken oft viel Alkohol.

Körperliche Stärke und Ausdauer, Arbeit und Arbeitsfähigkeit sowie Kinder und die Fähigkeit, für sie sorgen und ihnen eine gute Ausbildung bieten zu können, sind wichtige Werte für das Selbstbild. Man ist stolz, wenn die Ausbildung der Kinder zu einem angesehenen sozioökonomischen Status führt.

▶ **Rollen und Beziehungen:** Die Bindung an die Familie ist wichtig für den Einzelnen, der sich ihr über Generationen hinweg verpflichtet fühlt. Innerhalb der Verwandtschaft sieht man sich nicht unbedingt regelmäßig, ist aber bei Bedarf immer füreinander da. Traditionen werden ebenso respektiert wie alte Menschen, die man wegen ihrer Lebenserfahrung achtet und um Rat fragt. Die Familienstruktur ist hierarchisch und patriarchalisch, mit dem Mann als Familienoberhaupt. Die Frau ordnet sich ihm unter und ist für Haushalt und Kindererziehung zuständig. Innerhalb des Hauses hat jedoch sie das Sagen und regiert die Familie.

Das Heiratsalter hat sich in den letzten Jahrzehnten um mehrere Jahre gesenkt. Auf Antrag kann die Ehefrau bei der Heirat ihren Mädchennamen beibehalten. Ehelosigkeit und uneheliche Kinder sind nicht mehr so stark stigmatisiert, wie noch in jüngster Vergangenheit. Ehescheidung ist nicht möglich, sondern nur ein Getrenntleben.

Etwa 40 % aller Ehepaare haben drei oder mehr Kinder, die umsorgt und gehütet und zur Unabhängigkeit und Eigenverantwortlichkeit erzogen werden. Sie sollen diszipliniert sein und ihre Eltern und alle älteren Menschen respektieren und ihnen gehorchen.

Von klein auf leben die Menschen in Irland auf engem Raum miteinander, daher wird Alleinsein als unerträglich empfunden. Man sucht überall und immer Kontakt und hat ein soziales Netz von bis zu 100 Personen. Diesen Menschen fühlt man sich solidarisch verbunden und ist auch immer für sie da.

Pflegepersonen werden in ihrer Professionalität manchmal nicht ernstgenommen. Ihr Beruf gilt indessen als erstrebenswert, und man ist stolz, z. B. eine Krankenschwester in der Familie zu haben

▶ **Sexualität und Reproduktion:** In Irland gibt es mehr Männer als Frauen. Letztere sehen Geschlechtsverkehr bisweilen nur als eheliche Pflicht an, der sie gewissenhaft nachkommen, ohne jedoch eigene Wünsche damit zu verbinden. Die einzigen erlaubten Verhütungsmethoden sind Abstinenz und die natürliche Verhütung. Abtreibungen sind verboten und gelten als moralisch verwerflich.

Schwangere müssen auf ausgewogene Ernährung achten, sonst könnte der Fötus Schaden nehmen. Während der Schwangerschaft sollte eine Frau die Hände nicht über den Kopf heben, denn dies könnte die Nabelschnur veranlassen, sich um den Hals des Fötus zu legen. Manche glauben, Schwangere dürften keine schlimmen Erlebnisse haben oder beobachten, sonst entstünden Anomalien beim Baby.

Eine Wöchnerin sollte nicht mit nassen Haaren oder Füßen ins Bett gehen, davon kann sie krank werden. Der Erziehungsurlaub dauert 14 Wochen.

Homosexualität ist gesetzlich verboten.

▶ **Sterben und Tod:** Man hat eine fatalistische Einstellung zum Tod und akzeptiert dessen Unausweichlichkeit. Am Bett eines Sterbenden sollte sich dessen Familie einfinden. Der Brauch der Totenwache diente ursprünglich dazu, böse Geister vom Verstorbenen fernzuhalten, heutzutage ist er ein religiöses Ritual.

Zur Beerdigung, an der oft hunderte von Menschen teilnehmen, kommen die Familie und Freunde. Die Länge des Leichenzugs zeigt, wie angesehen der Verstorbene in der Gemeinde war. Zieht ein Trauerzug durch die Straßen, wird als Zeichen des Respekts in den Geschäften das Licht ausgemacht oder ein Rollo heruntergezogen, Passanten auf der Straße bekreuzigen sich, und Männer nehmen ihren Hut ab.

Körperliche Elemente des Lebens

▶ **Ernährung und Ausscheidung:** Man ißt viel Kartoffeln. Ale, eine Biersorte, wird gern getrunken, Mineralwasser hingegen kaum. Lamm, Hammel, Schwein und Geflügel sind die häufigsten Fleischsorten. Man ißt auch gerne Fisch. Hafer ist ein beliebtes Getreide und wird als Hafergrütze zum Frühstück gegessen. Weitere beliebte Gerichte sind Hammelsuppe, Kartoffelkuchen, Rüben mit Schinken, gefüllter Lachs, Dublin coddle (Schinken und Schweinswürste gekocht), Irish Stew (Eintopf), Sankt-Michael-Gans (mit einer Kartoffel- und Schinkenfarce). Das Essen ist fett- und cholesterinreich.

Während des Essens kommt die Familie zusammen, man erzählt sich Erlebnisse und bespricht Familienangelegenheiten.

▶ **Körperpflege und Kleidung:** Die äußere Erscheinung der Menschen, besonders die Kleidung der Männer, sagt nicht immer etwas über ihren sozialen Stand aus. Kleidung ist nicht unbedingt ein Merkmal für Geld und Erfolg.

▶ **Zeitempfinden und Regeneration:** Die irische Kultur ist vergangenheitsorientiert, man schätzt die Geschichte und seine Vorfahren. Viele Menschen sind aber auch gegenwarts- und zukunftsorientiert. Zeit wird flexibel wahrgenommen und Pünktlichkeit nicht besonders hervorgehoben. Man bleibt abends lange auf und steht nicht gerne früh auf.

▶ **Schmerz:** Schmerz wird nicht geäußert, stoisch ertragen und selten als intensiv beschrieben. Oft ist er von Schuldgefühlen begleitet. Auch vor der Familie und Freunden werden Schmerzen oft verborgen. Nachdem eine Person zugegeben hat, starke Schmerzen zu haben, äußert sie unter Umständen den Wunsch allein zu sein.

Literatur

Geissler, Elaine M.: Pocket Guide to cultural assessment. 2nd edition, Mosby, St. Louis, 1989

Giger/Davidhizar: Transcultural Nursing. Assessment and Intervention. 2nd edition, Mosby, St. Louis, 1995

Internationale Union für Gesundheitserziehung: Gesundheitserziehung in Europa. Organisations-formen, Aktivitäten, Forschungsprojekte, berufliche Ausbildung, Pläne für die Zukunft. Redaktion: Annette Kaplun und Rosmarie Erben, Internationales Journal für Gesundheits-erziehung, Genf, 1980

Mermet, Gérard: Die Europäer. Länder, Leute, Leidenschaften. dtv Sachbuch, München, 1993

Tieger, Manfred P.: Irland, Beck'sche Reihe 801, Länder, Beck'sche Verlagsbuchhandlung, München, 1996

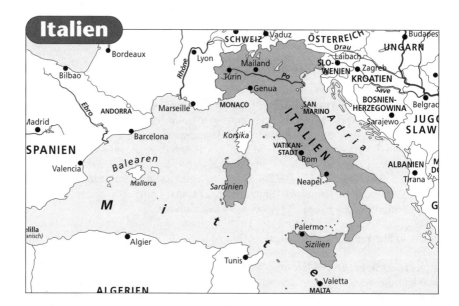

Geographie und Demographie

Lage:	Die geographisch wichtigsten Einheiten sind die Apenninenhalb-insel, Sizilien und Sardinien.
Hauptstadt:	Rom.
Amtssprache(n)/ Sprache(n):	Italienisch, regional Deutsch und Französisch – Italienisch, dane-ben regional begrenzt Sardisch, Deutsch (Trentino-Südtirol), Französisch-Provenzalisch (Aosta-Tal), Ladinisch (teilweise Schulsprache in Trentino-Südtirol), Slowenisch (Triest und Gori-zia), Friaulisch (Friaul); außerdem noch Albanisch, Griechisch und Katalanisch.

Bevölkerung:	56,78 Mio. (1991) – 94 % Italiener (darunter 1,5 Mio. Sarden, 750.000 Rätoromanen, 300.000 Deutschsprachige, 200.000 Franko-Provenzalen); außerdem 90.000 Albaner, 53.000 Slowenen, 15.000 Griechen; ferner 927.200 Ausländer (1993).
Städtische Bevölkerung:	67 % (1993).
Bevölkerung in absoluter Armut:	keine Angaben.
Bevölkerungswachstum:	0,2 % (1985–1993) – Geburten-/Sterbeziffer 1,0 %/1,0 % (1993).
Religion(en):	über 90 % Katholiken; 50.000 Protestanten, 35.000 Juden (o. J.).
Analphabeten:	3 % (1992).
Klima:	vorwiegend subtropisch-mediterran (winterfeucht, sommertrocken), Po-Ebene und nördliche Apenninen gemäßigt feucht. Rom: wärmster Monat 24,7 °C (Juli), kältester Monat 6,9 °C (Jan.); Jahresniederschlag 874 mm an 70 Tagen; relative Feuchte 69 %.
Einwohner je Arzt:	233 (1986).
Geburten je Frau:	1,32 (1990).
Säuglingssterblichkeit:	0,8 % (1993).
Kindersterblichkeit:	0,9 % (1993).
Lebenserwartung:	78 Jahre (1993).
Kalorien-/ Proteinverbrauch:	3498 (1988–1990)/98,2 g (o. J.).
Staatliche Kinderschutzimpfungen:	DT/DPT mit 3 und zwischen 4 und 6 Monaten; DTP zwischen 5 und 7 Monaten; DT zwischen 11 und 13 Monaten und zwischen 5 und 7 Jahren; OPV oder IPV mit 3 Monaten, zwischen 4 und 6 Monaten, zwischen 5 und 7 Monaten und zwischen 11 und 13 Monaten sowie mit 3 Jahren. Hepatitis B mit 3 Monaten, zwischen 4 und 6 Monaten und zwischen 11 und 13 Monaten, wenn die Mutter positiv ist; Masernimpfung zwischen 11 und 13 Monaten, Impfung gegen Röteln für Mädchen und gegen Mumps für Jungen zwischen 9 und 12 Jahren.
Infektionskrankheiten:	AIDS, Amöbiasis, Ankylostomiase, Anthrax, Ascariasis, Brucellose, Cholera, Diphyllobotriose, Dirofilariose, Echinokokkose, bakterielle und virale Enteritis, Enterobiose, Faszioliasis, Fleckfieber, Frühjahr-Sommer-Meningoenzephalitis, Giardiasis, penicillinresistente Gonorrhö, Hepatitis A und B, Histoplasmose, Hymenolepiasis, Isosporiasis und Sarkozystiasis, Kryptosporidiose, kutane Myiasen, kutane Larva migrans, Legionellose, Leishmaniase, Leptospirosen, Lyme-Krankheit, Lymphogranuloma inguinale, Meningokokkenmeningitis, Myzetome, Phlebotomusfieber, Poliomyelitis, Q-Fieber, Rhinosporidiose, Scabies, Strongyloidiasis, Taeniasis saginata, Tetanus, Tollwut, Toxokariasis, Toxoplasmose, Trichinellose, Trichuriasis, Tularämie, Typhus, Zeckenbißfieber, Zystizerkose.
In Deutschland:	571.900 Personen (1993).
Botschaft:	Karl-Finkelnburg-Straße 51, 53173 Bonn, Tel. 0228/8220.

Gesundheit und Krankheit

▶ **Vorstellungen/Definition von Gesundheit und Krankheit:** Psychisches Leid wird bisweilen als körperliches Leiden geschildert. So kann die Angst vor Krebs symbolisch sein für die Angst vor dem sozialen und physischen Tod in der Fremde. Eine Unterscheidung zwischen Körper und Psyche ist begrifflich nur zum Teil möglich. Körperlichen Vorgängen wird große Bedeutung beigemessen.

▶ **Vorstellungen über die Ursachen von Erkrankungen:** Vor allem ältere Menschen glauben, daß Krankheiten durch den bösen Blick oder einen Fluch ausgelöst werden. Andere Krankheitsursachen können sein: Windböen, die Krankheiten verbreiten, Verunreinigung, Vererbung, Gottes Wille oder psychosomatische Störungen. Das Unterdrücken von Gefühlen wie Angst und Schuld führt zu Streß und innerem Überdruck, der sich in Krankheit entlädt.

Viele ältere Menschen wollen sich nicht im Krankenhaus behandeln oder gar operieren lassen. Man glaubt, daß die Schnitte, die bei der Operation gemacht werden, zu lange offen bleiben und der betroffene Teil des Körpers zuviel Luft bekommt. Dadurch, heißt es, stirbt man schneller.

Psychische Störungen und Krankheiten werden oft bösen Geistern zugeschrieben, die in den Körper eingedrungen sind. Man vertreibt sie daraus, indem man ihnen den Aufenthalt so unangenehm wie möglich macht.

Die Zahlen 13 und 17 und die Tage Dienstag und Freitag gelten als unglückbringend.

▶ **Vorbeugung von Krankheiten:** Traditionell hängt man Knoblauch oder Zwiebeln im Haus auf oder trägt sie am Körper, um sich vor Krankheiten zu schützen. Schutz vor dem bösen Blick bieten Amulette und magische Symbole, die einem Patienten reichlich Trost spenden können. Gegen einen bösen Fluch hilft das Berühren von Eisen. Wer Weißwein verschüttet, muß einige Tropfen davon aufs Ohr tupfen.

Pflanzen werden viele magische Fähigkeiten zugeschrieben. In der Volksmedizin werden Olivenöl, Limonensaft, Wein, Essig, Knoblauch, Zwiebeln, Salat und Tabak verwandt. Ein Kranz aus Limonenblättern, um den Kopf getragen, hilft gegen Kopfschmerz. Malventee ist gut für Lunge und Magen. Wer Fieber hat, bekommt heiße statt kalter Getränke. Gegen Verdauungsstörungen gibt man Kaffeesatz mit Zucker vermischt. Getreidesprossen können vor bösen Mächten schützen. Manche Mütter benutzen Spucke, um bei Bindehautentzündung die Augen ihrer Kinder damit zu bestreichen. Kahlheit wird mit warmem Kuh-Urin behandelt.

Oft gehen Patienten erst dann zum Arzt, wenn die Symptomatik so stark wird, daß sie sich nicht mehr ignorieren lassen.

▶ **Erhaltung von Gesundheit:** In vielen Familien werden häufig überlieferte Hausmittel zur Gesundheitsvorsorge angewandt. So sollte man beispielsweise jeden Abend vor dem Schlafengehen eine Knoblauchzehe essen, um Atemwegsinfektionen zu vermeiden. Knoblauch, um den Hals getragen, kann auch vor Grippe schützen. Jeden Morgen ein rohes Ei zu schlucken erhält gesund und stark. Frische Gänseblümchen werden zu Salat verarbeitet oder als Suppe gekocht, um Kraft zu geben. Rotwein gemischt mit Wasser erhält das Blut von Kindern gesund.

▶ **Vorherrschende Behandlungspraxis:** Es gibt biomedizinische und magisch-religiöse Behandlungsmethoden.

▶ **Soziale Unterstützung (bei der Therapie):** Der Patient im Krankenhaus wird viel besucht und wünscht dies auch. Die Familie versorgt ihn und überwacht die Pflege. Für ein krankes Familienmitglied wird zu Hause und in der Kirche gebetet.

▶ **Umgang mit Behinderten:** Die Familie eines Behinderten fühlt sich für ihn zuständig und versucht möglichst, ihn zu Hause zu versorgen. Körperliche Behinderungen werden besser akzeptiert als geistige oder psychische. Jede Art von Behinderung wird als Gottes Wille angesehen und führt daher nicht zu einer Stigmatisierung der Betroffenen.

Soziale Elemente des Lebens

▶ **Kommunikation:** Titel können oft wichtiger sein als Namen, besonders im Umgang mit Ärzten und Pflegepersonal. Sie verschaffen Respekt und fördern die Bereitschaft der Umgebung, Anordnungen zu befolgen. Wer einen Titel hat, sollte ihn auch offen führen, um sich mehr Achtung zu verschaffen.

Blickkontakt wird häufig hergestellt und rasch wieder abgebrochen. Berührungen sind häufig, sowohl gleich- als auch gegengeschlechtlich, und Frauen gehen oft Arm in Arm. Junge Paare halten sich auch in der Öffentlichkeit bei der Hand.

Der übliche körperliche Abstand bei einem Gespräch ist geringer als in Deutschland. Es wird von Gesten begleitet, die sehr nuanciert sind und fast einer Kunstform gleichen. Sie drücken eine große Bandbreite von Gefühlen aus, sind aber oft nur für Eingeweihte erkennbar. Zum Beispiel bedeutet das langsame Anheben des Kinns: „Ich weiß es nicht." Die Geste für „Nein" ist die nach oben geöffnete Hand mit leicht gekrümmten Fingern, die hin und her bewegt werden. Wer sich ins Ohrläppchen zwickt, signalisiert, daß er sein Gegenüber für homosexuell hält. Bewunderung wird durch einen Viertelkreis mit dem Finger auf der Wange ausgedrückt. Verbale Mitteilungen sind manchmal nur verständlich, wenn die nonverbalen dabei Botschaften genau beobachtet und einbezogen werden.

Gespräche können sehr emotional und laut werden, und ein überlappender Diskussionsstil ist üblich. Im Kreise der Familie teilt man einander Gefühle und Gedanken mit und verleiht Positivem wie Negativem unmittelbar Ausdruck. Das emotionale Klima in der Familie kann rasch zwischen Ausbrüchen der Zuneigung und des Ärgers schwanken, die jedoch keine Ressentiments oder dauerhaften Zerwürfnisse hinterlassen. Konflikten wird nicht ausgewichen, auch nicht gegenüber Respektspersonen wie z. B. dem Arbeitgeber. Wer neutral bleibt, gilt leicht als unbeteiligt oder gar gefühlskalt. Auf Deutsche können Italiener sentimental wirken.

Im Umgang mit Ärzten oder Pflegekräften wird vieles nonverbal oder durch sprachlichen Kontext mitgeteilt. Selbstbeherrschung und Contenance gelten nicht – wie in Deutschland – als ideales Verhalten. Ausbrüche und expressive Gefühlsdarstellung sind mit den Gefühlen untrennbar verbunden.

▶ **Coping und Selbstkonzept:** Italien ist ein vorwiegend katholisches Land. In schweren Zeiten hilft der Glaube an Gott und die Heiligen den Menschen über vieles hinweg. Schutzheilige haben eine wichtige Funktion. Aber auch die Familie gibt dem Einzelnen Kraft und Rückhalt und ein Gefühl von Kontinuität.

Arbeitsethik ist sehr wichtig, ebenso wie das Erlangen von Bildung, Titeln, Geld und Einfluß. Die Arbeit hat oberste Priorität – noch vor der Familie. Arbeit ist ein Wert an sich, und wer arbeitet, zeigt, daß er ein voll funktionsfähiges Mitglied der Familie geworden ist. Nicht zu arbeiten ist ethisch verwerflich.

Der Ehrenkodex (s. Abschn. „Rollen und Beziehungen") bestimmt die Rolle des Einzelnen und die Selbstdarstellung der Familie gegenüber der Gesellschaft.

Italiener glauben, daß das Leben Geduld erfordert und sehen sich als sauber, gewissenhaft und leidenschaftlich. Man ist darum bemüht, immer eine „bella figura", eine gute Figur, zu machen und nimmt große Opfer auf sich, um den Schein zu wahren. Form und Inhalt werden gleichgesetzt. Das Vertrauen auf Symbole und Schauspiel hilft bei der Überwindung von Schwierigkeiten und dem Ertragen widriger Umstände.

Italiener können über ihre Schwächen und Fehler lachen. Man ist im allgemeinen optimistisch und glaubt daran, alles meistern zu können.

▶ **Rollen und Beziehungen:** Die Privatsphäre vermittelt Sicherheit, der öffentliche Bereich gilt hingegen als gefährlich und unzuverlässig. Das Leben draußen ist ein Kampf, bei dem man auch die Gesetze zu umgehen sucht; man fühlt sich als Kundschafter im Feindesland.

Das eigene Zuhause, die Familie repräsentiert den Privatbereich und nimmt daher im Wertesystem einen hohen Rang ein. Ihr fühlt man sich verpflichtet, aber auch herzlich verbunden und hat die Pflicht sie zu schützen. Alle Tugenden werden zum Nutzen der Familie eingesetzt. Liebe, Wärme und Sicherheit, gegenseitige Anteilnahme und der Ausdruck von Gefühlen sind im Kreise der Familie charakteristisch für den Umgang miteinander und werden reichlich gegeben. Man trifft sich häufig unter Verwandten und kümmert sich um seine alternden Eltern. Alte Menschen werden geachtet und geehrt, und die Großeltern spielen noch eine wichtige Rolle im Familienverband. Man ist seinen Eltern dankbar für die Opfer, die sie für ihre Kinder gebracht haben. Eltern wohnen auch gerne in der Nähe ihrer verheirateten Kinder.

Dem Zugriff der Familie kann sich kein Mitglied entziehen. Da man sich von klein auf häufig sieht, ist man sich auch im weiteren Verwandtschaftskreis nicht fremd. Abweichendes Verhalten eines Familienmitglieds führt nicht zum Ausschluß aus der Gemeinschaft. Man versucht zwar, auf das Mitglied einzuwirken, aber wenn dies fruchtlos bleibt, nimmt man die Abweichung hin.

Traditionell ist der Vater der Familienvorstand und trifft auch die notwendigen Entscheidungen. Den Vater zu kritisieren galt als Sakrileg, und seine Autorität war absolut. Heutzutage sind in häuslichen Angelegenheiten, auch finanzieller Art, eher die Frauen Entscheidungsträgerinnen. Sie entscheiden auch verstärkt im

Bereich der Familienplanung und weben das soziale Netz der Familie. Der Mann hält sich dennoch oft für das absolute Oberhaupt. Solange die Frau ihm dies nicht abspricht, funktioniert die Gemeinschaft. Gesetzlich sind beide Ehepartner gleichberechtigt, und die Familie wird von beiden gemeinsam geführt.

In der Öffentlichkeit zeigt ein Vater zwar Zuneigung zu seinen Kindern, zu seiner Frau hingegen weniger. Kinder sind die Hauptpersonen in der Familie. Durch sie vollzieht sich der Aufstieg der Familie in der Gesellschaft, daher setzen Eltern alles daran, ihnen diesen Aufstieg zu ermöglichen. Kinder werden dazu erzogen, gute Manieren an den Tag zu legen und ältere Menschen zu respektieren. Jungen und Mädchen werden dazu angehalten, so früh wie möglich unabhängig zu werden und zum Familieneinkommen beizutragen.

Obwohl Mädchen jungfräulich in die Ehe gehen sollen, wird dieses Ideal heutzutage nicht mehr überall umgesetzt. Vorehelicher Geschlechtsverkehr einer jungen Frau kann sich jedoch nach wie vor zur Familientragödie ausweiten.

Die Ehre ist vor allem für Frauen, aber auch für Männer sehr wichtig. Frauen erhalten ihre Ehre durch Scham und Zurückhaltung, sexuelle Keuschheit und Reinheit. Die Ehre des Mannes zeigt sich in dessen Fähigkeit, den eigenen Ruf zu wahren und zu verteidigen. Er muß die Frauen seiner Familie bewachen und beschützen, da sein Ruf von dem ihren abhängt. Außerdem muß er mutig, tapfer, großzügig und gastfreundlich sein. Gleichzeitig ist die Ehre des Einzelnen untrennbar mit der Ehre der ganzen Familie verbunden.

Das eigene soziale Netz wird über die Familie hinaus durch Patenschaften und Freundschaften erweitert. Der Begriff der Familie gewinnt auf diese Weise einen umfassenden Sinn: direkte und angeheiratete Verwandte, intime Freunde, sehr gute Bekannte und die Taufpaten der eigenen Kinder gehören dazu. Nur dieser Familie fühlt man sich verpflichtet.

Wer krank ist, fühlt sich oft schuldig und versucht deshalb, die Krankheit vor der Familie und vor Freunden zu verbergen.

▶ **Sexualität und Reproduktion:** Über Sexualität und Menstruation wird kaum gesprochen. Manche Frauen glauben, nicht schwanger werden zu können, während sie stillen. Junge Mütter werden darüber hinaus zum Stillen angehalten, da es die Gesundheit und Kraft des Uterus stärken und Mutter und Kind frei von Infektionen halten soll. Man nimmt an, daß Frauen, die kinderlos bleiben, häufiger unter Tumoren leiden.

Zu den traditionellen Vorstellungen im Zusammenhang mit Schwangerschaft gehört, daß das Kind ein großes Muttermal oder Feuermal bekommen kann, wenn man Kaffee verschüttet. Die Frau sollte während der Schwangerschaft sexuell abstinent bleiben. Wenn der Appetit auf bestimmte Speisen oder Nahrungsmittel einer Schwangeren nicht gestillt wird, kann das Kind Mißbildungen bekommen, oder es besteht die Gefahr einer Frühgeburt. Bestimmte Bewegungen der Schwangeren können zu einer Fehlentwicklung des Fötus führen. Auch sollte die Schwangere die Hände nicht über den Kopf heben, das könnte dem Baby schaden. Viele Geburten finden heutzutage im Krankenhaus statt, so läßt sich das traditionelle Ritual des Geschlechtsverkehrs bei einsetzenden Wehen vermeiden, das noch heute bisweilen praktiziert wird. Wenn die Wehen nicht schnell genug fortschreiten, sollte ein Nachbar aus dem Fenster spucken. Das hilft gegen einen bösen Fluch, der auf der Schwangeren lasten und die Wehen verzögern könnte.

An diese Dinge glauben natürlich nur manche Menschen, besonders in der älteren Generation und auf dem Lande.

Traditionell darf eine Wöchnerin ihr Haar nicht waschen und muß zwei bis drei Wochen ausruhen, bevor sie ihre Arbeit im Haushalt wieder aufnimmt. In dieser Zeit übernehmen ihre Mutter und andere Frauen in der Familie die Arbeit und helfen bei der Säuglingspflege. Eine Großmutter kann den Wunsch haben, ihren Enkel als erste zu baden. Dicke Säuglinge gelten als gesünder. Der Erziehungsurlaub dauert 20 Wochen.

Abtreibungen sind legal. Es gibt eine Indikationsregelung.

▶ **Sterben und Tod:** Wenn ein Patient im Sterben liegt, wird dies normalerweise nicht im Kreise der Familie und Freunde besprochen. Der Tod eines Familienmitglieds ist ein großer sozialer Verlust, und die ganze Gemeinde nimmt sofort Anteil. Man schickt Essen und Blumen, gibt Geld und stattet Beileidsbesuche ab. Chrysanthemen werden für Beerdigungen verwandt. Die Trauer der Hinterbliebenen kann dadurch gemildert werden, daß ein Arzt ihnen die biomedizinischen Gründe für die Unausweichlichkeit des Todes ihres Angehörigen erklärt. Die Familie sieht den Tod dann als Gottes Wille an. Der Trauerzug bei der Beerdigung ist ein Symbol für das Ansehen dieser Familie in der Gemeinschaft. Die Anzahl der Teilnehmenden und der Autos, die in der Prozession mitfahren, ist von großer Bedeutung. Der Ausdruck von Trauer kann besonders bei Frauen sehr dramatisch sein. Lautes Schreien dient dazu, Jesus, Maria und allen Heiligen zu zeigen, was die Hinterbliebenen fühlen und drückt gleichzeitig Respekt für den Verstorbenen aus. Man steht während des Trauergottesdienstes immer wieder auf und geht zum Leichnam, um ihn zu berühren und zu ihm zu sprechen.

Kindern wird beigebracht, daß die Frauen der Familie die Trauer stellvertretend für alle Familienmitglieder ausdrücken. Männer verhalten sich schweigend und ausdruckslos.

Körperliche Elemente des Lebens

▶ **Ernährung und Ausscheidung:** Essen ist ein respektiertes Symbol für das Leben und das wichtigste Medium des Lebens, vor allem in der Familie, und die Nahrungsaufnahme kommt einer Zeremonie gleich. Essen zu verschwenden oder damit herumzuspielen ist eine Sünde. In Italien ist man sehr großzügig in allem, was mit Essen zu tun hat. Stets wird mit allen Anwesenden oder Vorbeikommenden geteilt. Mütter zeigen ihre Zuneigung durch die Mahlzeiten, die sie ihren Kindern bereiten. In einer italienischen Familie lassen sich wichtige Dinge erst dann besprechen, wenn man miteinander gegessen hat. Jede Mahlzeit hat eine wichtige Bedeutung. Das sonntägliche große Familienessen kann sich den ganzen Nachmittag hinziehen.

Es wird viel Gemüse, Pasta, Obst, Fisch und Käse gegessen. Die Zubereitung ist regional verschieden. In Norditalien wird mehr Sahne und Käse verwandt, im Süden sind es rote Saucen, Gewürze und viel Salz. Bohnen werden gerne gegessen. Beliebte Gerichte werden mit Linsen, Wurst, Auberginen, Parmesan, Salami oder Olivenöl zubereitet. Beliebt sind auch Minestrone, Pizza napoletana,

Spaghetti alla carbonara, Tagliatelle, Lasagne, Polenta (mit Parmesan), Osso buco, Carpaccio, Saltimbocca, Kalbfleisch in Thunfischsauce, Zabaglione und Tirami sú.

Gerne werden Espresso, Cappucino und Wein getrunken, der für Kinder zum Essen mit Wasser vermischt wird.

▶ **Körperpflege und Kleidung:** Bei Aromen von Körperpflegeprodukten ist Lavendel besonders beliebt.

▶ **Zeitempfinden und Regeneration:** Die Zeitorientierung variiert je nach dem Blickwinkel. Man ist stolz auf die geschichtliche Vergangenheit und das kulturelle Erbe. Gegenwartsorientierung zeigt sich in einem gewissen Fatalismus, der dazu führt, daß Probleme pragmatisch betrachtet und Dinge angenommen werden, wie sie sind. Das Interesse an der Zukunft zeigt sich vor allem im Planungseifer und hier besonders in bezug auf finanzielle Vorsorge.

Eine Zeitangabe bei Verabredungen wird als Näherungswert bzw. als Zeitraum betrachtet. Bei der Arbeit wird jedoch auf Pünktlichkeit geachtet.

▶ **Schmerz:** Schmerz kann heftig und laut zum Ausdruck gebracht werden, besonders bei chronischen Schmerzzuständen. Dies dient dazu, Leid mitzuteilen und sich Unterstützung zu sichern. Über Schmerz zu sprechen ist hingegen nicht üblich.

Italiener neigen dazu, sich selbst für ihre Schmerzen die Schuld zu geben. Sie verbergen Schmerz vor Familie und Freunden und sind nicht bereit, Details darüber mitzuteilen. Ältere Frauen sind eher geneigt, über Schmerzsymptome zu sprechen und sie auch ausführlich darzulegen.

Psychische Konflikte können als somatisierter Ganzkörperschmerz auftreten. Dramatische Schmerzäußerungen wie Jammern und Schreien bei Arztbesuchen können zu Mißverständnissen führen. Die Patienten werden dann von Deutschen leicht als wehleidig und theatralisch oder als Simulanten angesehen.

Literatur

Essinger, Helmut und Onur B. Kula (Hrsg.): Länder und Kulturen der Migranten, Interkulturelle Erziehung in Praxis und Theorie, Band 7. Pädagogischer Verlag Burgbücherei Schneider GmbH, Baltmannsweiler, 1988

Geissler, Elaine M.: Pocket Guide to cultural assessment. 2nd edition, Mosby, St. Louis, 1989

Hayes, Eileen: http://www-unix.oit.umass.edu/~efhayes/

Illing, Manfred C.: Somatisierung als Kommunikationshilfe? Zur transkulturellen Psychosomatik mediterraner Schmerzpatienten. Bochum, 1997

Internationale Union für Gesundheitserziehung: Gesundheitserziehung in Europa. Organisationsformen, Aktivitäten, Forschungsprojekte, berufliche Ausbildung, Pläne für die Zukunft. Redaktion: Annette Kaplun und Rosmarie Erben, Internationales Journal für Gesundheitserziehung, Genf, 1980

Mermet, Gérard: Die Europäer. Länder, Leute, Leidenschaften. dtv Sachbuch, München, 1993

Polm, R. (Red.): Ethnische Minderheiten in der Bundesrepublik Deutschland, Kurseinheit 01–03. Fernuniversität-Gesamthochschule Hagen, 1995

Schmalz-Jacobsen, Cornelia und Hansen, Georg (Hrsg.): Ethnische Minderheiten in der Bundesrepublik Deutschland. Ein Lexikon. C. H. Beck, München, 1995

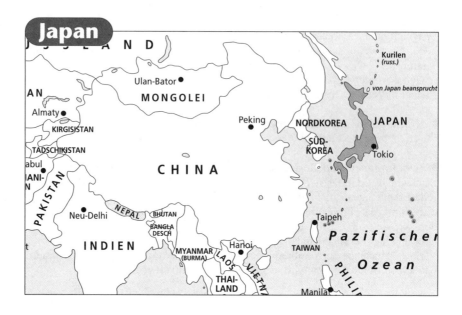

Geographie und Demographie

Lage:	Inselreich in Ostasien mit insgesamt 3922 Inseln.
Hauptstadt:	Tokio.
Amtssprache(n)/ Sprache(n):	Japanisch – Englisch als Verkehrs- und Bildungssprache.
Bevölkerung:	123,61 Mio. (1990) – über 99 % Japaner, etwa 50.000 Ainu (Ureinwohner) (o. J.); 1,22 Mio. Ausländer: 56,9 % Koreaner, 14,0 % Chinesen, 9,8 % Brasilianer, 5,1 % Philippiner, 3,5 % Amerikaner (1991).
Städtische Bevölkerung:	77 % (1993).
Bevölkerung in absoluter Armut:	keine Angaben.
Bevölkerungswachstum:	0,4 % (1985–1993) – Geburten-/Sterbeziffer 1,0 %/0,8 % (1993).
Religion(en):	107,9 Mio. Shintoisten, 91,8 Mio. Buddhisten (darunter die sogenannten Sokagakkai), 11,4 Mio. Mischreligionen, 1 Mio. Christen (etwa 0,6 Mio. Protestanten, 0,4 Mio. Katholiken) (1992); Japaner gehören meist mehreren Religionsgemeinschaften gleichzeitig an.
Analphabeten:	1 % (1992).
Klima:	maritim; im Süden subtropisch bis tropisch, im Norden kühl-gemäßigt (maritime Polarluft im Winter); Einfluß des ostasiatischen Monsuns. Tokio: wärmster Monat 26,4 (bis 38,4) °C (Aug.), kältester Monat 3,7 (bis -9,2) °C (Jan.); Jahresniederschlag 1562 mm an 115 Tagen; relative Feuchte: keine Angaben.
Einwohner je Arzt:	588 (1990).
Geburten je Frau:	1,53 (1991).
Säuglingssterblichkeit:	0,4 % (1993).

Kindersterblichkeit:	0,6 % (1993).
Lebenserwartung:	80 Jahre (1993).
Kalorien-/ Proteinverbrauch:	2921 (1988–1990)/85,5 g (o. J.).
Staatliche Kinder-schutzimpfungen:	DPT-1 mit 2 Monaten, DPT-2 mit 4 Monaten, DPT-3 mit 6 Monaten; DPT-Auffrischimpfung mit 18 Monaten; DT mit 11 Jahren. Polioimpfung mit 3 und 4 Monaten. Tbc-Impfung mit 3 Monaten, 6 und 13 Jahren. Masernimpfung mit 1 Jahr. Rötelnimpfung für Mädchen in der Sekundarstufe der Schule.
Infektionskrankheiten:	AIDS, Angiostrongyliasis, Anisakiasis, Ascariasis, Brucellose, California-Enzephalitis, Cholera, Chromomykose, Clonorchiasis, Diphyllobothriase, Dirofilariose, zystische und alveoläre Echinokokkose, bakterielle und virale Enteritis, Enterobiose, Fleckfieber, Gastroenterokolitis, Gnasthostomiasis, Gonorrhö, Hantaan-Virus-infektion, Hepatitis A und B, Isosporiasis und Sarkozystiasis, Japan-B-Enzephalitis, kutane Larva migrans, Leishmaniase, Meningokokkenmeningitis, Myzetome, Paragonmiasis, Pneumozystose, Poliomyelitis, Q-Fieber, Scabies, Sparganose, Sporotrichiose, Tetanus, Tollwut, Toxokariasis, Trichinellose, Trichostrongyliase, Tularämie.
In Deutschland:	26.492 Personen (1993).
Botschaft:	Godesberger Allee 102–104, 53175 Bonn, Tel. 0228/81911.

Gesundheit und Krankheit

▶ **Vorstellungen/Definition von Gesundheit und Krankheit:** Krankheiten werden in den Kontext der sozialen Beziehungen des Patienten eingebettet. Reinheit und Unreinheit sind zentrale Begriffe der japanischen Kultur.

▶ **Vorstellungen über die Ursachen von Erkrankungen:** Man fürchtet sich sehr vor Ansteckung durch Schmutz und Bakterien. Krankenhäuser gelten als besonders schmutzig, da dort der Schmutz anderer Menschen konzentriert ist. Alles, was draußen oder unten ist, ist sehr schmutzig und daher gefährlich. Auch Geld gilt als extrem schmutzig.

Übergangszeiten (Frühling und Herbst) rufen ein Ungleichgewicht im Körper hervor und sind daher schädlich für die Gesundheit.

▶ **Vorbeugung von Krankheiten:** Vermeidung von Kontakt mit allem, was unrein ist, kann vor Krankheiten schützen.

▶ **Erhaltung von Gesundheit:** Ausgiebiges Baden, bei dem der Körper schon vor dem Bad abgeseift und mit kräftigen Bürsten bearbeitet wird, gilt der Körperpflege und damit der Gesundheit (s. a. Abschn. „Körperpflege und Kleidung").

▶ **Vorherrschende Behandlungspraxis:** Vor wichtigen Handlungen oder Entscheidungen befragen manche Menschen einen Priester, um günstige Voraussetzungen zu schaffen und Unheil abzuwenden. Fieber soll ausgeschwitzt werden.

▶ **Soziale Unterstützung (bei der Therapie):** Die Familienbeziehungen sind wichtiger als persönliche Unabhängigkeit, daher ist Selbstbehandlung kein anerkanntes Konzept. Bei der Krankenpflege wird die Teilnahme der Familie erwartet, und zwar 24 Stunden am Tag.

Bei medizinischen Entscheidungen wird zunächst die Familie zu Rate gezogen.

▶ **Umgang mit Behinderten:** keine Angaben.

Soziale Elemente des Lebens

▶ **Kommunikation:** Entscheidend für die Kommunikation mit Japanern und Japanerinnen ist das Konzept des „Gesichts": In allen Lebenslagen muß darauf geachtet werden, das eigene Gesicht zu wahren, anderen Gesicht zu geben unter gar keinen Umständen sich selber oder anderen Gesicht zu nehmen. Gutes Benehmen gilt als oberste Pflicht. Die japanische Sprache unterscheidet je nach Rang, Alter und Status des Gegenübers viele Ebenen der Höflichkeit. Die Gesellschaft ist streng hierarchisch gegliedert. Titel und Funktionen sind wichtiger als Namen. Älteren und Ranghöheren darf nicht widersprochen oder zuwidergehandelt werden.

Es ist wichtig, einander vorgestellt zu werden, bevor man sich sozial begegnen kann. Visitenkarten erfüllen dabei eine wichtige Funktion.

Sich zu verbeugen ist fester Bestandteil der Begrüßung und wird auch im weiteren Kontakt oft wiederholt. Tiefes und vor allem richtiges Verbeugen ist essentiell für japanische Höflichkeit. Frauen tun dies häufiger und länger als Männer. Je tiefer und länger die Verbeugung, desto größer der erwiesene Respekt. Gedanken werden oft indirekt ausgedrückt, und man erwartet, daß der Zuhörende versteht, ohne daß es direkter Erklärungen bedarf. Die Frage „Was?" wird gerne verwandt. Nach jeder Frage können genauere Details zum Vorschein kommen. Wird ein Thema als peinlich eingestuft oder droht offene Konfrontation, versucht man, unauffällig abzulenken und das Thema zu wechseln. Die Rolle eines Vermittlers bei Konflikten ist von großer Bedeutung. Verbale Zustimmung bedeutet nicht unbedingt auch Einverständnis.

Bei Konflikten ist gegenseitiges Entgegenkommen wichtig, es darf keine Sieger und Besiegten geben. Geschenke spielen eine entscheidende Rolle: Oft sollen sie gewünschte Entscheidungen herbeiführen.

Direkter Augenkontakt gilt als respektlos und als persönlicher Angriff. Man läßt den Blick schweifen und schlägt die Augen nieder.

Ein Handschlag ist akzeptabel, ein Schlag auf den Rücken oder die Schulter jedoch nicht. Ein Kuß kann Unterwerfung unter Höherstehende anzeigen. Plötzliches, zischendes Einziehen der Luft ist ein Zeichen von Höflichkeit. Lachen ist üblich, um Verlegenheit, Trauer und Wut zu kaschieren, wer jedoch glücklich ist, maskiert dies mit einem unbewegten Gesicht.

Der Vorname steht wie in Deutschland vor dem Nachnamen. Man verwendet ungern Vornamen, das gilt als unhöflich. Die Höflichkeitsanrede (Herr/Frau) für Männer und Frauen gleichermaßen lautet „san" und wird an den Namen angehängt. So könnte beispielsweise Herr bzw. Frau Ogata mit „Ogata san" angesprochen werden.

▶ **Coping und Selbstkonzept:** Japan ist ebenso wie Korea, China und Vietnam vom Konfuzianismus geprägt. Shintoismus wird als Volksreligion noch heute praktiziert, ist jedoch eher ein System sozialer Praktiken als eine Religion. Zumindest nominell sind die meisten Japaner Buddhisten oder Shintoisten.

Abhängigkeit von anderen wird nicht als negativ erlebt, sondern gefühlsmäßig gleichgesetzt mit „geliebt werden". Die Gruppe gibt dem Einzelnen das Gefühl von Geborgenheit, so daß jedes Mitglied sich in der Abhängigkeit von den anderen wohlfühlen kann.

Geschäftliches hat in der allgemeinen Wertschätzung immer Vorrang vor Privatem.

Japaner leben sehr ungern im Ausland – eine Abneigung, die oft noch stärker ausgeprägter ist, als bei Chinesen oder Koreanern. Im Ausland aufgewachsene Japaner werden in Japan diskriminiert und gelten weder als Japaner noch als Fremde.

▶ **Rollen und Beziehungen:** Die Beziehungsstrukturen im heutigen Japan sind einem raschen Wandel unterworfen. Daher gelten die folgenden Aussagen nur mit gewissen Einschränkungen: Ehepaare leben – bedingt durch die extrem langen Arbeitszeiten – ein fast getrenntes Leben: Es gibt eine Männer- und eine Frauenwelt. Erst seit einigen Jahren bleiben Frauen nach der Hochzeit manchmal berufstätig. Die Hauptaufgaben der Frau liegen in der Kindererziehung und in der Verwaltung des Familienvermögens. Als Kundinnen sind Frauen in Japan voll akzeptiert und anerkannt. Männer werden allerdings auch heute noch von ihnen bedient, z. B. bückt sich ein Mann nicht, wenn einer Frau beim Servieren das Besteck herunterfällt. Frauen sind traditionell passiv und haushaltsorientiert, bei der Kindererziehung und den Familienfinanzen haben jedoch sie das Sagen.

Mutter und Kind haben ein inniges Verhältnis. Oft schläft das Kind bei ihr, oder sie bewacht seinen Schlaf. Kindern wird Respekt vor Autoritätspersonen und Konsensbildung in der Gemeinschaft beigebracht. Die Erziehung ist stark geschlechtsspezifisch. Jungen werden zu Durchsetzungsfähigkeit und erfolgreichem Leistungsstreben angehalten, Mädchen sollen das Leben genießen und eigene Gedanken zurückhalten. In der Schule stehen die Kinder unter extremem Leistungsdruck.

Alte Menschen erwarten, von ihrer Familie versorgt und umhegt zu werden. Der Respekt vor Personen von höherem sozialen Rang ist extrem ausgeprägt, und Titel sind wichtig. Vom Arzt wird erwartet, daß er genau weiß, was er tut, und die richtigen Entscheidungen trifft. Das Einverständnis des Patienten mit einer Maßnahme wird in der Regel nicht eingeholt. Der Arzt wird auch nicht nach der Diagnose und den Behandlungsmethoden gefragt. Auf Fragen, die negativ beantwortet werden könnten, gibt es oft keine richtige oder zutreffende Antwort. „Ich tue mein Bestes", ist eine höfliche Art, ablehnend zu antworten. Ärzte und Schwestern werden oft nur mit ihrem Titel und nicht mit Namen angeredet.

Pflegepersonen haben jedoch einen niedrigen Status, weil sie mit als Körperflüssigkeiten und -ausscheidungen (Blut, Urin, Kot, Eiter, Schweiß) in Berührung kommen.

▶ **Sexualität und Reproduktion:** Die Wehen werden stumm ertragen. Nach der Geburt kann die Wöchnerin lange Zeit, manchmal bis zu 100 Tagen ausruhen und sich erholen. In der ersten Woche sollte sie jedoch weder baden noch das Haar waschen. Dies gilt für manche Frauen auch während der Menstruation. Stillen ist üblich, wird jedoch oft nicht länger als einen Monat durchgeführt. Die Vormilch wird nicht verwandt.

Vorsorgeuntersuchungen werden bereitwillig wahrgenommen, und die Säuglingssterblichkeit ist extrem niedrig.

▶ **Sterben und Tod:** Das öffentliche Bekunden von Trauer geschieht stark kontrolliert. Wird Dritten der Tod einer nahestehenden Person mitgeteilt, kann ein Lächeln ausdrücken, daß man das Gegenüber nicht mit eigenen Sorgen belasten möchte. Der Umgang mit dem Tod macht rituell unrein. Teilnehmer an einer Beerdigung werden gereinigt, indem man Salz über sie streut.

Körperliche Elemente des Lebens

▶ **Ernährung und Ausscheidung:** Hauptnahrungsmittel ist Reis. Roher Fisch wird gerne gegessen, und zu jeder Mahlzeit gibt es eine Suppe aus Miso (fermentierte Sojapaste). Auch Algen sind beliebt. Die traditionelle japanische Küche verwendet nur wenig Fleisch, da eiweißhaltige Sojaprodukte den Eiweißbedarf decken. Vor allem ältere Japaner mögen kein westliches Essen.

Speisen werden niemals mit den Händen berührt. Auch belegte Brote bilden da keine Ausnahme. Anders als in China benutzt man die eigenen Eßstäbchen nicht, um sich aus den gemeinsamen Schüsseln zu bedienen.

Die Toilette wird im Hocken benutzt. Es gibt ein separates Paar Hausschuhe, die am Eingang der Toilette bereitstehen und nur dort benutzt werden. Die Toilette ins Badezimmer zu integrieren gilt als ekelhaft und als Widerspruch in sich.

▶ **Körperpflege und Kleidung:** Die Ansprüche an Hygiene sind in Japan extrem hoch. Gegenstände dürfen nicht schon von anderen benutzt worden sein. Alles wird häufig gesäubert und abgewischt. Slips und Unterhosen werden separat gewaschen.

Sich zu reinigen hat immer auch einen symbolischen Wert, und Körperpflege wird großgeschrieben. Gebadet wird – für deutsche Verhältnisse – extrem heiß. Man taucht nicht im selben Wasser unter, in dem man sich gewaschen hat. Das Badewasser wird zwar von mehreren Personen hintereinander benutzt, die sich zuvor jedoch mit kräftigen Bürsten abgeschrubbt haben, um auch kleinste Hautschüppchen vom Körper zu lösen. Gebadet wird vor dem Schlafengehen. Während einer Krankheit kann es vorübergehend eingestellt werden. Wenn ein Patient wieder baden darf, ist dies ein Zeichen der Gesundung.

Alles außerhalb der Wohnung oder des Hauses Liegende gilt als schmutzig. Von draußen Hereinkommende müssen sich daher unbedingt die Schuhe ausziehen und die Hände waschen. Schuhe sind oft so gestaltet, daß sie sich schnell an- und ausziehen lassen. Die Fußböden werden sehr rein gehalten, Wände dagegen nicht so sehr. Schuhe und Bett kommen nie in Berührung miteinander. Manche Menschen gurgeln sogar, um sich Mundhöhle und Rachenraum zu reinigen, wenn sie heimkommen, und tragen eine Maske vor dem Gesicht, wenn sie aus dem Haus gehen, um sich vor Krankheiten zu schützen.

Japaner kleiden sich westlich, aber wesentlich formeller als in Deutschland. Auf Sauberkeit und Gepflegtheit der Kleidung wird höchsten Wert gelegt. Bei schmutzigen Arbeiten werden gern weiße Handschuhe getragen.

▶ **Zeitempfinden und Regeneration:** In der Mittagspause legen sich Japaner und Japanerinnen überall – auch am Arbeitsplatz – hin und schlafen etwa eine Stunde lang richtig tief. Dieser Schlaf wird von allen respektiert, auch von Arbeitgebern und von der Polizei. Pünktlichkeit wird hoch geschätzt.

Golf ist ein beliebter Sport, der mangels Golfplätzen oft in extra dafür angelegten Stadien betrieben wird.

Wohnungen sind heutzutage oft westlich ausgelegt, haben jedoch stets einen kleinen Vorraum zum Ausziehen der Schuhe.

▶ **Schmerz:** Patienten halten Schmerz und Unbehagen stoisch aus.

Literatur

Coulmas, Florian: Das Land der rituellen Harmonie. Japan: Gesellschaft mit beschränkter Haftung. Campus Verlag, Frankfurt a. M./New York, 1993

Geissler, Elaine M.: Pocket Guide to cultural assessment. 2nd edition, Mosby, St. Louis, 1989

Giger/Davidhizar: Transcultural Nursing. Assessment and Intervention. 2nd edition, Mosby, St. Louis, 1995

Hayes, Eileen: http://www-unix.oit.umass.edu/~efhayes/

Karmi, Ghada: The Ethnic Health Handbook. A Factfile for Health Care Professionals. Blackwell Science, Oxford, 1996

Mishima, Yukio: On Hagakure: The Samurai Ethic and Modern Japan. Basic Books, New York, 1977

Odrich, Peter: Berichte aus dem japanischen Alltag. Birkhäuser Verlag, Basel/Boston, 1987

Oguro, Tatsuo: Ihr Deutschen – wir Japaner. Ein Vergleich von Mentalität und Denkweise. Econ Verlag, Düsseldorf/Wien, 1984

Ohnuki-Tierney, Emiko: Illness and culture in contemporary Japan. An anthropological view. Cambridge University Press, 1984

Schmalz-Jacobsen, Cornelia und Hansen, Georg (Hrsg.): Ethnische Minderheiten in der Bundesrepublik Deutschland. Ein Lexikon. C. H. Beck, München, 1995

Sonoda, Kyoichi: Health and Illness in Changing Japanese Society. University of Tokyo Press, 1988

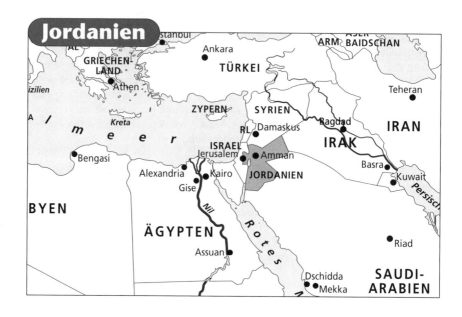

Geographie und Demographie

Lage:	Binnenstaat im Vorderen Orient, vorwiegend Wüste, geteilt durch den Jordangraben.
Hauptstadt:	Amman.
Amtssprache(n)/ Sprache(n):	Arabisch (Hocharabisch) – Arabisch (Jordanisch-Palästinensisch, z. T. Beduinendialekte); Sprachen der Minderheiten nur wenig verbreitet; Englisch als Bildungssprache.
Bevölkerung:	2,10 Mio. (1979) – 99 % Araber, davon mindestens 40 % Palästinenser; Minderheiten von Tscherkessen, Tschetschenen, Dagestanern, Kurden, Armeniern und sogenannten Turkmenen.
Städtische Bevölkerung:	70 % (1993).
Bevölkerung in absoluter Armut:	16 % (1980–1990).
Bevölkerungswachstum:	5,9 % (1985–1993) – Geburten-/Sterbeziffer 3,7 %/0,5 % (1993).
Religion(en):	93 % Muslime, etwa 168.000 Christen (u. a. 70.000 Griechisch-Orthodoxe, 18.300 Griechisch-Katholiken bzw. sogenannte Melkiten) (1992).
Analphabeten:	20 % (1990).
Klima:	subtropisch, vorwiegend trocken, im Nordwesten feuchter. Amman: wärmster Monat 25 °C (Aug.), kältester Monat 8 °C (Jan.); Jahresniederschlag 279 mm an 35 Tagen; relative Feuchte 48 %.
Einwohner je Arzt:	699 (1991).
Geburten je Frau:	5,70 (1995).
Säuglingssterblichkeit:	2,7 % (1993).
Kindersterblichkeit:	4,2 % (1993).

Lebenserwartung:	70 Jahre (1993).
Kalorien-/ Proteinverbrauch:	2711 (1988–1990)/55,9 g (o. J.).
Staatliche Kinderschutzimpfungen:	OPV-1 mit 2 Monaten, OPV-2 zwischen 3 und 4 Monaten, OPV-3 zwischen 5 und 6 Monaten; OPV-Auffrischimpfungen zwischen 15 und 24 Monaten und zwischen 6 und 8 Jahren. Schutzimpfungen werden als Heilmittel angesehen, ihr präventiver Zweck wird nur begrenzt verstanden.
Infektionskrankheiten:	AIDS, Amöbiasis, Ankylostomiase, Anthrax, Ascariasis, Brucellose, bakterielle und virale Enteritis, Enterobiose, Hepatitis A und B, kutane Myiasen, kutane Larva migrans, Leishmaniase, Malaria, Meningokokkenmeningitis, Myzetome, Maduramykose, Poliomyelitis, Rückfallfieber, Zeckenrückfallfieber, Tetanus, Tollwut, Trachom, Typhus.
In Deutschland:	12.597 Personen (1993).
Botschaft:	Beethovenallee 21, 53173 Bonn, Tel. 0228/357046.

Gesundheit und Krankheit

▶ **Vorstellungen/Definition von Gesundheit und Krankheit:** Gesundheit ist die Fähigkeit, in der Gesellschaft zu funktionieren. Psychisches Leiden kann bisweilen als körperliches Leiden geschildert werden. So kann die Angst vor Krebs symbolisch sein für die Angst vor dem sozialen und physischen Tod in der Fremde. Eine Unterscheidung zwischen Körper und Psyche ist begrifflich nur zum Teil möglich. Körperlichen Vorgängen wird in den Mittelmeerländern große Bedeutung beigemessen.

▶ **Vorstellungen über die Ursachen von Erkrankungen:** Der böse Blick kann Krankheiten verursachen.

▶ **Vorbeugung von Krankheiten:** keine Angaben.

▶ **Erhaltung von Gesundheit:** keine Angaben.

▶ **Vorherrschende Behandlungspraxis:** Biomedizinische und magisch-religiöse Behandlungsmethoden werden praktiziert. Behandlungsbedarf besteht nur bei akuter Erkrankung.

▶ **Soziale Unterstützung (bei der Therapie):** Patienten werden oft von einem oder mehreren Familienmitgliedern begleitet, die auch während der Untersuchungen anwesend sein wollen und bisweilen Fragen für den Patienten beantworten. Es kommt vor, daß eine Familie bei ihrem Angehörigen im Krankenhaus schläft und auch dort für ihn kocht. Die älteste anwesende Person muß vom Arzt in die Gespräche mit dem Patienten einbezogen werden. Die Familie kann sehr fordernd auftreten und extreme Besorgnis und Aufmerksamkeit gegenüber dem Patienten an den Tag legen.

▶ **Umgang mit Behinderten:** Der islamische Moralkodex gebietet Mitleid mit den Armen und Kranken und entsprechende Hilfeleistungen.

Soziale Elemente des Lebens

▶ **Kommunikation:** Ein Händedruck zur Begrüßung ist üblich. Traditionell gekleidete Frauen schütteln jedoch Männern weder die Hand noch berühren sie sie in irgendeiner Weise. Es ist normal und üblich, daß sich Männer oder Frauen untereinander bei der Hand halten.

Im Gespräch wird direkter Blickkontakt hergestellt, der Zuhörende blickt dabei oft zur Seite. Die räumliche Distanz zwischen den Gesprächsteilnehmern ist wesentlich geringer als in Deutschland.

Verbale Mitteilungen sind bisweilen nur verständlich, wenn dabei gleichzeitig die nonverbale Kommunikation genau beobachtet und einbezogen wird. Im Umgang mit Ärzten oder Pflegekräften wird vieles nonverbal oder durch sprachlichen Kontext mitgeteilt. Selbstbeherrschung und Contenance gelten nicht – wie in Deutschland – als ideales Verhalten, statt dessen sind expressive Gefühlsausbrüche untrennbar mit den Gefühlen selbst verbunden. Eine Lüge kann manchmal als Freundlichkeit gelten.

Der Arzt muß dem Patienten erklären, warum er ihm bei der Anamnese persönliche Fragen stellt. Empfindliche Bereiche wie Sexualität und psychischer Streß können als zu persönlich empfunden werden, als daß sich die Patienten darüber befragen lassen. In der Pflege und bei der Behandlung ist es wichtig, Hoffnung, Optimismus und den Erfolg einer Therapie in den Vordergrund zu stellen. Zwischen Ärzten und Pflegepersonal herrscht wenig Kommunikation.

▶ **Coping und Selbstkonzept:** Jordanien ist ein islamisches Land. Zu islamischen Gesellschaften siehe auch Afghanistan, Ägypten, Albanien, Algerien, Iran, die Länder des ehemaligen Jugoslawien, Libanon, Marokko, Pakistan, Syrien, Tunesien und die Türkei. Die fünf Säulen des Islam sind das Glaubensbekenntnis, die täglichen Gebete, das Fasten im Fastenmonat, das Almosengeben und die Pilgerfahrt nach Mekka.

Die Einbindung in die Familie ist Voraussetzung und Grundlage des individuellen seelischen Gleichgewichts.

▶ **Rollen und Beziehungen:** Die jordanische Gesellschaft ist stark patriarchalisch ausgerichtet.

Die Ehre der Frau ist ihr wichtigstes Gut. Sie wird gewahrt durch Keuschheit und eheliche Treue und vor allem durch extreme Zurückhaltung, um sexuelle Andeutungen zu vermeiden. Eine Frau unterhält auch nach der Eheschließung enge Beziehungen zu ihrer Herkunftsfamilie und sieht sich in der Gesellschaft als deren Vertreterin.

Kinder werden dazu erzogen, Ehrverlust und schlechten Ruf zu vermeiden.

Die Ehre des Mannes besteht darin, die Ehre der Frauen in der Familie zu schützen, Beleidigungen zu rächen und Gesicht zu wahren. Die Familienehre hängt an der Ehre der Frau. Der Mann muß sie beschützen, bewachen und notfalls rächen. Männer verweigern bisweilen die Behandlung und Pflege durch Ärztinnen und Krankenschwestern. In Jordanien ist etwa die Hälfte des Pflegepersonals männlich, und Frauen werden nicht ermutigt, den Pflegeberuf zu ergreifen.

Patienten verhalten sich passiv, abhängig und unbeteiligt. Wer Prestige und Einfluß besitzt, wird bevorzugt behandelt.

❱ **Sexualität und Reproduktion:** Nach der Geburt bleibt die Mutter oft 40 Tage im Bett. Ihre Mutter oder ihre Schwestern kümmern sich in dieser Zeit um den Säugling. Die Geburt eines Jungen löst größere Freude aus, als die eines Mädchens. Traditionell werden Säuglinge sofort nach der Geburt mit Salz und Öl eingerieben und dann fest in Tücher gewickelt. Geburten werden meist von gut ausgebildeten Hebammen durchgeführt. Jungen werden beschnitten.

❱ **Sterben und Tod:** Selbstmord ist im Islam verboten. Der islamische Glaube verbietet auch Organspenden oder Transplantationen. Muslimische Ärzte empfehlen u. U. Transfusionen, um Leben zu retten. Die Autopsie ist ungebräuchlich, da der Leichnam zur Beerdigung unversehrt sein muß. Feuerbestattung ist nicht erlaubt. Bei einem muslimischen Begräbnis wird der Körper in spezielle Tücher gewickelt und ohne Sarg begraben.

Körperliche Elemente des Lebens

❱ **Ernährung und Ausscheidung:** Der Islam verbietet den Genuß von Drogen und Alkohol. Rauchen wird akzeptiert, aber negativ bewertet. Huhn und Lamm werden viel gegessen. Schweinefleisch, verendete Tiere und Blut sind verboten. Die Gerichte sind oft scharf gewürzt.

Der Fastenmonat ist Ramadan. Das Fasten wird allgemein eingehalten und dauert von Sonnenaufgang bis Sonnenuntergang. Dabei darf man weder essen noch trinken. Auch Rauchen oder Parfüm sind verboten. Der Zeitpunkt des abendlichen Fastenbrechens wird in den Medien bekanntgegeben und von den Minaretten ausgerufen. Als Regel für den Beginn gilt, daß ein schwarzer Faden nicht mehr von einem weißen zu unterscheiden sein darf. Dann werden viele Köstlichkeiten aufgetischt. Man versorgt auch Arme oder Minderbemittelte. Sehr früh morgens stehen alle auf und nehmen noch eine Mahlzeit zu sich, bevor das Fasten wieder beginnt. Wer kann, legt sich dann noch einmal schlafen. Während des Ramadan sind die Menschen tagsüber oft gereizt und erschöpft, abends dagegen fröhlich und ausgelassen. Kranke, Alte und Reisende sind vom Fasten ausgenommen und können statt dessen Almosen geben oder die verlorenen Tage später nachholen. Kinder beginnen mit 10 Jahren, zunächst ein paar Tage zu fasten. Mit 15 Jahren sind sie dann alt genug, um den ganzen Monat mitzufasten. Das Fasten im Ramadan schafft starkes Gemeinschaftsgefühl und hat Fest- und Feriencharakter. Der Ramadan verschiebt sich jedes Jahr um ein paar Tage, so daß er stets zu verschiedenen Zeiten im Jahr stattfindet. Den Abschluß bildet ein Festtag, auch Zuckerfest genannt, weil es viele Süßigkeiten gibt. Es ist das größte islamische Fest.

▶ **Körperpflege und Kleidung:** Die Reinheit des Körpers und der Seele sind im Islam untrennbar verbunden. Für kultische Handlungen, z. B. zum Gebet und beim Fasten, muß der Mensch rein sein. Rituell unrein wird man durch den Kontakt mit unreinen Dingen wie Schweiß, Urin, Kot, Sperma, Blut oder Alkohol. Auch unreine Tiere (u. a. Hunde und Schweine) machen den Menschen unrein. Große Unreinheit – im Unterschied zur kleinen Unreinheit – wird durch Geschlechtsverkehr, Menstruation und Geburt verursacht. Von Unreinheit reinigt man sich mit Wasser. Kleine Unreinheit wird durch rituelle Waschungen beseitigt, bei denen Gesicht, Arme, Füße und Haupthaar mit der nassen Hand überstrichen werden. Bei großer Unreinheit muß eine Ganzkörperwaschung unter fließendem Wasser vorgenommen werden.

Manche sehr traditionsbewußten Frauen tragen Schleier vor dem Gesicht, während andere nur ihr Haar bedecken. Wieder andere tragen westliche Kleidung.

▶ **Zeitempfinden und Regeneration:** Die Gesellschaft ist generell gegenwartsorientiert, denn im Islam bedeutet Zukunftsplanung, Gottes Fügung zu trotzen. Pünktlichkeit ist weniger wichtig, als sich Zeit zu nehmen, um eine positive Beziehung aufzubauen, bevor man über Geschäftliches redet.

▶ **Schmerz:** Patienten erwarten, daß ihr Schmerz sofort gestillt wird und verlangen u. U. nachdrücklich Schmerzmittel. Man hält es für wichtig, seine Kräfte für die Genesung aufzusparen. Dies kann schwierig werden, wenn Therapieformen angezeigt sind, die vom Patienten Anstrengung fordern.

Schmerz wird nur im Freundeskreis und in der Familie gezeigt. Eine Ausnahme bildet die Geburt, bei der Schmerzen laut Ausdruck verliehen wird.

Literatur

Bliss, Frank: Islam im Alltag. Die von Mohammed gestiftete Religion wird zum neuen Feindbild. Lamuv Verlag, Göttingen, 1994

Deutsches Rotes Kreuz: „Du, oh beruhigte Seele …" Zum Umgang mit Tod und Trauer bei Muslimen in Krankenhäusern. Berlin, 1998

Geissler, Elaine M.: Pocket Guide to cultural assessment. 2nd edition, Mosby, St. Louis, 1989

Heine, Peter: Kulturknigge für Nichtmuslime. Ein Ratgeber für alle Bereiche des Alltags. Herder Spektrum, Freiburg, 1996

Illing, Manfred C.: Somatisierung als Kommunikationshilfe? Zur transkulturellen Psychosomatik mediterraner Schmerzpatienten. Bochum, 1997

Karmi, Ghada: The Ethnic Health Handbook. A Factfile for Health Care Professionals. Blackwell Science, Oxford, 1996

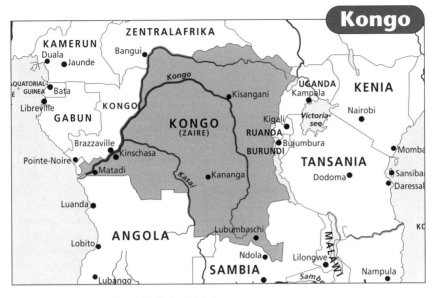

Kongo, Demokratische Republik (früher: Zaire)

Geographie und Demographie

Lage:	drittgrößter Staat des Kontinents, in Zentralafrika gelegen; ⅔ des Landes bilden das Kongo-Tiefland, das von Hochländern umgeben ist.
Hauptstadt:	Kinschasa.
Amtssprache(n)/ Sprache(n):	Französisch – Französisch und vier Nationalsprachen: Chiluba, Kikongo, Lingala, Kisuaheli; außerdem Luvena, Chokwe, Gbaya, Kituba u. a. (insgesamt über 400 Sprachen) (o. J.).
Bevölkerung:	29,67 Mio. (1984) – insgesamt rund 250 Ethnien: etwa 80 % Bantu-Gruppen (18 % Luba, 16 % Kongo, 13 % Mongo, 10 % Rwanda), 18 % Sudan-Gruppen (Ubangi u. a.), 2 % Niloten; 20.000–50.000 Pygmäen; ca. 20.000 Europäer (meist Belgier)(o.J.).
Städtische Bevölkerung:	29 % (1993).
Bevölkerung in absoluter Armut:	70 % (1980–1990).
Bevölkerungswachstum:	3,3 % (1985–1993) – Geburten-/Sterbeziffer 4,5 %/1,4 % (1990).
Religion(en):	42 % Katholiken, 25 % Protestanten, ca. 15 % andere christliche Glaubensgemeinschaften (u. a. 5 Mio. Kimbangisten), 2 % Muslime, außerdem Anhänger von Naturreligionen (1992).
Analphabeten:	28 % (1990).
Klima:	tropisch-immerfeucht (Regenwald) im Inneren, tropisch sommerfeucht in den übrigen Landesteilen (Savannenklima),geringe Temperaturschwankungen. Kinschasa: max. 30 °C, min. 21 °C; Jahresniederschlag 1378 mm an 106 Tagen; relative Feuchte: keine Angaben.

Einwohner je Arzt:	keine Angaben.
Geburten je Frau:	6,7 (1995).
Säuglingssterblichkeit:	12,0 % (1993).
Kindersterblichkeit:	18,7 % (1993).
Lebenserwartung:	52 Jahre (1993).
Kalorien-/ Proteinverbrauch:	2130 (1988–1990)/36,4 g (o. J.).
Staatliche Kinder- schutzimpfungen:	Tbc-Impfung bei der Geburt. DPT-1 mit 6 Wochen, DPT-2 mit 10 Wochen, DPT-3 mit 14 Wochen. Masernimpfung mit 9 Monaten. OPV bei der Geburt, OPV-1 mit 6 Wochen, OPV-2 mit 10 Wochen, OPV-3 mit 14 Wochen.
Infektionskrankheiten:	AIDS, Affenpocken, Amöbenmeningoenzephalitis, Amöbiasis, Angiostrongyliasis, Ankylostomiase, Ascariasis, Blastomycose, Brucellose, Buruli-Ulkus, Chikungunya-Fieber, Cholera, Chromomykose, Dipetalonematose perstans und streptocerca, Ebola-Fieber, bakterielle und virale Enteritis, Enterobiose, Fleckfieber, Frambösie, Gastroenterokolitis, Gelbfieber, Giardiasis, Granuloma inguinale, Hepatitis A und B, Histoplasmose, Hymenolepiasis, Isosporiasis und Sarkozystiasis, Krim-Kongo-hämorrhagisches Fieber, Kryptosporidiose, kutane Myiasen, kutane Larva migrans, Lassa-Fieber, Lepra, Loiasis, Lyme-Krankheit, lymphatische Filariose, Malaria, Meningokokkenmeningitis, Myzetome, Onchozerkose, Paragonmiasis, Pest, Pneumozystose, Poliomyelitis, Q-Fieber, Rhinosporidiose, Rückfallfieber, Schistosomiasis, afrikanische Schlafkrankheit, Strongyloidiasis, Tetanus, Tollwut, Toxoplasmose, Trichuriasis, Tungiasis, Typhus, Zystizerkose.
In Deutschland:	11.895 Personen (1992).
Botschaft:	Im Meisengarten 133, 53179 Bonn, Tel. 0228/346071.

Das Land Zaire wurde 1993 in „Demokratische Republik Kongo" umbenannt. Hinter ihm liegen die Kolonialisierung durch die Belgier sowie Befreiungs- und Unabhängigkeitskämpfe. Die Kolonialzeit hatte zerstörerische Auswirkungen auf die Gesellschaft, die noch heute zu spüren sind. „In diesem Zusammenhang kann man daher mit Recht von einer psychisch neurotisierenden Auswirkung des soziogenen, vom Kolonialismus hervorgerufenen Regressionszustandes betreffend Kultur, Psyche und Gesellschaft sprechen." (Dias, S. 47)

Gesundheit und Krankheit

▶ **Vorstellungen/Definition von Gesundheit und Krankheit:** Krankheit ist ein natürliches Phänomen, das als Folge von Konflikten und gestörter Harmonie auftritt. Körperliches, seelisches und soziales Leiden sind eng miteinander verwoben. Krankheit wird wahrgenommen als ein kollektives Ereignis, welches das gesamte Familiengefüge stört.

▶ **Vorstellungen über die Ursachen von Erkrankungen:** Spannungen und Konflikte verursachen Krankheiten. Für Durchfall gibt es fünf verschiedene Begriffe, je nach Typus und vermuteter Ursache. Bestimmte Menschen haben die Kraft, böse und gute Kräfte zu mobilisieren. Sie können die direkte, universale Verbindung zwischen allen Dingen aktivieren, so auch zwischen dem Menschen und den Kräften der Natur.

Böser Zauber kann einem Menschen schaden und wird u. a. durch Schlangen übermittelt. Schlaganfälle, Demenz und einige Magen-Darm-Beschwerden können auf diese Weise hervorgerufen werden. Durch Zauber ausgelöste Krankheiten sind bisweilen ärztlich nicht zu behandeln.

❱ **Vorbeugung von Krankheiten:** keine Angaben.

❱ **Erhaltung von Gesundheit:** keine Angaben.

❱ **Vorherrschende Behandlungspraxis:** Die biomedizinische Gesundheitsversorgung ist in letzter Zeit zurückgegangen, weil sie zu teuer wird.

Es gibt verschiedene volksmedizinische und traditionelle Therapieformen (Familie, Gebetsheiler, Zeremonie, Heilpraktiker), wobei gleichzeitig mehrere Therapiesysteme zur Anwendung kommen können. Sie integrieren oft somato-, psycho- und soziotherapeutisch wirksame Elemente. Der Patient erlebt sein Leiden als umfassend, und der Heiler behandelt ganzheitlich. Dabei wird das gesamte Umfeld in den Prozeß einbezogen. Auch ein eventuell gestörter sozialer Konsens muß wiederhergestellt werden, um völlige Heilung zu erreichen.

❱ **Soziale Unterstützung (bei der Therapie):** Die Verwandtschaft bemüht sich um ein erkranktes Mitglied und hilft auch bei der Auswahl und Durchführung der Therapieform mit.

❱ **Umgang mit Behinderten:** keine Angaben.

Soziale Elemente des Lebens

❱ **Kommunikation:** „Mama" ist eine Anrede, die Respekt ausdrückt. Sie wird für weibliche Patienten verwandt. Der Abstand zwischen Menschen ist generell wesentlich geringer als in Deutschland. Die Bedeutung von Symptomen ist oft nur im lebensgeschichtlichen Zusammenhang zu verstehen.

❱ **Coping und Selbstkonzept:** Die Hälfte der Bewohner des Landes sind katholisch, ein knappes Drittel ist evangelisch. Die Religion spielt für viele Menschen eine wichtige Rolle im Leben. Sie ist eine persönlich-geistige und weniger eine gemeinschaftsbildende Angelegenheit. Kongolesen sehen sich als hilfsbereit, warmherzig, optimistisch an.

Die Folgen der Kolonialzeit – Entfremdung der Menschen von ihrer eigenen kulturellen Identität und Entwertung ihrer gesamten Gesellschaft – wirken bis heute nach.

❱ **Rollen und Beziehungen:** Traditionell bildet der Stamm eine in sich geschlossene Einheit, deren Oberhaupt der Häuptling ist. Durch die belgische Kolonialmacht wurden die in sich geschlossenen, solidarischen Einheiten der verschiedenen Bevölkerungsgruppen zerschlagen, und man etablierte künstlich die Kernfamilie als gesellschaftliche Einheit. Der Stamm und sein Häuptling haben neben der Familie aber auch heute noch ihre Bedeutung für das Leben und die Identität des Einzelnen. Der Häuptling wird allgemein anerkannt und fungiert als Träger und Wächter von Gerechtigkeit, Gleichheit und Solidarität.

Die Krankenrolle hat auch eine soziale Funktion.

▶ **Sexualität und Reproduktion:** keine Angaben.

▶ **Sterben und Tod:** Viele Menschen glauben an ein Leben nach dem Tod.

Körperliche Elemente des Lebens

▶ **Ernährung und Ausscheidung:** Die Ernährung ist primär vegetarisch und kann die Absorption von Eisen erschweren.

▶ **Körperpflege und Kleidung:** keine Angaben.

▶ **Zeitempfinden und Regeneration:** Die Zeitwahrnehmung ist dehnbar.

▶ **Schmerz:** keine Angaben.

Literatur

Dias, Patrick V.: Erziehung, Identitätsbildung und Reproduktion in Zaire. Deutsches Institut für Internationale Pädagogische Forschung, Studien zu Gesellschaft und Bildung, Band 5. Beltz Verlag, Weinheim und Basel, 1979

Geissler, Elaine M.: Pocket Guide to cultural assessment. 2nd edition, Mosby, St. Louis, 1989

Giger/Davidhizar: Transcultural Nursing. Assessment and Intervention. 2nd edition, Mosby, St. Louis, 1995

Pfleiderer, Beatrix und Bichmann, Wolfgang: Krankheit und Kultur. Eine Einführung in die Ethnomedizin. Dietrich Reimer Verlag, Berlin, 1985

Polm, R. (Red.): Ethnische Minderheiten in der Bundesrepublik Deutschland, Kurseinheit 01–03. Fernuniversität-Gesamthochschule Hagen, 1995

Schmalz-Jacobsen, Cornelia und Hansen, Georg (Hrsg.): Ethnische Minderheiten in der Bundesrepublik Deutschland. Ein Lexikon. C. H. Beck, München, 1995

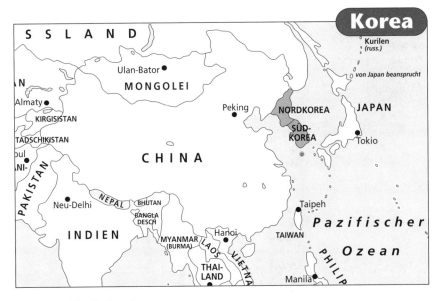

Korea, Republik (Südkorea)

Geographie und Demographie

Lage:	ostasiatisches Land im Süden der koreanischen Halbinsel. Die Grenze zu Nordkorea bildet der 38. Breitengrad.
Hauptstadt:	Seoul.
Amtssprache(n)/ Sprache(n):	Koreanisch – Koreanisch; Englisch und Japanisch als Handelssprachen.
Bevölkerung:	43,41 Mio. (1990) – fast ausschließlich Koreaner; 39.500 US-Soldaten.
Städtische Bevölkerung:	78 % (1993).
Bevölkerung in absoluter Armut:	keine Angaben.
Bevölkerungswachstum:	1,0 % (1985–1993) – Geburten-/Sterbeziffer 1,6 %/0,6 % (1993).
Religion(en):	14,46 Mio. Protestanten, 10,26 Mio. Konfuzianer, 8,99 Mio. Buddhisten, 3,06 Mio. Katholiken, 1,2 % Wonbuddhisten, 1,12 Mio. Chondogyo, 468780 Taejonggyo; auch Schamanismus verbreitet (1992).
Analphabeten:	3 % (1992).
Klima:	Einzugsbereich des ostasiatischen Monsuns; vor allem ausreichende Niederschläge im Juli/August. Seoul: wärmster Monat 25,4 °C (Aug.), kältester Monat -4,9 °C (Jan.); Jahresniederschlag 1258 an 80 Tagen; relative Feuchte: keine Angaben.
Einwohner je Arzt:	902 (1992).
Geburten je Frau:	1,75 (1995).
Säuglingssterblichkeit:	1,1 % (1993).
Kindersterblichkeit:	1,2 % (1993).

Lebenserwartung:	71 Jahre (1993).
Kalorien-/ Proteinverbrauch:	2826 (1988–1990)/73,0 g (o. J.).
Staatliche Kinder- schutzimpfungen:	DPT mit 2, 4 und 6 Monaten; DPT-Auffrischimpfung mit 18 Monaten; DT mit 6 Jahren. Polioimpfung mit 2, 4 und 6 Monaten sowie mit 6 Jahren. Tbc-Impfung bei der Geburt. Masernimpfung mit 15 Monaten.
Infektionskrankheiten:	AIDS, Amöbenmeningoenzephalitis, Ankylostomiase, Ascariasis, Brugiase, Clonorchiasis, Diphyllobothriose, Dirofilariose, Drakunkuliasis, bakterielle und virale Enteritis, Enterobiose, Fasziolopsiasis, Fleckfieber, Giardiasis, penicillinresistente Gonorrhö, Hantaan-Virusinfektion, Hepatitis A und B, Hymenolepiasis, Japan-B-Enzephalitis, kutane Myiasen, kutane Larva migrans, Melioidose, Meningokokkenmeningitis, Pneumozystose, Poliomyelitis, Scabies, Sparganose, Taeniasis saginata, Tetanus, Trichuriasis, Typhus, West-Nil-Fieber, Zystizerkose.
In Deutschland:	20.763 Personen (1993).
Botschaft:	Adenauerallee 124, 53113 Bonn, Tel. 0228/267960.

Gesundheit und Krankheit

▶ **Vorstellungen/Definition von Gesundheit und Krankheit:** Krankheit ist in Korea weitgehend tabuisiert. Man spricht nie darüber. Menschen gehen aus Furcht vor Krankheiten verspätet zum Arzt. Psychische Krankheiten werden besonders gefürchtet und gelten als erblich. Sie manifestieren sich oft in somatischen Beschwerden.

Der Körper gilt als Besitz der Ahnen und muß gesund erhalten werden. Die Besserung einer Krankheit wird am Grad der Funktionsfähigkeit des Individuums gemessen.

▶ **Vorstellungen über die Ursachen von Erkrankungen:** Wenn man Geister schlecht behandelt, bringen sie Unglück und Krankheit. Unausgewogenheit der Lebensenergie des Körpers wird als Ursache von Krankheiten angesehen. Auch psychosoziale Faktoren spielen eine Rolle.

▶ **Vorbeugung von Krankheiten:** keine Angaben.

▶ **Erhaltung von Gesundheit:** Patienten beteiligen sich aktiv am Genesungsprozeß.

▶ **Vorherrschende Behandlungspraxis:** Neben der westlichen Medizin gibt es auch weiterhin die traditionelle Heilkunst. Sie ist ganzheitlich orientiert und geht davon aus, daß alle Krankheiten neben physischen auch psychische, psychosomatische, psychosoziale oder sogar kalendarische Ursachen haben. Koreaner wenden sich meist an Ärzte beider Medizinschulen.

Die traditionelle Bedeutung der Schamaninnen bei der Heilung Kranker, bei

Tod und Geburt ist heute wieder im Wachsen begriffen. Schamanismus ist in Korea traditionelle Volksreligion. Wenn weder westliche Medizin noch traditionelle Heilkunst wirken, wird die Schamanin geholt. Sie hilft, mit der Geisterwelt in Kontakt zu treten. Schamanen sind weiblich (mudang).

Psychologen zu konsultieren ist Koreanern peinlich und gilt als Zeichen ernsthafter Geistesschwäche. Statt dessen werden Wahrsager aufgesucht.

❱ **Soziale Unterstützung (bei der Therapie):** In Krankenhäusern ist das Personal nur für die Behandlungspflege zuständig. Die Grundpflege, z. B. Ernährung, Waschen, Wäsche, Bettenmachen etc. übernehmen die Angehörigen.

❱ **Umgang mit Behinderten:** Krankheit und Mißbildungen gelten als schweres Unglück. Sie senken die Heiratschancen und behindern die berufliche Karriere. Körperliche Unversehrtheit ist äußerst wichtig, schon eine Operationsnarbe kann als gewichtiger Fehler empfunden werden. Kranke und behinderte Kinder werden als Schande empfunden und vor der Umwelt versteckt.

Psychische Probleme (Verlust des Kontakts zur Wirklichkeit) werden bei Frauen möglicherweise als Ruf verstanden, Schamanin zu werden. Dieser Beruf läßt sich nicht erlernen, sondern eine Frau muß gerufen werden. In manchen Familien ist dieser Beruf erblich. Schamaninnen werden allerdings nicht hoch geachtet. Von Blinden glaubt man, daß sie besonders gut in die Zukunft blicken können.

Soziale Elemente des Lebens

❱ **Kommunikation:** In Korea wird Privatsphäre nicht durch Wände oder Türen geschaffen, sondern durch soziale Konventionen. Diese unsichtbare Intimsphäre wird von allen akzeptiert.

Kritik und Fragen gelten als Beleidigung. Der emotionale Wert einer Sache ist oft wichtiger als „Wahrheit" oder „Realität". Die Wahrung des Gesichts – sowohl des eigenen als auch das der anderen – ist oberstes und absolutes Gebot. Man darf niemals jemanden vor anderen bloßstellen. Eindeutige oder kritische Aussagen über andere Personen werden ungern gemacht. Kritik an Übergeordneten ist ein Gesichtsverlust für den Kritisierten. Es herrscht das Prinzip der perfekten sozialen Harmonie (kibun). Man strebt nach Frieden, Harmonie und Sicherheit. Ein „Ja", auch wenn es nicht zutrifft, wird immer einem „Nein" vorgezogen. „Klare Aussagen" werden gemieden, sogar Unwahrheiten können vorkommen, um das Gesicht zu wahren. Es ist wichtig, „zwischen den Zeilen zu lesen". Man kommt in einem Gespräch daher nicht direkt auf den Punkt, sondern das eigentliche Thema wird oft nur zart angedeutet. Man gibt sich bescheiden, zurückhaltend, spricht leise und nur dann, wenn alle Höherstehenden schweigen. Höflichkeit und Einhalten des positiven Beziehungssystems sind oberste Verhaltensregel. Konflikte dürfen nicht an die Oberfläche gelangen, und Emotionalität muß vermieden werden. Familiäre und intime Dinge werden nicht mit Fremden besprochen. Nach privaten Dingen sollte daher nicht gefragt werden. Das „Ausfragen" nach Alter, Beruf, Verdienst, Familienstand, Kindern etc. ist hingegen üblich und gilt nicht als unhöflich. Es dient unter anderem der sozialen Einstufung des Gegenübers, um dann die richtige Sprachebene wählen zu können.

Beim Zählen werden die Finger der geöffneten Hand mit dem Daumen beginnend nach innen bis fünf einwärts gebogen und ab sechs wieder gestreckt. Das Herbeiwinken einer Person geschieht mit abwärts gerichteter Handfläche. Die Geste des Schulterzuckens ist nicht bekannt. Schulterklopfen gilt als äußerst unhöflich. Das Zeichen für Geld ist ein Kreis aus Daumen und Zeigefinger, der in Deutschland „o.k." bedeutet. Es ist sehr unhöflich, jemandem die Beine entgegenzustrecken. Auch das Naseschneuzen in Gegenwart anderer wird als grobe Unhöflichkeit angesehen. Das Überreichen von Gegenständen hat höflicherweise immer mit beiden Händen zu geschehen. Zum Abschied wird seitwärts gewunken und nicht auf und ab, wie in Deutschland. Klopfen an einer Toilette bedeutet die Frage, ob sie besetzt ist, und wird ggf. durch Klopfen von innen beantwortet.

Es gehört sich, ein Angebot zunächst einmal abzulehnen. Erst nach dessen mehrmaliger Wiederholung und Ablehnung darf es angenommen werden.

Eine Person wird entweder mit Titel und Namen oder nur mit dem Titel, nie aber mit dem bloßen Namen angesprochen. Um über die Titel immer richtig informiert zu sein, werden bei einer ersten Begegnung grundsätzlich Visitenkarten ausgetauscht. In Korea gibt es nur etwa 275 Familiennamen. Etwa 22 % der Bevölkerung heißen Kim, etwa 15 % Yi (Li, Lee, Rhee, Rhie) und ca. 8–9 % Park. Frauen behalten nach der Hochzeit ihren Familiennamen. Dieser steht an erster Stelle des dreisilbigen Namens. Vornamen allein werden praktisch nicht benutzt, selbst engste Freunde und Verwandte nennen sich beim vollständigen Namen.

Mit der Etikette nimmt man es sehr genau. Sozialer Kontakt findet fast nie ohne Empfehlungen statt, und Personen werden einander grundsätzlich vorgestellt, damit er entstehen kann. Dabei verbeugt man sich, vor allem vor Höhergestellten. Solange man einem Fremden nicht vorgestellt wurde, ist dieser eine „Unperson", der gegenüber die sozialen Regeln nicht gelten. Auf diese Weise wird der intensive Innendruck auf den einzelnen durch Druck nach außen auf Personen, die nicht zur eigenen Gruppe gehören, kompensiert.

Männer begrüßen sich mit Handschlag, Frauen werden mit kurzer Verbeugung begrüßt. Man gibt sich die Hand in der Regel nur bei der ersten Begegnung. Erheblich Jüngere werden knapp und ohne Handschlag begrüßt, eine zu höfliche Begrüßung wäre peinlich. Auch der Satz „Wohin gehen Sie?" ist ein Gruß. Im täglichen Umgang genügt jedoch ein Lächeln oder leichtes Nicken.

Die Reaktion auf Peinlichkeit, Verlegenheit, einen Verstoß gegen die Etikette oder sonstigen Gesichtsverlust ist ein Lächeln oder gar Lachen! Europäer mißverstehen dies oft und meinen, man würde sich über sie lustig machen.

Gleichgeschlechtliche Berührungen sind üblich und häufig, auch unter Männern. Berührungen zwischen Männern und Frauen dagegen sind zu unterlassen. Auch Zärtlichkeiten in der Öffentlichkeit sind verpönt. Kinder zu berühren zeigt Interesse und Zuneigung. Manchmal werden sie auch in einer Weise berührt, die wir als unsittlich empfinden würden, um ihr Geschlecht festzustellen. Dies gilt als völlig normal. Ältere Menschen zu berühren ist hingegen ein Affront.

Der körperliche Abstand zwischen den Menschen ist im Alltag viel geringer als in Deutschland, und bei Rempeleien entschuldigt man sich nicht. Blickkontakt wird nur sehr kurz gehalten, ansonsten schaut man rechts oder links am Gesprächspartner vorbei. Je höher die gesellschaftliche Stellung des Gesprächspartners ist, desto länger dauert der Blickkontakt. Auch bei einem Streit oder Geschäftsabschluß blickt man sich bedeutungsvoll in die Augen.

Ärzte und Schwestern sind Autoritätspersonen und werden mit großem Respekt behandelt. Man widerspricht ihnen nicht. Die Pflegeausbildung ist von hoher Qualität und auf medizinisch unterstützende Tätigkeiten ausgerichtet.

▶ **Coping und Selbstkonzept:** Die koreanische Gesellschaft ist, wie die von China, Japan und Vietnam, vom Konfuzianismus geprägt. Die unter anderem darauf beruhende Ritualisierung des sozialen Lebens hilft auf subtile Weise, Streßsituationen zu entschärfen. Koreaner wirken im Vergleich zu Menschen aus westlichen Ländern sehr emotional und sensibel und sind leicht zu verletzen. Selbst einfachste Verletzungen der gesellschaftlichen Regeln bringen sie völlig aus dem Gleichgewicht.

Koreaner sind mit ihrer Arbeit „verheiratet". Die berufliche Tätigkeit ist eng mit dem sozialen Prestige verbunden. In Korea wird hart gearbeitet, aber man vergnügt sich auch intensiv. Lernen ist eines der wichtigsten Dinge – Koreaner haben ein hohes Bildungsniveau.

▶ **Rollen und Beziehungen:** Alle internen Familienbeziehungen werden durch Über- oder Unterordnung geregelt. Dies gilt auch für die Gesellschaft. Junge Leute oder Frauen kommen niemals in verantwortliche Positionen, denn es gilt das Senioritätsprinzip. Der Konfuzianismus, der heute in Korea stärker ist als in China, bringt eine starke Autoritätsbindung mit sich. In Korea wie auch in den konfuzianischen Gesellschaften Japans, Vietnams und Chinas steht das Schamgefühl im Vordergrund und nicht, wie in Deutschland, das Schuldgefühl.

Ehen werden in der Regel arrangiert und vor dem 30. Lebensjahr geschlossen. Sie gelten als Zeugungs- und nicht als Liebesgemeinschaft. Jungfräulichkeit bis zur Ehe ist noch immer Gebot. Für Verwandte bis zum achten Grad besteht Eheverbot. Zwar setzt sich die Kleinfamilie immer mehr durch, das grundsätzliche Verständnis von Großfamilie bleibt jedoch bestehen. Der Stammbaum ist für die koreanische Familie wichtig und reicht oft 500 Jahre zurück. Auch sind die Verwandtschaftsbezeichnungen viel differenzierter als in europäischen Ländern. Verwandtschaft mütterlicherseits ist weniger wichtig als Verwandtschaft väterlicherseits, die Bindungen sind jedoch oft gefühlsbetonter.

Der Vater ist das Familienoberhaupt. Er allein hat die elterliche Gewalt inne. Bei einer Scheidung geht das Sorgerecht für die Kinder grundsätzlich auf den Vater über. Nach dessen Tod tritt der älteste Sohn an seine Stelle. Der Ehemann hat die Vormundschaft über seine Frau, die ihm sowie den Schwiegereltern gegenüber zu Gehorsam verpflichtet ist.

Jede Familie will mindestens einen Sohn haben. Keine männlichen Nachkommen zu haben, bedeutet Pflichtvergessenheit gegenüber den Ahnen. Töchter haben erheblich geringere Bedeutung, daher werden weibliche Föten oft abgetrieben. Eine Frau wird erst zur richtigen Frau, wenn sie einen Sohn geboren hat. Eine Ehefrau ist eher durch ihre soziale Rolle und weniger als Individuum definiert. Von ihr wird opferbereite Hingabe erwartet. Probleme eines Kindes werden stets der Mutter angelastet.

In der Ehe herrscht strikte Rollenteilung. Der Mann verdient das Geld, die Frau verwaltet es und entscheidet über Anschaffungen. Sie gibt dem Mann ein Taschengeld. Auch heute noch geben Frauen nach der Heirat meist ihren Beruf auf, haben jedoch ein hohes Bildungsniveau. Frauen knüpfen das Netz der Beziehungen zum Nutzen der Karriere ihres Mannes. In Familienbelangen (Kindererziehung, Budget etc.) entscheiden sie und wissen auch Bescheid über Rituale, Gebräuche und Genealogien.

Vergewaltigung ist ein Tabuthema und bedeutet absolute Schande. Die Frau wird unrein, und der Mann läßt sich scheiden. Es kommt häufig vor, daß Männer ihre Ehefrauen schlagen.

Kindern werden möglichst lange alle Sorgen abgenommen. Man hält Konflikte von ihnen fern und spendet Familienwärme. Erziehungsideal ist die harmonische Einbettung in die Gemeinschaft. Das Kind lernt Gemeinschafts- und Harmoniegefühl, aber auch Unselbständigkeit. Kinder sind bei allem dabei und werden konsequent verwöhnt. Die Erziehung ist geschlechtsspezifisch und folgt dem konfuzianischen Ideal. Ehrfurcht vor den Eltern ist wichtig. Kinder schulden ihren Eltern alles, und diese Dankesschuld kann niemals abgetragen werden. Mit Kindern wird nicht geschimpft, und sie werden nicht geschlagen. Man läßt Säuglinge nicht lange schreien. Bis zum Alter von vier Jahren schlafen Kinder oft bei der Mutter oder Oma. Sie sind das höchste Gut einer Familie, und Kinderlosigkeit ist eine Katastrophe. Unter Geschwistern herrscht strikte Hierarchie. Die Vater-Sohn-Beziehung ist wichtiger als die zwischen Ehefrau und Ehemann.

Alte Menschen genießen im Idealfall Respekt und werden von ihren Kindern liebevoll versorgt. Altersheime sind traditionell undenkbar. Alten Menschen sind auch nicht mehr der strengen Etikette unterworfen. Das Alter beginnt mit 60 Jahren – vor nicht allzu langer Zeit in Korea noch ein „biblisches" Alter. Am 60. Geburtstag gibt die Frau die Leitung des Haushalts an die Schwiegertochter, d. h. die Frau des ältesten Sohnes, ab.

Weiße Haare sind immer ein Zeichen des Alters, und weißhaarige Menschen werden geehrt. Asiaten können das Alter von Menschen aus westlichen Ländern bisweilen schlecht schätzen, da helles Haar oft als weiß und damit einem alten Menschen gehörig betrachtet wird. Da oft auch die Einschätzung westlicher Physiognomien schwerfällt, werden junge, hellhaarige Kaukasier bisweilen als alte Menschen eingestuft und entsprechend behandelt.

▶ **Sexualität und Reproduktion:** Während der Schwangerschaft lebt die Frau üblicherweise bei ihrer Mutter, die sich auch nach der Geburt um das Kleinkind kümmert. Direkt nach der Geburt können im Entbindungsraum Schalen mit klarem Wasser und Reis aufgestellt werden – als Dank an die Geister, die über die Geburt wachen.

Geburten finden heute meistens im Krankenhaus statt, aber es gibt nur wenig Aufklärung oder Geburtsvorbereitung. Nach der Geburt darf die Frau ihre Haut nicht der Luft aussetzen und bekommt leichte, warme Gerichte. Schwangere und Wöchnerinnen bekommen oft Seetangsuppe, die sehr viel Eisen und Jod enthält. Gekühlte Getränke und normales Essen gelten als schädlich. Man behandelt die junge Mutter wie ein unmündiges Kind. Der hundertste Tag nach der Geburt wird mit einem großen Fest gefeiert, vor allem, wenn es ein Sohn ist.

▶ **Sterben und Tod:** Koreaner wollen unbedingt zu Hause sterben. Im Krankenhaus zu sterben, ist ein schlechtes Omen. Die Leiche wird in weißes Sackleinen gehüllt und in den Sarg gelegt, der dann im Wohn- und Schlafzimmer aufgebahrt wird. Trat der Tod in der Klinik ein, wird die Totenwache dort gehalten. Der Sarg wird hinter einem Wandschirm verborgen. Davor stehen auf einem kleinen Tisch ein Foto des Verstorbenen und Räucherstäbchen. Bei der Totenwache darf geschrien und geweint werden. „Aigo!" ist ein Trauerschrei. Der Leichnam bleibt drei oder mehr Tage aufgebahrt, und die Söhne halten fast ununterbrochen Totenwache. Die Frauen kümmern sich um die Gäste.

Ist ein Familienmitglied unverheiratet und kinderlos gestorben, so muß ein schamanistisches Ritual, das Stunden oder gar Tage dauern kann, dem Geist dieses Menschen den Übergang in die andere Welt weisen. Es ist für die Familie sehr schlimm, wenn der Sohn vor den Eltern stirbt.

Trauer wird nicht individuell geäußert, sondern in vorgegebenen, zeremonialen Abläufen. Die traditionelle Trauerkleidung besteht aus gelblichem, grobem Hanfgewebe. Sie wird zu Begräbnissen, schamanistischen Riten und Totengedenkfeiern getragen, und zwar traditionell beim Tod der Eltern drei Jahre, beim Tod eines Kindes ein Jahr, nicht jedoch beim Tod der Ehefrau.

Die Bestattung ist Angelegenheit der Familie, die alles selbst vornimmt. Alle nehmen daran teil. Feuerbestattung ist nicht beliebt, da der Leib nicht zerstört werden darf. Eine Ausnahme bilden buddhistische Beerdigungen. Grabstätten liegen bevorzugt an geomantisch günstigen Orten, z.B. an einem Südhang. Am Grab findet auch die Zeremonie der Ahnenverehrung statt. Schmerz wird nicht gezeigt. Der Tod gilt als Teil des Lebens.

Körperliche Elemente des Lebens

▶ **Ernährung und Ausscheidung:** Es gehört sich nicht, beim Essen zu reden, und man berührt das Essen nicht mit den Händen sondern benutzt immer Stäbchen oder Löffel. Beim Essen sind alle Geräusche erlaubt, bis auf das Naseschneuzen. Gegessen wird von allen Gerichten gemeinschaftlich, nur seine Portion Reis hat jeder im eigenen Schälchen vor sich stehen.

Grundnahrungsmittel sind ungesalzener Reis und Kimchi (scharf eingelegte Gemüsesorten), die es zu jeder Mahlzeit gibt. Das Essen ist salzig, scharf, fett- und kalorienarm, daher ißt man große Mengen. Die Speisen sind leicht, vitaminhaltig und vielfältig (Fleisch, Fisch, Meeresfrüchte, Gemüse). Milchprodukte fehlen, daher besteht meist eine Laktose-Unverträglichkeit. Das Frühstück unterscheidet sich in Art und Zusammenstellung nicht von den anderen Mahlzeiten. Essen ist ein Grundbedürfnis, daher wird niemals aus Zeitgründen eine Mahlzeit ausgelassen.

Alkohol wird nur beim Essen getrunken. Frauen sollen nicht trinken. Man schenkt sich nicht selbst ein, sondern wartet, bis dies von jemand anderem übernommen wird. Asiaten vertragen weniger Alkohol als Menschen aus westlichen Ländern.

Ausschließliche Flaschennahrung für Babys ist selten, denn Stillen hat hohen gesellschaftlichen Wert. Babys werden nach ihrem Bedürfnis gestillt bis zum Alter von etwa zwei Jahren.

Das Thema Toilette ist tabu. Die Ausscheidung geschieht im Hocken.

▶ **Körperpflege und Kleidung:** Die traditionelle Kleidung (Hanbok) ist für Frauen ein bauschiges Rockkleid mit Bolerojäckchen und Schleife, für Männer eine lose Hemdjacke, ein halblanger Gehrock und Pluderhosen. Sie ist heute auf dem Land noch weit verbreitet. In den Städten trägt man meist westliche Kleidung. Für westliche Vorstellungen sind Koreaner oft „overdressed". Männer tragen dunkle Einheitsanzüge mit Schlips und weißem Hemd. Korrekte Kleidung ist extrem wichtig. Freizügige Kleidung für Frauen einschließlich unbedeckter Beine ist nicht üblich und auch nicht schicklich.

Im Haus oder in der Wohnung zieht man die Schuhe aus.

Badezimmer befinden sich auf dem Land oft noch außerhalb des Hauses. Man stellt sich zum Duschen in die Mitte des Raumes und benutzt Badesandalen, die an der Tür bereitstehen.

▶ **Zeitempfinden und Regeneration:** Das Lebensalter wird anders berechnet als in Deutschland: Bei der Geburt ist das Kind schon ein Jahr alt, da die Zeit im Mutterleib mitgerechnet wird, und zum Neujahrsfest kommt ein weiteres Jahr hinzu. So kann ein drei Tage altes Baby unter Umständen schon zwei Jahre alt sein. Zukunftsplanung ist schwer, man hat mehr Bezug zu Vergangenheit und Gegenwart als zur Zukunft. Der Zeitbegriff ist großzügiger als bei uns. Verspätungen dürfen sich allerdings nur Ältere und sozial Höherstehende erlauben.

Sport ist neben Kino, Fernsehen, Singen und Reisen (im eigenen Land) die beliebteste Freizeitbeschäftigung. Urlaub nach westlicher Art ist nicht üblich.

Das Wohnzimmer wird traditionell nachts in ein Schlafzimmer umgewandelt, indem Matratzen auf dem Boden ausgerollt werden. Kinder schlafen bei ihren Eltern. In den Städten wird jedoch westliches Wohnen immer üblicher.

▶ **Schmerz:** Lamentieren, Äußerungen von Selbstmitleid und Schmerzensschreie sind zu unterlassen. Erstens hat man den Willen, den Schmerz nie die Oberhand gewinnen zu lassen, weil dies einen Gesichtsverlust bedeuten würde, und zweitens sind offen gezeigte negative Gefühle immer eine Störung der Harmonie. Leid wird lächelnd und still ertragen und von anderen nicht öffentlich zur Kenntnis genommen.

Literatur

Geissler, Elaine M.: Pocket Guide to cultural assessment. 2nd edition, Mosby, St. Louis, 1989

Giger/Davidhizar: Transcultural Nursing. Assessment and Intervention. 2nd edition, Mosby, St. Louis, 1995

Hayes, Eileen: http://www-unix.oit.umass.edu/~efhayes/

Hur, Sonia und Ben: Kultur-Knigge Korea. Edition Simon & Magiera im Hayit Verlag, Köln, 1989

Polm, R. (Red.): Ethnische Minderheiten in der Bundesrepublik Deutschland, Kurseinheit 01–03. Fernuniversität-Gesamthochschule Hagen, 1995

Schmalz-Jacobsen, Cornelia und Hansen, Georg (Hrsg.): Ethnische Minderheiten in der Bundesrepublik Deutschland. Ein Lexikon. C. H. Beck, München, 1995

Weckbecker, A.: Verhalten in Korea. Arbeitsmaterialien für den landeskundlichen Unterricht aus der Reihe „Verhaltenspapiere", Heft 5. Deutsche Stiftung für internationale Entwicklung – Zentralstelle für Auslandskunde, Bad Honnef, 1989

Länder des ehem. Jugoslawien

Obwohl es sich bei den folgenden fünf Ländern um getrennte Staaten handelt, werden sie in einem Kapitel zusammengefaßt, da die unklare Lage auf dem Balkan und die Tatsache, daß sie als solche erst seit kurzem existieren, eine exakte Einzeldarstellung schwierig erscheinen lassen. Dies soll jedoch keineswegs über Unterschiede zwischen den Ländern hinwegtäuschen, die in jedem Fall wahrgenommen und berücksichtigt werden sollten. Das ethnische Gefüge der gesamten Region ist zur Zeit einem raschen Wandel unterworfen, daher sind auch die folgenden statistischen Angaben eher als Anhaltspunkte zu betrachten.

Bosnien-Herzegowina

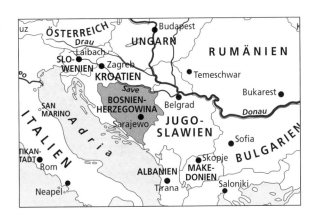

Geographie und Demographie

Lage:	südosteuropäischer Staat zwischen Kroatien, Ungarn und Jugoslawien, Republik seit 1992.
Hauptstadt:	Sarajevo (Sarajewo).
Amtssprache(n)/ Sprache(n):	Serbokroatisch.
Bevölkerung:	4,36 Mio. (1991) – 43,7 % Bosniaken, 31,4 % Serben, 17,3 % Kroaten, 5,5 % Jugoslawen (Eigenbezeichnung). Nach Schätzungen von 1995: 70 % Serben.
Städtische Bevölkerung:	40 % (1991).
Bevölkerung in absoluter Armut:	keine Angaben.
Bevölkerungswachstum:	0,1 % (1985–1993).
Religion(en):	44 % Muslime, 31 % Serbisch-Orthodoxe, 17 % Katholiken (1991).
Analphabeten:	keine Angaben.
Klima:	vorwiegend gemäßigt-feucht, an der Küste im äußersten Südwesten subtropisch-mediterran (s. a. Albanien).
Einwohner je Arzt:	keine Angaben.

Geburten je Frau:	keine Angaben.
Säuglingssterblichkeit:	1,9 % (1991).
Kindersterblichkeit:	keine Angaben.
Lebenserwartung:	72 Jahre (1993).
Kalorien-/ Proteinverbrauch:	keine Angaben.
Staatliche Kinder- schutzimpfungen:	Tbc-Impfung bei der Geburt; DPT mit 3, 4, 6 und 18 Monaten sowie mit 3 Jahren; DT mit 7 und 14 Jahren; OPV mit 3, 4, 6 und 18 Monaten sowie mit 3, 7 und 14 Jahren. Masern/Mumps/Röteln oder Masern/Mumps mit 16 Monaten. Masernimpfung mit 16 Monaten oder 7 Jahren; Rötelnimpfung für Mädchen mit 13 Jahren.
Infektionskrankheiten:	AIDS, Amöbiasis, Ankylostomiase, Ascariasis, Babesiose, Dirofilariose, zystische Echinokokkose, bakterielle und virale Enteritis, Enterobiose und Oxyuriasis, Fleckfieber, Frühjahr-Sommer-Meningoenzephalitis, Gonorrhö, Hantaan-Virusinfektion, Hepatitis A und B, Isosporiasis und Sarkozystiasis, Krim-Kongo-hämorrhagisches Fieber, kutane Larva migrans, Leishmaniase, Lyme-Krankheit, Meningokokkenmeningitis, Phlebotomusfieber, Poliomyelitis, Q-Fieber, Rückfallfieber, Scabies, Strongyloidiasis, Taeniasis saginata, Tetanus, Tollwut, Toxokariasis, Toxoplasmose, Tularämie, Typhus, Zystizerkose.
In Deutschland:	249.383 Personen (1994).
Botschaft:	St.-Augustinus-Straße 21, 53173 Bonn, Tel. 0228/316015. Außenstelle: Albertinenstraße 7, 14165 Berlin, Tel. 030/8013026/27.

Jugoslawien, Bundesrepublik

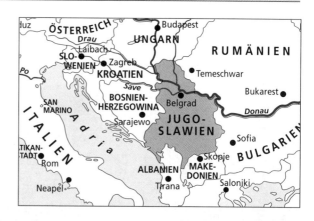

Lage:	Bundesrepublik Jugoslawien, seit 1992 bestehend aus Serbien und Montenegro.
Hauptstadt:	Belgrad.
Amtssprache(n)/ Sprache(n):	Serbisch – Serbisch (kyrillische Schrift); Albanisch, Montenegrinisch, Magyarisch (Ungarisch) und andere Sprachen der Minderheiten.
Bevölkerung:	10,41 Mio. (1991) – 62,3 % Serben, 16,6 % Albaner, 5 % Montenegriner, 3,3 % Ungarn, 3,3 % Jugoslawen (Eigenbezeichnung), 3,1 % ethnische Muslime.

Städtische Bevölkerung:	47 % (1990).
Bevölkerung in absoluter Armut:	keine Angaben.
Bevölkerungswachstum:	0,8 % (1985–1993) – Geburten-/Sterbeziffer 1,4 %/1,0 % (1992).
Religion(en):	44 % Serbisch-Orthodoxe, 31 % Katholiken, 12 % Muslime; protestantische und jüdische Minderheiten (o. J.).
Analphabeten:	7 % (1990).
Klima:	vorwiegend gemäßigt feucht. Belgrad: wärmster Monat 22,5 °C (Juli), kältester Monat 0 °C (Jan.); Jahresniederschlag 701 mm an 146 Tagen; relative Feuchte 70 %.
Einwohner je Arzt:	497 (1991).
Geburten je Frau:	keine Angaben.
Säuglingssterblichkeit:	2,8 % (1992).
Kindersterblichkeit:	keine Angaben.
Lebenserwartung:	72 Jahre (1993).
Kalorien-/ Proteinverbrauch:	3545 (1988–1990)/keine Angaben.
Staatliche Kinderschutzimpfungen:	Tbc-Impfung bei der Geburt. DPT mit 3, 4_, 6 und 18 Monaten sowie mit 3 Jahren; DT mit 7 und 14 Jahren. OPV mit 3, 4, 6 und 18 Monaten sowie mit 3, 7 und 14 Jahren. Masern/Mumps/Röteln oder Masern/Mumps mit 16 Monaten. Masernimpfung mit 16 Monaten oder 7 Jahren. Rötelnimpfung für Mädchen mit 13 Jahren.
Infektionskrankheiten:	AIDS, Amöbiasis, Ankylostomiase, Ascariasis, Babesiose, Dirofilariose, zystische Echinokokkose, bakterielle und virale Enteritis, Enterobiose, Faszioliasis, Floh- und Läusefleckfieber, Frühjahr-Sommer-Meningoenzephalitis, penicillinresistente Gonorrhö, Hantaan-Virusinfektion, Hepatitis A und B, Isosporiasis und Sarkozystiasis, Krim-Kongo-hämorrhagisches Fieber, kutane Myiasen, kutane Larva migrans, Leishmaniase, Lyme-Krankheit, Meningokokkenmeningitis, Phlebotomusfieber, Poliomyelitis, Q-Fieber, Rückfallfieber, Scabies, Strongyloidiasis, Taeniasis saginata, Tetanus, Tollwut, Toxokariasis, Toxoplasmose, Tularämie, Typhus, Zystizerkose.
In Deutschland:	915.636 Personen (1993).
Botschaft:	Schloßallee 5, 53179 Bonn, Tel. 0228/344051. Außenstelle: Taubertstraße 18, 14193, Berlin, Tel. 030/8262091.

Kroatien

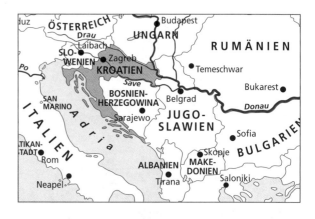

Lage:	Teil d. ehem. Jugoslawien, grenzt an die Adria; Republik seit 1991.
Hauptstadt:	Zagreb.
Amtssprache(n)/ Sprache(n):	Kroatisch – Kroatisch (lateinische Schrift); Serbisch (kyrillische Schrift) u. a. Sprachen der Minderheiten.
Bevölkerung:	4,78 Mio. (1991) – 78,1 % Kroaten, 12 % Serben (seit 1995 rückläufig) sowie 106.000 Jugoslawen (Eigenbezeichnung), 435.000 ethnische Muslime, 22.000 Slowenen, 22.400 Ungarn, 21.300 Italiener, 13.100 Tschechen, 12.000 Albaner u. a. (o. J.).
Städtische Bevölkerung:	51 % (1990).
Bevölkerung in absoluter Armut:	keine Angaben.
Bevölkerungswachstum:	0,4 % (1985–1993) – Geburten-/Sterbeziffer 1,0 %/1,1 % (1993).
Religion(en):	76,5 % Katholiken, 11,1 % Orthodoxe, 1,4 % Protestanten; Minderheit von Muslimen und Juden (1991).
Analphabeten:	keine Angaben.
Klima:	vorwiegend gemäßigt-feucht.
Einwohner je Arzt:	520 (1993).
Geburten je Frau:	keine Angaben.
Säuglingssterblichkeit:	1,2 % (1992).
Kindersterblichkeit:	keine Angaben.
Lebenserwartung:	72 Jahre (1993).
Kalorien-/ Proteinverbrauch:	3545 (1988–1990)/keine Angaben.
Staatliche Kinderschutzimpfungen:	Tbc-Impfung bei der Geburt. DPT mit 3, 4, 6 und 18 Monaten sowie mit 3 Jahren; DT mit 7 und 14 Jahren. OPV mit 3, 4, 6 und 18 Monaten sowie mit 3, 7 und 14 Jahren. Masern/Mumps/Röteln oder Masern/Mumps mit 16 Monaten. Masernimpfung mit 16 Monaten oder 7 Jahren. Rötelnimpfung für Mädchen mit 13 Jahren.
Infektionskrankheiten:	AIDS, Amöbiasis, Ankylostomiase, Ascariasis, Babesiose, Dirofilariose, zystische Echinokokkose, bakterielle und virale Enteritis, Enterobiose, Faszioliasis, Fleckfieber, Frühjahr-Sommer-Meningoenzephalitis, penicillinresistente Gonorrhö, Hantaan-Virusinfektion, Hepatitis A und B, Isosporiasis und Sarkozystiasis, Krim-Kongo-hämorrhagisches Fieber, kutane Myiasen, kutane

Larva migrans, Leishmaniase, Lyme-Krankheit, Meningokokken-meningitis, Phlebotomusfieber, Poliomyelitis, Q-Fieber, Rückfall-fieber, Scabies, Taeniasis saginata, Tetanus, Tollwut, Toxokariasis, Toxoplasmose, Typhus, Zystizerkose.

In Deutschland:	176.251 Personen (1994).
Botschaft:	Rolandstraße 45, 53179 Bonn, Tel. 0228/953420.

Makedonien (Mazedonien)

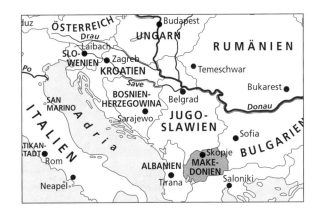

Lage:	ehem. jugoslawische Republik Makedonien, grenzt an Albanien, Jugoslawien, Bulgarien und Griechenland; Binnenland; provisorische Bezeichnung durch die UNO seit 1993.
Hauptstadt:	Skopje.
Amtssprache(n)/ Sprache(n):	Mazedonisch – Albanisch, Türkisch u. a. Sprachen der Minderheiten.
Bevölkerung:	1,95 Mio. (1994) – 66,5 % ethnische Makedonier, 22,9 % Albaner, 4,0 % Türken, 2,3 % Roma, 2,0 % Serben, 0,4 % Wallachen, 1,9 % Sonstige (o. J.).
Städtische Bevölkerung:	59 % (1993).
Bevölkerung in absoluter Armut:	keine Angaben.
Bevölkerungswachstum:	1,0 % (1985–1993) – Geburten-/Sterbeziffer 1,5 %/0,7 % (1993).
Religion(en):	mehrheitlich Mazedonisch-Orthodoxe, ferner Muslime (vor allem Albaner) und Katholiken (o. J.).
Analphabeten:	11 % (1990).
Klima:	vorwiegend gemäßigt feucht.
Einwohner je Arzt:	keine Angaben.
Geburten je Frau:	keine Angaben.
Säuglingssterblichkeit:	2,6 % (1993).
Kindersterblichkeit:	keine Angaben.
Lebenserwartung:	72 Jahre (1993).
Kalorien-/ Proteinverbrauch:	3545 (1988–1990)/keine Angaben.
Staatliche Kinder-schutzimpfungen:	keine Angaben.

Infektionskrankheiten:	AIDS, Amöbiasis, Ankylostomiase, Ascariasis, Babesiose, Dirofilariose, zystische Echinokokkose, bakterielle und virale Enteritis, Enterobiose und Oxyuriasis, Fleckfieber, Frühjahr-Sommer-Meningoenzephalitis, Gonorrhö, Hantaan-Virusinfektion, Hepatitis A und B, Isosporiasis und Sarkozystiasis, Krim-Kongo-hämorrhagisches Fieber, kutane Larva migrans, Leishmaniase, Lyme-Krankheit, Meningokokkenmeningitis, Phlebotomusfieber, Poliomyelitis, Q-Fieber, Rückfallfieber, Scabies, Strongyloidiasis, Taeniasis saginata, Tetanus, Tollwut, Toxokariasis, Toxoplasmose, Tularämie, Typhus, Zystizerkose.
In Deutschland:	22.331 Personen (1994).
Botschaft:	Sträßchensweg 6, 53113 Bonn, Tel. 0228/237744.

Slowenien

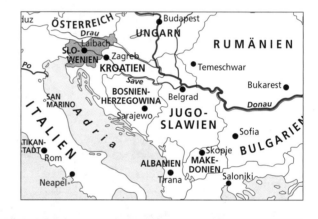

Lage:	Teil des ehem. Jugoslawiens, grenzt an die Adria; Republik seit 1991.
Hauptstadt:	Ljubljana (Laibach).
Amtssprache(n)/ Sprache(n):	Slowenisch – überwiegend Slowenisch; Kroatisch, Ungarisch, Italienisch u. a. Sprachen der Minderheiten (o. J.).
Bevölkerung:	1,97 Mio. (1991) – 87,8 % Slowenen, 2,8 % Kroaten, 2,4 % Serben, 1,4 % ethnische Muslime sowie kleine Minderheiten von Ungarn, Makedoniern, Montenegrinern, Albanern, Italienern (o.J.).
Städtische Bevölkerung:	62 % (1993).
Bevölkerung in absoluter Armut:	keine Angaben.
Bevölkerungswachstum:	0,6 % (1985–1993) – Geburten-/Sterbeziffer 1,1 %/1,1 % (1993).
Religion(en):	84 % Katholiken; Minderheit von Orthodoxen, Muslimen und Juden (1992).
Analphabeten:	1 % (1990).
Klima:	vorwiegend gemäßigt-feucht.
Einwohner je Arzt:	1445 (1992).
Geburten je Frau:	1,31 (1993).
Säuglingssterblichkeit:	0,8 % (1992).
Kindersterblichkeit:	1,1 % (1992).

Lebenserwartung:	73 Jahre (1993).
Kalorien-/ Proteinverbrauch:	3545 (1988–1990)/ keine Angaben.
Staatliche Kinder- schutzimpfungen:	Tbc-Impfung bei der Geburt. DPT mit 3, 4, 6 und 18 Monaten sowie mit 3 Jahren; DT mit 7 und 14 Jahren. OPV mit 3, 4, 6 und 18 Monaten sowie mit 3, 7 und 14 Jahren. Masern/Mumps/Röteln oder Masern- und Mumpsimpfung mit 16 Monaten. Masernimp- fung mit 16 Monaten oder 7 Jahren. Rötelnimpfung für Mädchen mit 13 Jahren.
Infektionskrankheiten:	AIDS, Amöbiasis, Ankylostomiase, Ascariasis, Babesiose, Dirofilariose, zystische Echinokokkose, bakterielle und virale Enteritis, Enterobiose und Oxyuriasis, Fleckfieber, Frühjahr-Som- mer-Meningoenzephalitis, Gonorrhö, Hantaan-Virusinfektion, Hepatitis A und B, Isosporiasis und Sarkozystiasis, Krim-Kongo- hämorrhagisches Fieber, kutane Larva migrans, Leishmaniase, Lyme-Krankheit, Meningokokkenmeningitis, Phlebotomusfieber, Poliomyelitis, Q-Fieber, Rückfallfieber, Scabies, Strongyloidiasis, Taeniasis saginata, Tetanus, Tollwut, Toxokariasis, Toxoplasmose, Tularämie, Typhus, Zystizerkose.
In Deutschland:	16.214 Personen (1994).
Botschaft:	Siegfriedstraße 28, 53179 Bonn, Tel. 0228/858031.

Gesundheit und Krankheit

Es ist davon auszugehen, daß Flüchtlinge aus den Kriegs- und Krisengebieten, die es nach Deutschland verschlagen hat, durch ihre Erlebnisse – Folter, Vertrei- bung, Plünderungen, Luftangriffe, Vergewaltigungen – psychische Schäden da- vongetragen haben.

▶ **Vorstellungen/Definition von Gesundheit und Krankheit:** Psychisches Lei- den kann als körperliches Leiden geschildert werden. Die Angst vor Krebs könnte demnach symbolisch sein für die Angst vor dem sozialen und physischen Tod in der Fremde. Eine Unterscheidung zwischen Körper und Psyche ist begrifflich nur zum Teil möglich. Körperlichen Vorgängen wird große Bedeutung beigemessen.

▶ **Vorstellungen über die Ursachen von Erkrankungen:** keine Angaben.

▶ **Vorbeugung von Krankheiten:** keine Angaben.

▶ **Erhaltung von Gesundheit:** keine Angaben.

▶ **Vorherrschende Behandlungspraxis:** keine Angaben.

▶ **Soziale Unterstützung (bei der Therapie):** keine Angaben.

▶ **Umgang mit Behinderten:** keine Angaben.

Soziale Elemente des Lebens

▶ **Kommunikation:** Die Sprachen Slowenisch und Mazedonisch unterscheiden sich erheblich von Serbisch und Kroatisch, die sich wiederum sehr ähnlich sind. Sie gleichen sich in Grammatik, Aussprache, Satzbau und Wortschatz, haben aber verschiedene Schriften. In Serbien und Montenegro schreibt man kyrillisch, in Kroatien lateinisch, und in Bosnien-Herzegowina werden beide Schriften benutzt. Nahezu alle Mazedonier sind zweisprachig.

Es empfiehlt sich, nicht direkt zu fragen, welcher Ethnie und Religion jemand angehört, da schon die Frage als Beleidigung aufgenommen werden kann. Das Ausfüllen von Formularen kann hier hilfreich sein.

Verbale Mitteilungen sind manchmal nur verständlich, wenn die nonverbale Kommunikation dabei genau beobachtet und einbezogen wird. Im Umgang mit Ärzten oder Pflegekräften wird vieles nonverbal oder im sprachlichen Kontext mitgeteilt. Selbstbeherrschung und Contenance gelten nicht – wie in Deutschland – als ideales Verhalten. Emotionale Ausbrüche und die expressive Darstellung von Gefühlen sind mit diesen untrennbar verbunden.

▶ **Coping und Selbstkonzept:** Religion und Schrift sind deutliche Unterscheidungsmerkmale der einzelnen Ethnien untereinander. Zur Schrift siehe Abschnitt „Kommunikation".

In Bosnien-Herzegowina lebten besonders viele Muslime. Zu islamischen Gesellschaften siehe auch Afghanistan, Albanien, Algerien, Iran, Jordanien, Libanon, Marokko, Pakistan, Syrien, Tunesien und die Türkei. Die Slowenen sind größtenteils katholisch. Sie haben eine fest umrissene Identität, die sich von den anderen Ethnien des ehemaligen Jugoslawien abhebt. Die Mazedonier sind orthodox, die albanischen Minderheiten in den verschiedenen Ländern sind vor allem muslimisch. Die Kroaten sind überwiegend katholisch, ebenso die meisten anderen dort ansässigen Minderheiten. Die Serben sind vorwiegend orthodox.

Die althergebrachten religiösen und traditionellen Werte kommen oft in Konflikt mit dem modernen, technisierten und konsumorientierten Leben. Die Kirche übt großen Einfluß auf die patriarchalische Familie aus.

▶ **Rollen und Beziehungen:** Entscheidend für diesen Punkt ist zunächst einmal die ethnische Zugehörigkeit in den einzelnen Ländern. Slowenien wird fast ausschließlich von Slowenen besiedelt. Mazedonien ist komplexer strukturiert: Zwei Drittel der Bevölkerung sind Mazedonier, knapp ein Fünftel waren Albaner, außerdem gibt es Minderheiten von Türken und Roma und einige kleinere Minderheiten. In Kroatien sind etwa drei Viertel der Bevölkerung kroatisch, ein Zehntel ist serbisch; hinzu kommen andere Minoritäten. Die Bevölkerung der heutigen Bundesrepublik Jugoslawien besteht zu zwei Dritteln aus Serben. Die größte Minderheit sind die Albaner, die im Kosovo jedoch die Mehrheit bildeten. In Bosnien-Herzegowina besteht die Bevölkerung inzwischen vorwiegend aus Serben.

In den vergangenen Jahren hat es durch Krieg und Vertreibungen auf dem Balkan große Fluchtbewegungen gegeben. Das intakte Verwandtschaftsnetz, auf das die Menschen in ihren jeweiligen Heimatländern zurückgreifen konnten, wurde dadurch in vielen Fällen zerrissen. Dieser Verlust wird als Vereinsamung empfunden, denn es besteht eine enge emotionale Bindung an die Familie, und Verwandtschaftsbeziehungen spielen eine große soziale und gesellschaftliche Rolle. Das Familienleben von Kroaten und Slowenen ist vor allem in den Städten dem der Deutschen ähnlich. Serben, Mazedonier, Montenegriner oder Albaner aus ländlichen Gebieten hingegen leben noch heute weitgehend in Großfamilien mit vorwiegend patriarchalischer Ausrichtung.

Traditionell hat das Geschlechtsprinzip Vorrang vor dem Altersprinzip, das heißt, alle Männer haben eine höhere Stellung als die Frau. Deren Unterordnung drückt sich z. B. in einem Ritual aus, bei dem den Männern die Füße gewaschen werden. Es wird teilweise heute noch in Serbien und Montenegro praktiziert. Die patriarchalische Familienstruktur hat sich bis heute erhalten. Die Bindungen zwischen der Kernfamilie und der engeren und weiteren Verwandtschaft sind nach wie vor stark.

Die Zahl der berufstätigen Frauen in Slowenien und Kroatien steigt. Viele sind dabei einer schweren Dreifachbelastung (Beruf, Haushalt, Kindererziehung) ausgesetzt. In Bosnien-Herzegowina und Montenegro, im Kosovo, in Mazedonien sowie in Süd-Serbien hat die Frau dagegen noch weitgehend ihre traditionelle Rolle als Mutter, Erzieherin und Hüterin der Familie zu erfüllen, und der Mann hat das Sagen. Verhaltensweisen und Einstellungen von Frauen unterscheiden sich daher auf dem Balkan bisweilen auf kleinstem geographischem Raum sehr stark voneinander.

Der Mann ist in seiner Sexualität frei und darf vor- und außerehelichen Geschlechtsverkehr haben. Die Frau hat dagegen in einigen Regionen noch als Jungfrau in die Ehe zu gehen und muß vor allem ihrem Mann unbedingt treu sein. Männer werden dazu ermutigt, in der Öffentlichkeit ein betont maskulines Verhalten an den Tag zu legen.

In vielen Familien ist der Vater die absolute Autoritätsperson. Die Kinder werden dann zu Gehorsam und Unterordnung erzogen. Manchmal gehören dazu auch körperliche Strafen. Kinder müssen oft den Beruf ergreifen, den sich die Eltern wünschen, was zu Konflikten führen kann. In Großstädten werden Kinder freier und toleranter erzogen. Aber auch hier genießen Jungen mehr Freiheit als Mädchen. Kinder werden überall hin mitgenommen und haben keine strikten Schlafenszeiten. Auf die Schulbildung der Kinder wird sehr viel Wert gelegt. Die Erziehung erfolgt geschlechtsspezifisch: Mädchen sollen auf eine konservative Frauenrolle, Söhne auf eine dominante Männerrolle vorbereitet werden.

Männer zeigen weder Schmerz noch Schwäche. Ihre Freizeit verbringen verheiratete Männer vorzugsweise mit anderen Männern in der Kneipe.

Ärzte verdienen oft nur wenig mehr als Krankenschwestern.

Die einzelnen Ethnien der Länder des ehemaligen Jugoslawien grenzen sich aufgrund der Kriege in Kroatien und Bosnien-Herzegowina sowie im Kosovo vollkommen voneinander ab. Der Zusammenhalt der nationalen Gruppen, die im Ausland leben (Kroaten, Slowenen, Bosnier, Mazedonier, Albaner, Serben) hat entsprechend zugenommen.

▶ **Sexualität und Reproduktion:** keine Angaben.

▶ **Sterben und Tod:** keine Angaben.

Körperliche Elemente des Lebens

▶ **Ernährung und Ausscheidung:** Es wird viel Brot gegessen. Die Ernährungslage ist durch die desolaten Zustände in vielen Teilen des Landes sehr schlecht.

▶ **Körperpflege und Kleidung:** In den ehemaligen Kriegsgebieten gibt es weder sanitäre Anlagen noch eine ausreichende Versorgung mit Kleidung.

▶ **Zeitempfinden und Regeneration:** keine Angaben.

▶ **Schmerz:** Schmerz kann heftig und laut geäußert werden, besonders bei chronischen Schmerzzuständen, um Leid mitzuteilen und sich Unterstützung zu sichern. Über Schmerz zu sprechen ist hingegen nicht üblich. Menschen neigen dazu, sich für ihre Schmerzen selbst die Schuld zu geben.

Psychische Konflikte zeigen sich u. U. als somatisierter Ganzkörperschmerz. Dramatische Schmerzäußerungen wie Jammern und Schreien – etwa bei einem Arztbesuch – können in Deutschland dazu führen, daß ein Patient als wehleidig, theatralisch oder Simulant gilt.

Literatur

Bliss, Frank: Islam im Alltag. Die von Mohammed gestiftete Religion wird zum neuen Feindbild. Lamuv Verlag, Göttingen, 1994

Deutsches Rotes Kreuz: „Du, oh beruhigte Seele ...“ Zum Umgang mit Tod und Trauer bei Muslimen in Krankenhäusern. Berlin, 1998

Essinger, Helmut und Onur B. Kula (Hrsg.): Länder und Kulturen der Migranten, Interkulturelle Erziehung in Praxis und Theorie, Band 7. Pädagogischer Verlag Burgbücherei Schneider GmbH, Baltmannsweiler, 1988

Geissler, Elaine M.: Pocket Guide to cultural assessment. 2nd edition, Mosby, St. Louis, 1989

Heine, Peter: Kulturknigge für Nichtmuslime. Ein Ratgeber für alle Bereiche des Alltags. Herder Spektrum, Freiburg, 1996

Internationale Union für Gesundheitserziehung: Gesundheitserziehung in Europa. Organisationsformen, Aktivitäten, Forschungsprojekte, berufliche Ausbildung, Pläne für die Zukunft. Redaktion: Annette Kaplun und Rosmarie Erben, Internationales Journal für Gesundheitserziehung, Genf, 1980

Schmalz-Jacobsen, Cornelia und Hansen, Georg (Hrsg.): Ethnische Minderheiten in der Bundesrepublik Deutschland. Ein Lexikon. C. H. Beck, München, 1995

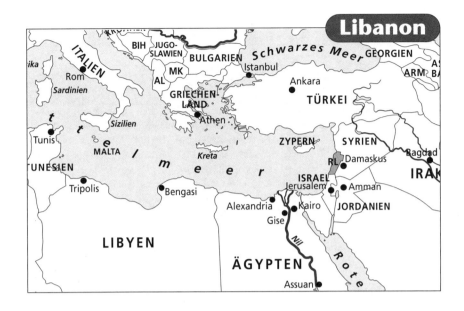

Geographie und Demographie

Lage:	Levante-Staat, gegliedert in einen schmalen Küstensaum am Mittelmeer und die Bekaa-Hochebene zwischen Libanon und Antilibanon.
Hauptstadt:	Beirut.
Amtssprache(n)/ Sprache(n):	Hocharabisch – Arabisch (libanesisch-syrische und palästinensische Dialekte); Armenisch, Kurdisch u. a.; Französisch und Englisch als Handels- und Bildungssprachen.
Bevölkerung:	2,13 Mio. (1970) – überwiegend Libanesen, 500.000 Palästinenser, 500.000 Kurden, 200.000 Armenier, 200.000 Syrer (Schätzung 1983, 1,48 Mio. Syrer lt. Schätzung v. 1995).
Städtische Bevölkerung:	86 % (1993).
Bevölkerung in absoluter Armut:	keine Angaben.
Bevölkerungswachstum:	2,3 % (1985–1993) – Geburten-/Sterbeziffer 2,9 %/0,9 % (1980–1985).
Religion(en):	60 % Muslime, 40 % Christen (25 % Maroniten, 7 % Griechisch-Orthodoxe, 5 % Griechisch-Katholisch, 4 % Armenier u. a. (o. J.).
Analphabeten:	20 % (1990).
Klima:	subtropisch-mediterran (winterfeucht, sommertrocken). Beirut: wärmster Monat 27,5 °C (Aug.), kältester Monat 13,5 °C (Jan.); Jahresniederschlag 893 mm an 71 Tagen; relative Feuchte 66 %.
Einwohner je Arzt:	keine Angaben.
Geburten je Frau:	keine Angaben.
Säuglingssterblichkeit:	3,3 % (1993).
Kindersterblichkeit:	4 % (1993).

Lebenserwartung:	69 Jahre (1993).
Kalorien-/ Proteinverbrauch:	3142 (1988–1990)/67,4 g (o. J.).
Staatliche Kinder- schutzimpfungen:	keine Angaben.
Infektionskrankheiten:	AIDS, Amöbiasis, Ankylostomiase, Anthrax, Ascariasis, Brucellose, Cholera, zystische Echinokokkose, bakterielle und virale Enteritis, Enterobiose, Giardiasis, Hepatitis A und B, Isosporiasis und Sarkozystiasis, kutane Myiasen, kutane Larva migrans, Meningokokkenmeningitis, Myzetome, Phlebotomusfieber, Poliomyelitis, Rückfallfieber,Schistosomiasis, Taeniasis saginata, Tetanus, Tollwut, Trachom, Trichinellose, Typhus.
In Deutschland:	54.269 Personen (1994).
Botschaft:	Rheinallee 27, 53173 Bonn, Tel. 0228/956800. Außenstelle: Esplanade 8, 13187 Berlin, Tel. 030/4724193.

Gesundheit und Krankheit

▶ **Vorstellungen/Definition von Gesundheit und Krankheit:** keine Angaben.

▶ **Vorstellungen über die Ursachen von Erkrankungen:** keine Angaben.

▶ **Vorbeugung von Krankheiten:** keine Angaben.

▶ **Erhaltung von Gesundheit:** keine Angaben.

▶ **Vorherrschende Behandlungspraxis:** Man behandelt nur akute Krankheiten.

▶ **Soziale Unterstützung (bei der Therapie):** Der Patient wird meist von einem oder mehreren Familienmitgliedern oder engen Freunden begleitet, die in die Pflege einbezogen werden wollen oder sie wenigstens scharf überwachen.

▶ **Umgang mit Behinderten:** Der islamische Moralkodex gebietet Mitleid mit den Armen und Kranken und entsprechende Hilfeleistungen.

Soziale Elemente des Lebens

▶ **Kommunikation:** In Pflege und Behandlung ist es wichtig, Hoffnung und Optimismus zu verbreiten und den Erfolg der Therapie in den Vordergrund zu stellen.

▶ **Coping und Selbstkonzept:** Der Libanon ist ein islamisches Land. Zu islamischen Gesellschaften siehe auch Afghanistan, Ägypten, Albanien, Algerien, Iran, Jordanien, die Länder des ehemaligen Jugoslawien, Marokko, Pakistan, Syrien, Tunesien und die Türkei. Die fünf Säulen des Islam sind das Glaubensbekenntnis, die täglichen Gebete, das Fasten im Fastenmonat Ramadan, das Almosengeben und die Pilgerfahrt nach Mekka.

Die Einbindung in die Familie ist die Voraussetzung und Grundlage des individuellen seelischen Gleichgewichts.

▶ **Rollen und Beziehungen:** Die libanesische Kultur ist männerorientiert, mit geschlechtsspezifischer Trennung der Arbeits- und Verantwortungsbereiche.

Die Ehre der Frau ist ihr wichtigstes Gut. Sie wird gewahrt durch Keuschheit, eheliche Treue und vor allem durch extreme Zurückhaltung, um sexuelle Andeutungen zu vermeiden.

Die Ehre des Mannes besteht darin, die Ehre der Frauen in der Familie zu schützen, Beleidigungen zu rächen und Gesicht zu wahren. Die Familienehre hängt an der Ehre der Frau. Der Mann muß sie beschützen, bewachen und notfalls rächen.

▶ **Sexualität und Reproduktion:** Männliche Nachkommen werden bevorzugt. Verhütung widerspricht den religiösen Werten. Die Frau ist nach islamischer Vorstellung die sexuell Aktive, denn sie weckt Begierde durch ihre Erscheinung. Der Mann reagiert mit sexuellen Handlungen.

▶ **Sterben und Tod:** Der islamische Glaube verbietet Organspenden oder Transplantationen. Muslimische Ärzte empfehlen u.U. Transfusionen, um Leben zu retten. Die Autopsie ist ungebräuchlich, da der Leichnam für die Beerdigung unversehrt sein muß. Feuerbestattung ist nicht erlaubt. Bei einem muslimischen Begräbnis wird der Körper in spezielle Tücher gewickelt und ohne Sarg begraben.

Körperliche Elemente des Lebens

▶ **Ernährung und Ausscheidung:** Das Nationalgericht ist Mansaf. Es wird aus gekochtem Lamm und Joghurtsauce zubereitet und zusammen mit Reis gegessen. Schweinefleisch, verendete Tiere und Blut sind verboten. Die Gerichte sind oft scharf gewürzt.

▶ **Körperpflege und Kleidung:** Die Reinheit des Körpers und der Seele sind im Islam untrennbar verbunden. Für kultische Handlungen, etwa zum Gebet und beim Fasten, muß der Mensch rein sein. Rituell unrein wird man durch Kontakt mit unreinen Dingen wie Schweiß, Urin, Kot, Sperma, Blut oder Alkohol. Auch unreine Tiere (u.a. Hunde und Schweine) machen den Menschen unrein. Eine große Unreinheit – im Unterschied zur kleinen Unreinheit – wird durch Geschlechtsverkehr, Menstruation und Geburt verursacht und durch eine Ganzkörperwaschung unter fließendem Wasser aufgehoben. Eine kleine Unreinheit wird mittels ritueller Waschungen durch Überstreichen von Gesicht, Armen, Füßen bzw. Haupthaar mit der nassen Hand beseitigt.

▶ **Zeitempfinden und Regeneration:** keine Angaben.

▶ **Schmerz:** Sofortige Schmerzlinderung wird erwartet und nachdrücklich verlangt. Man glaubt, seine Energie für die Genesung aufsparen zu müssen. Das kann problematisch werden, wenn die geeignete Therapie verlangt, daß der Patient sich anstrengt. Schmerz zeigt man nur im privaten Kreis unter Vertrauten, außer bei den Wehen und während der Geburt.

Literatur

Bliss, Frank: Islam im Alltag. Die von Mohammed gestiftete Religion wird zum neuen Feindbild. Lamuv Verlag, Göttingen, 1994

Deutsches Rotes Kreuz: „Du, oh beruhigte Seele ...“ Zum Umgang mit Tod und Trauer bei Muslimen in Krankenhäusern. Berlin, 1998

Geissler, Elaine M.: Pocket Guide to cultural assessment. 2nd edition, Mosby, St. Louis, 1989

Heine, Peter: Kulturknigge für Nichtmuslime. Ein Ratgeber für alle Bereiche des Alltags. Herder Spektrum, Freiburg, 1996

Karmi, Ghada: The Ethnic Health Handbook. A Factfile for Health Care Professionals. Blackwell Science, Oxford, 1996

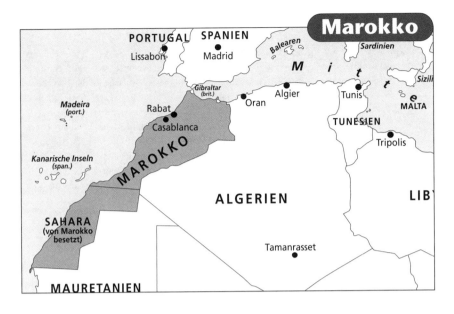

Geographie und Demographie

Lage:	Küstenstaat in Nordwest-Afrika (Maghreb); unabhängig seit 1956.
Hauptstadt:	Rabat.
Amtssprache(n)/ Sprache(n):	Hocharabisch – 60 % Arabisch (verschiedene Dialekte), Berbersprachen; Französisch, z. T. auch Spanisch als Handels- und Bildungssprachen.
Bevölkerung:	20,22 Mio. (1982) – 50 % arabischsprachige Marokkaner, 30–40 % Berber, etwa 60.000 Ausländer (Franzosen, Spanier, Italiener, Tunesier und Algerier) (o. J.).
Städtische Bevölkerung:	47 % (1993).
Bevölkerung in absoluter Armut:	37 % (1980–1990).
Bevölkerungswachstum:	2,4 % (1985–1993) – Geburten-/Sterbeziffer 2,8 %/0,8 % (1993).
Religion(en):	89 % Muslime (Staatsreligion), ca. 70.000 Christen (meist Katholiken), 30.000 Juden (1992).
Analphabeten:	51 % (1990).
Klima:	im Norden subtropisch-mediterran (sommertrocken, winterfeucht), im Süden subtropisch-trocken (Steppenklima). Tanger: wärmster Monat 23 °C (Aug.), kältester Monat 12 °C (Jan.); Jahresniederschlag 895 mm an 78 Tagen; relative Feuchte 73 %.
Einwohner je Arzt:	4900 (o. J.).
Geburten je Frau:	keine Angaben.
Säuglingssterblichkeit:	6,6 % (1993).
Kindersterblichkeit:	8,4 % (1993).
Lebenserwartung:	64 Jahre (1993).
Kalorien-/ Proteinverbrauch:	3031 (1988–1990)/67,7 g (o. J.).

Staatliche Kinder-schutzimpfungen:	keine Angaben.
Infektionskrankheiten:	AIDS, Amöbiasis, Ankylostomiase, Anthrax, Ascariasis, Blasto-mykose, Brucellose, Dientamöbiasis, zystische Echinokokkose, bakterielle und virale Enteritis, Enterobiose, Faszioliasis, Fleck-fieber, Giardiasis, penicillinresistente Gonorrhö, Hepatitis A und B, Isosporiasis und Sarkozystiasis, kutane Myiasen, kutane Larva migrans, Leishmaniase, Lepra, Leptospirosen, Malaria, Meningo-kokkenmeningitis, Myzetome, Phlebotomusfieber, Poliomyelitis, Q-Fieber, Rückfallfieber, Scabies, Schistosomiasis, Taeniasis saginata, Tetanus, Tollwut, Toxokariasis, Toxoplasmose, Trachom, Trichuriasis, Typhus.
In Deutschland:	82.412 Personen (1994).
Botschaft:	Gotenstraße 7–9, 53175 Bonn, Tel. 0228/355044.

Gesundheit und Krankheit

▶ **Vorstellungen/Definition von Gesundheit und Krankheit:** keine Angaben.

▶ **Vorstellungen über die Ursachen von Erkrankungen:** Böse Mächte in Form von Dschinnen, die zwar nicht immer böse, aber leicht zu verärgern sind, zeigen sich in Mensch- oder Tiergestalt. Plötzliche Krankheiten können Ausdruck für den Unmut eines Dschinn sein, der auch zornige oder ängstliche Menschen angreifen kann. Gähnen gibt Geistern die Möglichkeit, durch den Mund einzu-dringen.

Auch der böse Blick kann – beabsichtigt oder unbeabsichtigt – Krankheiten verursachen. Sein Motiv ist Neid, und kleine Kinder sind besonders gefährdet. Um den bösen Blick auf jemanden zu richten, hilft auch ein Fotoapparat. Fotos lassen sich zu einem Analogiezauber verwenden, indem Gegenstände, die das Opfer repräsentieren, verzaubert werden. Krankheit und Tod des Betroffenen können die Folgen sein.

▶ **Vorbeugung von Krankheiten:** Amulette und Koransprüche, Silbermünzen, blaue Perlen, das Verbrennen bestimmter Essenzen und die Zahl fünf, die oft in Form einer Hand (Hand der Fatima) dargestellt und als Amulett getragen wird, schützen vor dem bösen Blick.

▶ **Erhaltung von Gesundheit:** Alle wichtigen Nahrungspflanzen gelten als Trä-ger von Gottes Segen (Baraka). Sie übertragen göttliche Kraft und Schutz gegen böse Einflüsse, gelten daher oft auch als Glücksbringer – z.B. Mandeln und Datteln zur Hochzeit. Baraka ist der Segen Allahs. Bestimmte Menschen und Dinge können Träger von Baraka sein, die Berührung mit ihnen bringt Hilfe bei Krankheit und in Notlagen.

▶ **Vorherrschende Behandlungspraxis:** Frauen wird nachgesagt, versierter in magischen Praktiken zu sein, und es kann vorkommen, daß Männer diese Fähigkeit fürchten. Diese Vorstellung ist zwar weitverbreitet, wird allerdings nicht von allen Marokkanern geteilt. Es gilt jedoch: „Wenn man auf unerklärliches Verhalten stößt, lohnt es sich, vorsichtig in dieser Richtung nachzuforschen." (Verhalten in Marokko, DSE, S. 29)

Die Heiligenverehrung spielt im Volksislam eine große Rolle. Einen Heiligen oder Marabu kann man um Wohlstand oder ein Kind, um einen Ehemann oder um Genesung und Befreiung von bösen Geistern bitten. Bestimmte Bruderschaften vollführen zum Teil Trancezeremonien, die heute als psychologische Heilverfahren gelten.

▶ **Soziale Unterstützung (bei der Therapie):** Familienmitglieder oder enge Freunde begleiten den Patienten und übernehmen Teile der Pflege oder überwachen die Pflege genau.

▶ **Umgang mit Behinderten:** Gegenüber Menschen mit geistigen und seelischen Behinderungen herrscht mehr Toleranz als gegenüber Körperbehinderten oder körperlich Entstellten. Bei geistig Behinderten wird bisweilen eine besondere Nähe zu Gott vermutet.

Soziale Elemente des Lebens

▶ **Kommunikation:** Religion ist kein empfehlenswertes Gesprächsthema. Es gibt jedoch viele Redewendungen, die den Namen Gottes enthalten und oft gebraucht werden: „Gott sei Dank", „Im Namen Gottes", „So Gott will", „Möge Gott verzeihen", „Der Segen Gottes sei mit dir".

Gespräche sind gestenreicher als in Deutschland. Wer ernst genommen werden will, sollte seinen Worten durch Gesten und mehrmaliges Wiederholen Nachdruck verleihen. Die Regeln der Höflichkeit verbieten es, mit einem direkten „Nein" auf eine Frage oder Aufforderung zu antworten. Man zieht es vor, ein wenig zu schummeln, statt den Gesprächspartner möglicherweise zu kränken. Ein Beharren oder Insistieren auf der Bitte wäre dann quälend für das Gegenüber. Aus Gefälligkeit wird bisweilen mehr versprochen, als man halten kann, und die Angst vor Nachteilen bringt manchen dazu, seine wahren Gedanken zurückzuhalten. Der tatsächliche Gehalt einer Aussage läßt sich daher ohne Hintergrundinformationen oft nicht feststellen.

Das Herbeiwinken einer Person geschieht mit der ganzen Hand und nach unten weisender Handfläche.

Grüßen sollte man auch flüchtig Bekannte. In einer Gruppe muß jeder einzeln begrüßt werden. Dazu reicht man sich die Hand, und häufig folgt ein bisweilen mehrfach wiederholter Wangenkuß beidseits, vor allem unter Frauen. Auf diese Art werden jedoch nur Personen des eigenen Geschlechts begrüßt, und zwar sowohl gute Freunde als auch Bekannte. Verwandtschaftsbezeichnungen werden auch gegenüber Nichtverwandten benutzt.

Eine traditionelle und distanziertere Begrüßungsgeste ist das gegenseitige leichte Berühren der Fingerspitzen der rechten Hand, die dann an die eigenen Lippen geführt wird. Respektspersonen begrüßt man mit einem Kuß auf die Hand oder auf die Schulter. Eine vollständige Begrüßung dauert lange und umfaßt viel Segenswünsche. Nach dem Wohlergehen der Ehefrau sollten Männer jedoch nicht fragen, höchstens nach dem „Haus".

Unter Gleichgeschlechtlichen ist die körperliche Distanz wesentlich geringer als in Deutschland. Man berührt sich gerne und oft und steht bzw. sitzt eng beieinander. Auch bei großem Lärm und Gedränge gelingt es Marokkanern, sich innerlich zurückzuziehen und sogar zu schlafen.

Humor wird gern gesehen, und man versucht, auch unangenehme Situationen durch einen Scherz abzumildern oder zu entschärfen. Die Menschen können auch über sich selbst lachen, und Wortspiele sind sehr beliebt. Unter Personen gleichen Geschlechts sind Witze mit sexuellem Inhalt erlaubt. Über Religion darf nicht gescherzt werden.

▶ **Coping und Selbstkonzept:** Marokko ist ein islamisches Land. Zu islamischen Gesellschaften siehe auch Afghanistan, Ägypten, Albanien, Algerien, Iran, Jordanien, Pakistan, Syrien, Tunesien, Türkei und die Länder des ehemaligen Jugoslawien. Die Marokkaner sind Sunniten – wie 90 % aller Muslime. Ihr Leben ist stark religiös geprägt. Die fünf Säulen des Islam sind das Glaubensbekenntnis, die fünf täglichen Gebete, das Fasten im Ramadan, das Almosengeben und die Wallfahrt nach Mekka. Nach einer gängigen Vorstellung konzentriert man sich jedoch erst im Alter voll auf die Religion. Atheismus oder die Ablehnung von Religion lösen Abscheu und Entsetzen aus und stoßen auf völliges Unverständnis.

Man arbeitet, um zu leben – nicht umgekehrt. Die Verpflichtung gegenüber dem Arbeitgeber ist nur eine im Netz der zahlreichen Abhängigkeiten, in die der einzelne eingespannt ist.

Hektik und Hetze gelten als unwürdig. Manuelle Arbeit ist nicht gut angesehen, Wissen und Lernen werden hingegen sehr geschätzt. Die Grenze zwischen Arbeit und Freizeit ist fließend. Körperliche Schönheit und Grazie sind angestrebte Ideale, der nackte Körper ist hingegen schambehaftet.

Marokkaner sind selbstbewußt und stolz auf ihre Geschichte.

▶ **Rollen und Beziehungen:** Regional und schichtspezifisch bestehen erhebliche Unterschiede, die vor allem am Grad der Verwestlichung meßbar sind. Auch der Gegensatz zwischen Stadt und Land ist groß. Die Stadt gilt als Träger und Symbol islamischer Zivilisation, und die Stadtbevölkerung sieht auf die „primitive" Landbevölkerung herab.

Es herrscht strenge Geschlechtertrennung. Der öffentliche Bereich ist die Domäne der Männer, im häuslichen Bereich herrscht die Frau. Der Bereich des jeweils anderen Geschlechts darf nur sehr beschränkt aufgesucht werden: Frauen sollten wenig und nur aus wichtigem Grund das Haus verlassen, immer direkt ihr Ziel aufsuchen und einen Schleier tragen. Männer sollen Frauen nicht in ihrem Haus besuchen, außer bei älteren, nahen Verwandten. Männer sollten auch nicht oft zu Hause sein, das gilt als träge und weibisch. Stattdessen dienen ausschließlich Männern vorbehaltene Cafés als eine Art „Wohnzimmerersatz".

Die oben beschriebene Trennung gilt auch für Eheleute. Als Folge besteht nur geringe emotionale Abhängigkeit zwischen Mann und Frau. Manchmal wird nach Geschlechtern getrennt gegessen, und Feste werden getrennt gefeiert – wobei dies jedoch nicht immer streng eingehalten wird. Entspannte, enge Beziehungen sind meist nur zu gleichgeschlechtlichen Personen möglich. Sich an der Hand zu halten ist kein Zeichen für Homosexualität. Berührungen unter Gleichgeschlechtlichen sind normal und kommen auch in der Öffentlichkeit häufig vor. Jeder Kontakt zwischen gegengeschlechtlichen Personen, die nicht miteinander verwandt sind, ist hingegen sexuell gefärbt. Schuld an sexuellen Entgleisungen hat immer die Frau, daher werden Frauen ab der Pubertät streng überwacht und kontrolliert. Erst allmählich entwickeln sich Möglichkeiten eines kameradschaftlichen Verhältnisses zwischen Mann und Frau.

Die Familie hat eine größere Bedeutung als in Deutschland. Vorherrschend ist die Kleinfamilie, allerdings mit mehr Kindern als in Deutschland. Zwischen verwandten Familien besteht enger Kontakt. Um Verwandte oder Freunde zu besuchen, bedarf es keiner Einladung, sondern regelmäßige gegenseitige Besuche werden erwartet. Bei besonderen Anlässen ist die Anwesenheit sogar Pflicht. Kinder werden überall hin mit hingenommen. In Notfällen oder zu besonderen Anlässen unterstützen sich Verwandte selbstverständlich, selbst wenn dies eine große Belastung darstellt. Auch wenn es innerhalb der Familie zu Streit kommt, halten alle zusammen und lassen nichts nach außen dringen, denn in einer Familie sollte es keinen Streit geben. Die Meinung der anderen ist die wichtigste Instanz für das eigene Handeln. Man schämt sich für eine Verletzung der Normen nicht wegen der Verletzung an sich, sondern weil sie von anderen wahrgenommen wird. Daher sollte niemand in eine beschämende oder peinliche Situation gebracht oder gezwungen werden, sich in normverletzender Weise zu verhalten.

Die Ehe gilt als das normale und gottgefällige Leben, und kinderlose Frauen sind zu bedauern. Polygamie ist erlaubt, kommt jedoch nur noch selten vor. Ein anerkannter Grund ist die Unfruchtbarkeit der ersten Frau. In der Familie hat der Vater absolute Autorität, und man widerspricht ihm nicht. Seine Kinder schulden ihm ihr Leben lang Respekt und Unterordnung. Auch der Mutter schuldet man Respekt, außerdem älteren Verwandten und älteren Menschen im allgemeinen. Alter bedeutet Erfahrung, und wer Erfahrung hat, dem gebührt Achtung. Der älteste Sohn ist auch Respektsperson für die jüngeren Geschwister, besonders für die Schwestern.

Die älteste Tochter wird dringend im Haushalt gebraucht. Mädchen, die nach der Pubertät noch zur Schule gehen, gelten als hochgradig gefährdet, ihre Jungfräulichkeit zu verlieren. Die meisten Frauen arbeiten als ungelernte Arbeitskräfte, sehen jedoch in der Berufstätigkeit keinen Wert und würden lieber zu Hause bleiben, um dem Frauenideal zu entsprechen. Als positive Eigenschaften von Frauen gelten Zurückhaltung, Geduld und Sittsamkeit. Wichtig sind das Gebären vieler Söhne, hauswirtschaftliche Fähigkeiten und ein gepflegtes Aussehen.

Hierarchien durchziehen die Gesellschaft, gegliedert nach Alter, Herkunft, Abstammung, Besitz und Beruf. Auch Ärzte sind besondere Respektspersonen. Autoritäten begegnet man mit Zurückhaltung und großer Höflichkeit. Man bemüht sich um sie, weil man von ihnen abhängig ist. Vetternwirtschaft ist nicht verpönt, sondern gilt als normales, akzeptables und sogar erwartetes Verhalten. Gegenseitiges Geben und Nehmen ist eine wichtige Grundlage funktionierender sozialer Beziehungen. Almosen, die zu geben Pflicht eines Moslem ist, werden vom Staat als Almosensteuer eingetrieben.

Tiere werden nur als Nutztiere akzeptiert. Entsprechende persönliche Bindungen gibt es nicht, und Schoßtiere werden nicht gehalten. Hunde gelten als rituell unrein, und die Berührung mit ihnen wird vermieden.

▶ **Sexualität und Reproduktion:** Noch immer wollen die meisten Männer nur eine Jungfrau heiraten. Die Einstellung zur erlaubten ehelichen Sexualität ist sehr natürlich und entspannt. Während des Ramadan ist Geschlechtsverkehr untersagt, da man dadurch rituell unrein wird. Gleiches gilt für die Frauen während der Menstruation. Homosexualität wird verachtet und tabuisiert.

▶ **Sterben und Tod:** Gläubige Muslime lehnen Organspenden oder Transplantationen ab. Transfusionen sind akzeptabel. Die Autopsie ist unüblich, da der Leichnam unversehrt bleiben muß. Feuerbestattung ist nicht erlaubt. Bei einem muslimischen Begräbnis wird der Leichnam in spezielle Tücher gehüllt und ohne Sarg begraben.

Körperliche Elemente des Lebens

▶ **Ernährung und Ausscheidung:** Gutes, reichhaltiges Essen ist wichtig, und die marokkanische Küche gilt als sehr gut, aber auch sehr arbeitsintensiv. Das Essen ist oft scharf gewürzt. Auch Männer können kochen, und man versucht gerne, sich beim Kochen gegenseitig zu übertrumpfen, selbst wenn dies über die eigenen Verhältnisse geht. Couscous ist das bekannteste Gericht. Es besteht aus weichen Hartweizenklümpchen mit Sauce und wird zusammen mit Gemüse und Fleisch gegessen. Couscous gibt es auch als Süßspeise mit Zucker, Zimt und warmer Milch. Im Alltag wird viel Gemüse und wenig Fleisch gegessen, außerdem gibt es häufig Suppen und als Vorspeise Salate. Kartoffeln gelten als Gemüse. Schweinefleisch ist unrein und daher tabu, ebenso wie Esel, Maultier, Hund und alle Tiere, die nicht geschächtet, d. h. gemäß dem Ritus geschlachtet wurden. Auch verendete Tiere dürfen nicht gegessen werden. Viele Marokkaner empfinden auch nach langem Auslandsaufenthalt noch Ekel gegen Schweinefleisch.

Alkohol ist im Islam verboten. Dieses Verbot wird in Marokko jedoch nicht strikt eingehalten, lediglich während des Ramadan herrscht Ausschankverbot. Sich zu betrinken gilt als unwürdig und Alkoholkonsum als gesellschaftszerstörend, denn man befürchtet, daß die Männer den Lebensunterhalt vertrinken und Streit zwischen Eheleuten entstehen könnte.

Tee ist das Hauptgetränk, aber man trinkt auch Kaffee, und zum Essen gibt es Wasser oder Limonade. Der Tee ist grüner chinesischer Tee mit viel Zucker und frischer Minze. Seine Zubereitung ist ein Ritual.

Die Essenszeiten sind flexibel und richten sich meist nach dem Hausherrn. Wenn in Schichten gegessen wird, essen die Frauen zuletzt. Man ißt an einem niedrigen, runden Tisch vor einer gemeinsamen Platte und benutzt dabei Daumen, Zeigefinger und Mittelfinger der rechten Hand. Genommen wird nur von den Speisen, die direkt vor einem stehen, man langt nicht über den Tisch.

Mit Brotstücken werden die Speisen gelöffelt, oder man greift mit dem Brot wie mit einer Zange Stücke von Fleisch und Gemüse heraus. Brot ist das wichtigste Grundnahrungsmittel.

Vor dem Essen muß man sich die Hände waschen. Meist macht jemand mit einer Waschschüssel die Runde. Naseputzen bei Tisch gilt als unschicklich und unhygienisch.

Der Fastenmonat Ramadan wird meist eingehalten. Von Sonnenaufgang bis Sonnenuntergang darf weder gegessen noch getrunken werden. Auch Rauchen, Abschmecken oder das Riechen an Parfüm sind verboten. Der Zeitpunkt des abendlichen Fastenbrechens wird in den Medien bekanntgegeben und von den Minaretten ausgerufen. Als Regel für den Beginn gilt, daß ein schwarzer Faden nicht mehr von einem weißen zu unterscheiden sein darf. Dann werden viele Köstlichkeiten aufgetischt, und man versorgt auch Arme oder Minderbemittelte. Sehr früh morgens stehen alle auf und nehmen noch eine Mahlzeit zu sich, bevor das Fasten wieder beginnt. Wer kann, legt sich dann noch einmal schlafen. Während des Ramadan sind die Menschen tagsüber oft gereizt und erschöpft, abends dagegen fröhlich und ausgelassen. Kranke, Alte und Reisende sind vom Fasten ausgenommen und können statt dessen Almosen geben. Kinder beginnen zunächst nur ein paar Tage zu fasten, bis sie mit 15 Jahren alt genug sind, um den ganzen Monat durchzustehen. Das Fasten im Ramadan schafft ein starkes Gemeinschaftsgefühl unter den Menschen und hat Fest- und Feriencharakter. Da sich der Ramadan jedes Jahr um ein paar Tage verschiebt, findet er nie zur gleichen Zeit im Jahr statt. Das Fest des Fastenbrechens, auch Zuckerfest genannt, ist das größte islamische Fest.

Die Ausscheidung geschieht im Hocken. Anschließend wird die linke Hand zum Reinigen benutzt und gilt deshalb als unrein. Das Wasser dazu kommt aus einem Hahn oder Gefäß in Bodennähe.

❱ **Körperpflege und Kleidung:** Die Reinheit des Körpers und der Seele sind im Islam untrennbar verbunden. Vor jedem Gebet muß unbedingt eine Waschung durchgeführt werden, damit man rituell rein wird. Die Pflicht zum Gebet wird allerdings nicht immer sehr ernst genommen. Es gibt zwei Grade der Unreinheit. Die kleine Unreinheit entsteht durch Verrichten der Notdurft, Schlaf, und Bewußtlosigkeit sowie durch Berühren unreiner Tiere und Dinge. Die große Unreinheit entsteht durch Beischlaf, Menstruation und Geburt. Rituelle Waschungen stellen die Reinheit wieder her.

Wasser wird sowohl zum Reinigen des Körpers als auch zum Putzen in großen Mengen verwandt. Jemandem zu sagen, er stinke, ist eine schlimme Beleidigung. Die Reinigung des Körpers muß immer unter fließendem Wasser stattfinden. Wannenbäder gelten als extrem unhygienisch. Wenn es kein fließendes Leitungswasser gibt, wäscht man sich, indem man mit einer Schale oder Kelle aus einer Schüssel mit sauberem Wasser etwas abschöpft und sich damit übergießt. Bei der Waschung von Kranken stellt man eine weitere Schüssel unter, um das schmutzige Wasser aufzufangen. Das traditionelle Dampfbad, das Hamam, ist die beste Art, sich zu reinigen, denn der heiße Dampf treibt den Schmutz aus den Poren. Außerdem hat das Hamam eine soziale Funktion als Entspannungs- und Unterhaltungsereignis, besonders für Frauen. Normalerweise schämt man sich seines nackten Körpers, im Hamam wird er dagegen sehr wichtig genommen.

Dabei ist man allerdings nie ganz unbekleidet, sondern behält zumindest die Unterhose an.

Traditionelle Schönheitsmittel werden meist den modernen Kosmetika vorgezogen, vor allem Enthaarungsmittel, Khol (Antimon) für die Augen sowie Henna für die Haare und – in kunstvollen Mustern – auf Händen und Füßen. Die regelmäßige Enthaarung der Achselhöhlen und für Frauen auch der Beine ist unbedingt erforderlich. Für Männer ist der Schnauzbart wichtiger Bestandteil von Schönheit und Ehre. Nur alte Männer tragen Vollbärte.

Die Dschellaba, ein knöchellanges, hemdartiges Gewand mit langen Ärmeln und Kapuze, verhüllt die Frau auf der Straße. Hinzu kommt ein Schleier für die untere Gesichtshälfte. In ländlichen Gebieten werden lange Röcke und statt des Schleiers ein Tuch um die Haare getragen. In der Stadt gehen junge Frauen auch öfters ohne Schleier und setzen die Kapuze nicht auf. Zunehmend sieht man sogar westliche Kleidung bis hin zu Trägerhemden und -kleidern. Korrekte, gepflegte Kleidung ist wichtig und gilt als Zeichen des Respekts vor anderen.

▶ **Zeitempfinden und Regeneration:** Pünktlichkeit ist nicht so wichtig, man darf sich ruhig einmal verspäten und ist auch bereit zu warten. Dies gilt nicht als verlorene Zeit, sondern als Tätigkeit mit eigenem Wert. Zeit braucht nicht minutiös verplant zu werden, da alles von Gott kommt. Dadurch reagieren die Menschen auch weniger frustriert und verärgert, wenn Abweichungen vom Plan auftauchen. Beliebte Freizeitaktivitäten sind lange Gespräche, Kartenspiele, Fernsehen (oft als Kulisse), Kino für Jugendliche, Fußball und Volleyball, Picknicks und Ausflüge, Beisammensitzen und Geschichten und Märchen erzählen, Singen und Trommeln, begleitet von Händeklatschen.

Vor dem Betreten des Besuchszimmers oder Salons sind die Schuhe auszuziehen. Das Zimmer ist meist mit Teppichen ausgelegt.

▶ **Schmerz:** Sofortige Schmerzlinderung wird erwartet und nachdrücklich verlangt. Man glaubt, sich zu schonen zu müssen, um Kräfte für die Genesung zu sammeln. Das kann problematisch werden, wenn ein therapeutisches Verfahren eine gewisse Anstrengung verlangt. Schmerzen werden nur im privaten Kreis gezeigt. Lediglich in den Wehen und unter der Geburt wird dem Schmerz laut Ausdruck verliehen.

Literatur

Bliss, Frank: Islam im Alltag. Die von Mohammed gestiftete Religion wird zum neuen Feindbild. Lamuv Verlag, Göttingen, 1994

Deutsches Rotes Kreuz: „Du, oh beruhigte Seele ...“ Zum Umgang mit Tod und Trauer bei Muslimen in Krankenhäusern. Berlin, 1998

Geissler, Elaine M.: Pocket Guide to cultural assessment. 2nd edition, Mosby, St. Louis, 1989

Heine, Peter: Kulturknigge für Nichtmuslime. Ein Ratgeber für alle Bereiche des Alltags. Herder Spektrum, Freiburg, 1996

Karmi, Ghada: The Ethnic Health Handbook. A Factfile for Health Care Professionals. Blackwell Science, Oxford, 1996

Simbringer, G.: Verhalten in Marokko. Arbeitsmaterialien für den landeskundlichen Unterricht aus der Reihe „Verhaltenspapiere“. Deutsche Stiftung für internationale Entwicklung – Zentralstelle für Auslandskunde, Bad Honnef, 1984

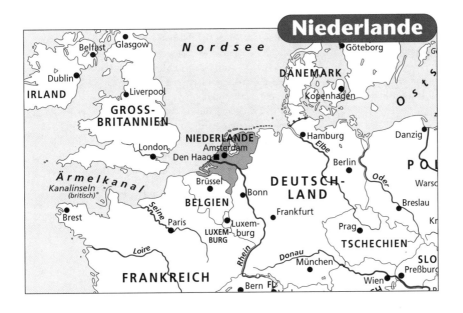

Niederlande

Geographie und Demographie

Lage:	dicht besiedeltes Küsten- und Tiefland an der Nordsee; Fortsetzung des norddeutschen Tieflandes.
Hauptstadt:	Amsterdam. Regierungssitz: Den Haag.
Amtssprache(n)/ Sprache(n):	Niederländisch und regional Friesisch.
Bevölkerung:	13,06 Mio. (1971) – 95,8% Niederländer (darunter etwa 360.000 Friesen), 1,2% Türken, 0,9% Marokkaner, 0,3% Deutsche, 1,8% Sonstige (1990).
Städtische Bevölkerung:	89 % (1993).
Bevölkerung in absoluter Armut:	keine Angaben.
Bevölkerungswachstum:	0,7 % (1985–1993) – Geburten-/Sterbeziffer 1,3 %/0,9 % (1993).
Religion(en):	36 % Katholiken, 27 % Protestanten verschiedener Kirchen, 3 % Muslime, 30.000 Juden (1992).
Analphabeten:	1 % (1992).
Klima:	ozeanisch; kühle Sommer, milde Winter. Utrecht: wärmster Monat 17,0 °C (Juli), kältester Monat 1,7 °C (Jan.); Jahresniederschlag 765 mm an 216 Tagen; relative Feuchte 77 %.
Einwohner je Arzt:	401 (1991).
Geburten je Frau:	1,6 (1991).
Säuglingssterblichkeit:	0,7 % (1993).
Kindersterblichkeit:	0,8 % (1993).
Lebenserwartung:	78 Jahre (1993).
Kalorien-/ Proteinverbrauch:	3078 (1988–1990)/88,2 g (o. J.).

Staatliche Kinder-schutzimpfungen:	Hepatitis-B-Impfung für Kinder von HBsAg-positiven Müttern. DPT mit 3, 4, 5 und 11 Monaten. IPV mit 3, 4, 5 und 11 Monaten. Tbc-Impfung für Ausländer aus Mittelmeer-Anrainerstaaten mit 6 Monaten. MMR mit 14 Monaten und 9 Jahren.
Infektionskrankheiten:	AIDS, Anisakiasis, Ascariasis, zystische Echinokokkose, bakterielle und virale Enteritis, Enterobiose, Giardiasis, penicillin-resistente Gonorrhö, Hepatitis A und B, Isosporiasis und Sarkozystiasis, kutane Myiasen, kutane Larva migrans, Legionellose, Lyme-Krankheit, Meningokokkenmeningitis, Pneumozystose, Poliomyelitis, Q-Fieber, Tetanus, Toxokariasis, Toxoplasmose, Typhus.
In Deutschland:	112.898 Personen (1993).
Botschaft:	Sträßchensweg 10, 53113 Bonn, Tel. 0228/53050. Außenstelle: Friedrichstraße 95, 10117 Berlin, Tel. 030/2012023.

Gesundheit und Krankheit

▶ **Vorstellungen/Definition von Gesundheit und Krankheit:** Geschlechtskrankheiten gelten meist nicht als peinlich.

▶ **Vorstellungen über die Ursachen von Erkrankungen:** Ärzte diagnostizieren bei ihren Patienten relativ häufig eine Fettsucht.

▶ **Vorbeugung von Krankheiten:** Es gibt ein gutes AIDS-Präventionsprogramm.

▶ **Erhaltung von Gesundheit:** keine Angaben.

▶ **Vorherrschende Behandlungspraxis:** keine Angaben.

▶ **Soziale Unterstützung (bei der Therapie):** keine Angaben.

▶ **Umgang mit Behinderten:** Psychische Krankheiten werden nicht stigmatisiert.

Soziale Elemente des Lebens

▶ **Kommunikation:** Der äußere Schein ist wichtig. Der Umgang miteinander verläuft harmoniebetont und herzlich, und Probleme werden nicht unverblümt und offen angesprochen. Dadurch können unterschwellige Spannungen und Mißtrauen entstehen.

Man begrüßt sich auch unter Fremden freundlich und behandelt alle gleich. Es ist üblich, auch Fremde gleich in den eigenen Kreis einzubeziehen und auf sie zuzugehen. Zur Begrüßung unter Bekannten und Freunden küßt man sich oft nach französischer Art abwechselnd auf beide Wangen. Der Händedruck zur Begrüßung ist weniger verbreitet. Die Anrede „Sie" wird seltener als in Deutschland und vorwiegend für ältere Menschen und Respektspersonen benutzt. Viele Niederländer sprechen gut Englisch und Deutsch.

◗ **Coping und Selbstkonzept:** Niederländer sind vorwiegend protestantisch-calvinistisch. Das gesellschaftliche Leben ist z. T. von calvinistischer Ethik geprägt und sehr stark auf England und die USA ausgerichtet. Man ist freiheitsbewußt und individualistisch. Niederländer im Ausland sind sich ihrer Nationalität sehr bewußt und erleben es als Ärgernis, wenn man nicht wahrnimmt, daß sie Niederländer sind. Im deutschen Sprachraum haben sich die Bezeichnungen „Holländer" und „Holland" eingespielt. Holland ist jedoch nur eine Provinz der Niederlande, und manche Niederländer reagieren darauf recht empfindlich.

◗ **Rollen und Beziehungen:** Hierarchien treten im Umgang miteinander nicht sehr stark in den Vordergrund. Es ist wichtig, sich in die Gemeinschaft einzufügen. Auf Geselligkeit wird viel Wert gelegt. Die Privatsphäre des Einzelnen wird etwas anders definiert als in Deutschland. So erwarten beispielsweise Kollegen, nach Hause eingeladen zu werden. Dies abzulehnen gilt als kränkend.

Im allgemeinen ist man in den Niederlanden etwas freizügiger als in Deutschland. Im Umgang mit Behörden und offiziellen Stellen sollte man jedoch korrekt sein.

Kinder kommen schon mit vier Jahren zur Schule. Sie können auf eigenes Verlangen ohne Wissen und Einwilligung der Eltern geimpft werden.

◗ **Sexualität und Reproduktion:** Während der Wehen und unter der Geburt werden Schmerzmittel weder verabreicht noch erwartet. Es gibt viele Hausgeburten, die von Hebammen durchgeführt werden. Die Anzahl der Frauen, die zu Hause gebären, nimmt zu, die Geburtenrate hingegen sinkt. Viele Menschen lassen sich sterilisieren. Abtreibungen sind legal. Es gibt eine Indikationsregelung.

Viele Frauen stillen ihre Kinder.

◗ **Sterben und Tod:** Sterbehilfe und Hilfe beim Selbstmord sind illegal, jedoch entschließen sich immer mehr Menschen, ihr Leben selbst zu beenden. Unter speziellen Umständen ist aktive Sterbehilfe gesetzlich erlaubt.

Körperliche Elemente des Lebens

◗ **Ernährung und Ausscheidung:** Man ißt Käse meist zum Frühstück. Bier und Kaffee werden gern getrunken. Beliebte Gerichte sind Bohnen-Rindfleisch-Suppe, Erbsencremesuppe (mit Schweinefleisch, Würstchen, Sellerie, Lauch und Zwiebeln), Rotkohl mit Kartoffeln, Rijstkoekjes (kleine Crèpes), marinierte Heringe, Huspot (gekochtes Fleisch und passierte Gemüse), Zwieback in Johannisbeersaft und Pannekoeken.

◗ **Körperpflege und Kleidung:** keine Angaben.

▶ **Zeitempfinden und Regeneration:** Viele Fenster haben keine Vorhänge oder Gardinen – man zeigt sich gegenseitig, daß man nichts zu verbergen hat.

▶ **Schmerz:** Schmerzäußerungen werden toleriert. Man braucht sich nicht zu beherrschen und darf wesentlich früher als in Deutschland sagen, daß etwas weh tut.

Literatur

Geissler, Elaine M.: Pocket Guide to cultural assessment. 2nd edition, Mosby, St. Louis, 1989

Internationale Union für Gesundheitserziehung: Gesundheitserziehung in Europa. Organisationsformen, Aktivitäten, Forschungsprojekte, berufliche Ausbildung, Pläne für die Zukunft. Redaktion: Annette Kaplun und Rosmarie Erben, Internationales Journal für Gesundheitserziehung, Genf, 1980

Kreutzer, Rufus: pers. Mitteilung, 1999

Mermet, Gérard: Die Europäer. Länder, Leute, Leidenschaften. dtv Sachbuch, München, 1993

Schmalz-Jacobsen, Cornelia und Hansen, Georg: Ethnische Minderheiten in der Bundesrepublik Deutschland. Ein Lexikon. C. H. Beck, München, 1995

Trauboth, Jutta: pers. Mitteilung, 1999

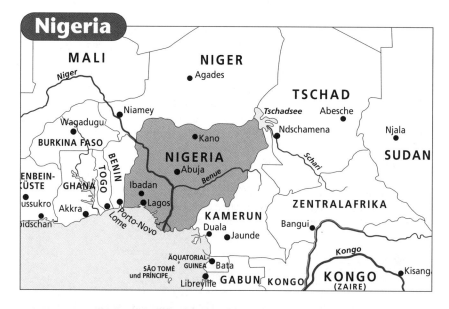

Geographie und Demographie

Lage:	westafrikanisches Land am Golf von Guinea.
Hauptstadt:	Abuja.
Amtssprache(n)/ Sprache(n):	Englisch – Englisch verbreitet; überwiegend Kwa-Sprachen (u. a. Yoruba, Ybo, Ewe), Ful, Haussa als Umgangssprachen; außerdem Bini, Edo, Idibio u. v. a.

Bevölkerung:	88,51 Mio. (1991) – insgesamt 434 Ethnien: 21 % Haussa u. a. ha-mitische und tschadohamitische Ethnien (Kanuri, Tuareg) im Nor-den, 21 % Yoruba, Ibibio, Tiv, Jukun usw. im Südwesten, 18 % Ibo im Südosten, 11 % Fulbe; ca.16.000 Europäer (meist Briten)(o.J.).
Städtische Bevölkerung:	38 % (1993).
Bevölkerung in absoluter Armut:	40 % (1980–1990).
Bevölkerungswachstum:	2,9 % (1985–1993) – Geburten-/Sterbeziffer 4,5 %/1,5 % (1993).
Religion(en):	45 % Muslime (vor allem im Norden), 26 % Protestanten, 12 % Katholiken, 11 % afrikanische Christen (vor allem im Sü-den), ferner Anhänger von Naturreligionen (1992).
Analphabeten:	49 % (1990).
Klima:	tropisch-wechselfeucht, im Süden doppelte Regen- bzw. Trocken-zeiten; im äußersten Norden längere Trockenzeit (6–8 Monate). Lagos: wärmster Monat 28,3 °C (März), kältester Monat 25,1 °C (Aug.); Jahresniederschlag 1651 mm an 135 Tagen; relative Feuchte 86 %.
Einwohner je Arzt:	196 (1987).
Geburten je Frau:	6,0 (1990).
Säuglingssterblichkeit:	8,3 % (1993).
Kindersterblichkeit:	19,1 % (1993).
Lebenserwartung:	51 Jahre (1993).
Kalorien-/ Proteinverbrauch:	2200 (1988–1990)/52,7 g (o. J.).
Staatliche Kinder-schutzimpfungen:	Tbc-Impfung bei der Geburt. DPT-1 mit 6 Wochen, DPT-2 mit 10 Wochen, DPT-3 mit 14 Wochen. Masernimpfung mit 9 Mona-ten. OPV-1 mit 6 Wochen, OPV-2 mit 10 Wochen; OPV-3 mit 14 Wochen.
Infektionskrankheiten:	AIDS, Affenpocken, Amöbenmeningoenzephalitis, Amöbiasis, Ankylostomiase, Anthrax, Ascariasis, Blastomykose, Brucellose, Buruli-Ulkus, Chikungunya-Fieber, Cholera, Chromomykose, Denguefieber, Dipetalonematose perstans und streptocerca, Drakunkuliasis, zystische Echinokokkose, bakterielle und virale Enteritis, Enterobiose, Fleckfieber, Frambösie, Gelbfieber, Giar-diasis, penicillinresistente Gonorrhö, Hantaan-Virusinfektion, Hepatitis A und B, Histoplasmose, Hymenolepiasis, Isosporiasis und Sarkozystiasis, Kokzidioidomykose, Krim-Kongo-hämorrha-gisches Fieber, Kryptosporidiose, kutane Myiasen, kutane Larva migrans, Lassa-Fieber, Leishmaniase, Lepra, Loiasis, lymphati-sche Filariose, Lymphogranuloma inguinale, Malaria, Meningo-kokkenmeningitis, Myzetome, Onchozerkose, Paragonmiasis, Parakokzidioidomykose, Pneumozystose, Poliomyelitis, Q-Fieber, Rift-Valley-Fieber, Rückfallfieber, Scabies, Schistosomiasis, afri-kanische Schlafkrankheit, Semliki-Forest-Fieber, Strongyloidiasis, Taeniasis saginata, Tetanus, Tollwut, Toxoplasmose, Trachom, Trichuriasis, Tungiasis, Typhus.
In Deutschland:	19.636 Personen (1993).
Botschaft:	Goldbergweg 13, 53177 Bonn, Tel. 0228/322071.

Gesundheit und Krankheit

▶ **Vorstellungen/Definition von Gesundheit und Krankheit:** Wer gesund ist, befindet sich in Harmonie mit der Natur, Krankheit ist ein Zustand der Disharmonie. Körper, Geist und Seele sind eine Einheit. Soziale Spannungen und Konflikte können Krankheiten hervorrufen.

▶ **Vorstellungen über die Ursachen von Erkrankungen:** Dämonen und böse Geister können Krankheiten hervorrufen. Menschen, die in Kontakt mit bösen Geistern stehen, können verschiedene Arten des Schadenszaubers über andere Menschen sprechen, die dann auch nur von traditionellen Heilern wieder genommen werden können.

▶ **Vorbeugung von Krankheiten:** Die traditionelle Medizin kennt viele Kräuter und Wurzeln zur Behandlung und Vorbeugung von Krankheiten.

In den Augen christlicher Patienten gelten traditionelle Heiler bisweilen als Götzenverehrer, von denen sie sich nicht behandeln lassen, da sie mit dem Teufel zusammenarbeiten. Bei solchen Patienten wirkt die traditionelle Medizin nicht. Gleichzeitig sind der ursprüngliche Glaube an die Ahnenverehrung, die Bünde mit den verschiedenen Teufelsgeistern und die damit verwobene Form der Medizin im Bewußtsein der meisten von ihnen noch immer präsent und bewirkt einen inneren Widerspruch.

Traditionelle Heiler besitzen „heilige Steine", denen sie Opfer bringen und mit deren Hilfe sie Krankheitsursachen aufdecken können. Eine weitere Methode besteht darin, Medizin mit Wasser in einer Kalabasse (Gefäß) zu mischen. Der Heiler spricht mit seinem bösen Geist, und man kann dann in der Kalabasse genau sehen, was wem passiert ist.

▶ **Erhaltung von Gesundheit:** keine Angaben.

▶ **Vorherrschende Behandlungspraxis:** Biomedizinische, magisch-religiöse und traditionelle Behandlungsmethoden werden praktiziert. Krankheiten mit religiösen oder magischen Ursachen sollten nicht mit westlichen Methoden behandelt werden. Ziel der traditionellen Behandlung ist es, die Dämonen oder Geister aus dem Körper des Erkrankten zu vertreiben.

Knochenbrüche und Lungenentzündung sind eindeutig nur von traditionellen Heilern zu behandeln.

Bei den Haussa (21 % der Bevölkerung) gibt es traditionelle Heiler, die „Chirurgen" genannt werden. Sie behandeln Verstauchungen, Prellungen und andere ausgewählte Probleme. Es gibt Heiler, die sich auf Beschneidung und das Anbringen traditioneller Schmucknarben im Gesicht spezialisiert haben. Dabei werden oft medizinische Kräuter in die Narben gerieben.

Die Übernahme des Islam bzw. des Christentums geht mit der Ablehnung traditioneller Heilverfahren und der Verpflichtung einher, sich im Hospital behandeln zu lassen. Gleichzeitig werden Bedrohungen durch böse Geister und Zauberer weiterhin sehr ernst genommen. Dies kann zu schweren inneren Konflikten führen (s. o.).

Apotheker und Betreiber von Läden für patentierte Medikamente verschreiben routinemäßig Antibiotika gegen Durchfall bei Kindern, kümmern sich jedoch selten um eine Dehydration.

▶ **Soziale Unterstützung (bei der Therapie):** Die ganze Familie kümmert sich um ein erkranktes Mitglied.

▶ **Umgang mit Behinderten:** keine Angaben.

Soziale Elemente des Lebens

▶ **Kommunikation:** Yoruba ist die Sprache der Hauptstadt und wird von den meisten Menschen verstanden. Englisch wird allgemein gesprochen. Haussa spricht man vor allem im Norden des Landes.

Denken und Argumentieren erfolgen nicht in westlich geprägten, rationalen Kausalketten.

Die Geste des nach oben gerichteten Daumens gilt als unhöflich und grob.

Neben ihren persönlichen Namen haben die Menschen oft noch Namen, die auf Tag und Ort ihrer Geburt hinweisen. Außerdem können sie noch den Namen eines engen Verwandten oder Freundes erhalten. Einige Namen erinnern auch an ein wichtiges Ereignis. So kann ein Junge den Namen „Ade" erhalten, wenn der Stammeshäuptling am Tag seiner Geburt gekrönt wurde.

▶ **Coping und Selbstkonzept:** Die Hälfte der nigerianischen Bevölkerung ist islamischen Glaubens. Zu islamischen Gesellschaften siehe auch Afghanistan, Ägypten, Albanien, Algerien, Iran, Jordanien, die Länder des ehemaligen Jugoslawien, Libanon, Marokko, Pakistan, Syrien, Tunesien und die Türkei. 40 % der Nigerianer sind Christen der verschiedensten Ausrichtungen. Viele Menschen glauben an die Heilkräfte der Religion.

Frauen, die nach westlichem Standard als übergewichtig eingestuft würden, werden in Nigeria bewundert und gelten als besonders attraktiv. Nach westlichem Standard schlanke Frauen gelten als zu mager.

▶ **Rollen und Beziehungen:** Männer gelten als überlegen und Frauen als unterlegen. Die Gesellschaft ist patrilineal, und das Erbe wird demnach in männlicher Linie weitergegeben. Männer sind polygam, und die Großfamilie ist üblich. Väter und ältere Brüder sind darin die Hauptentscheidungsträger. Bisweilen werden alle Kinder einer Ehefrau als ein Kind gerechnet. Kinder werden dazu erzogen, ihre Eltern und ältere Menschen generell zu ehren. Sie dürfen sie und ihr Verhalten nicht hinterfragen und müssen ihnen gehorchen. Alte Menschen genießen großes Ansehen, da sie in ihrem langen Leben viel Wissen und Weisheit ansammeln konnten. Die Ahnen werden traditionell verehrt.

Das traditionelle Medizinsystem bietet Heilung auch für Krankheiten, die durch soziale Spannungen verursacht wurden. In der geschlossenen, funktionierenden Dorfgemeinschaft hat der Heiler eine integrierende soziotherapeutische Rolle. „Ein kultureller Konsens über die Mechanismen der Übelbeibringung und Entlarvung ermöglicht ein für den westlich kulturierten Beobachter irreales Schauspiel, das in der betroffenen Gemeinschaft vollkommenen Realitätscharakter besitzt." (Ludwig und Pfleiderer-Becker, S. 119) Krankheit kann in diesem System die Funktion haben, Konflikte aufzudecken und zu entladen und so das Gleichgewicht in der Gemeinschaft wiederherzustellen.

▶ **Sexualität und Reproduktion:** In Nigeria werden weltweit die meisten Zwillinge geboren. Außerhalb des Krankenhauses werden Geburten oft von traditionellen Geburtshelferinnen durchgeführt.

Weibliche Beschneidung ist übliche Praxis in manchen Bevölkerungsgruppen. Zur Beschneidung der Frau siehe auch Ägypten und Äthiopien. Die Fulani und die Nupe führen keine weiblichen Beschneidungen durch. Die pharaonische Beschneidung (Entfernen der Klitoris und der inneren und äußeren Schamlippen mit Zunähen der Vagina bis auf ein winziges Loch) wird nur selten praktiziert.

▶ **Sterben und Tod:** Traditionell gilt der Tod als Übergang von einem Bereich des Lebens zu einem anderen. Die Beerdigung wird freudig und mit einem anschließenden Fest gefeiert. Man reicht Kinder über den Leichnam, damit der Tote deren Krankheiten mit sich nehmen kann.

Der islamische Glaube verbietet Organspenden oder Transplantationen. Muslimische Ärzte empfehlen u. U. Transfusionen, um Leben zu retten. Die Autopsie ist ungebräuchlich, da der Leichnam zur Beerdigung unversehrt sein muß. Feuerbestattung ist nicht erlaubt. Bei einem muslimischen Begräbnis wird der Körper in spezielle Tücher gewickelt und ohne Sarg begraben.

Körperliche Elemente des Lebens

▶ **Ernährung und Ausscheidung:** keine Angaben.

▶ **Körperpflege und Kleidung:** keine Angaben.

▶ **Zeitempfinden und Regeneration:** keine Angaben.

▶ **Schmerz:** Muslimische Nigerianer ertragen Schmerz oft stoisch und bieten ihn Gott dar. Schmerz genau zu lokalisieren ist nicht immer möglich, da der Körper zusammen mit Seele und Geist als Einheit erfahren wird. So können zum Beispiel „Magenschmerzen" genannt werden, die dann aber im ganzen Körper herumfahren.

Literatur

Bliss, Frank: Islam im Alltag. Die von Mohammed gestiftete Religion wird zum neuen Feindbild. Lamuv Verlag, Göttingen, 1994

Deutsches Rotes Kreuz: „Du, oh beruhigte Seele ..." Zum Umgang mit Tod und Trauer bei Muslimen in Krankenhäusern. Berlin, 1998

Geissler, Elaine M.: Pocket Guide to cultural assessment. 2nd edition, Mosby, St. Louis, 1989

Giger/Davidhizar: Transcultural Nursing. Assessment and Intervention. 2nd edition, Mosby, St. Louis, 1995

Heine, Peter: Kulturknigge für Nichtmuslime. Ein Ratgeber für alle Bereiche des Alltags. Herder Spektrum, Freiburg, 1996

Karmi, Ghada: The Ethnic Health Handbook. A Factfile for Health Care Professionals. Blackwell Science, Oxford, 1996

Ludwig, Bruni und Pfleiderer-Becker, Beatrix: Materialien zur Ethnomedizin. Spektrum der Dritten Welt 15, ASA, Kübel-Stiftung gGmbH, Bensheim, 1978

Polm, R. (Red.): Ethnische Minderheiten in der Bundesrepublik Deutschland, Kurseinheit 01–03. Fernuniversität-Gesamthochschule Hagen, 1995

Schmalz-Jacobsen, Cornelia und Hansen, Georg: Ethnische Minderheiten in der Bundesrepublik Deutschland. Ein Lexikon. C. H. Beck, München, 1995

Spector, Rachel E.: Cultural Diversity in Health and Illness. 4th edition, Appleton & Lange, Stamford, CT, 1996

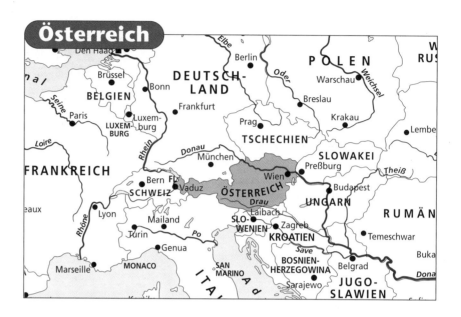

Geographie und Demographie

Lage:	Der größte Teil des Staates liegt in den Ostalpen. Im flacheren Nordwesten bildet die Donau die Hauptachse.
Hauptstadt:	Wien.
Amtssprache(n)/ Sprache(n):	Deutsch – 92,3 % Deutsch, 2 % Serbokroatisch, 1,5 % Türkisch, 0,8 % Kroatisch, 0,4 % Slowenisch, 0,4 % Ungarisch, 0,2 % Tschechisch (1991).
Bevölkerung:	7,8 Mio. (1991) – 93,4 % Österreicher, 2,5 % aus dem ehemaligen Jugoslawien, 1,5 % Türken, 0,7 % Deutsche, 1,8 % Sonstige (o. J.).
Städtische Bevölkerung:	55 % (1993).
Bevölkerung in absoluter Armut:	keine Angaben.
Bevölkerungswachstum:	0,7 % (1985–1993) – Geburten-/Sterbeziffer 1,2 %/1,0 % (1994).
Religion(en):	78 % Katholiken, 5 % Protestanten, 2 % Muslime, 0,2 % Altkatholiken, 0,1 % Juden (1991).
Analphabeten:	1 % (1993).
Klima:	vorwiegend gemäßigt-feucht, im Westteil Hochgebirgsklima. Wien: wärmster Monat 19,9 °C (Juli), kältester Monat -1,4 °C (Jan.); Jahresniederschlag 660 mm an 160 Tagen; relative Feuchte 74 %.
Einwohner je Arzt:	407 (1993).
Geburten je Frau:	1,48 (1994).
Säuglingssterblichkeit:	0,6 % (1994).
Kindersterblichkeit:	0,8 % (1993).
Lebenserwartung:	76 Jahre (1993).
Kalorien-/ Proteinverbrauch:	3486 (1988–1990)/88,9 g (o. J.).

Staatliche Kinder-schutzimpfungen:	DPT-1 mit 3 Monaten, DPT-2 mit 4 Monaten, DPT-3 mit 5 Monaten; DT zwischen dem 12. und 18. Monat, mit 7 Jahren und zwischen 14 und 15 Jahren. TOPV mit 4 Monaten, 7 Jahren und zwischen 14 und 15 Jahren. Masern- und Mumpsimpfung mit 14 Monaten. Rötelnimpfung für Mädchen nur mit 13 Jahren. Tbc-Impfung in der 1. Woche und zwischen 10 und 15 Jahren.
Infektionskrankheiten:	AIDS, Ascariasis, alveoläre Echinokokkose, bakterielle und virale Enteritis, Enterobiose, Faszioliasis, Frühjahr-Sommer-Meningoenzephalitis, penicillinresistente Gonorrhö, Hantaan-Virusinfektion, Hepatitis A und B, kutane Myiasen, kutane Larva migrans, Legionellose, Lyme-Krankheit, Meningokokkenmeningitis, Pneumozystose, Poliomyelitis, Scabies, Tetanus, Toxokariasis, Toxoplasmose, Trichinellose, Tularämie, Typhus, Zystizerkose.
In Deutschland:	185.140 Personen (1993).
Botschaft:	Johanniterstraße 2, 53113 Bonn, Tel. 0228/530060. Außenstelle: Wilhelmstraße 64, 10117 Berlin, Tel. 030/2290565.

Gesundheit und Krankheit

▶ **Vorstellungen/Definition von Gesundheit und Krankheit:** Gesundheit wird nicht unbedingt mit Glück gleichgesetzt.

▶ **Vorstellungen über die Ursachen von Erkrankungen:** keine Angaben.

▶ **Vorbeugung von Krankheiten:** keine Angaben.

▶ **Erhaltung von Gesundheit:** Patienten beteiligen sich aktiv am Heilungsprozeß.

▶ **Vorherrschende Behandlungspraxis:** Traditionelle Heilmethoden werden leichter akzeptiert als neue Verfahren oder Medikamente.

▶ **Soziale Unterstützung (bei der Therapie):** keine Angaben.

▶ **Umgang mit Behinderten:** keine Angaben.

Soziale Elemente des Lebens

▶ **Kommunikation:** Titel werden gern und häufig benutzt. Auch der Universitätsabschluß M. A. gilt als Titel und wird dem Namen hinzugefügt (z. B. Herr Magister Schmidt). Man benutzt auch gerne Spitz- und Kosenamen.

Ärzte und Pflegepersonen werden häufig nur mit „Doktor" bzw. „Schwester" ohne Hinzufügen des Namens angeredet. Patienten verlassen sich auf das Urteil der Ärzte, Eigeninitiative der Patienten wird nicht ermutigt. Schwestern sind den Ärzten stark weisungsgebunden und haben nur wenig eigene Kompetenzen. Auch im Krankenhaus wird oft die gesamte Tagesdosis an Medikamenten auf einmal an die Patienten ausgeteilt, und diese tragen selbst die Verantwortung für die richtige Einnahme. Psychologen sind als Therapeuten und Dozenten stark in das Gesundheitssystem eingebunden.

Vorhänge um Krankenhausbetten herum sind unüblich.

▶ **Coping und Selbstkonzept:** Die österreichische Identität ist zum Teil durch einen slawisch-balkanisch-magyarischen Einfluß bestimmt. Die Verbindung zu Deutschland ist nicht ohne Brüche und Konflikte. Viele Menschen grenzen sich deutlich von einer deutschen Identität ab und betonen die österreichische. Der Konflikt zwischen beiden Identitäten schwelt innerlich.

▶ **Rollen und Beziehungen:** keine Angaben.

▶ **Sexualität und Reproduktion:** Natürliche Geburt und die Anwesenheit des Vaters bei der Geburt gewinnen stetig an Popularität.

▶ **Sterben und Tod:** keine Angaben.

Körperliche Elemente des Lebens

▶ **Ernährung und Ausscheidung:** Die Hauptmahlzeit wird mittags eingenommen, am frühen Abend gibt es eine leichte Mahlzeit, und später wird noch einmal etwas gegessen. Die Küche ist reich an Teigwaren und enthält viel Fett und Kohlenhydrate. Besonders beliebt sind schwere Nachspeisen wie Palatschinken oder Kaiserschmarrn. Man trinkt gerne Wein.

▶ **Körperpflege und Kleidung:** keine Angaben.

▶ **Zeitempfinden und Regeneration:** Auf die Vergangenheit wird Wert gelegt. Der Zeitbegriff ist gedehnt und geprägt von Gelassenheit. Pünktlichkeit ist jedoch wichtig.

▶ **Schmerz:** keine Angaben.

Literatur

Geissler, Elaine M.: Pocket Guide to cultural assessment. 2nd edition, Mosby, St. Louis, 1989

Geo-Special: Österreich. Gruner und Jahr, Hamburg, 1991

Geo-Special Nr.6: Österreich. Gruner und Jahr, Hamburg, 1995

Internationale Union für Gesundheitserziehung: Gesundheitserziehung in Europa. Organisationsformen, Aktivitäten, Forschungsprojekte, berufliche Ausbildung, Pläne für die Zukunft. Redaktion: Annette Kaplun und Rosmarie Erben, Internationales Journal für Gesundheitserziehung, Genf, 1980

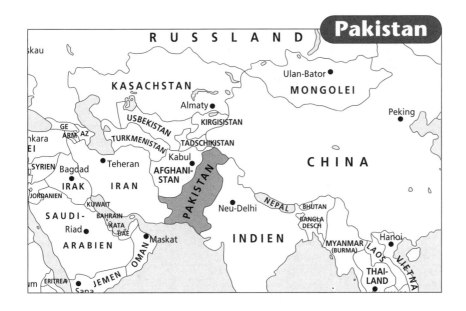

Geographie und Demographie

Lage:	südasiatischer Staat zwischen Indien, Afghanistan und Iran, landschaftlich vom Stromgebiet des Indus sowie vom Himalaya und Hindukusch geprägt.
Hauptstadt:	Islamabad.
Amtssprache(n)/ Sprache(n):	Urdu, Pandschabi, Sindhi, Paschtu u. a.; Englisch für eine Übergangszeit anerkannt – 7,6 % Urdu (Nationalsprache), 50,6 % Pandschabi, 21,6 % Sindhi, 15,0 % Paschtu, 3 % Balutschi, 1,5 % Brahui u. a.; Englisch verbreitet (o. J.).
Bevölkerung:	84,25 Mio. (1981) – 50 % Pandschabi, 15 % Sindhi, 15 % Paschtunen, 8 % Mohajiren, 5 % Balutschen, 7 % Sonstige (o. J.).
Städtische Bevölkerung:	34 % (1993).
Bevölkerung in absoluter Armut:	28 % (1980–1990).
Bevölkerungswachstum:	3,1 % (1985–1993) – Geburten-/Sterbeziffer 4,0 %/0,9 % (1993).
Religion(en):	fast 100 % Muslime (Staatsreligion); Minderheiten von Christen, Hindus und Buddhisten (1992).
Analphabeten:	65 % (1990).
Klima:	subtropisch-kontinental, Monsuneinfluß, Niederschläge von August bis Oktober, von Ost nach West abnehmend. Karadschi: wärmster Monat 30,9 °C (Juni), kältester Monat 18,9 °C (Jan.); Jahresniederschlag 203 mm an 14 Tagen; relative Feuchte: keine Angaben.
Einwohner je Arzt:	1984 (1992).
Geburten je Frau:	2,43 (1995).
Säuglingssterblichkeit:	8,8 % (1993).

Kindersterblichkeit:	13,7 % (1993).
Lebenserwartung:	62 Jahre (1993).
Kalorien-/ Proteinverbrauch:	2280 (1988–1990)/62,0 g (o. J.).
Staatliche Kinder-schutzimpfungen:	OPV bei der Geburt, OPV-1 mit 2 Monaten, OPV-2 mit 3 Monaten, OPV-3 mit 4 Monaten, OPV-Auffrischimpfung zwischen 15 und 24 Monaten sowie zwischen 6 und 8 Jahren.
Infektionskrankheiten:	AIDS, Amöbiasis, Ankylostomiase, Anthrax, Ascariasis, Brucellose, Cholera, Drakunkuliasis, zystische Echinokokkose, bakterielle und virale Enteritis, Enterobiose, Fleckfieber, Giardiasis, Hepatitis A und B, Hymenolepiasis, Kokzidioidomykose, Krim-Kongo-hämorrhagisches Fieber, Kryptosporidiose, kutane Myiasen, kutane Larva migrans, Leishmaniase, Lepra, Malaria, Meningokokkenmeningitis, Pest, Phlebotomusfieber, Poliomyelitis, Rückfallfieber Tetanus, Tollwut, Trachom, Trichuriasis, Typhus, Zeckenbißfieber.
In Deutschland:	32.137 Personen (1993).
Botschaft:	Rheinallee 24, 53173 Bonn, Tel. 0228/95530.

Gesundheit und Krankheit

▶ **Vorstellungen/Definition von Gesundheit und Krankheit:** keine Angaben.

▶ **Vorstellungen über die Ursachen von Erkrankungen:** Der böse Blick kann Krankheiten auslösen.

▶ **Vorbeugung von Krankheiten:** Lediglich akute Krankheiten werden behandelt. Nur etwa ein Drittel der Bevölkerung hat Zugang zu sauberem Trinkwasser.

▶ **Erhaltung von Gesundheit:** Die Zähne werden nur am Morgen geputzt, niemals vor dem Schlafengehen. Man wartet sehr lange bis zum Aufsuchen eines Arztes.

▶ **Vorherrschende Behandlungspraxis:** Heilpflanzen und allopathische Methoden werden zur Behandlung benutzt. Manche Menschen setzen die traditionelle „Yunani"-Medizin ein oder wenden sich an einen Hakim (traditioneller Heiler). Bei Beschwerden werden sofort Medikamente eingenommen, dabei nimmt man Antibiotika oft nur so lange, wie die Beschwerden anhalten. Frauen wollen oft nicht von einem Mann behandelt oder untersucht werden.

▶ **Soziale Unterstützung (bei der Therapie):** Die ganze Familie kümmert sich um ein krankes Mitglied, sowohl zu Hause, als auch im Krankenhaus. Mindestens ein Familienmitglied ist ständig zur Betreuung anwesend.

◗ **Umgang mit Behinderten:** Pakistani spenden Bettlern in der Regel nur, wenn sie behindert oder gebrechlich sind, denn der islamische Moralkodex gebietet Mitleid mit Armen und Kranken und entsprechende Hilfeleistungen.

Soziale Elemente des Lebens

◗ **Kommunikation:** Die Verhaltensweisen sind teilweise noch indisch, vorwiegend aber islamisch-orientalisch bestimmt. „Ausfragen" nach persönlichen Dingen gilt als normal und ist nicht unhöflich, aber man darf nicht nach der Ehefrau fragen. Ein Gespräch muß erst eingeleitet werden, bevor man auf den Punkt kommen kann. „Danke" und „Bitte" werden seltener gebraucht als in Deutschland. Unangenehme Fragen oder solche, die man nicht mit einem direkten „Nein" beantworten möchte, werden mit Schweigen übergangen.

Höherstehende dürfen ihre Untergebenen streng und heftig zurechtweisen. Jemanden von höherem Rang oder Status zu kritisieren ist hingegen gesellschaftlich inakzeptabel. Älteren Respektspersonen hört man geduldig zu und überläßt ihnen die Gesprächsführung. Bei Besuchen kündigt man sich an, um die Privatsphäre zu achten und Frauen Gelegenheit zu geben, sich zurückzuziehen.

Emotionen wie Lachen und Weinen dürfen in der Öffentlichkeit gezeigt werden, Frauen dürfen allerdings nicht laut lachen und reden, und Männer sollten nur in Extremfällen weinen.

Für alle Tätigkeiten wird vorwiegend die rechte Hand benutzt, da die linke als unrein gilt. Finger-, Hand- und Armgesten sind wichtig. Man zeigt nicht mit dem Finger auf eine Person oder Sache, denn das könnte den „bösen Blick" anziehen und Unheil bringen. Das Herbeiwinken geschieht mit abwärts gerichteter Handfläche. Berührungen sind häufiger als bei uns, allerdings nur unter Gleichgeschlechtlichen. Sie haben einen hohen Stellenwert. Auch religiöse Gegenstände werden gerne berührt, und man streicht sich z. B. nach der Berührung eines Grabmals mit der Hand über das Gesicht. Ein Niedriggestellter kann die rechte Hand des Höherstehenden mit beiden Händen fassen und küssen, an sein eigenes Herz ziehen oder den eigenen Kopf an das Herz des anderen heranführen. Man streckt anderen Menschen nicht die Füße entgegen.

Viele Männer tragen einen Vollbart nach dem Vorbild des Propheten. Es ist jedoch unschicklich, den Bart zum Gesprächsthema zu machen.

Namen sind Zeichen engster Vertrautheit und Träger besonderer Kräfte. Es ist unhöflich, nach dem Namen der Ehefrau oder von Kindern zu fragen. Die Kenntnis des Namens verschafft Macht über dessen Träger. Männer haben zwei oder drei Namen, von denen mindestens einer religiöse Bedeutung hat. Frauen haben normalerweise zwei Namen. Die ersten beiden Namen werden zusammen gebraucht, wenn man jemanden anspricht. Nur einen von beiden zu benutzen ist inakzeptabel. Asiatische Muslime benutzen meist keinen Familiennamen, daher hat jedes Familienmitglied einen eigenen Nachnamen. Das kann zu Verwirrungen führen, wenn man die Personalien eines Patienten aufnimmt. Frauen behalten nach der Hochzeit ihren Geburtsnamen bei.

Die körperliche Distanz ist geringer als in Deutschland, allerdings nur bei gleichgeschlechtlichen Kontakten. Es ist normal, wenn Männer Hand in Hand

gehen. Umarmungen zur Begrüßung dauern für westlichen Geschmack extrem
lange. Blickkontakt wird selten hergestellt, man blickt sich höchstens ganz kurz
und flüchtig in die Augen.

Da Männer traditionell Autoritätspositionen innehaben, sind weibliche Pflegekräfte und Ärztinnen – soweit vorhanden – stets den männlichen Mitarbeitern
unterstellt. Die Tätigkeit von Krankenschwestern gilt als untergeordnet und hat
einen niedrigen Status. Der Umgang mit Ärzten ist sehr ehrfurchtsvoll, allerdings
erwarten die Patienten von einem kompetenten Arzt, daß sie sofort eine Spritze
bekommen. In der Pflege und Behandlung ist es wichtig, Hoffnung, Optimismus
und den Erfolg der Therapie den Vordergrund zu stellen.

▶ **Coping und Selbstkonzept:** Der Iran ist ein islamisches Land. Zu islamischen
Gesellschaften siehe auch Afghanistan, Ägypten, Albanien, Algerien, Jordanien,
die Länder des ehemaligen Jugoslawien, Libanon, Marokko, Pakistan, Syrien,
Tunesien und die Türkei. Die fünf Säulen des Islam sind das Glaubensbekenntnis,
die täglichen Gebete, das Fasten im Fastenmonat, das Almosengeben und die
Pilgerfahrt nach Mekka. Die islamischen Gebete, die fünfmal am Tag verrichtet
werden, sind „eine Art sozialer Therapie. Sie verkörperlichen Zweifel und treiben
sie aus." (A. S. Ahmed) Das islamische Ritual hat eine hohe Bedeutung für das
Coping der Menschen. Der Islam mißt Prinzipien der Ehre und Schande große
Bedeutung bei und versucht, Sittlichkeits- und Schamempfinden zu entwickeln
und zu verstärken, um eine bestimmte Form der gesellschaftlichen Ordnung aufrechtzuerhalten.

Es wird hart gearbeitet, aber wichtiger als die Arbeit sind Kinder, Familie und
Verwandtschaft. Die Einbindung in die Familie ist Voraussetzung und Grundlage
des individuellen seelischen Gleichgewichts (s. u.). Armut ist nicht ehrenrührig,
und Betteln gilt als anerkannte Art, den Lebensunterhalt zu verdienen. Freigebigkeit ist eine der höchsten Tugenden.

Ein Körperbewußtsein im westlichen Sinn scheint oft nur gering entwickelt
zu sein. Nach islamischer Lehre ist der Kopf von Allah, der Körper jedoch von
Engeln gemacht.

▶ **Rollen und Beziehungen:** Die Familie bestimmt das Leben des Einzelnen, in
der Regel als patrilineale, erweiterte Familie mit meist drei Generationen. Tradi-
tionsbewußtes Handeln und Konformität nach dem Muster der Familie erleichtern die Orientierung im Leben. Die Autorität von Vater und Mutter und den
Alten wird respektiert, und Hierarchie innerhalb der Familie gilt als normal und
selbstverständlich. Heiraten werden arrangiert. Das Heiratsalter für Mädchen
liegt nach islamischem Brauch zwischen 10 und 15 Jahren, für Jungen zwischen
15 und 20 Jahren. Söhne als Nachwuchs sind besonders geschätzt. Die Kinder
werden in den ersten Lebensjahren ständig umsorgt und bekommen viel Zuneigung und Körperkontakt. Oft werden sie auf der Hüfte getragen. Die Erziehung
ist stark geschlechtsspezifisch. Mit 5–6 Jahren fangen die Kinder an, Vater oder
Mutter zur Hand zu gehen.

Die Außenwelt wird von den Männern dominiert. Frauen haben ihren Wir-
kungskreis in der Familie und im Haus. Dies gilt für islamische Frauen. Im
Punjab und Sind haben Frauen mehr Bewegungsfreiheit außerhalb des Hauses.
Die Frau wird als Mutter idealisiert, und Kinderlosigkeit ist ein Makel.

Die Sterblichkeitsrate von Frauen ist höher als die von Männern, weil Männer bei der medizinischen Versorgung bevorzugt werden. Die meisten Frauen sind Analphabetinnen. Frauen und Kinder essen nach den Männern.

Wenn Männer Frauen in der Außenwelt begegnen, sollen sie den Blick senken, die Straßenseite wechseln oder sogar einen Umweg machen, um Berührungen zu vermeiden. Diese Regel wird im Alltag allerdings nur eingeschränkt beachtet. Entscheidungen werden in der Ehe von Mann und Frau gemeinsam getroffen. Ansonsten sind Männer die Entscheidungsträger, und von Frauen wird erwartet, daß sie sich unterordnen.

Kasten sind in Form spezifischer Berufsgruppen noch immer vorhanden. Die Angehörigen der niedrigsten Kaste sind oft Christen, in Krankenhäusern tätig und haben vielfach eine akademische Ausbildung.

Die Ehre der Frau ist ihr wichtigstes Gut. Sie wird gewahrt durch Keuschheit und eheliche Treue und vor allem durch extreme Zurückhaltung, um sexuelle Andeutungen zu vermeiden. Die Ehre des Mannes besteht darin, die Ehre der Frauen in der Familie zu schützen, Beleidigungen zu rächen und Gesicht zu wahren. Die Familienehre hängt an der Ehre der Frau.

▶ **Sexualität und Reproduktion:** Die Frau ist nach islamischer Vorstellung die sexuell Aktive, denn sie weckt Begierde durch ihre Erscheinung. Der Mann reagiert mit sexuellen Handlungen.

Jungen werden im Alter von 5–7 Jahren beschnitten, Mädchen nur in einigen Regionen Balutschistans. Die Beschneidung ist auch eine Prüfung im Ertragen von Schmerz und damit eine Erziehung zur Beherrschung von Emotionen.

Menstruation ist ein Tabuthema. Menstruierende Frauen verwenden Stoffbinden und dürfen nicht in die Moschee. Am Ende der Menstruation müssen sie duschen. Geburten erfolgen in Hockstellung. Die Sterblichkeit unter Säuglingen und Wöchnerinnen ist hoch. Nur etwa 25 % der Geburten werden von ausgebildetem Gesundheitspersonal begleitet. Beim Stillen wird die rechte Brust bevorzugt, weil sie rituell reiner ist.

▶ **Sterben und Tod:** Einem Sterbenden sollte ein Moslem helfen, das islamische Glaubensbekenntnis zu rezitieren. Ein Engel sitzt zur Rechten eines Sterbenden, und die rechte Gesichtshälfte eines Toten ist wichtiger als die linke. Nach traditionellem Brauch brechen Frauen über dem Toten in lautes Wehklagen aus. Vor der Beerdigung müssen die Angehörigen den Leichnam waschen. Die Autopsie ist unüblich, da der Körper in unversehrtem Zustand beerdigt werden muß. Feuerbestattung ist nicht erlaubt. Bei einer muslimischen Beerdigung wird der Körper in spezielle Tücher gehüllt und ohne Sarg in die Erde gelegt.

Der Islam verbietet Organspenden oder Transplantationen. Transfusionen können hingegen toleriert werden, um Leben zu retten.

Körperliche Elemente des Lebens

▶ **Ernährung und Ausscheidung:** Schweinefleisch, Blut und verendete Tiere werden nicht gegessen, und nur ein geschächtetes Tier gilt als eßbar. Dabei wird das Blut vollständig abgelassen, und es werden nur unversehrte, gesunde Tiere geschlachtet. Angehörige niedriger Kasten, die oft mit der Verarbeitung von Häuten, Fellen und Knochen zu tun haben, sind nicht unbedingt Moslems und können auch für Moslems verbotenes Fleisch essen. Sie sind sozial stigmatisiert. Bei den im Land verbliebenen Hindus wird das Rind als heilig verehrt und nicht gegessen. Es gibt auch Ethnien, bei denen das Rind als unrein, die Ziege als rein gilt und Fisch tabu ist und wieder andere, die das Schaf als heilig verehren.

Bei heißem Wetter werden Nahrungsmittel, die als „heiß" gelten (Rindfleisch, Kartoffeln) nicht gegessen, bei kaltem Wetter vermeidet man „kalte" Nahrungsmittel (Huhn, Fisch, Obst). Das Essen ist tendenziell scharf. Viele Pakistanis haben eine Laktoseintoleranz.

Das Fasten im Ramadan wird allgemein eingehalten. Man fastet von Sonnenaufgang bis Sonnenuntergang. Dabei sind neben Speise und Trank auch das Rauchen und Parfüm verboten. Der Zeitpunkt des abendlichen Fastenbrechens wird in den Medien bekanntgegeben und von den Minaretten ausgerufen. Als Regel für den Beginn gilt, daß ein schwarzer Faden nicht mehr von einem weißen zu unterscheiden ist. Dann werden viele Köstlichkeiten aufgetischt, an denen man auch Arme und Minderbemittelte teilhaben läßt. Sehr früh morgens stehen alle auf und nehmen noch eine Mahlzeit ein, bevor das Fasten wieder beginnt. Wer kann, legt sich dann noch einmal schlafen. Im Ramadan sind die Menschen tagsüber oft gereizt und erschöpft, abends dagegen fröhlich und ausgelassen. Kranke, Alte und Reisende sind vom Fasten ausgenommen und können statt dessen Almosen geben oder die verlorenen Tage später nachholen. Kinder fangen mit 10 Jahren an, zunächst nur ein paar Tage zu fasten. Mit 15 Jahren sind sie dann alt genug, um den ganzen Monat mitzufasten. Das Fasten im Ramadan schafft ein starkes Gemeinschaftsgefühl unter den Menschen und hat Fest- und Feriencharakter. Der Ramadan verschiebt sich jedes Jahr um ein paar Tage, so daß er stets zu verschiedener Zeit im Jahr stattfindet. Seinen Abschluß bildet das Fest des Fastenbrechens, auch Zuckerfest genannt, weil es viele Süßigkeiten gibt. Es ist das bedeutendste islamische Fest.

Vor und nach dem Essen wäscht man sich die Hände, und nach dem Essen spült man zusätzlich den Mund mit Wasser aus. Gegessen wird mit den Fingern der rechten Hand. Die linke Hand gilt als unrein, da sie nach dem Toilettengang zur Säuberung und zum Schneuzen verwandt wird.

Schmatzen, Räuspern und Rülpsen gelten nicht als unziemlich, häufiges Ausspucken dient der Mund- und Rachenreinigung. Die Ausscheidung geschieht in der Hocke.

▶ **Körperpflege und Kleidung:** Die Reinheit des Körpers und der Seele sind im Islam untrennbar verbunden. Für kultische Handlungen, z. B. zum Gebet und beim Fasten, muß der Mensch rein sein. Rituell unrein wird man durch Kontakt mit unreinen Dingen wie Schweiß, Urin, Kot, Sperma, Blut oder Alkohol. Auch unreine Tiere (u. a. Hunde und Schweine) machen den Menschen unrein. Große Unreinheit – im Unterschied zur kleinen Unreinheit – entsteht durch Geschlechtsverkehr, Menstruation und Geburt. Die kleine Unreinheit wird durch rituelle Waschungen beseitigt, bei denen mit der nassen Hand über Gesicht, Arme, Füße und Kopfhaar gestrichen wird. Bei großer Unreinheit muß man eine Ganzkörperwaschung unter fließendem Wasser vornehmen. Vor dem fünfmaligen täglichen Gebet gibt es festgelegte Waschungen der Hände, Füße und aller Körperöffnungen.

Fromme Muslime dürfen nicht mit Hunden in Berührung kommen, da Hunde als unrein gelten.

▶ **Zeitempfinden und Regeneration:** Die Gesellschaft ist generell gegenwartsorientiert, denn im Islam bedeutet Zukunftsplanung, der Fügung Gottes zu trotzen. Zwanghafter Leistungswille tritt selten auf, und gearbeitet wird, wenn es sein muß.

In der Stadt sowie in Verwaltung und Industrie legt man in Anpassung an europäische Korrektheit Wert auf Pünktlichkeit. Auch Muslime haben einen linearen Zeitbegriff, der aber nicht so rigide und minutiös wie der westliche ist. Auf dem Land herrscht ein wesentlich flexibleres Zeitverständnis, der Zeitbegriff ist zyklisch und dem indischen Denken verwandt.

Außer den Ehepaaren, die in einem Zimmer schlafen, nächtigen Männer und Frauen getrennt in einzelnen (Feld-)Betten, die in zwei Reihen und auf dem Land auch im Freien aufgestellt sind.

▶ **Schmerz:** Vor allem Männer verleihen ihrem Schmerz durch Schreien und Stöhnen intensiv und laut Ausdruck. Schmerz zeigt man jedoch außer beim Arzt nur im privaten Kreis unter Vertrauten. Ausnahmen bilden die Wehen und die Geburt.

Sofortige Schmerzlinderung wird erwartet und nachdrücklich verlangt. Man glaubt, seine Energie für die Genesung aufsparen zu müssen. Das kann problematisch werden, wenn die Therapie verlangt, daß der Patient sich anstrengt.

Literatur

Bliss, Frank: Islam im Alltag. Die von Mohammed gestiftete Religion wird zum neuen Feindbild. Lamuv Verlag, Göttingen, 1994

Deutsches Rotes Kreuz: „Du, oh beruhigte Seele ..." Zum Umgang mit Tod und Trauer bei Muslimen in Krankenhäusern. Berlin, 1998

Frembgen, J.: Verhalten in Pakistan. Arbeitsmaterialien für den landeskundlichen Unterricht aus der Reihe „Verhaltenspapiere", Heft 14. Deutsche Stiftung für internationale Entwicklung – Zentralstelle für Auslandskunde, Bad Honnef, 1989

Geissler, Elaine M.: Pocket Guide to cultural assessment. 2nd edition, Mosby, St. Louis, 1989

Heine, Peter: Kulturknigge für Nichtmuslime. Ein Ratgeber für alle Bereiche des Alltags. Herder Spektrum, Freiburg, 1996

Hessische Blätter für Volks- und Kulturforschung: Heilen und Pflegen. Internationale Forschungsansätze zur Volksmedizin, Neue Folge 19, Jonas Verlag, Marburg, 1986

Karmi, Ghada: The Ethnic Health Handbook. A Factfile for Health Care Professionals. Blackwell Science, Oxford 1996

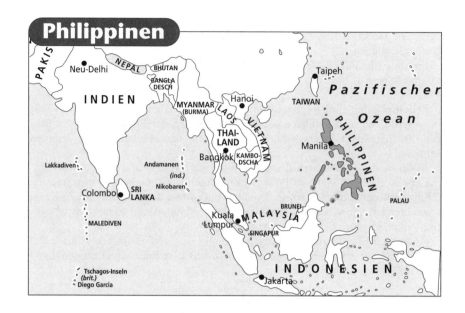

Geographie und Demographie

Lage:	Inselgruppe des nördlichen Malaiischen Archipels im Westpazifik, mit über 7100 Inseln; unabhängig seit 1946.
Hauptstadt:	Manila.
Amtssprache(n)/ Sprache(n):	Pilipino – 55 % Pilipino (von Tagalog abgeleitet), 27,9 % Tagalog, 24,3 % Cebuano, 9,8 % Ilocano, 9,3 % Panay-Hiligaynon, 5,8 % Bicol u. a. (insgesamt 988 Sprachen registriert); ca. 3 % Spanisch und Chinesisch, Englisch als Geschäfts- und Verkehrssprache (1990).
Bevölkerung:	60,70 Mio. (1990) – 40 % Jungmalaiische Philippiner (Bisayas, Tagalen, Bicol, Ilocano), 30 % Indonesier und Polynesier, 10 % Altmalaien (Igoroten u. a.) und Negritos (AÎta), 10 % Chinesen, 5 % Inder (o. J.).
Städtische Bevölkerung:	52 % (1993).
Bevölkerung in absoluter Armut:	54 % (1980–1990).
Bevölkerungswachstum:	2,3 % (1985–1993) – Geburten-/Sterbeziffer 3,0 %/0,6 % (1993).
Religion(en):	84,1 % Katholiken, 6,2 % Anhänger der unabhängigen Philippinischen Kirche (Aglipayan), 4,6 % Muslime, 3,9 % Protestanten; Anhänger von Naturreligionen, Buddhisten (1991).
Analphabeten:	10 % (1990).
Klima:	tropisch, immerfeucht im Osten, wintertrocken im Westen, starker Monsuneinfluß, Taifungefahr. Manila: wärmster Monat 28,6 °C (Mai), kältester Monat 25,0 °C (Jan.); Jahresniederschlag 2069 mm an 159 Tagen; relative Feuchte 78 %.
Einwohner je Arzt:	8430 (1990).

Geburten je Frau:	4,33 (1990).
Säuglingssterblichkeit:	4,2 % (1993).
Kindersterblichkeit:	5,9 % (1993).
Lebenserwartung:	67 Jahre (1993).
Kalorien-/ Proteinverbrauch:	2341 (1988–1990)/41,0 g (o. J.).
Staatliche Kinder- schutzimpfungen:	Tbc-Impfung mit 3 Monaten und bei der Einschulung. Masern- impfung zwischen 9 und 14 Monaten. DPT mit 3 und 9 Monaten. Polio mit 3, 6 und 9 Monaten. Nur 25 % der Kinder sind gegen Tuberkulose, Diphterie, Keuchhusten, Tetanus, Polio und Masern geimpft.
Infektionskrankheiten:	AIDS, Amöbiasis, Angiostrongyliasis, Ankylostomiase, Brugiase, Chikungunya-Fieber, Cholera, Denguefieber, bakterielle und virale Enteritis, Enterobiose, Enzephalomyelitis, Fleckfieber, Gastroenterokolitis, Giardiasis, Gnathostomiasis, penicillinresi- stente Gonorrhö, Hantaan-Virusinfektion, Hepatitis A und B, Histoplasmose, Hymenolepiasis, Isosporiasis und Sarkozystiasis, Japan-B-Enzephalitis, Capillariasis, Kryptosporidiose, kutane Myiasen, kutane Larva migrans, Lepra, Leptospirosen, lymphati- sche Filariose, Malaria, Melioidose, Meningokokkenmeningitis, Paragonmiasis, Poliomyelitis, Rhinosporidiose, Schistosomiasis, Sparganose, Taeniasis saginata, Tetanus, Tollwut, Toxokariasis, Trichuriasis, Tungiasis, Typhus.
In Deutschland:	24.422 Personen (1993).
Botschaft:	Argelanderstraße 1, 53115 Bonn, Tel. 0228/267990. Außenstelle: Hohenzollerndamm 196 V.H., 2.O.G., 10717 Berlin, Tel. 030/8613530.

Gesundheit und Krankheit

▶ **Vorstellungen/Definition von Gesundheit und Krankheit:** Psychische Krankheiten sind stark stigmatisiert.

▶ **Vorstellungen über die Ursachen von Erkrankungen:** Böse Geister verur- sachen Krankheiten, wenn man sie reizt. Der Böse Blick kann einen Menschen durch die Augen oder den Mund treffen.

▶ **Vorbeugung von Krankheiten:** Gesundheitsvorsorge ist wichtig.

▶ **Erhaltung von Gesundheit:** keine Angaben.

▶ **Vorherrschende Behandlungspraxis:** Traditionell gab es eine große Anzahl von Ritualen zur Heilung Kranker. Noch heute sind „Wunderdoktoren" und „Kräuterärzte" weit verbreitet und haben großes Wissen über Heilkräuter etc., werden aber vom staatlichen Gesundheitswesen vernachlässigt.

Die philippinische schulmedizinische Pflegeausbildung ist sehr angesehen. Viele Filipinas arbeiten in Deutschland als Krankenschwestern.

▶ **Soziale Unterstützung (bei der Therapie):** Die Familie fühlt sich verantwortlich für den Einzelnen. Außerdem gibt es sogenannte Barkadas, informelle Freundeskreise, die als verwandtschaftsähnlich empfunden werden und entsprechende Verpflichtungen mit sich bringen.

▶ **Umgang mit Behinderten:** Jeder Mensch in einer Notlage hat Anspruch auf besondere Sympathie und Hilfestellung, Behinderte nicht ausgeschlossen. Allerdings werden über sie auch derbe Witze gerissen, und man stellt sie bisweilen auf Jahrmärkten zur Schau. Behinderungen gelten als von Geistern verursacht.

Soziale Elemente des Lebens

▶ **Kommunikation:** Einhelligkeit ist wichtig. Wer eine andere Meinung hat, hält sie zurück oder bringt sie als Alternative mit einem „Vielleicht..." ein. Man verwendet gerne Euphemismen. Direkte Kritik wird vermieden, verschleiernde Aussagen sind üblich. Filipinos sind schnell verletzt. Konflikte werden indirekt, manchmal mit Hilfe eines Vermittlers, ausgetragen. Schüchtern sein bzw. sich zu schämen oder peinlich berührt zu sein ist sozial anerkanntes Verhalten und höher zu bewerten als die Pflicht, soziale Erwartungen zu erfüllen. Wer andere in Verlegenheit bringt, verletzt damit die soziale Norm. Statt mit „Nein" zu antworten, wird ein Patient daher eher schweigen oder zögernd mit „Ja" antworten. Laute und brüskierende Reaktionen, direkte verneinende Aussagen und Formulierungen, die es an Respekt mangeln lassen, sind unbedingt zu vermeiden.

Das „Ausfragen" nach Alter, Beruf, Ausbildung, Verdienst, Familienstand, Kindern etc. ist normal und gilt nicht als unhöflich. Schweigen beim geselligen Beisammensein wird dagegen negativ gewertet und gilt als unhöflich. Im Gespräch mit sozial viel höher Stehenden ist Schweigen allerdings ein Ausdruck von Respekt und Schüchternheit. Wer aus Traurigkeit schweigt, wird vorsichtig und rücksichtsvoll behandelt.

Einladungen und Aufforderungen müssen mehr als einmal ausgesprochen werden und dürfen nur zögernd angenommen werden.

Körperkontakt wird auf den Philippinen als weniger unangenehm erlebt als in Deutschland. Unter Gleichgeschlechtlichen ist er üblich, normal und häufig, wird jedoch zwischen Männern und Frauen in der Öffentlichkeit vermieden. Bei der Begrüßung ist Körperkontakt bis auf einen Handschlag beim ersten Vorstellen unüblich.

Das Hochziehen der Augenbrauen ist eine flüchtige Begrüßung oder drückt Zustimmung aus. Eine traditionelle Art der Begrüßung bei Kindern ist es, die Hand der Eltern oder Großeltern an die Stirn zu führen. Die Frage „Wohin gehst du/gehen Sie?" ist ein Gruß, auf den nur eine vage Antwort erwartet wird.

Gefühle und Gedanken werden meist nonverbal ausgedrückt. Diese Art der Kommunikation ist oft wichtiger als die verbale und kann zwischen Filipinos und Menschen aus westlichen Ländern leicht zu Mißverständnissen führen.

Augenkontakt wird zwar von machen Menschen gefürchtet. Wurde er jedoch hergestellt, ist es wichtig, ihn zu erwidern und zu halten.

Da auf Pilipino und Tagalog die Laute „p" und „f", „v" und „b" sowie „e" und „i" fast gleich ausgesprochen werden, können Filipinos in einer Fremdsprache wie Englisch oder Deutsch mit diesen Lauten Schwierigkeiten haben.

Manche Menschen glauben, daß sich der Einfluß des bösen Blicks auf ein Kind neutralisieren läßt, wenn man den Zeigefinger mit etwas Speichel befeuchtet und damit ein Kreuz auf die Stirn des Kindes zeichnet, während man sich lobend über es äußert.

▶ **Coping und Selbstkonzept:** Die meisten Filipinos sind sehr religiös (vorwiegend katholisch, manchmal auch evangelisch oder muslimisch). Es herrscht ein starkes Klassenbewußtsein. Eine lange Nase, weiße Haut und helles Haar gelten als Schönheitsideal.

▶ **Rollen und Beziehungen:** Die Teilnahme am sozialen Leben ist wichtig, man sondert sich nicht ab. Bei sozialen Unterschieden muß der materiell Wohlhabendere die anderen – zumindest symbolisch – an seinem Reichtum teilhaben lassen.

Familienbeziehungen haben große Bedeutung. Eine festgelegte Rollendifferenzierung in der Familie läßt wenig Möglichkeiten zur Eigeninitiative. Die typische Familienform ist die Kernfamilie mit leichten Variationen und Ausnahmen. Verwandtschaftliche Beziehungen werden jedoch über die Kernfamilie hinaus ernst genommen und gepflegt. Die Verwandtschaftsbezeichnungen sind viel differenzierter als in Deutschland. In manchen islamischen Familien hat der Mann auch heute noch zwei oder mehr Frauen.

Die Stellung von Mann und Frau ist stark vom spanischen Katholizismus geprägt. In der traditionellen landwirtschaftlichen Arbeitsteilung arbeitet der Mann auf dem Feld und die Frau im Haus. Die Frau ist für Budget, Haushaltsführung, Handel, Kinder und alte Menschen zuständig. Rechtlich ist sie dem Mann gleichgestellt, geht aber selten (und nie alleine) in die Öffentlichkeit. Allerdings muß die Frau oft mitverdienen.

Die Erziehung der Kinder erfolgt stark nach geschlechtsspezifischen Mustern, das Recht auf Ausbildung steht jedoch Jungen und Mädchen gleichermaßen zu. Eine gute Ausbildung gilt als sehr wichtig. Unter Geschwistern gibt es eine spezifische Rollenverteilung. Der älteste Bruder oder die älteste Schwester übernehmen weitgehend die Fürsorge für jüngere Geschwister, und auf das jüngste Kind konzentriert sich die Aufmerksamkeit der ganzen Familie. Kinder werden von allen Verwandten umhegt und von Konflikten ferngehalten. Kleine Kinder schlafen bei den Eltern.

Alte Menschen genießen uneingeschränkten Respekt, auch über soziale Unterschiede hinweg, und werden immer in der Höflichkeitsform angeredet.

Ein System ritueller Verwandtschaft durchzieht die philippinische Gesellschaft und bringt wechselseitige Verpflichtungen mit sich, so z. B. bei Paten und Barkadas (s. Abschn. „Soziale Unterstützung..."). So signalisiert Interesse für ein neugeborenes Baby die Bereitschaft, die Patenschaft zu übernehmen.

Gruppenentscheidungen werden oft von dem Gruppenmitglied mit dem höchsten Einfluß getroffen.

Jegliche Art von „Gunstbezeugungen" – als solche wird auch die Tätigkeit eines Arztes angesehen – wird mit Dankbarkeit angenommen und als Verpflichtung zur Gegenleistung empfunden. Die Fürsorge des Arztes weckt bei Patienten und Familienangehörigen das Gefühl, in der Schuld des Arztes zu stehen. Diese Schuld wird irgendwann durch Geschenke o. ä. beglichen.

Heilberufe genießen hohes Ansehen. Pflegende stehen Ärzten in ihren Aufgaben und Fähigkeiten fast gleich und werden z. B. nicht für Putzarbeiten eingesetzt. Die Autorität von Ärzten und Schwestern wird respektiert, und ihre Zeit gilt als wertvoll. Daher nennt ein Patient nur ernsthafte Beschwerden.

▶ **Sexualität und Reproduktion:** Manche Menschen glauben, tägliches Baden und Haarewaschen während der Schwangerschaft sorge dafür, daß die Frau ein sauberes Baby bekommt. Geschlechtsverkehr können der Frau und dem Fetus schaden. Bei der Geburt gibt es eine Art symbolischen Öffnungsrituals, ausgeführt mit Schlüsseln oder Blumen, um die Öffnung des Muttermundes zu erleichtern. Nach der Geburt darf die Frau zehn Tage lang nicht baden oder duschen. Zwei Wochen nach der Geburt findet ein rituelles Reinigungsbad statt, das die Frau von Geburtsrückständen reinwäscht. Ungeachtet der Raumtemperatur trägt die Wöchnerin warme Kleidung und sollte sich gut zudecken.

Menstruierende Frauen dürfen sich nicht waschen.

▶ **Sterben und Tod:** Ein Patient sollte vor der infausten Prognose geschützt werden, da sie nur zu seinem Leiden beiträgt. Nach dem Tod kann sich die Trauer der Hinterbliebenen in heftigen Ausbrüchen zeigen.

Körperliche Elemente des Lebens

▶ **Ernährung und Ausscheidung:** Grundnahrungsmittel ist Reis, der etwa 80 % der Nahrung ausmacht, dazu gibt es relativ wenig Gemüse und viel Fisch. In vielen Familien wird mit der Hand gegessen, nicht jedoch in der oberen Mittelschicht. Nach der Mahlzeit wird Wasser getrunken. Frauen trinken meist keinen Alkohol. Milchprodukte werden nicht gegessen und daher auch nicht vertragen. Die Nahrung enthält oft zu wenig Eiweiß und Vitamine, aber viel Kohlenhydrate und Fett. Moslems ist Schweinefleisch verboten.

Auf dem Land haben nur wenige Haushalte eine Toilette. Man benutzt ein Loch in der Erde hinter dem Haus.

In der Öffentlichkeit zu stillen ist normal und üblich. Sowohl die Anzahl der Stillenden als auch die Stilldauer sind in den letzten Jahrzehnten zurückgegangen.

▶ **Körperpflege und Kleidung:** Körperhygiene ist extrem wichtig. Man nimmt mindestens einmal am Tag ein Bad. Ist der Badebereich nicht abschließbar, entkleidet man sich nicht. Frauen baden in der Öffentlichkeit nur völlig bekleidet. Auf dem Land duscht und wäscht man sich an Wasserpumpen im Fluß.

Die typische Kleidung für Männer und Frauen besteht aus Jeans und einem T-Shirt oder einem Hemd bzw. einer Bluse. Frauen tragen auch Kleider oder

Kostüme. Die traditionelle Männerkleidung ist ein besticktes Hemd, das heute nur noch zu offiziellen Anlässen getragen wird. Anzug und Krawatte sind kaum verbreitet.

▶ **Zeitempfinden und Regeneration:** Arbeitszeit und arbeitsfreie Zeit werden sehr flexibel den Bedürfnissen des Augenblicks angepaßt. Frauen arbeiten quasi ständig, sie haben keine arbeitsfreie Zeit. Freie Zeit wird größtenteils mit der Familie oder den unmittelbaren Nachbarn verbracht.

In der Zeitwahrnehmung ist das Unmittelbare wichtig, das weiter Entfernte hat nur geringe Bedeutung. Pünktlichkeit ist nicht wichtig. Jemanden warten zu lassen oder selber zu warten wird nicht als negativ empfunden. Man lebt von Tag zu Tag.

Die gesamte Familie schläft traditionell in einem Raum auf geflochtenen Matten.

▶ **Schmerz:** Schmerz wird als gottgegeben angesehen und daher oft stoisch ertragen. Man glaubt, daß Gott einem auch die Stärke gibt, den Schmerz auszuhalten.

Literatur

Geissler, Elaine M.: Pocket Guide to cultural assessment. 2nd edition, Mosby, St. Louis, 1989

Giger/Davidhizar: Transcultural Nursing. Assessment and Intervention. 2nd edition, Mosby, St. Louis, 1995

Kohlmeyer, Chr.: Verhalten in den Philippinen. Arbeitsmaterialien für den landeskundlichen Unterricht aus der Reihe „Verhaltenspapiere", Heft 8. Deutsche Stiftung für internationale Entwicklung – Zentralstelle für Auslandskunde, Bad Honnef, 1989

Pfeiffer, Kerstin: Primary Health Care auf den Philippinen. Unveröffentlicher ASA-Bericht, Carl-Duisberg-Gesellschaft, Berlin, 1990

Polm, R. (Red.): Ethnische Minderheiten in der Bundesrepublik Deutschland, Kurseinheit 01–03. Fernuniversität-Gesamthochschule Hagen, 1995

Schmalz-Jacobsen, Cornelia und Hansen, Georg: Ethnische Minderheiten in der Bundesrepublik Deutschland. Ein Lexikon. C. H. Beck, München, 1995

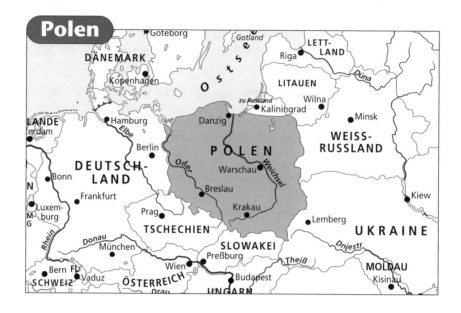

Geographie und Demographie

Lage:	Land in Ostmitteleuropa.
Hauptstadt:	Warschau.
Amtssprache(n)/ Sprache(n):	Polnisch – Polnisch; Sprachen der Minderheiten (u. a. Deutsch, Ukrainisch, Belorussisch).
Bevölkerung:	37,88 Mio. (1988) – 98,7 % Polen; nationale Minderheiten, u. a. 300.000–500.000 Deutsche, 300.000 Ukrainer, 200.000 Belorussen (Schätzung von 1994); Minderheiten von Roma, Litauern, Slowaken, Juden, Armeniern, Tataren, Tschechen.
Städtische Bevölkerung:	64 % (1993).
Bevölkerung in absoluter Armut:	keine Angaben.
Bevölkerungswachstum:	0,4 % (1985–1993) – Geburten-/Sterbeziffer 1,3 %/1,1 % (1993).
Religion(en):	97,4 % Römisch-Katholische; 573.200 Russisch-Orthodoxe, 267.700 Protestanten, 80.200 Altkatholiken (1992).
Analphabeten:	1 % (1992).
Klima:	gemäßigt-feucht. Warschau: wärmster Monat 19 (bis 35) °C (Juli), kältester Monat -3,5 (bis -27) °C (Jan.); Jahresniederschlag 502 mm an 147 Tagen; relative Feuchte 78 %.
Einwohner je Arzt:	451 (1993).
Geburten je Frau:	1,85 (1994).
Säuglingssterblichkeit:	1,5 % (1993).
Kindersterblichkeit:	1,7 % (1993).
Lebenserwartung:	71 Jahre (1993).
Kalorien-/ Proteinverbrauch:	3426 (1988–1990)/110,4 g (o. J.).

Staatliche Kinderschutzimpfungen:	Tbc-Impfung zwischen 3 und 15 Tagen und zwischen 11 und 12 Monaten, mit 6, 12 und 18 Jahren bei Nichtreaktion. DPT mit 3 Monaten, zwischen 4 und 5 Monaten, mit 6 Monaten und zwischen 19 und 24 Monaten; DT mit 7 und 14 Jahren. OPV mit 3 Monaten, zwischen 4 und 5 Monaten, mit 6 Monaten, zwischen 19 und 24 Monaten, mit 7 und 11 Jahren. Masernimpfung zwischen 13 und 15 Monaten. Rötelnimpfung für Mädchen mit 13 Jahren.
Infektionskrankheiten:	AIDS, Ascariasis, Chromomykose, Diphyllobothriose, zystische Echinokokkose, bakterielle und virale Enteritis, Enterobiose, Faszioliasis, Frühjahr-Sommer-Meningoenzephalitis, Hepatitis A und B, Histoplasmose, Isosporiasis und Sarkozystiasis, kutane Myiasen, kutane Larva migrans, Meningokokkenmeningitis, Pneumozystose, Poliomyelitis, Rhinosporidiose, Scabies, Tetanus, Toxokariasis, Trichinellose, Tularämie, Typhus, Zystizerkose.
In Deutschland:	263.381 Personen (1994).
Botschaft:	Lindenallee 7, 50968 Köln, Tel. 0221/937300. Außenstelle: Unter den Linden 72, 10117 Berlin, Tel. 030/2202551.

Gesundheit und Krankheit

▶ **Vorstellungen/Definition von Gesundheit und Krankheit:** Gesundheit ist das wichtigste Gut, ohne sie läßt sich nichts erreichen. Ist man gesund, braucht man keinen Arzt und keine Medizin, ist aktiv und arbeitsfähig, fühlt sich gut und ist heiter und ausgeglichen. Krankheit ist das Gegenteil von Gesundheit.

▶ **Vorstellungen über die Ursachen von Erkrankungen:** In der älteren Generation glauben einige Menschen noch an den bösen Blick. Außerdem werden Krankheiten durch falsche Ernährung hervorgerufen.

▶ **Vorbeugung von Krankheiten:** Man behandelt vorwiegend akute Krankheiten. Wer an den bösen Blick glaubt, trägt manchmal religiöse Anhänger o. ä., um sich vor Krankheiten zu schützen. Auch Gebete sollen helfen. Außerdem schützt man sich vor Krankheiten durch Reinlichkeit, das Vermeiden von Zugluft und von Klatsch.

▶ **Erhaltung von Gesundheit:** Ein glückliches Zuhause, eine freundliche und liebevolle Einstellung zu anderen, gesunde Ernährung, körperliche Betätigung, das Tragen klimatisch angemessener Kleidung, das Bemühen, sich nicht zu viel zu sorgen, der Glaube an Gott, ein aktives Leben, eine regelmäßige Lebensführung und harte Arbeit werden als Methoden zur Erhaltung von Gesundheit angesehen.

▶ **Vorherrschende Behandlungspraxis:** Biomedizinische, magisch-religiöse und volksmedizinische Behandlungsmethoden werden praktiziert. Manche Menschen suchen Wunderheiler auf.
Ein Element der traditionellen Medizin sind die Heilmethoden mit Lehm, die Töpfer und Schäfer zum Teil noch heute praktizieren. Im engeren Familien- und

Bekanntenkreis ist Lehm nach wie vor ein oft angewandtes Heilmittel, und man spricht ihm besonders bei „chronischen Eiterungen", Ekzemen und Rheumatismus gute Erfolge zu.

‣ **Soziale Unterstützung (bei der Therapie):** Eltern möchten sich im Krankenhaus oft an der Pflege ihres kranken Kindes beteiligen.

‣ **Umgang mit Behinderten:** keine Angaben.

Soziale Elemente des Lebens

‣ **Kommunikation:** Während eines Gesprächs wird direkter Blickkontakt hergestellt. Umarmungen und Wangenküsse zwischen Männern und Frauen gelten nicht als sexuelle Annäherung.

‣ **Coping und Selbstkonzept:** Polen sind überwiegend römisch-katholisch. Frauen sind oft religiöser als Männer, zumindest in der Ausübung der Religion, was sich z. B. beim Kirchgang zeigt.

Stärke, Individualismus und Unabhängigkeit von anderen sind wichtige Werte der Persönlichkeitsentwicklung. Die Familie ist für den Einzelnen wichtiger als die Arbeit. Harmonie und Glück in der Familie gelten als äußerst erstrebenswert.

‣ **Rollen und Beziehungen:** Traditionell ist der Mann der Vorstand der Familie und trifft manchmal wichtige Entscheidungen allein. Vor dem Gesetz herrscht jedoch Gleichberechtigung zwischen den Eheleuten, und die meisten Entscheidungen werden auch gemeinsam getroffen, besonders wenn es die Gesundheit der Kinder betrifft. Je nach Alter werden auch die Kinder nach und nach in Familienentscheidungen einbezogen. Der Zusammenhalt in der Familie wird gepflegt. Einer Einladung zu einer Hochzeit muß gefolgt werden. Innerhalb der Verwandtschaft besucht man sich oft.

Traditionell herrschte eine klare Arbeitsteilung zwischen Mann und Frau und zwischen den Generationen. Der Vater war der Ernährer, die Mutter war zuständig für das Haus. Männer halfen nicht bei der Hausarbeit, aber Frauen halfen zeitweise auf dem Feld. Auch heute gibt es eine Teilung in Arbeitsbereiche, die aber nicht mehr strikt den Geschlechtern zugeordnet sind. Die Großeltern werden manchmal in die Aufgabenteilung einbezogen.

Viele Paare wünschen sich immer noch eher Söhne als Töchter. Kinder werden oft unter strenger Disziplin erzogen. Respekt vor Älteren ist wichtig, und die Großmutter spielt oft eine tragende Rolle in der Kindererziehung. Kinder müssen zwar im Haushalt helfen, wobei Jungen oft andere Arbeitsbereiche zugewiesen werden als Mädchen, die Schule geht jedoch vor, denn Bildung und ein guter Schulabschluß werden hoch geschätzt. Die Zukunft der Kinder ist für die Eltern sehr wichtig.

Patienten verhalten sich passiv. Viele Ärzte nehmen von Privatpatienten Geschenke an. Obwohl ein Gesetz dem Patienten das Recht auf Information zusichert, kommen viele Ärzte dieser Verpflichtung nicht nach und informieren ihre Patienten nicht über deren Zustand und die angewandte Therapie.

▶ **Sexualität und Reproduktion:** Früher wurden Vorbereitungen zur Geburt im Geheimen getroffen, um bösen Flüchen auszuweichen. Zur Geburt müssen Frauen in das Krankenhaus gehen, das ihrem Wohnsitz am nächsten liegt. Die Kreißsäle sind meist zu klein, so daß Väter oder andere Familienmitglieder nicht bei der Geburt anwesend sein können. Wenn eine Hebamme die Geburt durchführt, tut sie dies meist unter Aufsicht eines Arztes. Nach einer normalen Geburt bleiben Mutter und Kind etwa fünf bis sieben Tage im Krankenhaus. In den letzten Jahren kam es gehäuft zu Frühgeburten und Untergewicht bei Neugeborenen. Manche Jungen werden beschnitten.

Es gibt viele Formen der Familienplanung. Abtreibung ist legal.

▶ **Sterben und Tod:** Die Trauerfeier findet in der Wohnung des Verstorbenen statt, wo oft auch der Leichnam aufgebahrt wird. Es ist üblich, Trauer verbal auszudrücken. Gräber werden gut versorgt und häufig besucht, und man hebt Gegenstände und Fotos von Verstorbenen auf, um die Erinnerung zu bewahren.

Körperliche Elemente des Lebens

▶ **Ernährung und Ausscheidung:** Das Essen ist reich an Stärke und Kohlenhydraten. Kartoffeln und Roggenprodukte werden viel gegessen.

▶ **Körperpflege und Kleidung:** keine Angaben.

▶ **Zeitempfinden und Regeneration:** keine Angaben.

▶ **Schmerz:** Eine hohe Schmerztoleranz gilt als positiv. Manchmal wird Schmerz durch Grimassen oder Weinen ausgedrückt.

Literatur

Bednarski, J. und Jasiewicz, Z.: The Familiy as a Cultural Unit. Tradition and Modernity in Cultural Activity within the Familiy in Poland. In: Biskup, Manfred/Vassilis Filias/Irvín Vitániyi (Hrsg.): The family and its culture. An Investigation in seven East and West European Countries. Akadémiai Kiadó, Budapest, 1984

Geissler, Elaine M.: Pocket Guide to cultural assessment. 2nd edition, Mosby, St. Louis, 1989

Hayes, Eileen: http://www-unix.oit.umass.edu/~efhayes/

Hessische Blätter für Volks- und Kulturforschung: Heilen und Pflegen. Internationale Forschungsansätze zur Volksmedizin, Neue Folge 19, Jonas Verlag, Marburg, 1986

Internationale Union für Gesundheitserziehung: Gesundheitserziehung in Europa. Organisationsformen, Aktivitäten, Forschungsprojekte, berufliche Ausbildung, Pläne für die Zukunft. Redaktion: Annette Kaplun und Rosmarie Erben, Internationales Journal für Gesundheitserziehung, Genf, 1980

Spector, Rachel, E.: Cultural Diversity in Health and Illness. 4th edition, Appleton & Lange, Stamford, CT, 1996

Schmalz-Jacobsen, Cornelia und Hansen, Georg: Ethnische Minderheiten in der Bundesrepublik Deutschland. Ein Lexikon. C. H. Beck, München, 1995

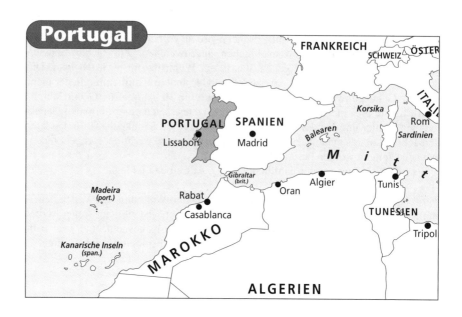

Portugal

Geographie und Demographie

Lage:	Land im Südwesten der Iberischen Halbinsel.
Hauptstadt:	Lissabon.
Amtssprache(n)/ Sprache(n):	Portugiesisch.
Bevölkerung:	9,9 Mio. (1991) – 99 % Portugiesen; 113.978 Ausländer, davon 47.998 aus Afrika.
Städtische Bevölkerung:	35 % (1993).
Bevölkerung in absoluter Armut:	keine Angaben.
Bevölkerungswachstum:	-0,6 % (1985–1993) – Geburten-/Sterbeziffer 1,2 %/1,1 % (1993).
Religion(en):	94 % Katholiken; 38.000 Protestanten, 15.000 Muslime, 2000 Juden (1992).
Analphabeten:	15 % (1990).
Klima:	atlantisch-feucht im Norden (Bergland), mediterran (sommertrocken) im Süden. Lissabon: wärmster Monat 22,5 °C (Aug.), kältester Monat 10,8 °C (Jan.); Jahresniederschlag 708 mm an 113 Tagen; relative Feuchte 67 %.
Einwohner je Arzt:	348 (1991).
Geburten je Frau:	1,48 (1995).
Säuglingssterblichkeit:	1,0 % (1993).
Kindersterblichkeit:	1,1 % (1993).
Lebenserwartung:	75 Jahre (1993).
Kalorien-/ Proteinverbrauch:	3342 (1988–1990)/93,0 g (o. J.).

Staatliche Kinder-schutzimpfungen:	Tbc-Impfung bei der Geburt. DPT mit 3, 5 und 7 Monaten, zwischen 18 und 24 Monaten und zwischen 5 und 6 Jahren. Tetanus zwischen 10 und 12 Jahren. OPV mit 3, 5 und 7 Monaten, zwischen 18 und 24 Monaten, zwischen 5 und 6 Jahren und zwischen 10 und 12 Jahren. Masern/Mumps/Röteln nach 12 Monaten. Rötelnimpfung für Mädchen zwischen 11 und 13 Jahren.
Infektionskrankheiten:	AIDS, Ankylostomiase, Ascariasis, Brucellose, zystische Echinokokkose, bakterielle und virale Enteritis, Enterobiose, Faszioliasis, Fleckfieber, penicillinresistente Gonorrhö, Hepatitis A und B, Histoplasmose, kutane Myiasen, kutane Larva migrans, Leishmaniase, Lepra, Lymphogranuloma inguinale, Meningokokkenmeningitis, Phlebotomusfieber, Poliomyelitis, Q-Fieber, Rückfallfieber, Scabies, Strongyloidiasis, Tetanus, Toxoplasmose, Trichinellose, Typhus, Zeckenbißfieber, Zystizerkose.
In Deutschland:	117.536 Personen (1994).
Botschaft:	Ubierstraße 78, 53173 Bonn, Tel. 0228/363011. Außenstelle: Wilhelmstraße 65, 10117 Berlin, Tel. 030/2291388.

Gesundheit und Krankheit

▶ **Vorstellungen/Definition von Gesundheit und Krankheit:** Psychisches Leiden kann manchmal als körperliches Leiden geschildert werden. So kann die Angst vor Krebs symbolisch sein für die Angst vor dem sozialen und physischen Tod in der Fremde. Eine Unterscheidung zwischen Körper und Psyche ist begrifflich nur zum Teil möglich. Körperlichen Vorgängen wird große Bedeutung beigemessen.

▶ **Vorstellungen über die Ursachen von Erkrankungen:** keine Angaben.

▶ **Vorbeugung von Krankheiten:** keine Angaben.

▶ **Erhaltung von Gesundheit:** keine Angaben.

▶ **Vorherrschende Behandlungspraxis:** Medikamente sind zwar besonders billig, der Medikamentenkonsum ist jedoch gering.

▶ **Soziale Unterstützung (bei der Therapie):** keine Angaben.

▶ **Umgang mit Behinderten:** keine Angaben.

Soziale Elemente des Lebens

▶ **Kommunikation:** Die Begrüßung geschieht durch Umarmen. In der Regel küßt man sich auch auf beide Wangen, angesehene Personen jedoch nur auf eine

Wange. Für die Anrede „Frau" gibt es zwei Wörter: „Dona" für ältere Damen und Damen aus der Mittelschicht, „Senhora" für Bessergestellte. Titel kommen als Anrede aus der Mode, hingegen hat sich das Duzen auch unter Eltern noch nicht allgemein durchgesetzt.

Verbale Mitteilungen sind manchmal nur verständlich, wenn dabei die nonverbalen Botschaften genau beobachtet und einbezogen werden. Im Umgang mit Ärzten oder Pflegekräften wird vieles nonverbal oder durch sprachlichen Kontext mitgeteilt. Selbstbeherrschung und Contenance gelten nicht – wie in Deutschland – als ideales Verhalten. Ausbrüche und expressive Gefühlsdarstellung sind untrennbar mit Gefühlen verbunden.

▶ **Coping und Selbstkonzept:** Portugal ist ein katholisches Land, und die Menschen fühlen sich an ihre Kirche gebunden. In schweren Zeiten gibt sie ihnen Rückhalt. Die Religiosität weist weniger göttliche und mehr menschliche Züge auf.

Die wichtigste Eigenschaft des Mannes ist es, Geld zu verdienen oder zu verwalten, für Mädchen ist es die sexuelle Zurückhaltung.

▶ **Rollen und Beziehungen:** Vor der Ehe gibt es die Phase der „namoro", in der ein junger Mann und eine junge Frau eine feste Freundschaft mit dem Ziel der späteren Heirat eingehen. Vorehelicher Geschlechtsverkehr wird noch immer nicht gerne gesehen, bei Mädchen wird in diesem Punkt jedoch strenger geurteilt als bei Jungen.

Bei der Heirat fügt die Ehefrau ihren Namen dem des Mannes hinzu. Das Heiratsalter ist in den letzten Jahren gesunken. Ehebruch der Frau bedeutet ewige Schande. Eine zivile Ehescheidung gibt es erst seit 1975.

In Portugal ist, vor allem im Norden, die Großfamilie noch weit verbreitet. Zu ihr zählen im weitesten Sinne auch entfernte Verwandte oder sogar der Familie eng verbundene Nichtverwandte. Für den Zusammenhalt der Großfamilie sind Feste und Feiern wie Taufe, Erstkommunion, Hochzeit, Weihnachten oder Ostern von besonders großer Bedeutung. Dabei werden die Verbundenheit gestärkt und die alten Traditionen gepflegt. Im Ausland siedelt man sich gern in der Nähe von Menschen an, die aus derselben Region kommen.

Die Familie ist traditionell streng hierarchisch strukturiert. Der Vater ist das Familienoberhaupt und hat absolute Autorität. Die Kinder müssen sich der Autorität der Eltern unterwerfen. In letzter Zeit hat jedoch vor allem in der Stadt auch die partnerschaftlich geführte Kleinfamilie immer mehr zugenommen. Gesetzlich sind Frauen und Männer gleichgestellt. Manche Autoren vertreten hingegen die Ansicht, daß die Frau die eigentliche Macht in der Familie innehat.

Die Kinder stehen im Mittelpunkt der Aufmerksamkeit der Eltern, besonders der Mütter, die hauptsächlich für die Erziehung zuständig sind. Nur bei schwerwiegenden Fragen der Disziplin wird der Vater als oberste Instanz hinzugezogen. Die Mutter ist im Umgang mit den Kindern sehr gefühlsbetont und emotional, der Vater eher distanziert. Er erwartet, daß die Kinder sich respektvoll und gehorsam verhalten. Ab dem Jugendalter lassen sie sich jedoch von ihren Söhnen begleiten.

Die Erziehung ist streng geschlechtsspezifisch und bei Jungen nicht so rigide wie bei Mädchen, deren Verhalten von der Mutter sorgfältig kontrolliert wird.

Bei den Jungen achtet sie darauf, daß sie „wie kleine Männer" behandelt werden. Hat der Sohn das Jugendalter erreicht, ist sie darum bemüht, eine passende Heirat für ihn zu arrangieren.

Die Kinder fühlen sich dafür verantwortlich, daß es ihren Eltern auch im Alter wohlergeht .

▶ **Sexualität und Reproduktion:** Die Geburtenrate in Portugal ist hoch. Es gibt kaum Geburtsrituale. Auf dem Land werden Geburten oft von Hebammen durchgeführt. Hausgeburten erfolgen oft in kniender Position auf einem sauberen Laken auf dem Fußboden. Nach der Geburt bekommt die Wöchnerin oft Hühnerbrühe oder geschmolzene Butter, um dem Uterus zu helfen, wieder an seinen Platz zurückzufinden.

Der Erziehungsurlaub dauert 13 Wochen. Im ersten Lebensjahr des Kindes werden der Mutter pro Arbeitstag zwei Stunden erlassen.

Abtreibungen sind erlaubt. Es gibt eine Indikationsregelung.

▶ **Sterben und Tod:** Traditionell wird von einer Witwe erwartet, daß sie nicht wieder heiratet und für den Rest ihres Lebens schwarze Kleidung trägt. Sie soll das Grab häufig besuchen und bei sich zu Hause ein Bild des verstorbenen Gatten aufhängen. Die ältere Generation auf dem Lande folgt manchmal noch diesem Brauch.

Körperliche Elemente des Lebens

▶ **Ernährung und Ausscheidung:** Man ißt besonders viel Reis und Fisch. Weitere beliebte Gerichte sind mit frischer Wurst gefüllte Kohlrouladen, Spanferkelbraten, Steak mit Kartoffelpüree, Fischragout (Tintenfisch, See- und Flußaal, Muscheln, Kartoffeln), Kabeljau-Omelette und -Salat, Eiercreme, Brot de Lo (ein leichtes Gebäck). Insgesamt kennt man in Portugal 365 verschiedene Kabeljaugerichte. Die Speisen werden mit viel Olivenöl zubereitet. Ein beliebtes Getränk ist Wein.

▶ **Körperpflege und Kleidung:** keine Angaben.

▶ **Zeitempfinden und Regeneration:** Der beliebteste Breitensport ist Fußball.

▶ **Schmerz:** Schmerz kann heftig und laut zum Ausdruck gebracht werden, besonders bei chronischen Schmerzzuständen. Dies dient dazu, Leid mitzuteilen und sich Unterstützung zu sichern. Über Schmerz zu sprechen ist hingegen nicht üblich. Man neigt dazu, für Schmerzen sich selbst die Schuld zu geben.

Psychische Konflikte können als somatisierter Ganzkörperschmerz auftreten. Dramatische Schmerzäußerungen wie Jammern und Schreien bei Arztbesuchen können zu Mißverständnissen führen. Die Patienten werden dann von Deutschen leicht als wehleidig und theatralisch oder als Simulanten angesehen.

Literatur

Essinger, Helmut und Onur, B. Kula (Hrsg.): Länder und Kulturen der Migranten. Interkulturelle Erziehung in Praxis und Theorie, Band 7, Pädagogischer Verlag Burgbücherei Schneider GmbH, Baltmannsweiler, 1988

Geissler, Elaine M.: Pocket Guide to cultural assessment. 2nd edition, Mosby, St. Louis, 1989

Illing, Manfred C.: Somatisierung als Kommunikationshilfe? Zur transkulturellen Psychosomatik mediterraner Schmerzpatienten, Bochum, 1997

Internationale Union für Gesundheitserziehung: Gesundheitserziehung in Europa. Organisationsformen, Aktivitäten, Forschungsprojekte, berufliche Ausbildung, Pläne für die Zukunft. Redaktion: Annette Kaplun und Rosmarie Erben, Internationales Journal für Gesundheitserziehung, Genf, 1980

Mermet, Gérard: Die Europäer. Länder, Leute, Leidenschaften, dtv Sachbuch, München, 1993

Polm, R. (Red.): Ethnische Minderheiten in der Bundesrepublik Deutschland, Kurseinheit 01–03. Fernuniversität-Gesamthochschule Hagen, 1995

Schmalz-Jacobsen, Cornelia und Hansen, Georg: Ethnische Minderheiten in der Bundesrepublik Deutschland. Ein Lexikon. C. H. Beck, München, 1995

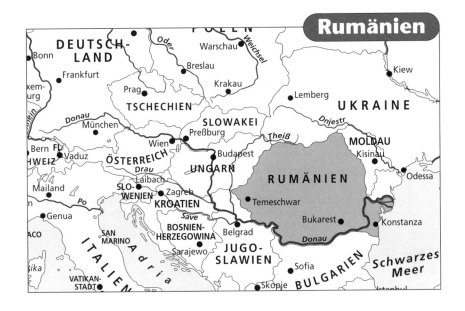

Geographie und Demographie

Lage:	Land in Südosteuropa, seit 1991 Republik.
Hauptstadt:	Bukarest.
Amtssprache(n)/ Sprache(n):	Rumänisch – Rumänisch; Sprachen der Minderheiten.
Bevölkerung:	22,81 Mio. (1992)–89,4 % Rumänen, 7,1 % Ungarn, 1,8 % Roma, 0,5 % Deutsche, Minderheiten von Ukrainern, Russen, Serben, Slowaken, Bulgaren (o. J.).
Städtische Bevölkerung:	55 % (1993).
Bevölkerung in absoluter Armut:	keine Angaben.
Bevölkerungswachstum:	0,0 % (1985–1993) – Geburten-/Sterbeziffer 1,1 %/1,1 % (1993).
Religion(en):	86,8 % Rumänisch-Orthodoxe, 5,1 % Römisch-Katholische, 3,5 % Protestanten, 1 % Griechisch-Orthodoxe, 1 % Pfingstler, 0,5 % Baptisten; Muslime, Juden (1992).
Analphabeten:	3 % (1992).
Klima:	vorwiegend gemäßigt-kontinental. Bukarest: wärmster Monat 23 (bis 41) °C (Juli), kältester Monat -3 (bis -30) °C (Jan.); Jahresniederschlag 549 mm an 115 Tagen; relative Feuchte 70 %.
Einwohner je Arzt:	536 (1992).
Geburten je Frau:	2,32 (1995).
Säuglingssterblichkeit:	2,3 % (1993).
Kindersterblichkeit:	2,9 % (1993).
Lebenserwartung:	70 Jahre (1993).
Kalorien-/ Proteinverbrauch:	3081 (1988–1990)/100,8 g (o. J.).

Staatliche Kinder-schutzimpfungen:	Tbc-Impfung zwischen 4 und 60 Tagen, zwischen 6 und 7 Jahren, mit 13 Jahren und zwischen 17 und 20 Jahren. DPT mit 3, 4, 5, 11 und 29 Monaten; DT mit 14 Jahren. Zweimal OPV in einem Abstand von 6 Wochen zwischen 45 Tagen und 8 Monaten; OPV zwischen 10 und 15 Monaten und mit 9 Jahren. Masernimpfung zwischen 9 und 14 Monaten.
Infektionskrankheiten:	AIDS, Anthrax, Ascariasis, Dientamöbiasis, Diphyllobothriose, Dirofilariose, zystische Echinokokkose, bakterielle und virale Enteritis, Enterobiose, Fleckfieber, Frühjahr-Sommer-Meningoenzephalitis, Gastroenterokolitis, Giardiasis, Hantaan-Virusinfektion, Hepatitis A und B, Hymenolepiasis, Isosporiasis und Sarkozystiasis, kutane Myiasen, kutane Larva migrans, Leishmaniase, Lepra, Leptospirosen, lymphatische Filariose, Meningokokkenmeningitis, Myzetome, Poliomyelitis, Rückfallfieber, Scabies, Strongyloidiasis, Tetanus, Trichinellose, Trichuriasis, Tularämie, Typhus.
In Deutschland:	125.861 Personen (1994).
Botschaft:	Legionsweg 14, 53117 Bonn, Tel. 0228/555860. Außenstelle: Matterhornstraße 79, 14129 Berlin, Tel. 030/8033018.

Gesundheit und Krankheit

▶ **Vorstellungen/Definition von Gesundheit und Krankheit:** Gesundheit gilt als höchstes Gut. Seelisches Leid wird bisweilen als körperliches Leiden geschildert. So kann die Angst vor Krebs symbolisch sein für die Angst vor dem sozialen und physischen Tod in der Fremde. Eine Unterscheidung zwischen Körper und Psyche ist begrifflich nur zum Teil möglich. Körperlichen Vorgängen wird große Bedeutung beigemessen.

▶ **Vorstellungen über die Ursachen von Erkrankungen:** keine Angaben.

▶ **Vorbeugung von Krankheiten:** Man behandelt nur bei akuter Krankheit. Etwa 80 % des Wasservorrats in Rumänien ist nicht trinkbar und muß bzw. müßte gereinigt werden.

▶ **Erhaltung von Gesundheit:** Milch für Kinder ist nicht immer zu bekommen. Die Eltern versuchen dann, auf dem Schwarzmarkt Kalziumtabletten zu besorgen.

▶ **Vorherrschende Behandlungspraxis:** Es werden biomedizinische und magisch-religiöse Behandlungsmethoden praktiziert. Auch heute noch sind Aberglauben und alte Rituale zum Teil in den Alltag integriert. Das wachsende Interesse der Medizin an traditionellen Kenntnissen hat zur Aufwertung der Volksmedizin und sogar zur Übernahme einzelner Praktiken geführt. In Rumänien herrscht traditionell ein besonders reiches Wissen über Pflanzen. Sie dienten nicht nur der Ernährung und als Heilmittel, zur Verzierung und als Aromaspender, sondern hatten auch eine wichtige Funktion bei jahreszeitlichen und familiären Riten.

Als 1978 die Schulen für Krankenpflege geschlossen wurden, blieben im Gesundheitswesen nur noch Ärzte übrig. Inzwischen gibt es wieder Hebammen, und das Gesundheitswesen wird stetig aufgebaut.

▶ **Soziale Unterstützung (bei der Therapie):** Die Versorgung der Patienten im Krankenhaus ist minimal. In den meisten Krankenhäusern ist ein Bett mit zwei Patienten belegt. Auch medizinische Ausrüstung ist nicht immer ausreichend vorhanden. Manchmal wird sie für den persönlichen Gebrauch beiseite geschafft oder auf dem Schwarzmarkt verkauft.

Kinder werden oft in Waisenhäusern zurückgelassen.

▶ **Umgang mit Behinderten:** Es gibt etwa 700 Waisenhäuser und Heime für kranke Kinder. Die Kinder haben AIDS, Stoffwechselerkrankungen und Mißbildungen und sind unterernährt oder wachstumsgestört.

Soziale Elemente des Lebens

▶ **Kommunikation:** Rumänisch gehört wie auch Französisch, Spanisch, Italienisch und Portugiesisch der romanischen Sprachfamilie an.

Verbale Mitteilungen sind manchmal nur verständlich, wenn man die nonverbalen Botschaften dabei genau beobachtet und einbezieht. Im Umgang mit Ärzten oder Pflegekräften wird vieles nonverbal oder durch sprachlichen Kontext mitgeteilt.

Selbstbeherrschung und Contenance gelten nicht – wie in Deutschland – als ideales Verhalten. Ausbrüche und expressive Gefühlsdarstellung sind untrennbar mit den Gefühlen verbunden.

▶ **Coping und Selbstkonzept:** Die meisten Rumänen sind rumänisch-orthodoxe Christen. Moralische Werte sind Aufrichtigkeit, Ehrlichkeit, Güte und Freundlichkeit. Verantwortungsbewußtsein wird sehr geschätzt, und gewissenhafte Arbeit hat einen hohen Wert. Man glaubt an den Nutzen des technischen Fortschritts.

▶ **Rollen und Beziehungen:** Vor dem Gesetz herrscht zwar Gleichberechtigung zwischen Mann und Frau, die Gesellschaft ist jedoch traditionell patriarchalisch und beruht auf den Männern als Entscheidungsträgern im öffentlichen Bereich. Obwohl diese sich darin einig sind, daß körperliche Mißhandlung inakzeptabel ist, werden Frauen doch häufig geschlagen. Im häuslichen Bereich hat oft die Frau Entscheidungskompetenz. Paare leben häufig bei den Eltern des Ehemannes, und die Schwiegermutter regelt dann die häuslichen Angelegenheiten. Die traditionelle Autorität der Eltern hat jedoch heutzutage an Bedeutung verloren. Die Familien halten stark zusammen.

Kinder bilden im Alltag den Mittelpunkt der familiären Aufmerksamkeit. Sie werden dazu erzogen, fleißig und gewissenhaft zu arbeiten.

Homosexualität ist zwar nicht mehr gesetzlich verboten, es ist jedoch nicht erlaubt, sie öffentlich zu vertreten.

❱ **Sexualität und Reproduktion:** Die meisten Geburten werden von Hebammen im Krankenhaus durchgeführt. Abtreibungen und Verhütungsmittel sind legal. Seit Abtreibungen legalisiert wurden, ist die Sterberate bei Geburten gefallen. Seit 1989 gibt die Regierung zu, daß in Rumänien AIDS vorkommt.

❱ **Sterben und Tod:** keine Angaben.

Körperliche Elemente des Lebens

❱ **Ernährung und Ausscheidung:** keine Angaben.

❱ **Körperpflege und Kleidung:** In der traditionellen Volksheilkunde steht Körperpflege am Anfang jeder gesundheitsbezogenen Beschäftigung. So wurde die Haarwäsche bei Mädchen und jungen Frauen auch durchgeführt, um dem Haar durch Heilkräuter Glanz und Frische zu geben oder zu erhalten.

❱ **Zeitempfinden und Regeneration:** In der Stadt hält man sich genauer an Zeitvorgaben, als auf dem Land.

❱ **Schmerz:** Während der Geburt bekommen Frauen üblicherweise keine Schmerzmittel. Es ist unüblich, während der Geburt zu schreien oder zu stöhnen.

Schmerz kann heftig und laut zum Ausdruck gebracht werden, besonders bei chronischen Schmerzzuständen. Es dient dazu, Leid mitzuteilen und sich Unterstützung zu sichern. Über Schmerz zu sprechen ist hingegen nicht üblich. Die Menschen neigen dazu, sich für ihre Schmerzen selbst die Schuld zu geben.

Psychische Konflikte können als somatisierter Ganzkörperschmerz auftreten.

Dramatische Schmerzäußerungen wie Jammern und Schreien bei Arztbesuchen können zu Mißverständnissen führen. Die Patienten werden dann von Deutschen leicht als wehleidig und theatralisch oder als Simulanten angesehen.

Literatur

Alban, Katrin: pers. Mitteilung, 1999

Alexandrescu, P./M. Cobianu–Bacanu./I. Dragon/C. Furtuna/N. Radu/L. Rain: The Family and its Role in Culture Transmission in Contemporary Romanian Society. In: Biskup, Manfred/Vassilis Filias/Irvín Vitániyi (Hrsg.): The family and its culture. An Investigation in seven East and West European Countries. Akadémiai Kiadó, Budapest, 1984

Geissler, Elaine M.: Pocket Guide to cultural assessment. 2nd edition, Mosby, St. Louis, 1989

Hessische Blätter für Volks- und Kulturforschung: Heilen und Pflegen. Internationale Forschungsansätze zur Volksmedizin, Neue Folge 19, Jonas Verlag, Marburg, 1986

Illing, Manfred C.: Somatisierung als Kommunikationshilfe? Zur transkulturellen Psychosomatik mediterraner Schmerzpatienten. Bochum, 1997

Internationale Union für Gesundheitserziehung: Gesundheitserziehung in Europa. Organisationsformen, Aktivitäten, Forschungsprojekte, berufliche Ausbildung, Pläne für die Zukunft. Redaktion: Annette Kaplun und Rosmarie Erben, Internationales Journal für Gesundheitserziehung, Genf, 1980

Schmalz-Jacobsen, Cornelia und Hansen, Georg: Ethnische Minderheiten in der Bundesrepublik Deutschland. Ein Lexikon. C. H. Beck, München, 1995

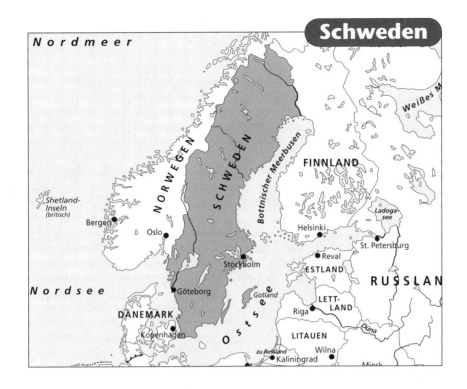

Geographie und Demographie

Lage:	Land in Nordeuropa, im Osten der skandinavischen Halbinsel; erstreckt sich von Süden nach Norden über 1577 km.
Hauptstadt:	Stockholm.
Amtssprache(n)/ Sprache(n):	Schwedisch – Schwedisch; Sprachen der Minderheiten (u. a. Finnisch und Lappisch); Englisch und Deutsch als Geschäftssprachen.
Bevölkerung:	8,56 Mio. (1990) – 90,8 % Schweden, 2,5 % sogenannte einheimische Finnen, 6,7 % Ausländer, vor allem aus Norwegen und Dänemark sowie dem ehemaligen Jugoslawien, Türkei, Polen, Iran, Deutschland und Lateinamerika; außerdem etwa 6000 Samit (Lappen) im Norden (1991).
Städtische Bevölkerung:	83 % (1993).
Bevölkerung in absoluter Armut:	keine Angaben.
Bevölkerungswachstum:	0,6 % (1985–1993) – Geburten-/Sterbeziffer 1,4 %/1,1 % (1993).
Religion(en):	89 % Evangelisch-Lutherische Schwedische Kirche; 95.800 Pfingstler, 140.000 sonstige Protestanten; 148.440 Katholiken, 100.400 Orthodoxe, 73.000 Muslime, 16.000 Juden, 3000 Buddhisten (1993).
Analphabeten:	1 % (1992).

Klima:	differenziert durch große Nord-Süd-Erstreckung; im Süden gemäßigt, im Norden subpolar, in Nordschweden ausgesprochen kontinental (warme, trockene Sommer und schneereiche, kalte Winter), 15 % der Landfläche liegen nördlich des Polarkreises (jahreszeitlich bedingte starke Lichtunterschiede). Stockholm: wärmster Monat 17,8 °C (Juli), kältester Monat -3,1 °C (Feb.); Jahresniederschlag 555 mm an 163 Tagen; relative Feuchte 75 %.
Einwohner je Arzt:	395 (1992).
Geburten je Frau:	1,9 (1992).
Säuglingssterblichkeit:	0,5 % (1993).
Kindersterblichkeit:	0,6 % (1993).
Lebenserwartung:	78 Jahre (1993).
Kalorien-/ Proteinverbrauch:	2978 (1988–1990)/92,4 g (o. J.).
Staatliche Kinderschutzimpfungen:	DT mit 3, 5 und 12 Monaten und mit 10 Jahren. IPV mit 3, 5 und 12 Monaten und mit 6 Jahren. Tbc-Impfung mit 5 Monaten für Kinder mit hohem Risiko. Masern/Mumps/Röteln mit 18 Monaten und 12 Jahren.
Infektionskrankheiten:	AIDS, Ascariasis, Diphyllobothriose, zystische Echinokokkose, bakterielle und virale Enteritis, Enterobiose, Frühjahr-Sommer-Meningoenzephalitis, Giardiasis, penicillinresistente Gonorrhö, Hantaan-Virusinfektion, Hepatitis A und B, Histoplasmose, Kryptosporidiose, kutane Myiasen, kutane Larva migrans, Legionellose, Lyme-Krankheit, Lymphogranuloma inguinale, Meningokokkenmeningitis, Poliomyelitis, Tetanus, Toxoplasmose, Trichinellose, Tularämie, Typhus.
In Deutschland:	16.102 Personen (1993).
Botschaft:	Heussallee 2–10, 53113 Bonn, Tel. 0228/260020. Außenstelle: Kurfürstendamm 151, 10709 Berlin, Tel. 030/8917091.

Gesundheit und Krankheit

▶ **Vorstellungen/Definition von Gesundheit und Krankheit:** keine Angaben.

▶ **Vorstellungen über die Ursachen von Erkrankungen:** keine Angaben.

▶ **Vorbeugung von Krankheiten:** Vor allem prä- und postnatal wird verstärkt Gesundheitsvorsorge betrieben.

▶ **Erhaltung von Gesundheit:** Gesundheitsvorsorge und aktive Beteiligung am Heilungsprozeß sind wichtig.

▶ **Vorherrschende Behandlungspraxis:** Die medizinische Versorgung ist für alle kostenfrei. Man erwartet einen eigenverantwortlichen Umgang mit der Gesundheit. Es gibt viele soziale Dienstleistungsangebote im Gesundheitsbereich.

▶ **Soziale Unterstützung (bei der Therapie):** Familienmitglieder dürfen bei der Pflege helfen, wenn sie dies wünschen. Besuchszeiten im Krankenhaus sind flexibel. Wer kranke Angehörige zu Hause pflegt, kann dafür finanzielle Unterstützung vom Staat bekommen.

▶ **Umgang mit Behinderten:** keine Angaben.

Soziale Elemente des Lebens

▶ **Kommunikation:** Im Gespräch hält man direkten Blickkontakt. Berührungen sind relativ selten.

Der Arzt wird in seiner Autorität nicht in Frage gestellt. Man erwartet im allgemeinen von Patienten zwar, daß sie ausführlich Auskunft über sich geben, sie sollten jedoch keine Gefühle zeigen oder gar Gefühlsausbrüche haben. Patienten sind es gewöhnt, einen gewissen Einfluß auf ihre Behandlung und Pflege zu haben.

▶ **Coping und Selbstkonzept:** Fast alle Schweden gehören der lutherischen Staatskirche an.

▶ **Rollen und Beziehungen:** Das gesellschaftliche Ideal ist die Gleichberechtigung von Mann und Frau. Im allgemeinen sind Frauen jedoch immer noch für den Haushalt und die Zubereitung des Essens verantwortlich.

Die Kindererziehung ist wenig restriktiv, es gibt jedoch Sicherheitsgrenzen. Körperliche Züchtigung von Kindern ist gesetzlich verboten. Vorschulkinder gehen in staatlich geförderte Kindergärten, in denen Kinderschwestern arbeiten, die Schule beginnt im Alter von sieben Jahren. Die meisten Mütter sind berufstätig.

▶ **Sexualität und Reproduktion:** Die Säuglingssterblichkeit in Schweden ist eine der niedrigsten der Welt.

Frauen haben die Wahl, in welcher Position sie gebären wollen. Auf Wunsch ist auch eine Geburt unter Wasser möglich. Selbst Väter und Geschwister können in den Geburtsvorgang einbezogen werden. Manchmal schneidet der Vater dann die Nabelschnur durch. Das Baby wird der Mutter sofort auf den Bauch gelegt, und man läßt die Familie für einige Stunden unter sich. Rooming-in ist weit verbreitet. Nachts holt die Schwester den Säugling auf die Säuglingsstation, damit die Mutter schlafen kann.

Die meisten Mütter stillen ihre Babys und werden auch dazu ermutigt. Abgestillt wird nach etwa einem Jahr. Ab dem vierten oder fünften Monat wird zugefüttert. Von Flaschenmilch statt Muttermilch wird abgeraten.

▶ **Sterben und Tod:** Einen Sterbenden läßt man nicht allein oder ohne Familienbeistand. Nach dem Tod wird der Leichnam in einen geschlossenen Sarg gelegt und nicht mehr betrachtet. Sowohl stille als auch offen gezeigte Trauer gelten als akzeptabel.

Körperliche Elemente des Lebens

▶ **Ernährung und Ausscheidung:** Das Frühstück besteht oft aus Kaffee oder Tee, Butterbroten mit Aufschnitt oder Käse oder Hafergrütze. Mittags und abends gibt es warme Mahlzeiten. Beliebt sind Hackfleischbällchen mit Kartoffeln und Sauce. Vormittags und nachmittags kann man eine Kaffeepause machen und ein belegtes Brot als Imbiß essen. Fisch, Fleisch und Obst, besonders Bananen, werden häufig gegessen.

▶ **Körperpflege und Kleidung:** keine Angaben.

▶ **Zeitempfinden und Regeneration:** In Nordschweden hat man eine entspanntere Einstellung zur Zeit als in den großen Städten im Süden des Landes. Eine Verspätung von 15 bis 30 Minuten wird toleriert. Schweden sind gegenwarts- und zukunftsorientiert und planen voraus.

▶ **Schmerz:** Schmerz darf deutlich gezeigt werden. Häufig geschieht dies durch Verspannen der Muskulatur und Grimassen. Patienten erwarten sofortige Schmerzlinderung.

Literatur

Geissler, Elaine M.: Pocket Guide to cultural assessment. 2nd edition, Mosby, St. Louis, 1989

Internationale Union für Gesundheitserziehung: Gesundheitserziehung in Europa. Organisationsformen, Aktivitäten, Forschungsprojekte, berufliche Ausbildung, Pläne für die Zukunft. Redaktion: Annette Kaplun und Rosmarie Erben, Internationales Journal für Gesundheitserziehung, Genf, 1980

Polm, R. (Red.): Ethnische Minderheiten in der Bundesrepublik Deutschland, Kurseinheit 01–03. Fernuniversität-Gesamthochschule Hagen, 1995

Schmalz-Jacobsen, Cornelia und Hansen, Georg: Ethnische Minderheiten in der Bundesrepublik Deutschland. Ein Lexikon. C. H. Beck, München, 1995

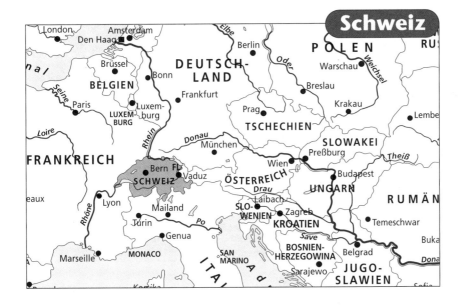

Geographie und Demographie

Lage:	parlamentarisch-demokratischer Bundesstaat in den Westalpen.
Hauptstadt:	Bern.
Amtssprache(n)/ Sprache(n):	Deutsch, Französisch, Italienisch, z. T. Rätoromanisch – Erstsprache: 63,6 % Deutsch, 19,2 % Französisch, 7,6 % Italienisch, 0,6 % Rätoromanisch; 8,9 % andere Sprachen (vor allem slawische Sprachen, Spanisch, Portugiesisch, Türkisch und Englisch (1990).
Bevölkerung:	6,87 Mio. (1990) – 83,7 % Schweizer, 5,6 % Italiener, 2,1 % Spanier, 1,7 % Deutsche, 1,3 % Türken, 5,6 % Sonstige (o. J.).
Städtische Bevölkerung:	60 % (1993).
Bevölkerung in absoluter Armut:	keine Angaben.
Bevölkerungswachstum:	1,0 % (1985–1993) – Geburten-/Sterbeziffer 1,3 %/0,9 % (1993).
Religion(en):	46,1 % Katholiken, 40 % Protestanten, 2,2 % Muslime, 0,3 % Juden (1990).
Analphabeten:	1 % (1992).
Klima:	im Schweizer Mittelland und Jura gemäßigt feucht, sonst vorwiegend Hochgebirgsklima, in den Tallagen mild. Zürich: wärmster Monat 17,6 °C (Juli), kältester Monat -1,1 °C (Jan.); Jahresniederschlag 1136 mm an 134 Tagen; relative Feuchte 73 %.
Einwohner je Arzt:	615 (1992).
Geburten je Frau:	1,51 (1993).
Säuglingssterblichkeit:	0,6 % (1993).
Kindersterblichkeit:	0,8 % (1993).
Lebenserwartung:	78 Jahre (1993).
Kalorien-/ Proteinverbrauch:	3508 (1988–1990)/88,0 g (o. J.).

Staatliche Kinder-schutzimpfungen:	Tbc- und Hepatitis-B-Impfung bei der Geburt; Tbc-Impfung zwischen 5 und 7 Jahren und zwischen 12 und 15 Jahren. DPT mit 3, 4 und 5 Monaten; DT zwischen 15 und 24 Monaten, zwischen 5 und 7 Jahren und zwischen 12 und 15 Jahren. Masern/Mumps/Röteln zwischen 15 und 24 Monaten und zwischen 12 und 15 Jahren.
Infektionskrankheiten:	AIDS, Ascariasis, Diphyllobothriose, zystische und alveoläre Echinokokkose, bakterielle und virale Enteritis, Enterobiose, Frühjahr-Sommer-Meningoenzephalitis, Gastroenterokolitis, Giardiasis, penicillinresistente Gonorrhö, Hepatitis A und B, kutane Myiasen, kutane Larva migrans, Leishmaniase, Leptospirosen, Lyme-Krankheit, Meningokokkenmeningitis, Pneumozystose, Poliomyelitis, Q-Fieber, Scabies, Tetanus, Toxokariasis, Toxoplasmose, Trichinellose, Typhus.
In Deutschland:	33.788 Personen (1993).
Botschaft:	Gotenstraße 156, 53175 Bonn, Tel. 0228/810080. Außenstelle: Haus am Wasser, Kirchstraße 13, 10557 Berlin, Tel. 030/3904000.

Gesundheit und Krankheit

▶ **Vorstellungen/Definition von Gesundheit und Krankheit:** keine Angaben.

▶ **Vorstellungen über die Ursachen von Erkrankungen:** keine Angaben.

▶ **Vorbeugung von Krankheiten:** keine Angaben.

▶ **Erhaltung von Gesundheit:** keine Angaben.

▶ **Vorherrschende Behandlungspraxis:** Biomedizinische Behandlungsmethoden. Jeder der 26 Kantone hat eine eigene Regierung, daher gibt es 26 Gesundheitsministerien mit unterschiedlichen Gesetzen für das Gesundheitssystem.

▶ **Soziale Unterstützung (bei der Therapie):** keine Angaben.

▶ **Umgang mit Behinderten:** keine Angaben.

Soziale Elemente des Lebens

▶ **Kommunikation:** Die Menschen sind umgänglich, aber eher reserviert. Man gibt nicht gerne zu, etwas nicht zu wissen. Harmonie im Umgang miteinander ist wichtig. Es wird nicht protestiert, wenn einem etwas gegen den Strich geht oder zuviel wird. Verbale Zustimmung muß nicht unbedingt bedeuten, daß der bzw. die Betreffende tatsächlich einverstanden ist. Oft wird nur auf die unmittelbare Frage geantwortet, und man steuert Informationen nicht freiwillig bei. Geselligkeit wird geschätzt. Die meisten Schweizer sprechen mehrere Sprachen.

◗ **Coping und Selbstkonzept:** Calvinistische Arbeitsethik bestimmt das gesellschaftliche Leben.

◗ **Rollen und Beziehungen:** Der äußere Anschein ist wichtig, alles soll nett und sauber sein. Es ist wichtig, Dinge positiv darzustellen.

Hierarchie hat in der Arbeitswelt keine vorrangige Bedeutung, entscheidend ist Kompetenz. Pflegekräfte haben eine vorwiegend technische Rolle unter der Aufsicht des Arztes.

◗ **Sexualität und Reproduktion:** keine Angaben.

◗ **Sterben und Tod:** keine Angaben.

Körperliche Elemente des Lebens

◗ **Ernährung und Ausscheidung:** Einfache, herzhafte Speisen, Eintöpfe und sättigende Suppen sowie verschiedene Käsegerichte sind beliebt.

◗ **Körperpflege und Kleidung:** Auf ordentliche, gepflegte Kleidung und Frisur wird Wert gelegt.

◗ **Zeitempfinden und Regeneration:** Pünktlichkeit ist wichtig. Sauberkeit und Ordnung im Haus haben einen hohen Stellenwert. Es wird viel gearbeitet.

◗ **Schmerz:** Bei Schmerzen gilt es als wehleidig, zu jammern.

Literatur

Geissler, Elaine M.: Pocket Guide to cultural assessment. 2nd edition, Mosby, St. Louis, 1989

Geo-Special Nr. 2: Schweiz. Gruner und Jahr, Hamburg, 1995

Internationale Union für Gesundheitserziehung: Gesundheitserziehung in Europa. Organisationsformen, Aktivitäten, Forschungsprojekte, berufliche Ausbildung, Pläne für die Zukunft. Redaktion: Annette Kaplun und Rosmarie Erben, Internationales Journal für Gesundheitserziehung, Genf, 1980

Trauboth, Jutta: pers. Mitteilung, 1999

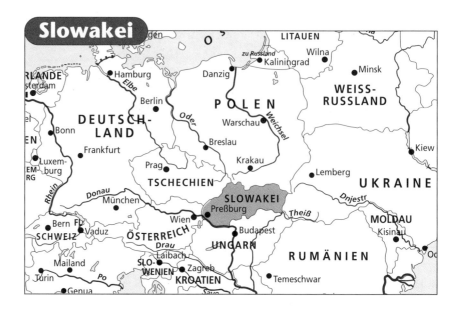

Geographie und Demographie

Lage:	in Mitteleuropa gelegen, Republik seit 1993 (deswegen auch „Slowakische Republik" genannt); ehem. Teilrepublik der Tschechoslowakei.
Hauptstadt:	Bratislava (Preßburg).
Amtssprache(n)/ Sprache(n):	Slowakisch – 84 % Slowakisch; Ungarisch, Tschechisch u. a. Sprachen der Minderheiten (1991).
Bevölkerung:	5,27 Mio. (1991) – 85,7 % Slowaken, 10,7 % Ungarn, 1,5 % Roma, 1,1 % Tschechen; ferner Ukrainer, Deutsche, Polen, Russen u. a.
Städtische Bevölkerung:	58 % (1993).
Bevölkerung in absoluter Armut:	keine Angaben.
Bevölkerungswachstum:	0,4 % (1985–1993) – Geburten-/Sterbeziffer 1,4 %/1,1 % (1993).
Religion(en):	60 % Katholiken; Protestanten, Orthodoxe, Juden (o. J.).
Analphabeten:	keine Angaben.
Klima:	vorwiegend gemäßigt feucht, im Norden z. T. Hochgebirgsklima (Tatra).
Einwohner je Arzt:	279 (1993).
Geburten je Frau:	1,97 (1995).
Säuglingssterblichkeit:	1,2 % (1993).
Kindersterblichkeit:	1,8 % (1993).
Lebenserwartung:	71 Jahre (1993).
Kalorien-/ Proteinverbrauch:	3574 (1988–1990)/ keine Angaben.

Staatliche Kinder-schutzimpfungen:	Tbc-Impfung bei der Geburt. DPT mit 3, 5 und 7 Monaten, zwischen 18 und 24 Monaten und zwischen 5 und 6 Jahren. Tetanus zwischen 10 und 12 Jahren. OPV mit 3, 5 und 7 Monaten, zwischen 18 und 24 Monaten, zwischen 5 und 6 Jahren und zwischen 10 und 12 Jahren. Masern/Mumps/Röteln nach 12 Monaten. Rötelnimpfung für Mädchen zwischen 11 und 13 Jahren.
Infektionskrankheiten:	AIDS, Amöbenmeningoenzephalitis, Ascariasis, California-Enzephalitis, Chromomykose, zystische Echinokokkose, bakterielle und virale Enteritis, Enterobiose, Frühjahr-Sommer-Meningoenzephalitis, Giardiasis, Hantaan-Virusinfektion, Hepatitis A und B, Hymenolepiasis, kutane Myiasen, kutane Larva migrans, Lyme-Krankheit, Meningokokkenmeningitis, Pneumozystose, Poliomyelitis, Q-Fieber, Scabies, Strongyloidiasis, Taeniasis saginata, Tetanus, Toxokariasis, Trichinellose, Tularämie, Typhus, Zeckenbißfieber, Zystizerkose.
In Deutschland:	16.214 Personen (1994).
Botschaft:	August-Bier-Straße 31, 53129 Bonn, Tel. 0228/914550. Außenstelle: Leipziger Straße 36, 10117 Berlin, Tel. 030/2044538.

Gesundheit und Krankheit

▶ **Vorstellungen/Definition von Gesundheit und Krankheit:** keine Angaben.

▶ **Vorstellungen über die Ursachen von Erkrankungen:** keine Angaben.

▶ **Vorbeugung von Krankheiten:** keine Angaben.

▶ **Erhaltung von Gesundheit:** keine Angaben.

▶ **Vorherrschende Behandlungspraxis:** Die Gesundheitsversorgung geschieht hauptsächlich durch das biomedizinisch arbeitende staatliche Gesundheitssystem. Es gibt Bestrebungen, Naturheilverfahren in das System zu integrieren.

▶ **Soziale Unterstützung (bei der Therapie):** keine Angaben.

▶ **Umgang mit Behinderten:** keine Angaben.

Soziale Elemente des Lebens

▶ **Kommunikation:** Korrektes Benehmen ist wichtig. Lockeres oder forsches Auftreten fallen unangenehm auf.

▶ **Coping und Selbstkonzept:** Mehr als die Hälfte der Bevölkerung ist katholisch.

▶ **Rollen und Beziehungen:** keine Angaben.

▶ **Sexualität und Reproduktion:** keine Angaben.

▶ **Sterben und Tod:** keine Angaben.

Körperliche Elemente des Lebens

▶ **Ernährung und Ausscheidung:** Die Küche ist sehr deftig. Man ißt viel Semmelknödel, Schweinebraten und Kraut. Es wird viel mit Pfeffer und Paprika gewürzt. Der Einfluß ungarischer Küche ist spürbar. Kartoffeln und Kartoffelspeisen sowie Wild sind besonders beliebt. Man trinkt gerne Bier, aber auch Wein und Schnaps. Bierlokale sind der abendliche Treffpunkt auf dem Land und in der Stadt.

▶ **Körperpflege und Kleidung:** Man legt Wert auf korrekte Kleidung. In der Öffentlichkeit sollte ein Mann Schlips und Jackett tragen, um einen guten Eindruck zu machen.

▶ **Zeitempfinden und Regeneration:** Man steht sehr zeitig auf und beginnt oft schon um sechs Uhr morgens mit der Arbeit. Der Arbeitstag endet auch schon früh am Nachmittag, und gegen 22 Uhr geht man ins Bett.

▶ **Schmerz:** keine Angaben.

Literatur

Geissler, Elaine M.: Pocket Guide to cultural assessment. 2nd edition, Mosby, St. Louis, 1989
Internationale Union für Gesundheitserziehung: Gesundheitserziehung in Europa. Organisationsformen, Aktivitäten, Forschungsprojekte, berufliche Ausbildung, Pläne für die Zukunft. Redaktion: Annette Kaplun und Rosmarie Erben, Internationales Journal für Gesundheitserziehung, Genf, 1980
Marco Polo: Tschechische Republik, Slowakische Republik. Reisen mit Insider Tips, Mairs Geographischer Verlag, Ostfildern, 1993
Schmalz-Jacobsen, Cornelia und Hansen, Georg: Ethnische Minderheiten in der Bundesrepublik Deutschland. Ein Lexikon. C. H. Beck, München, 1995

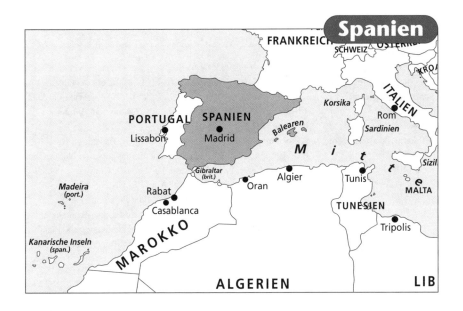

Geographie und Demographie

Lage:	bildet ⅚ der iberischen Halbinsel. Das übrige Sechstel der Fläche nimmt Portugal ein.
Hauptstadt:	Madrid.
Amtssprache(n)/ Sprache(n):	Spanisch und regional Katalanisch, Galizisch und Baskisch – Spanisch (Kastilisch); ca. 18 % Katalanisch, 6,5 % Galizisch, 1,5 % Baskisch; Kaló (Zigeuner) (o. J.).
Bevölkerung:	38,87 Mio. (1991) – über 73 % kastil. Spanier, ca. 18 % Katalanen, 6 % Galizier, 1,5 % Basken; 500.000 Zigeuner, 360.000 Ausländer, v. a. Engländer, Deutsche, Portugiesen, Franzosen (o. J.).
Städtische Bevölkerung:	76 % (1993).
Bevölkerung in absoluter Armut:	keine Angaben.
Bevölkerungswachstum:	0,2 % (1985–1993) – Geburten-/Sterbeziffer 1,0 %/0,9 % (1993).
Religion(en):	96 % Katholiken; 250.000 andere Christen, ca. 300.000 Muslime, 15.000 Juden (1992).
Analphabeten:	5 % (1990).
Klima:	im Nordwesten atlantisch-immerfeucht, im gesamten übrigen Land mediterran (sommertrocken) mit höheren Niederschlägen in den Gebirgen. Madrid: wärmster Monat 24,2 °C (Juli/Aug.), kältester Monat 4,9 °C (Jan.); Jahresniederschlag 438 mm an 84 Tagen; relative Feuchte 65 %.
Einwohner je Arzt:	250 (1992).
Geburten je Frau:	1,38 (1995).
Säuglingssterblichkeit:	0,7 % (1993).
Kindersterblichkeit:	0,9 % (1993).

Lebenserwartung:	78 Jahre (1993).
Kalorien-/ Proteinverbrauch:	3472 (1988–1990)/93,4 g (o. J.).
Staatliche Kinder- schutzimpfungen:	DPT mit 3, 5 und 7 Monaten; DT mit 18 Monaten; Tetanus mit 6 und 14 Jahren. OPV mit 3, 5, 7 und 18 Monaten sowie mit 6 und 14 Jahren. Masern/Mumps/Röteln mit 15 Monaten. Rötelnimp- fung für Mädchen mit 11 Jahren.
Infektionskrankheiten:	AIDS, Ankylostomiase, Anthrax, Ascariasis, Babesiose, Brucel- lose, Cholera, Dirofilariose, zystische Echinokokkose, bakterielle und virale Enteritis, Enterobiose, Faszioliasis, Giardiasis, penicil- linresistente Gonorrhö, Hepatitis A und B, Isosporiasis und Sarko- zystiasis, Kryptosporidiose, kutane Myiasen, kutane Larva migrans, Legionellose, Leishmaniase, Lepra, Lyme-Krankheit, Lymphogranuloma inguinale, Meningokokkenmeningitis, Pneu- mozystose, Poliomyelitis, Q-Fieber, Rückfallfieber, Scabies, Strongyloidiasis, Tetanus, Toxokariasis, Toxoplasmose, Trachom, Trichinellose, Typhus, Zeckenbißfieber, Zystizerkose.
In Deutschland:	132.355 Personen (1994).
Botschaft:	Schloßstraße 4, 53115 Bonn, Tel. 0228/217094.

Gesundheit und Krankheit

Spanische Frauen in Deutschland sind einer starken Mehrfachbelastung ausge-setzt, die zu verheerenden Konsequenzen für ihre Gesundheit geführt hat. Nach Meinung von Fachkräften in psychologischen Beratungszentren sind viele von ihnen aufgrund von Streß und Isolation depressiv und benötigen psychologische Hilfe, die ihnen von ihren Ehemännern oft nicht zugestanden wird.

▶ **Vorstellungen/Definition von Gesundheit und Krankheit:** Psychisches Lei-den kann manchmal als körperliches Leiden geschildert werden. So kann die Angst vor Krebs symbolisch sein für die Angst vor dem sozialen und physischen Tod in der Fremde. Eine Unterscheidung zwischen Körper und Psyche ist begriff-lich nur zum Teil möglich. Körperlichen Vorgängen wird große Bedeutung bei-gemessen.

▶ **Vorstellungen über die Ursachen von Erkrankungen:** Man glaubt, daß Krankheiten durch Unausgewogenheiten im Organismus entstehen können.

▶ **Vorbeugung von Krankheiten:** keine Angaben.

▶ **Erhaltung von Gesundheit:** keine Angaben.

▶ **Vorherrschende Behandlungspraxis:** Kinder müssen im Krankenhaus nur bei strenger Indikation im Bett bleiben. Viele Medikamente bekommt man rezeptfrei in der Apotheke. Antibiotika werden sehr häufig gegeben. Patienten dürfen sich ihre Ärzte nicht frei aussuchen, sondern das staatliche Gesundheitssystem gibt die Arztwahl vor. Auch heute noch existiert das Konzept des Hausarztes, der sich Zeit nimmt und zu einem alten Freund der Familie geworden ist. Vor allem im Süden geht man, wenn westliche Medizin versagt, auch heute noch zum „Curandero" (traditioneller Heiler). Manche Menschen, vor allem in ländlichen Gebieten des Südens, glauben, daß Spritzen besser helfen als oral eingenommene Medikamente.

▶ **Soziale Unterstützung (bei der Therapie):** Krankenhäuser begrüßen und fördern die Mitarbeit von Patienten und Angehörigen bei der Pflege. Die Familie gilt als integraler Bestandteil des Lebens des Patienten und daher in die Pflegeplanung einbezogen. Besuchsregeln werden nicht strikt eingehalten, Kranke werde viel besucht und mit Wärme umgeben. In manchen Krankenhäusern gibt es eine Schule für die Kinder unter den Patienten.

▶ **Umgang mit Behinderten:** Im Umgang mit Behinderten herrscht oft große Selbstverständlichkeit.

Soziale Elemente des Lebens

▶ **Kommunikation:** In der jüngeren Generation ist direkter Blickkontakt üblich. Im Gespräch berührt man sich gerne und häufig, z. B. am Arm oder Oberschenkel, auch unter Fremden. Gestik und Mimik sind ausgeprägter als in Deutschland. Die Geste des nach oben gerichteten Daumens ist in Spanien vulgär. Eine angebotene Zigarette wird aus der Schachtel genommen und einzeln überreicht. Wenn man versehentlich jemanden anrempelt, ist es wichtig und höflich, sich zu entschuldigen. Der „Wohlfühlabstand" zwischen Menschen ist geringer als in Deutschland.

Frauen begrüßen sich eher mit Küßchen auf die Wangen, Männer klopfen sich auf die Schulter oder geben sich die Hand. Spontane Besuche bei Freunden sind üblich und werden nicht als unhöflicher Überfall empfunden. Freundschaften werden oft auch sehr intensiv per Telefon gepflegt. Dabei ist es nicht ungewöhnlich, sich mehrmals am Tag anzurufen, nur um kurz Kontakt aufzunehmen. Telefonanrufe können auch bei Fremden noch bis 23 oder 24 Uhr getätigt werden.

Fremden gegenüber herrschen Freundlichkeit und Aufgeschlossenheit. Es ist üblich, sich auch unter Fremden entgegenzukommen, aufeinander einzugehen und sich behilflich zu sein. Unüblich ist es dagegen, auf seinem Recht zu beharren und es offiziell einzufordern. Auch auf Ämtern versucht man immer, einen Weg zu finden, wenn die Regeln ihn versperren. Der Umgang miteinander beruht auf Entgegenkommen und Fürsorge.

Wenn ein Mensch offensichtlich Hilfe benötigt, ist jeder dazu bereit, auch wenn es persönliche Opfer fordert. So wird jemand, der nach dem Weg fragt, bisweilen begleitet, statt daß ihm lediglich der Weg beschrieben wird.

Meist spricht man sich mit „Du" an, „Sie" wird nur bei älteren Menschen bzw. Respektspersonen verwandt oder wenn eine Person auf Distanz gehalten werden soll. Die Generation der heutigen Großeltern hat ihre Eltern z. T. noch gesiezt.

Verbale Mitteilungen sind manchmal nur verständlich, wenn die nonverbalen Botschaften dabei genau beobachtet und einbezogen werden. Im Umgang mit Ärzten oder Pflegekräften wird vieles nonverbal oder durch sprachlichen Kontext mitgeteilt. Selbstbeherrschung und Contenance gelten nicht – wie in Deutschland – als ideales Verhalten. Ausbrüche und expressive Gefühlsdarstellung sind untrennbar mit den Gefühlen verbunden.

Pflegende werden meist nur mit Vornamen und ohne Titel angeredet, Ärzte dagegen meist nur mit dem Doktortitel. Die Kommunikation zwischen Pflegenden und Patienten ist in der Regel besser als die zwischen Arzt und Patient.

▶ **Coping und Selbstkonzept:** Die meisten Spanier sind katholisch. Die Familie ist ein wichtiger Rückhalt für den Einzelnen (s. u.).

▶ **Rollen und Beziehungen:** Von der Frauen wird Loyalität ihrem Ehemann gegenüber erwartet. Auch außereheliche Affären ihres Mannes sollte sie tolerieren. Viele Männer erwarten, daß die Frau immer für sie da ist und alle Hausarbeit alleine macht, selbst wenn sie berufstätig ist. Traditionell gibt es eine klare Rollen- und Aufgabenverteilung zwischen Mann und Frau, die heute noch in ländlichen Gebieten anzutreffen ist: Der Mann arbeitet auf dem Feld und die Frau im Haus. Außer Haus führt der Mann das große Wort, und die Frau hält sich zurück. Ihr Einfluß reicht heute jedoch über den häuslichen Bereich hinaus in die Geschäftswelt, den Bildungssektor und die staatliche Verwaltung, und die untergeordnete Stellung der Frau ändert sich kontinuierlich. Frauen müssen sich ihre Position zwar gegen den noch immer herrschenden Machismo der Männer erkämpfen, aber partnerschaftlich geführte Ehen werden in den Städten immer häufiger. Erfolgreiche Frauen haben oft ein sehr bestimmendes Auftreten. Seit 1981 sind Ehescheidungen wieder möglich.

Früher war Säuglingspflege hauptsächlich Sache der Frau und Mutter, heutzutage hat auch der Vater immer größeren Anteil daran. Kinder werden schon früh an ihre Geschlechterrollen gewöhnt und überall hin mitgenommen. Schlafenszeiten sind nicht rigide. Die Erziehung ist streng, und man setzt Kindern klare Grenzen. Die Bindung des Einzelnen an die Familie ist stark. Die Kleinfamilie wird oft erweitert durch Großeltern oder andere Verwandte, und man besucht sich häufig unter Verwandten.

Alte Menschen werden wegen ihrer Weisheit geachtet, man hat Geduld mit ihrer körperlichen Schwäche und geht liebevoll und respektvoll mit ihnen um.

Um einen angestrebten Beruf zu erlernen, muß man eine Auswahlprüfung bestehen. Die Rolle der Pflegenden bewegt sich von einer abhängigen zu einer mehr auf Zusammenarbeit gerichteten. Pflichten und Aufgabenbereiche von Ärzten und Pflegepersonal sind allerdings immer noch hierarchisch abgegrenzt. Es gibt jedoch Gebiete, in denen Pflegende ohne ärztliche Überwachung arbeiten. Freundlichkeit, Geduld, Effizienz und Professionalität sind Eigenschaften der Pflegekräfte, die von Patienten am meisten geschätzt werden. Menschen in höheren sozioökonomischen Gruppen stellen Fragen und erwarten, in vollem Umfang über ihren Zustand und die Behandlung informiert zu werden.

▶ **Sexualität und Reproduktion:** Die Geburtenrate sinkt ebenso wie das Heiratsalter, und das Alter, in dem Frauen Kinder bekommen, steigt. Geburten finden meist im Krankenhaus statt. In unkomplizierten Fällen ist bisweilen auch der Vater des Kindes anwesend.

Die meistgenutzte Verhütungsmethode ist das Kondom, gefolgt von der Pille, der Spirale, dem Pessar und der natürlichen Verhütung. Letztere wird vor allem von sehr religiösen Paaren verwandt, die keine anderen Verhütungsmethoden akzeptieren. Abtreibungen sind erlaubt. Es gibt eine Indikationsregelung.

▶ **Sterben und Tod:** Die Totenwache wird für 24 Stunden nach dem Tod gehalten. Manche Menschen bevorzugen eine Messe vor der Beerdigung. Erd- und Feuerbestattung sind beide üblich, man richtet sich nach den Wünschen des Verstorbenen.

Körperliche Elemente des Lebens

▶ **Ernährung und Ausscheidung:** Spanier legen viel Wert auf das Essen. Das sonntägliche Familienessen kann sich über Stunden hinziehen. Olivenöl ist der wichtigste Bestandteil, und es wird nicht sehr scharf gewürzt. Das Frühstück ist meist leicht, die Hauptmahlzeit findet während der Siesta am Nachmittag statt. Danach hält man Mittagsschlaf. Am frühen Abend nimmt man einen Imbiß zu sich und am späten Abend eine ausgiebige warme Mahlzeit.

Beliebte Gerichte sind Tapas variadas, Gazpacho (kalte, würzige Gemüsesuppe), Empanilladas (kleine Pasteten), Migas (Brot mit Öl und Knoblauch), Calamares, scharf gewürztes Hühnchen, Knoblauch-Hühnchen, Churros (Pfannkuchen) sowie Polea (eine Sahnespeise mit Zitronen- und Zimtaroma).

▶ **Körperpflege und Kleidung:** Im Süden des Landes herrscht oft Wasserknappheit, daher ist die tägliche Dusche keine Selbstverständlichkeit.

Sauberkeit und Ordnung sind jedoch sehr wichtig, sowohl was den Körper als auch was Haus und Umgebung betrifft.

Unter den Aromen von Körperpflegeprodukten sind Farnkraut und Kölnisch Wasser besonders beliebt.

Sonntags und in der Kirche ist gepflegte Kleidung wichtig.

▶ **Zeitempfinden und Regeneration:** Mit der Pünktlichkeit nimmt man es meist nicht so genau. Eine Ausnahme bildet die Siesta am Nachmittag zwischen 13 und 16 Uhr, die immer pünktlich eingehalten wird. Es ist normal und üblich, einen Mittagsschlaf zu halten. Man geht häufig und vor allem im Süden sehr spät zu Bett. Für andere Menschen nimmt man sich Zeit, auch wenn man es eigentlich eilig hat.

Spanier sind eher gegenwartsorientiert, langfristiges Planen ist nicht ihre Stärke. Sich vergnügen und es sich gutgehen lassen sind wichtig. Lotteriespiel ist ein beliebtes Freizeitvergnügen.

▶ **Schmerz:** Im allgemeinen wird Schmerz nicht gut ausgehalten, und die Patienten bitten um schmerzstillende Mittel oder Maßnahmen. Schmerz kann heftig und laut zum Ausdruck gebracht werden, besonders bei chronischen Schmerzzuständen. Es dient dazu, Leid mitzuteilen und sich Unterstützung zu sichern. Über Schmerz zu sprechen ist hingegen nicht üblich. Die Menschen neigen dazu, sich für ihre Schmerzen selbst die Schuld zu geben.

Psychische Konflikte können als somatisierter Ganzkörperschmerz auftreten. Dramatische Schmerzäußerungen wie Jammern und Schreien bei Arztbesuchen können zu Mißverständnissen führen. Die Patienten werden dann von Deutschen leicht als wehleidig und theatralisch oder als Simulanten angesehen.

Literatur

Essinger, Helmut und Onur B. Kula (Hrsg.): Länder und Kulturen der Migranten. Interkulturelle Erziehung in Praxis und Theorie, Band 7, Pädagogischer Verlag Burgbücherei Schneider GmbH, Baltmannsweiler, 1988

Geissler, Elaine M.: Pocket Guide to cultural assessment. 2nd edition, Mosby, St. Louis, 1989

Illing, Manfred C.: Somatisierung als Kommunikationshilfe? Zur transkulturellen Psychosomatik mediterraner Schmerzpatienten. Bochum, 1997

Internationale Union für Gesundheitserziehung: Gesundheitserziehung in Europa. Organisationsformen, Aktivitäten, Forschungsprojekte, berufliche Ausbildung, Pläne für die Zukunft. Redaktion: Annette Kaplun und Rosmarie Erben, Internationales Journal für Gesundheitserziehung, Genf, 1980

Mermet, Gérard: Die Europäer. Länder, Leute, Leidenschaften. dtv Sachbuch, München, 1993

Schmalz-Jacobsen, Cornelia und Hansen, Georg: Ethnische Minderheiten in der Bundesrepublik Deutschland. Ein Lexikon. C. H. Beck, München, 1995

Uzarewicz, Charlotte und Piechotta, Gudrun im Auftrag der Arbeitsgemeinschaft Ethnomedizin (Hrsg.): Transkulturelle Pflege. Verlag für Wissenschaft und Bildung, Berlin, 1997

Wendenburg, Regina: pers. Mitteilung, 1999

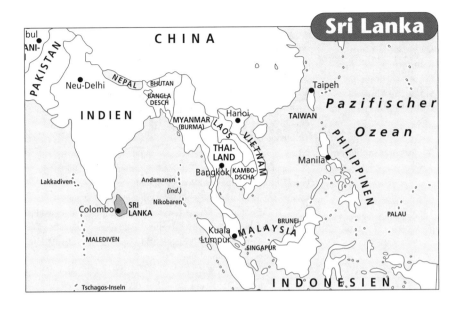

Sri Lanka

Geographie und Demographie

Lage:	zu Südasien gehörende Insel im nördlichen Indischen Ozean; unabhängig seit 1948.
Hauptstadt:	Colombo.
Amtssprache(n)/ Sprache(n):	Singhalesisch und Tamilisch – 75 % Singhalesisch, 20 % Tamilisch, außerdem Malaiisch; Englisch als Handels- und Bildungssprache.
Bevölkerung:	14,85 Mio. (1981) – 74 % Singhalesen, 12,6 % Ceylon- oder Jaffna-Tamilen, 5,5 % Indien- oder Tandy-Tamilen, 7,1 % Moors (Muslime), 0,8 % Burghers (Nachkommen der Portugiesen und Niederländer) (o. J.).
Städtische Bevölkerung:	22 % (1993).
Bevölkerung in absoluter Armut:	39 % (1980–1990).
Bevölkerungswachstum:	1,3 % (1985–1993) – Geburten-/Sterbeziffer 2,0 %/0,6 % (1993).
Religion(en):	69,1 % Buddhisten (vor allem Singhalesen), 15,5 % Hindus (vor allem Tamilen), 7,6 % Muslime, 6,9 % Katholiken (1992).
Analphabeten:	12 % (1990).
Klima:	tropisch, der Monsun ist bestimmend, reichlich Niederschläge, vor allem Mai bis Oktober, im Südwesten höher als im Nordosten. Colombo: wärmster Monat 28,1 °C (Mai), kältester Monat 25,9 °C (Dez.); Jahresniederschlag 2345 mm an 152 Tagen; relative Feuchte 74 %.
Einwohner je Arzt:	6427 (1990).
Geburten je Frau:	keine Angaben.
Säuglingssterblichkeit:	1,7 % (1993).

Kindersterblichkeit:	1,9 % (1993).
Lebenserwartung:	72 Jahre (1993).
Kalorien-/ Proteinverbrauch:	2246 (1988–1990)/41,2 g (o. J.).
Staatliche Kinder- schutzimpfungen:	Tbc-Impfung bei der Geburt. DPT mit 3, 5 und 7 Monaten; DPT-Auffrischimpfung mit 18 Monaten. Masernimpfung mit 9 Monaten. OPV mit 3, 5 und 7 Monaten; OPV-Auffrischimpfung mit 18 Monaten.
Infektionskrankheiten:	AIDS, Amöbiasis, Ankylostomiase, Anthrax, Ascariasis, Brucellose, Chikungunya-Fieber, Cholera, Chromomykose, Denguefieber, Dirofilariose, bakterielle und virale Enteritis, Enterobiose, Frambösie, penicillinresistente Gonorrhö, Hepatitis A und B, Japan-B-Enzephalitis, kutane Larva migrans, Lepra, lymphatische Filariose, Malaria, Melioidose, Meningokokkenmeningitis, Paragonmiasis, Poliomyelitis, Q-Fieber, Rhinosporidiose, Tetanus, Toxokariasis, Trachom, Typhus.
In Deutschland:	43.902 Personen (1993).
Botschaft:	Noeggerathstraße 15, 53111 Bonn, Tel. 0228/698946.

Gesundheit und Krankheit

▶ **Vorstellungen/Definition von Gesundheit und Krankheit:** keine Angaben.

▶ **Vorstellungen über die Ursachen von Erkrankungen:** Geister können in Menschen fahren und Krankheiten verursachen, wenn sie auf diese aufmerksam gemacht werden.

▶ **Vorbeugung von Krankheiten:** keine Angaben.

▶ **Erhaltung von Gesundheit:** keine Angaben.

▶ **Vorherrschende Behandlungspraxis:** Buddhistische Mönche als traditionelle Heiler haben noch heute große Bedeutung und behandeln psychische Krankheiten.

Traditionelle Heiler schicken den Patienten jedoch zu einem westlichen Arzt oder ins Krankenhaus, wenn sie annehmen, daß sein Leben dadurch gerettet werden kann.

▶ **Soziale Unterstützung (bei der Therapie):** Die Familie fühlt sich verantwortlich für den Einzelnen bzw. Patienten.

▶ **Umgang mit Behinderten:** keine Angaben.

Soziale Elemente des Lebens

▶ **Kommunikation:** Ein formeller Gruß ist das Zusammenlegen der Handflächen vor der Brust oder vor dem Kopf – je nach sozialem Status des Gegrüßten. Informell wird nur mit einem Grußwort („Wie geht's?") gegrüßt. Englischsprachige Lankaner grüßen wie Engländer. Heranwinken geschieht mit abwärts gerichteter, geöffneter Hand. Bei einem Gespräch wird als Einführung zunächst einmal Anteilnahme am Leben des Gesprächspartners erwartet. Direkt zum Thema zu kommen gilt als unhöflich, das „Ausfragen" nach Befinden, Familienstand, Alter, Bildungsstand etc. hingegen nicht. Ein Gespräch wird von ständigem Wiegen des Kopfes – ähnlich unserem Kopfschütteln – begleitet. Es bedeutet, daß man Anteil nimmt und zuhört. Ja und Nein werden wie in westlichen Ländern durch Nicken und deutliches Kopfschütteln angezeigt. Eine erhobene Hand, die sich ruckartig wiederholt zur Seite dreht, heißt: „Da kann ich nichts machen, das geht nicht."

Beziehungen sind sehr wichtig, und auf diesem Wege läßt sich vieles erreichen, wobei es schon genügt, auf Empfehlung eines Bekannten zu kommen.

Auffällige Gefühlsäußerungen wie Schreien, lautes Reden oder Schimpfen werden möglichst vermieden. Weinen ist aber auch für Männer akzeptabel. Mit Scherzen hilft man sich über peinliche Situationen hinweg, Ironie wird hingegen nicht verstanden. Kleine Kinder darf man nicht laut loben, das könnte übelwollende Geister auf sie aufmerksam machen.

▶ **Coping und Selbstkonzept:** Arbeit steht nicht im Mittelpunkt des Lebens und ist nicht primäre Quelle des Selbstwertgefühls. Vielmehr hat die Familie, über die der einzelne identifiziert wird, einen hohen Stellenwert.

Die Singhalesen in Sri Lanka sind buddhistisch, die Tamilen dagegen hinduistisch (s. a. Indien). Es bestehen starke Spannungen zwischen den Singhalesen, die die Mehrheit bilden, und der tamilischen Minderheit.

▶ **Rollen und Beziehungen:** Das Kastendenken besteht trotz des Buddhismus fort und bestimmt noch heute das Leben und die hierarchische Ordnung. Die Position innerhalb der Hierarchie wird dabei bestimmt vom Grad der rituellen Reinheit. Das tamilische Kastensystem ist besonders streng. Die Kasten fallen mit bestimmten Berufsgruppen zusammen, und die Zugehörigkeit zu einer Kaste ist erblich. Die Kaste der Brahmanen – geistliche oder religiöse Asketen – ist die reinste Kaste. Zwischen den Angehörigen verschiedener Kasten bestehen strenge Reinheitsgebote, die sich auf Bereiche wie Berührung, Kontakt, Essensvorschriften u. ä. beziehen. Die unterste Kaste ist die der „Unberührbaren" (s. a. Indien). Die Tamilen Sri Lankas gehören etwa zur Hälfte zur Kaste der Bauern. Im Ausland können die strengen Gebote der jeweiligen Kaste kaum befolgt werden.

Die Familie ist die grundlegende soziale Einheit und bindet das Individuum sozial, emotional und ökonomisch. Die Loyalität der Kinder gilt primär der Familie, und „Vetternwirtschaft" ist nicht unmoralisch. Auch geheiratet wird bevorzugt innerhalb der Verwandtschaft. Die Verwandtschaftsbezeichnungen sind wesentlich ausgefeilter und präziser als in westlichen Ländern. Ältere Brüder haben einen höheren Rang als jüngere.

Das Berufsleben ist stark hierarchisiert und wird bestimmt durch ausgeprägte Autoritätsgläubigkeit. Auch bei intensiveren Sozialbeziehungen bleibt im Gegensatz zu Deutschland die Hierarchie erhalten. Das Gemeinschaftsleben ist geprägt durch sozial richtiges Handeln nach bekannten Mustern.

Die Gesellschaft ist nach Geschlechtern getrennt. Erst in den letzten Jahren werden auch Frauen berufstätig, das Hausfrauendasein ist jedoch noch vorherrschend. Die ideale Ehefrau ist gebildet, kommt aus gutem Hause, ist sanftmütig, warmherzig, mütterlich und ordnet sich unter. Der Mann ist dominierend. Traditionell bedient z. B. die Frau Mann und Gäste bei Tisch. Ohne männliche Begleitung gehen Frauen nicht aus. Bei Abendgesellschaften oder anderen Geselligkeiten teilen sich die Gäste in eine Männer- und eine Frauengruppe.

Ehen werden meist arrangiert. Kinder zweifeln in der Regel die Autorität ihrer Eltern nicht an. Sie werden zu Sanftmut und Zurückhaltung erzogen. Beide Eltern gehen gleich stark auf die Kinder ein. Die Erziehung ist sehr stark geschlechtsspezifisch.

Die Sterblichkeitsraten von Frauen sind höher als die von Männern, weil Männer bevorzugt medizinische Behandlung genießen. Patienten reden Ärzte und Pflegende oft nur mit dem Titel und nicht mit dem Namen an.

▶ **Sexualität und Reproduktion:** Während der Schwangerschaft kommen traditionell vor allem bei den buddhistischen Singhalesen Mönche ins Haus und singen. Heutzutage finden die meisten Geburten im Krankenhaus statt. Das Stillen beginnt schon mit der Vormilch. Zugefüttert wird ab ca. sechs Monaten.

▶ **Sterben und Tod:** Tod ist angstbesetzt und wird nur bei schwerer Krankheit als Erlösung betrachtet. Am Tod von Bekannten und Verwandten nimmt jeder großen Anteil. Weinen ist normal und üblich, auch bei Männern. Die Teilnahme an Beerdigungen von Verwandten ist ein gesellschaftliches Muß.

Tote werden verbrannt, nur arme Familien sind aus Geldmangel zum Begraben gezwungen. In den Dörfern gibt es Beerdigungsgesellschaften, die regelmäßig kleine Geldbeträge von den Bewohnern einsammeln und bei Todesfällen die Kosten für alles übernehmen. Für eine angemessene Beerdigung kann sich eine Familie in große Schulden stürzen.

Der Tote wird in seinem Haus aufgebahrt. Währenddessen darf im Haus nicht gekocht werden, und Nachbarn übernehmen die Zubereitung der Speisen. Der Leichenzug findet morgens oder abends statt. Der Weg zum Friedhof wird mit weißen Fähnchen geschmückt. Auf dem Aufbahrungsplatz wird danach Milch gekocht. Nur die engsten Verwandten kommen vom Friedhof zurück und nehmen ein Mahl ein. Die Trauerfarbe ist weiß (bei Katholiken schwarz). Der Leichenwäscher gehört einer niedrigen Kaste an. Zur Beerdigung werden keine Gäste geladen, jeder ist willkommen, viele sollen am Trauerzug teilnehmen. Beerdigungen sind Anlaß zu sozialem Austausch.

Buddhisten glauben an Wiedergeburt und hoffen auf weniger Leiden im nächsten Leben. Daher hilft man den Sterbenden, sich an vergangene gute Taten zu erinnern und einen angemessenen Geisteszustand zu erlangen. Autopsien sind erlaubt.

Körperliche Elemente des Lebens

▶ **Ernährung und Ausscheidung:** Hauptnahrungsmittel sind Reis und Curry. Curries bestehen aus mundgerecht zerkleinerten Zutaten aus Fisch, Fleisch und Gemüse und sind unterschiedlich scharf. Es gibt keine festen Essenszeiten. Brot ist wichtigstes Nahrungsmittel für die ärmere Bevölkerung, gilt aber gegenüber dem teureren Reis als minderwertig.

Auf dem Land wird mit den Fingern gegessen, die linke Hand gilt dabei als unrein. Nach dem Essen werden die Finger nicht abgeleckt, sondern gewaschen. Alkohol ist verpönt; Frauen sollen niemals trinken, Männer trinken im Verborgenen. Nach dem Essen wird Wasser getrunken. Auf dem Lande wird manchmal Betelnuß gekaut, um den Mund nach dem Essen zu säubern.

Die linke Hand wird nach dem Stuhlgang zur Reinigung benutzt. Man wäscht sich mit Wasser und Seife, Toilettenpapier wird als unhygienisch empfunden. Die Ausscheidung geschieht im Hocken.

▶ **Körperpflege und Kleidung:** Sauberkeit und tägliches Waschen sind sehr wichtig. Mindestens einmal am Tag werden der gesamte Körper und die Kleidung gründlich gereinigt. Man wäscht sich, indem man sich nach dem Einseifen mit Wasser aus einem Eimer oder einer Schale übergießt. In eine gefüllte Badewanne würde man nicht steigen, sondern davor stehen und Wasser über sich gießen. Wenn das Waschen von anderen beobachtet werden kann, behält man Sarong oder Lungi an und wäscht sich darunter.

Die Festkleidung für Männer besteht aus einer weißen Hose und einem langen weißen Hemd. Männer der Mittelschicht tragen in der Öffentlichkeit westliche Anzüge, Bauern und Arbeiter tragen einen Sarong – eine Art am Bauch zusammengeknoteten Rock. Zuhause tragen alle Sarong. Ältere Frauen tragen Sari, jüngere Blusen und Lungi (mehrmals um die Hüfte geschlungene, bis zu den Füßen reichende Stoffbahn) bei Festen. Im Geschäftsleben ist der Sari vorgeschrieben. Sonst tragen jüngere Frauen und Mädchen auch westliche Kleidung. Saubere und korrekte Kleidung ist wichtig und gilt als Zeichen von Respekt.

▶ **Zeitempfinden und Regeneration:** Eine pünktlich genaue Zeitplanung ist in Sri Lanka nicht möglich, Verspätungen bis zu mehreren Stunden gelten als normal. Freizeit wird mit Verwandten und Freunden verbracht.

▶ **Schmerz:** keine Angaben.

Literatur

Geissler, Elaine M.: Pocket Guide to cultural assessment. 2nd edition, Mosby, St. Louis, 1989

Karmi, Ghada: The Ethnic Health Handbook. A Factfile for Health Care Professionals. Blackwell Science, Oxford, 1996

Schmalz-Jacobsen, Cornelia und Hansen, Georg: Ethnische Minderheiten in der Bundesrepublik Deutschland. Ein Lexikon. C. H. Beck, München, 1995

Schneider, R., Schleberger, E., Heidemann, F.: Verhalten in Sri Lanka. Arbeitsmaterialien für den landeskundlichen Unterricht aus der Reihe „Verhaltenspapiere", Heft 2. Deutsche Stiftung für internationale Entwicklung – Zentralstelle für Auslandskunde, Bad Honnef, 1989

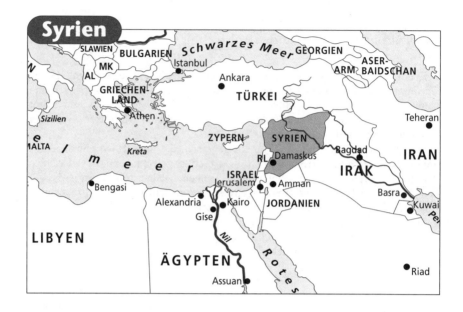

Geographie und Demographie

Lage:	im Nordwesten der Arabischen Halbinsel gelegen, mit Zugang zum Mittelmeer.
Hauptstadt:	Damaskus.
Amtssprache(n)/ Sprache(n):	Hocharabisch – Arabisch (syrischer Dialekt); Kurdisch, Armenisch u. a. Sprachen der Minderheiten (o. J.).
Bevölkerung:	13,81 Mio. (1994) – 89 % syrische Araber, über 6 % Kurden (z. T. staatenlos), 2 % Armenier sowie Tscherkessen, Turkmenen, Türken u. a. (o. J.).
Städtische Bevölkerung:	52 % (1993).
Bevölkerung in absoluter Armut:	keine Angaben.
Bevölkerungswachstum:	3,3 % (1985–1993) – Geburten-/Sterbeziffer 4,2 %/0,6 % (1992).
Religion(en):	90 % Muslime, 9 % Christen (1992).
Analphabeten: 3	6 % (1990).
Klima:	im Nordwesten an der Küste im Stau der Gebirge subtropisch-mediterran (s. a. Libanon), sonst tropisch-trocken (s. a. Jordanien).
Einwohner je Arzt:	1037 (1991).
Geburten je Frau:	keine Angaben.
Säuglingssterblichkeit:	3,3 % (1993).
Kindersterblichkeit:	3,9 % (1993).
Lebenserwartung:	68 Jahre (1993).
Kalorien-/ Proteinverbrauch:	3122 (1988–1990)/73,0 g (o. J.).
Staatliche Kinderschutzimpfungen:	OPV-1 mit 3 Monaten, OPV-2 mit 4 Monaten, OPV-3 mit 5 Monaten (ein widersprechender Bericht der WHO gibt OPV bei der

	Geburt sowie mit 2, 3, und 4 Monaten an). Tbc-Impfung bei der Geburt. Masernimpfung mit 9 Monaten. DPT-1 mit 2 Monaten, DPT-2 mit 3 Monaten, DPT-3 mit 4 Monaten; DPT-Auffrischimpfung zwischen 18 und 24 Monaten; DT-1 mit 6 Jahren oder bei der Einschulung, DT-2 mit 12 Jahren.
Infektionskrankheiten:	AIDS, Amöbiasis, Ankylostomiase, Anthrax, Ascariasis, Brucellose, Cholera, zystische Echinokokkose, endemische Syphilis, bakterielle und virale Enteritis, Enterobiose, Hepatitis A und B, kutane Myiasen, kutane Larva migrans, Leishmaniase, Malaria, Meningokokkenmeningitis, Myzetome, Phlebotomus-Fieber, Poliomyelitis, Rückfallfieber, Schistosomiasis, Taeniasis saginata, Tetanus, Tollwut, Trachom, Trichuriasis, Typhus.
In Deutschland:	17.216 Personen (1993).
Botschaft:	Andreas Hermes-Straße 5, 53175 Bonn, Tel. 0228/819920.

Gesundheit und Krankheit

▶ **Vorstellungen/Definition von Gesundheit und Krankheit:** keine Angaben.

▶ **Vorstellungen über die Ursachen von Erkrankungen:** Krankheiten können durch den bösen Blick ausgelöst werden.

▶ **Vorbeugung von Krankheiten:** Amulette können vor dem bösen Blick schützen (s. Tunesien).

▶ **Erhaltung von Gesundheit:** keine Angaben.

▶ **Vorherrschende Behandlungspraxis:** keine Angaben.

▶ **Soziale Unterstützung (bei der Therapie):** Familienmitglieder begleiten den Patienten ins Krankenhaus und beteiligen sich an der Pflege oder passen auf, daß er gut versorgt und behandelt wird.

▶ **Umgang mit Behinderten:** keine Angaben.

Soziale Elemente des Lebens

▶ **Kommunikation:** Höflichkeit ist wichtig und drückt sich unter anderem durch Gelassenheit aus. Man darf niemanden mit seinen Problemen direkt überfallen, immer gehört eine Einleitung dazu. Trifft man auf Bekannte, muß man ein Begrüßungsritual vollziehen und darf keinesfalls nur nicken und vorbeigehen. Es bedarf ritualisierter Fragen und Antworten zum Befinden des Gegenübers, seiner Familie und Kinder, seines Geschäfts und seiner Felder. Auch bei Telefongesprächen darf man den Gesprächspartner nicht gleich mit seinem Anliegen überfallen, sondern muß erst ein Begrüßungsritual vollziehen. Das „Ausfragen" nach Alter, Beruf, Familie, Verdienst etc. ist normal und üblich und gilt nicht als unhöflich, sondern als soziale Anteilnahme und Interesse. Lange Pausen des Schweigens in Gesellschaft sind üblich und werden nicht als unangenehm erlebt. Händeschütteln ist traditionell zwar unüblich, hat sich aber in der Geschäftswelt und bei jungen Leuten immer mehr eingebürgert. Es kann sehr lange dauern, man darf die Hand dann nicht wegziehen, das wäre eine schlimme Kränkung. Eine muslimische Frau gibt einem Mann niemals die Hand, ein freundliches Kopfnicken ist die richtige Form der Begrüßung. Frauen sollten in der Öffentlichkeit auch nicht laut sprechen oder lachen und sollten den Blick gesenkt halten. Männer begrüßen sich untereinander, indem sie die Hände über der Brust kreuzen und eine leichte Verbeugung machen, allerdings nur gegenüber hochgestellten Personen im religiösen Umfeld. Der Begrüßungskuß wird nur zwischen Männern getauscht.

Schimpfwörter sind mit Vorsicht anzuwenden. Jemandem zu sagen, daß er stinkt, ist eine schwere Beleidigung. Die schlimmste Beleidigung ist es, sich verächtlich über die Mutter eines anderen zu äußern. Man darf einen Menschen auch nicht nach seiner Religionszugehörigkeit fragen. Dadurch könnte man ihn in beleidigender Weise auf eine bestimmte gesellschaftliche Stellung festlegen. Wurde ein Syrer beleidigt, zeigt er es nicht; er bewahrt Ruhe, aber er merkt es sich.

Die Beine übereinanderzuschlagen gilt als unhöflich. Männer lehnen sich breitbeinig zurück oder sitzen – auf dem Land – im Schneidersitz. Distanz gehört zur Höflichkeit, große Vertraulichkeit oder gar Schulterklopfen werden als ungehörig angesehen.

Berührungen unter Gleichgeschlechtlichen in der Öffentlichkeit sind normal, häufig und üblich. Ganz kleine Kinder werden ständig umarmt und liebkost. In höherem Alter wird Körperkontakt vermieden. Auch Ehepaare berühren sich nicht in Gegenwart anderer oder in der Öffentlichkeit. Zärtlichkeiten von Paaren in der Öffentlichkeit werden als schockierend und obszön erlebt und erregen Unmut.

Man darf nie vor einem Betenden vorbeigehen, sonst entweiht man den Gebetsplatz und macht das Gebet ungültig.

▶ **Coping und Selbstkonzept:** Syrien ist hauptsächlich vom Islam geprägt. Zu islamischen Gesellschaften siehe auch Afghanistan, Ägypten, Albanien, Algerien, Iran, Jordanien, die Länder des ehemaligen Jugoslawien, Libanon, Marokko, Pakistan, Tunesien und die Türkei. Die fünf Grundpfeiler des Islam sind das Glaubensbekenntnis, die fünf täglichen Gebete, die Pilgerfahrt nach Mekka, das Fasten im Ramadan und das Almosengeben. Es gibt allerdings auch eine große christliche Gemeinde. Außerdem ist Syrien ein sozialistisches Land. Die Familie ist wichtiger als Beruf, Einkommen oder Statussymbole.

▶ **Rollen und Beziehungen:** Die traditionelle Familienstruktur hat hohen Wert. Der Mann muß der Frau überlegen sein.

Einladungen und Besuche sind sehr wichtig, da Frauen nicht zu öffentlichen Veranstaltungen oder an öffentliche Orte gehen können. Männer sind tagsüber außer Haus und gehen oft in Teehäuser, zu denen Frauen jedoch keinen Zutritt haben. Währenddessen besuchen diese sich gegenseitig.

Hochzeit ist das zentrale Ereignis im Leben und die Gründung einer Familie stellt den Sinn des Lebens dar. Ohne Familie ist man „wie ein Grashalm in der Wüste". Alleinstehende haben in der Gesellschaft keinen Platz und gelten als makelbehaftet. Die Einehe ist per Gesetz vorgeschrieben, jedoch darf der Mann mit Einverständnis der ersten Ehefrau eine offizielle Zweitehe eingehen. Bringt eine Frau beispielsweise nur Töchter zur Welt, hat der Mann einen berechtigten Grund, sich eine zweite Frau zu nehmen. Auf dem Land werden Mädchen manchmal noch gegen ihren Willen verheiratet. Auch in der Stadt werden Ehen oft arrangiert. Jungfräulichkeit hat einen hohen Stellenwert. Es gibt Spezialärzte, die den Anschein von Jungfräulichkeit notfalls operativ wiederherstellen. Der Blutfleck auf dem Bettuch wird der weiblichen Verwandtschaft in der Hochzeitsnacht als Beweis der Jungfräulichkeit gezeigt. Für eine üppige Hochzeitsfeier verschulden sich Familien auf Jahre. Gefeiert wird gern in einem teuren Hotel, nach Männern und Frauen getrennt.

Der Sozialismus versucht, den Frauen Gleichberechtigung zu ermöglichen. Es herrscht Schulpflicht für Mädchen, Frauen haben uneingeschränkt Zugang zu den Universitäten, dürfen berufstätig sein und sind es auch, vor allem in Schulen, Banken, Behörden, Hotels und anderen Bereichen des öffentlichen Dienstes und der Dienstleistungsgewerbe. Mädchen tragen Hose und Jacke als Schuluniform, dazu aber ein Kopftuch, das sie innerhalb der Schule ablegen müssen. Eine gebildete Frau genießt Ansehen, aber ein Universitätsstudium gilt als Mittel zur Verbesserung der Heiratschancen. Führende Positionen sind Frauen weder zugänglich noch gelten sie für sie als erstrebenswert. Reichtum und Ansehen der Frau ist die Anzahl ihrer Kinder – im Durchschnitt vier.

Die Ehre der Frau ist die Ehre der Familie. Sie ist das höchste Gut und muß verteidigt und geschützt werden. Frauen können nicht alleine ausgehen, schon gar nicht abends, sondern nur mit einem männlichen Verwandten. Erst seit kurzem dürfen sie autofahren und tun dies tief verschleiert und mit Handschuhen.

Syrische Frauen empfinden sich meist nicht als unterdrückt und unfrei. Sie sehen einen Vorteil in der genauen Trennung der Aufgabenbereiche von Mann und Frau. Die Aufhebung dieser Trennung, wie sie in Deutschland zu beobachten ist, wird als bedrohlich und chaotisch empfunden. Der Mann steht in der Öffentlichkeit und verdient Geld. Jeder Makel in der Familie fällt auf ihn zurück. Die Frau gebiert Kinder und versorgt den Haushalt. Syrische Frauen bedauern Europäerinnen manchmal wegen deren Mehrfachbelastung und empfinden es als positiv, daß ihr Aufgabenbereich klar abgesteckt ist.

Die Bezeichnungen für Verwandtschaftsbeziehungen sind viel detaillierter als in Deutschland. Familie und Verwandtschaft versorgen eine Person auch mit den lebenswichtigen Beziehungen. Ohne Beziehungen bekommt man keine Arbeit und keine Wohnung. Hat man einen Arzt in der Familie, gilt auch dies als wichtige Beziehung. Man rühmt sich seiner Beziehungen nicht, macht aber hemmungslos Gebrauch von ihnen. Die Vetternwirtschaft in Regierungskreisen dagegen wird allgemein verurteilt. Visitenkarten sind wichtig für den Aufbau von Beziehungen. Die Berufsbezeichnungen darauf sind in der Tendenz etwas übertrieben.

Die Umwelt befindet darüber, ob ein Verhalten gut und ehrenhaft ist. Die soziale Kontrolle sorgt auch für Ordnung und Sicherheit. Ein Skandal betrifft die ganze Familie, nicht nur den einzelnen.

Durch die Tradition des Zusammenlebens verschiedener Religionen sind muslimische Syrer an Christen gewöhnt. Europäer werden einerseits wegen ihrer Überlegenheit in vielen Wissensbereichen bewundert, andererseits wegen ihres schlechten Benehmens und ihres unmoralischen Lebenswandels verachtet.

Betteln ist verpönt. Witwen bleibt allerdings für ihren Lebensunterhalt oft nur dies oder die Prostitution.

Haustiere zu halten ist nicht üblich, eine Ausnahme bilden Singvögel. Hunde gelten als unrein und verachtungswürdig, es sei denn, sie haben eine Funktion, z. B. als Wach- oder Hirtenhund. Im Haus haben Hunde nichts zu suchen. Christen und alevitische Moslems halten oft Hunde, aber auch nicht im Haus.

▶ **Sexualität und Reproduktion:** Geburt ist Frauensache, bei der Männer nicht anwesend sein dürfen. Hausgeburten sind üblich. Frauen helfen sich gegenseitig, aber es gibt auch Hebammen (Daya). In der Stadt wird zunehmend in Krankenhäusern entbunden. Die Nachbarinnen helfen der Wöchnerin und kümmern sich um Kinder und Haushalt.

Die Pille gibt es rezeptfrei in den Apotheken, aber nur Christen machen davon Gebrauch.

Die Geburt eines Sohnes ist ein viel freudigeres Ereignis, als die Geburt einer Tochter. Die Eltern nennen sich dann nach ihrem Sohn, z. B. „Vater des Mahmut" oder „Mutter des Ibrahim". Beschneidung ist für Jungen obligatorisch, denn dadurch wird symbolisch der Bund mit Abraham erneuert. Sie muß vor dem siebten Lebensjahr vollzogen werden. Oft werden mehrere Jungen gemeinsam beschnitten, weil die Feier teuer ist und die Familie auf diese Weise Geld sparen kann.

Homosexualität wird geächtet. Es herrschen auch Vorurteile bezüglich der sexuellen Freizügigkeit von Europäerinnen.

Eheliche Treue ist sehr wichtig. Ein Mann darf allerdings einen Seitensprung riskieren, eine untreue Frau wird hingegen gesellschaftlich geächtet, und ihr Mann hat das Recht, sie zu verstoßen. Wenn eine Frau geschieden oder zu ihren Eltern zurückgegangen ist, wird sie kaum wieder einen Mann finden. Ein geschiedener Mann dagegen findet leicht eine neue Frau.

Die Solidarität unter Frauen ist groß. Freundschaften sind herzlich und innig, Konkurrenzdenken ist unbekannt. Männer nehmen Frauenfreundschaften meist nicht ernst. Gegengeschlechtliche Freundschaften gibt es nicht. Ein Austausch über Gedanken und Gefühle findet zwischen Männern und Frauen kaum statt, selbst unter Eheleuten.

Vorehelicher Geschlechtsverkehr ist strikt verboten. Mädchen werden – wenn überhaupt – von der Mutter aufgeklärt. Junge Männer dürfen zu Prostituierten gehen, deren Vorhandensein jedoch öffentlich abgestritten wird. Als Prostituierte in den Rotlichtvierteln arbeiten oft Afrikanerinnen oder Osteuropäerinnen, aber auch verwitwete oder verlassene Syrerinnen.

Ab der Pubertät werden Brüder und Schwestern getrennt. Jungen bleiben im Falle einer Scheidung bis zum siebten Lebensjahr bei der Mutter, danach beim Vater. Mädchen werden oft, vor allem auf dem Land, von der ersten Periode bis zur Heirat völlig aus der Öffentlichkeit verbannt.

Junge Frauen leben ihr Zärtlichkeitsbedürfnis durch die Betreuung ihrer jüngeren Geschwister aus.

▶ **Sterben und Tod:** Familien wünschen oft, daß ein Patient nicht erfährt, wenn er eine tödliche Krankheit hat. Der muslimische Glaube verbietet Organspenden und Transplantationen. Die Autopsie ist unüblich, weil der Leichnam unversehrt bleiben muß. Feuerbestattung ist nicht erlaubt. Zur Beerdigung wird der Leichnam in spezielle Tücher gehüllt und ohne Sarg begraben. Nicht-Muslime dürfen nicht an einer muslimischen Beerdigung teilnehmen. Der Gräberkult ist auch bei den syrischen Christen nicht so ausgeprägt wie in Deutschland. Schmerzbewältigung findet innerhalb der Familie statt. Außenstehende sollten sich zurückhalten.

Körperliche Elemente des Lebens

▶ **Ernährung und Ausscheidung:** Das Fasten im Ramadan wird allgemein eingehalten (s. Tunesien). Beginn und Ende der Fastenzeit werden jeden Tag im Radio und in den Zeitung bekanntgegeben. Man sollte im Ramadan viel Toleranz, Einfühlungsvermögen und Geduld mit den Fastenden aufbringen.

Die Versorgung mit Grundnahrungsmitteln ist zeitweilig sehr schlecht. Die Hauptmahlzeit wird am Abend eingenommen. Schweinefleisch ist tabu, und Rindfleisch ist teuer. Man ißt viel Hammelfleisch und Weizenbrot, außerdem viel Gemüse, Hülsenfrüchte, Schafskäse und Obst. Lebensmittel werden fast alle täglich frisch gekauft. Gegessen wird mit der rechten Hand, die linke gilt als unrein, da sie nach dem Toilettengang zum Säubern benutzt wird.

Man benutzt außer Löffel und Gabel auch Stücke von Weizenfladen als Eßwerkzeug. Schlürfen ist üblich und gilt als Kompliment für die Hausfrau. Zahnstocher sind nicht üblich. Nach dem Essen wird der Mundraum geräuschvoll gesäubert.

Alkohol ist gläubigen Moslems verboten, aber nicht alle nehmen es damit sehr genau. Dann wird gerne Anisschnaps getrunken. Tee wird durch ein zwischen die Zähne geklemmtes Zuckerstück geschlürft und ist das Nationalgetränk. Man trinkt ihn schwarz, stark gesüßt und mit Kardamom gewürzt. Kaffee wird nicht gefiltert, sondern mit Zucker aufgekocht und oft auch mit Kardamom verfeinert.

Die Toilette wird im Hocken benutzt. Sollte Toilettenpapier benutzt werden, muß es danach in den Papierkorb geworfen werden, niemals in die Toilette. Meist reinigt man sich mit Wasser unter Zuhilfenahme der linken Hand. Das bereitstehende Wassergefäß muß dann nach Benutzung wieder aufgefüllt werden.

▶ **Körperpflege und Kleidung:** Vor jedem Gebet muß sich der Muslim rituell reinigen (s. Tunesien). Diese Reinheit kann durch eine unbedachte Berührung, wie z. B. Händeschütteln mit einem Ungläubigen, zerstört werden.

Körperpflege findet im öffentlichen Bad, dem Hamam, statt, der auch eine wichtige Funktion für soziale Kontakte hat. Natürlich benutzt man das Hamam nach Geschlechtern getrennt. Obwohl heute fast alle Haushalte eine Art Naßzelle haben, wird das Hamam doch meist einmal die Woche aufgesucht. Frauen betreiben Körperpflege mit großem Aufwand. Alle Körperhaare werden entfernt (bei Christinnen nur Achsel- und Beinhaare). Man wäscht sich grundsätzlich unter fließendem Wasser. Das Bad in der Badewanne wird als ekelhaft empfunden, da man dort „im eigenen Dreck" sitzt.

Die Kleidung spiegelt Herkunft und gesellschaftliche Stellung wider. Auf saubere und gepflegte Kleidung wird großer Wert gelegt. Saloppe Kleidung wirkt unhöflich. Junge Männer in der Stadt bevorzugen zunehmend westlich orientierte Kleidung. Im Geschäftsleben trägt man einen dreiteiligen Anzug.

Es wird viel Kleidung aus synthetischen Materialien getragen, der entstehende Schweißgeruch wird dann oft mit Deospray oder Duftwasser überdeckt.

Auf dem Land und bei den Arbeitern wird traditionelle Kleidung bevorzugt: eine weite Pluderhose, ein langes, um den Bauch gewickeltes Stoffband und ein weit geschnittenes Hemd. Bauern tragen ein weißes Tuch um den Kopf. Arbeiter tragen ein bei uns als „Palestinensertuch" bekanntes Tuch als Kopfbedeckung, das ausschließlich von Männern getragen wird. Manchmal sieht man noch den Fez, die rote Filzkappe. Das lange Hemdkleid für Männer ist eine reine Freizeitbekleidung.

Auch Religionszugehörigkeit und soziales Umfeld der Städterin sind an ihrer Kleidung zu erkennen. In manchen Städten sind Frauen tief verschleiert. Strenggläubige muslimische Syrerinnen tragen schwarze europäische Kleidung, dicke, schwarze Wollstrümpfe und Wollhandschuhe und haben ihr Gesicht schwarz verschleiert. Auf dem Land trägt man den schwarzen Umhang. Moderne Musliminnen tragen Kopftuch und hochgeschlossene, langärmelige, taubenblaue Popelinemäntel.

Bäuerinnen und Beduinenfrauen tragen keine Schleier, allerdings ein meist weißes Kopftuch zum Schutz gegen Sonne, Wind und Kälte und weite Kleider aus Baumwolle mit Pluderhosen darunter. Die Kleidung der Beduinenfrauen ist sehr farbenfroh. In einigen Regionen haben Frauen eine schwarze Tätowierung an Kinn, Handrücken und Fußgelenken. Das gilt als Schmuck und bezeichnet die Klanzugehörigkeit.

Syrische Christinnen tragen schicke, moderne westliche Kleidung, Make-up und hochhackige Schuhe.

Kleidung wird nicht in Geschäften anprobiert. Oft kauft der Mann sie und die Frau probiert sie zu Hause an. Das gilt auch für Unterwäsche und Dessous.

▶ **Zeitempfinden und Regeneration:** Es herrscht extreme Wohnungsknappheit. Um Platz zu sparen, werden keine Betten aufgestellt, sondern Matratzen, die tagsüber aufgestapelt und als Sofa benutzt werden. In ländlichen Gebieten ist das traditionell üblich. Es gibt keine festgelegten Zeiten für die Mittags- oder Nachtruhe, zu denen kein Lärm gemacht werden darf.

Vorauszuplanen heißt, sich Gottes Willen zu widersetzen, daher bedeutet ein Mangel an Bereitwilligkeit zur Planung nicht auch einen Mangel an Interesse oder Anteilnahme.

In den Städten ist es sehr sauber, die Müllabfuhr kommt zweimal am Tag. Auf dem Land wird Müll an die Straße oder hinter das Haus geworfen. Recycling und Umweltschutz sind weitgehend unbekannt.

▶ **Schmerz:** Sofortige Schmerzlinderung wird erwartet und nachdrücklich verlangt. Die Vorstellung, man müsse seine Kraft für die Genesung sparen, kann bei Therapieformen, die vom Patienten Anstrengung fordern, Probleme bereiten.

Schmerz wird nur im privaten Kreis zum Ausdruck gebracht, ausgenommen in den Wehen und unter der Geburt.

Literatur

Bliss, Frank: Islam im Alltag. Die von Mohammed gestiftete Religion wird zum neuen Feindbild. Lamuv Verlag, Göttingen, 1994

Deutsches Rotes Kreuz: „Du, oh beruhigte Seele ..." zum Umgang mit Tod und Trauer bei Muslimen in Krankenhäusern. Berlin, 1998

Geissler, Elaine M.: Pocket Guide to cultural assessment. 2nd edition, Mosby, St. Louis, 1989

Heine, Peter: Kulturknigge für Nichtmuslime. Ein Ratgeber für alle Bereiche des Alltags. Herder Spektrum, Freiburg, 1996

Karmi, Ghada: The Ethnic Health Handbook. A Factfile for Health Care Professionals. Blackwell Science, Oxford, 1996

Nicolai, B.: Verhalten in Syrien. Arbeitsmaterialien für den landeskundlichen Unterricht aus der Reihe „Verhaltenspapiere", Heft 36. Deutsche Stiftung für internationale Entwicklung – Zentralstelle für Auslandskunde, Bad Honnef, 1990

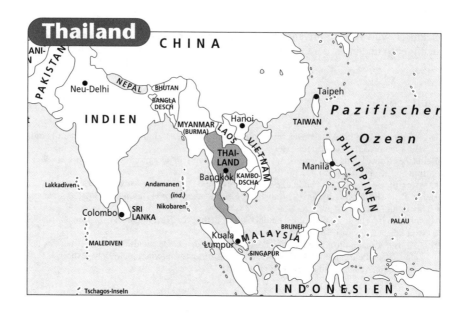

Geographie und Demographie

Lage:	Königreich in Südostasien mit demokratischer Verfassung; bewahrte während der gesamten Kolonialzeit seine Unabhängigkeit.
Hauptstadt:	Bangkok.
Amtssprache(n)/ Sprache(n):	Thai – überwiegend Thai (Siamesisch) sowie Chinesisch, Malaiisch u. a.; Englisch als Handelssprache (o. J.).
Bevölkerung:	54,53 Mio. (1990) – 80 % Thai-Völker, vor allem Siamesen, außerdem Shan im Norden und Lao im Nordosten; 12 % Chinesischstämmige, 4 % Malaien, 3 % Khmer und viele andere Minderheiten (o. J.).
Städtische Bevölkerung:	19 % (1993).
Bevölkerung in absoluter Armut:	30 % (1980–1990).
Bevölkerungswachstum:	1,6 % (1985–1993) – Geburten-/Sterbeziffer 1,9 %/0,6 % (1993).
Religion(en):	94 % Buddhisten (Staatsreligion), 4 % Muslime (Malaien); 305.000 Christen (davon ca. 75 % Katholiken), ca. 85.000 Hindus; außerdem Konfuzianismus (Chinesen) (1992).
Analphabeten:	7 % (1990).
Klima:	tropisch-immerfeucht auf der malaiischen Halbinsel, in den Küstengebieten und Bergländern, im Inneren mehrmonatige winterliche Trockenzeit, Niederschläge durch den Südwestmonsun (Mai bis Oktober). Bangkok: wärmster Monat 30,1 °C (April), kältester Monat 25,7 °C (Dez.); Jahresniederschlag 1438 mm an 88 Tagen; relative Feuchte 78 %.
Einwohner je Arzt:	keine Angabe.
Geburten je Frau:	keine Angabe.

Säuglingssterblichkeit:	3,6 % (1993).
Kindersterblichkeit:	4,5 % (1993).
Lebenserwartung:	69 Jahre (1993).
Kalorien-/ Proteinverbrauch:	2280 (1988–1990)/46,2 g (o. J.).
Staatliche Kinderschutzimpfungen:	Tbc-Impfung bei der Geburt. DPT mit 2, 4 und 6 Monaten. Masernimpfung mit 9 Monaten. OPV mit 2, 4 und 6 Monaten.
Infektionskrankheiten:	AIDS, Amöbiasis, Angiostrongyliasis, Ankylostomiase, Anthrax, Ascariasis, Brugiase, Chikungunya-Fieber, Cholera, Clonorchiasis, Denguefieber, Dirofilariasis, zystische Echinokokkose, bakterielle und virale Enteritis, Enterobiasis, Enzephalomyelitis, Faszioliasis, Fasziolopsiasis, Fleckfieber, Frambösie, Gastroenterokolitis, Gnathostomiasis, penicillinresistente Gonorrhö, Hantaan-Virusinfektion, Hepatitis A und B, Histoplasmose, Isosporiasis und Sarkozystiasis, Japan-B-Enzephalitis, Capillariasis, kutane Myiasen, kutane Larva migrans, Lepra, Leptospirosen, lymphatische Filariasis, Malaria, Melioidose, Meningokokkenmeningitis, Paragonmiasis, Pneumozystose, Poliomyelitis, Rhinosporidiose, Schistosomiasis, Sparganose, Strongyloidiasis, Tetanus, Tollwut, Trachom, Trichinellose, Trichuriasis, Typhus, Zeckenbißfieber, Zystizerkose.
In Deutschland:	20.132 Personen (1993).
Botschaft:	Ubierstraße 65, 53173 Bonn, Tel. 0228/956860.

Gesundheit und Krankheit

▶ **Vorstellungen/Definition von Gesundheit und Krankheit:** Indem man sich von weltlichen Genüssen und egoistischen Bedürfnissen löst und statt dessen anderen Menschen gegenüber geduldig, liebevoll, wohltätig, mitfühlend und gütig ist, wird man zufrieden und erreicht einen emotional positiven Zustand, der Gesundheit mit sich bringt.

▶ **Vorstellungen über die Ursachen von Erkrankungen:** Nach buddhistischer Vorstellung liegt der Ursprung allen Leidens in der menschlichen Begierde nach weltlichen Genüssen und in der Unzulänglichkeit, die Schwächen seines eigenen Ich, die sich in Egoismus und Stolz zeigen, zu beherrschen. Nur der, der nach weltlichen Genüssen strebt, wird die zerstörerischen Kräfte von Haß, Gier, Unzufriedenheit, Angst und Trauer kennenlernen.

Geister können Krankheiten verursachen. Es gibt wohlwollende und übelwollende Geister.

Wenn man „zu viel denkt" oder „sehr viel denkt", kann dies mit Streß und Armut oder dem Übergang von einem Lebensabschnitt in den nächsten zusammenhängen.

▶ **Vorbeugung von Krankheiten:** Man kann übelwollende Geister oft sehr leicht überlisten, indem man sie mit Geld lockt. Manchmal muß auch ein

Geistdoktor oder Trancemedium zu Rate gezogen werden. Wenn man jemandem ein weißes Band um das Handgelenk bindet, wünscht man ihm dadurch Gesundheit. Das weiße Band ist deshalb auch Bestandteil vieler Zeremonien. Das weiße Band zu einem Kreis gebunden hilft den Menschen, ihre positiven Kräfte zu erhalten und beschützt sie vor den Gefahren der Geisterwelt.

▶ **Erhaltung von Gesundheit:** Das Gesundheitswesen in Thailand ist gut entwickelt. Selbst in kleinen Provinzstädten sind die Krankenhäuser gut ausgestattet, und das Personal ist hilfsbereit. In kleineren Orten und Dörfern gibt es Erste-Hilfe-Stationen oder Gesundheitszentren, in denen oft keine ausgebildeten Ärzte tätig sind.

▶ **Vorherrschende Behandlungspraxis:** Biomedizinische und magisch-religiöse Behandlungsformen werden angewandt. Besonders in Klöstern und Tempeln wird noch häufig traditionelle Medizin und Heilkunde eingesetzt.

▶ **Soziale Unterstützung (bei der Therapie):** Die ganze Familie nimmt Anteil und kümmert sich um ein krankes Mitglied.

▶ **Umgang mit Behinderten:** Betteln ist verpönt, aber körperbehinderte Bettler werden akzeptiert, und man gibt ihnen Geld. Mönche gelten nicht als Bettler. Im Umgang mit Behinderten gibt es wenig Berührungsängste.

Soziale Elemente des Lebens

▶ **Kommunikation:** Thai ist eine tonale Sprache, das heißt, die Bedeutung eines Wortes ist an seine Intonation (hoch oder tief, steigend oder fallend) gebunden. Andererseits gibt es weder Konjugationen noch Deklinationen. Ja und Nein werden fast nie benutzt. Statt dessen wiederholt man eher einen Teil der Frage, etwa nach dem Schema: „Kannst du Thai sprechen?" – „Kann ich (nicht)."

Die Höflichkeit erfordert es, bei den persönlichen Fürwörtern stark zu differenzieren. Schon für das Wort „Ich" gibt es mehr als ein halbes Dutzend verschiedener Formen, für Du, Sie, Ihr schon rund ein Dutzend. Man redet sich im Zweifelsfall lieber eine Spur zu höflich an. Außerdem gibt es viele verschiedene Formen der Anrede, mit „Herr" oder „Frau" ist es nicht getan. Viele Formen der Anrede sind ursprünglich Verwandtschaftsbezeichnungen, die aber auch bei Fremden benutzt werden. Die Verwandtschaftsbezeichnungen sind sehr differenziert und unterscheiden zwischen jüngeren und älteren Geschwistern, Onkeln, Tanten und Großeltern mütterlicher- und väterlicherseits.

Thailänder haben zwar Vor- und Nachnamen, letzterer dient jedoch nur dem amtlichen Gebrauch oder Briefverkehr. Man redet sich immer mit Vornamen, unter Freunden auch mit Spitz- oder Kosenamen an.

Es ist sehr wichtig, Respekt zu zeigen.

Die Begrüßung kann durch Aneinanderlegen der Hände (Wai) geschehen, das wird jedoch nur unter bestimmten Umständen als Zeichen des Respekts so gemacht. Es ist nicht angeraten, diese Form der Begrüßung als Nicht-Thai zu verwenden, weil seine Regeln sehr kompliziert sind und eine falsche Anwendung alle in Verlegenheit bringen und Gesichtsverlust verursachen würde. Wenn Kinder, Hausangestellte, eine Bedienung oder Bettler jemanden mit einem Wai begrüßen, erwidert man dies nicht mit einem Wai.

Ansonsten begrüßt man sich mit leichten Verbeugungen, durch Kopfnicken, Händeschütteln unter Männern und einem zurückhaltend freundlichen Lächeln gegenüber Frauen. Begrüßungen erfolgen eher beiläufig, man ist nicht sehr formell. Einladungen in private Häuser oder Wohnungen bedürfen keiner besonderen Gelegenheit. Es wird nicht erwartet, daß Gäste etwas mitbringen.

Der Kopf gilt als Sitz der Seele und des Geistes. Man sollte ihn daher normalerweise nicht berühren. Geschieht dies, z. B. im Bus, versehentlich doch, sollte man sich entschuldigen. Niemals sollte Kindern über den Kopf gestrichen werden. Auch über den Kopf eines Menschen hinwegzureichen, um z. B. nach einem Gegenstand zu greifen, ist unhöflich. Die Füße gelten als unreinster Teil des Körpers. Man vermeidet es, sie anderen Menschen entgegenzustrecken. Heranwinken geschieht mit ausgestrecktem Arm und abwärts gerichteter Handfläche. Wie in Deutschland ist es unhöflich, mit dem Finger auf andere Menschen zu zeigen. Ebenfalls unhöflich ist es, sich über andere zu erheben. Wenn man an sitzenden Menschen vorbeigehen muß, neigt man daher symbolisch leicht den Kopf. Gegenstände überreicht man mit der rechten Hand, die linke gilt als unrein. Besonders höflich ist es, wenn man dabei mit der linken Hand unter den rechten Ellenbogen oder Unterarm faßt.

Mönche betteln um ihr Essen. Die Spender bedanken sich bei den Mönchen dafür, daß sie ihnen eine verdienstvolle Tat ermöglicht haben. Frauen dürfen Mönche weder berühren noch ihnen Gegenstände direkt in die Hand geben.

Anstarren ist unhöflich und kann als Akt der Aggression mißverstanden werden.

Es ist sehr wichtig, sein Gesicht zu wahren, anderen Gesicht zu geben und niemals jemandem Gesicht zu nehmen. Jede Art von respektlosem Verhalten führt zu Gesichtsverlust. Es gilt als äußerst unschicklich, seinen Ärger zu zeigen und die Geduld zu verlieren. Man sollte niemals die Stimme erheben oder sich aufregen und stets gelassen bleiben. Konflikte vermeidet man, soweit es nur geht. Ein „Nein" als Antwort gilt als rüde und unhöflich. Statt dessen wird Ablehnung durch ein „Vielleicht", durch zögerndes Verhalten oder ein Lächeln ausgedrückt. Lächeln dient oft auch dazu, eine peinliche Situation zu überspielen oder heftige Gefühle zu überdecken. Wenn man etwas wünscht, fordert man es nicht, sondern schlägt es vorsichtig und zögernd vor.

Es gilt als extrem ungehörig, Scherze über den König zu machen, Kritik an ihm zu äußern oder ihn in irgendeiner anderen als der respektvollsten Weise zu erwähnen.

Berührungen unter Gleichgeschlechtlichen sind normal, üblich und häufig. Berührungen zwischen Mann und Frau in der Öffentlichkeit gelten hingegen als ungehörig. Der körperliche Abstand zwischen Menschen ist wesentlich geringer als in Deutschland, man schreckt vor Körperkontakt mit Fremden nicht zurück.

▶ **Coping und Selbstkonzept:** Das Streben nach Harmonie ist die zentrale Grundlage des Gesellschaftssystems in Thailand.

Die meisten Thailänder sind Buddhisten. In Thailand herrscht die Schule des Theravada-Buddhismus vor. Wichtige Aspekte dieser Form des Buddhismus sind die Betonung von Weisheit, praktischer Einsicht, persönlicher Anstrengung und Bemühung als Weg zur Erleuchtung. Das buddhistische Weltbild geht davon aus, daß die Welt sich in ständiger Veränderung befindet und nichts in ihr von Dauer sein kann. Die buddhistische Lehre erwartet, daß man die Entwicklung der eigenen Persönlichkeit nicht dem Zufall überläßt, sondern selbst in die Hand nimmt. Das Ziel des Reifeprozesses liegt im Nirvana, in dem man sich von allen Voreingenommenheiten befreit hat. Der Volksbuddhismus enthält zusätzlich noch viele animistische und magische Elemente, die aus dem Hinduismus und Konfuzianismus übernommen wurden. Zum Hinduismus siehe auch Indien und Sri Lanka, zum Konfuzianismus siehe auch China, Japan, Vietnam und Korea. Außerdem gibt es die große ethnische Minderheit der Chinesen (s. China), die auch als Buddhisten stark vom Konfuzianismus geprägt sind.

Die Malaien in Südthailand sind islamischen Glaubens. Zu islamischen Gesellschaften siehe auch Ägypten, Albanien, Algerien, Iran, Jordanien, die Länder des ehemaligen Jugoslawien, Libanon, Marokko, Pakistan, Syrien, Tunesien und die Türkei.

▶ **Rollen und Beziehungen:** Die Gesellschaft ist senkrecht strukturiert. Kaum ein Mensch hat genau denselben Status wie ein anderer. Die Altershierarchie wird sehr genau beachtet.

Den höchsten Rang im Land hat der König. Er wird von seinen Untertanen sehr geliebt, geachtet und verehrt und ist auch Beschützer, Förderer und Berufungsinstanz in religiösen Angelegenheiten.

Die Großfamilie bzw. die Sippe gibt den Menschen Geborgenheit und Sicherheit. Wer gegen ihre traditionellen Regeln verstößt, schließt sich selbst aus der Gemeinschaft aus und verliert damit jede soziale Absicherung.

Die Gemeinschaft der Mönche stellt die Verkörperung der reinen Lehre Buddhas dar. Mönche werden verehrt. Jeder thailändische Mann sollte sich mindestens einmal in seinem Leben für drei Monate in einem buddhistischen Kloster aufhalten.

Eine Ordination von Frauen hat es nie gegeben. Frauen wird eher der irdische Bereich, Männern der geistig-religiöse Bereich zugeschrieben. Die Geburt als Frau gilt als rituell unrein und ist ein Zeichen für schlechtes Karma. Nichtsdestoweniger haben Frauen eine wichtige und starke Position in der Gesellschaft, und die meisten sind berufstätig.

Neuverheiratete wohnen bei der Familie der Frau und arbeiten für sie, vor allem auf dem Land. Meist erbt die jüngste Tochter Land und Haus der Eltern. Damit überträgt man ihr auch die Verantwortung für den elterlichen Haushalt, zu dem neben den Eltern auch unverheiratete Geschwister oder andere Verwandte gehören können.

Männer haben die Stellung des Familienoberhauptes und können sie an den Schwiegersohn, nicht aber an den eigenen Sohn vererben. Innerhalb der Familie wird die Autorität von der Mutter an die Tochter weitergegeben.

Kinder bilden den Kern des Familienlebens. Sie werden umsorgt und geliebt, aber auch zu Pflichtgefühl und Gehorsam ihren Eltern gegenüber erzogen. Sie sollen höflich und bescheiden sein und sich gut beherrschen können.

Auch Lehrer, religiöse und politische Oberhäupter genießen unumstößliche Autorität. Lehrer nehmen manchmal Einfluß auf das Familienleben und kontrollieren z. B. den Fernsehkonsum der Kinder. Eltern suchen auch heute noch oft den Ehemann für ihre Tochter aus. Freiwillige Ehe- und Kinderlosigkeit sind unverständlich.

Vor allem auf dem Land wünscht man sich viele Kinder, denn sie erhöhen das soziale Ansehen und sind die einzige Alterssicherung. Erst als Vater oder Mutter wird man ein vollwertiges Mitglied der Dorfgemeinschaft. Großmütter spielen eine wichtige Rolle bei der Kindererziehung.

Zeremonien erhalten die Gemeinschaft. Sie beruhen immer auf dem Prinzip der Gegenseitigkeit. Geld als Mittel, um Zeremonien zu ermöglichen, hilft, soziale Beziehungen aufrechtzuerhalten. Geld gilt als neutral. Wer Geld spendet, erwirbt dadurch Verdienst, und wer die Spende annimmt, tut damit dem Spender einen Gefallen.

Krankenschwestern haben oft einen sehr hohen Ausbildungsstand, und viele von ihnen haben einen Doktorgrad.

▸ **Sexualität und Reproduktion:** Staatliche Familienplanungspolitik hat dazu geführt, daß Kondome nicht nur für alle erhältlich sind, sondern auch der Umgang mit ihnen unbefangener geworden ist.

Während der Menstruation gilt die Frau als rituell unrein. Schwangere werden in den heiligen Status der Mutter erhoben und gelten als unantastbar. Für sie gelten auch viele Tabus. So dürfen sie z. B. nicht angeln, keine Chilis essen, nicht lügen und weder Kranke besuchen noch an Beerdigungen teilnehmen. Wenn eine Schwangere gegen diese Tabus verstößt, bringt sie dadurch das Baby in Gefahr.

Eine verbreitete Geburtsposition bei Hausgeburten ist, daß der Mann auf einer Matratze sitzt und seine Knie die Schultern der Frau stützen. Der Kopf der Frau ruht auf den Oberschenkeln ihres Mannes. So kann er ihr Gesicht und Haar streicheln und ihr emotionale Unterstützung geben. Nach der Geburt vergräbt der Ehemann die Plazenta.

Traditionell mußte eine Wöchnerin zwischen sieben und 21 Tagen nach der Geburt neben einem heißen Ofen verbringen, um nicht krank zu werden und um den Milchfluß anzuregen. Dies wird heute jedoch nur noch selten praktiziert. Manche Frauen essen in der ersten Woche nach der Geburt nur Reissuppe.

Drei Tage nach der Geburt wird eine Zeremonie abgehalten, um das Baby von dem Geist, der es in den Leib der Mutter gesandt hat, symbolisch zu „kaufen", damit er es nicht mehr mit sich fortnehmen kann.

Stillen ist verbreitet, allerdings mit leicht abnehmender Tendenz. Man füttert schon sehr früh mit Flaschenmilch und anderer Flüssignahrung zu.

▸ **Sterben und Tod:** Die menschliche Wirklichkeit beginnt mit der schmerzhaften Geburt, Leiden bestimmt das weitere Leben und den Tod. Mit dem Tod ergibt sich die Möglichkeit einer neuen Geburt, die wiederum einen neuen Leidenszyklus einleitet. Durch Erkenntnis und Verdienst kann der Mensch sich nach mehreren Lebenszyklen aus diesem Kreislauf befreien.

Wenn jemand todkrank ist, helfen Freunde und Verwandte ihm, seinen Geist auf Buddha und seine Lehren zu richten, um ihn auf eine gute Wiedergeburt vorzubereiten.

Die Zeremonie der Feuerbestattung ist die wichtigste der großen Zeremonien im Lebenszyklus. Der Tod wird als Übergang und als notwendiger, natürlicher Teil des Lebens angesehen.

Der Leichnam wird von Familienmitgliedern gewaschen, parfümiert, in neue Kleider gekleidet und auf eine Matte gebettet. Verwandte und Freunde gehen in einer Reihe an ihm vorbei, um ihn zu segnen, indem sie Wasser über seine rechte Hand gießen. Eine Reihe weiterer Rituale dienen dazu, der Seele den Übergang zu erleichtern. Die Besucher helfen der Familie, den Leichenschmaus zuzubereiten und geben ihr auch einen kleinen Geldbetrag. Die ersten drei Tage nach dem Tod werden Mönche von der Familie verköstigt und singen und beten dafür im Haus der Familie. Nach den Mönchsgesängen wird im Haus der Familie mit Gästen gegessen, getrunken und gespielt. Die Gäste kommen mit der Absicht, die Trauernden aufzuheitern.

Bei der Beerdigung ist es üblich, ein Fest auf dem Gelände des „Wat" (buddhistischer Tempel) zu feiern. Dabei sind alle willkommen. Man vermeidet leuchtende Farben bei der Kleidung. Die Angehörigen tragen schwarz oder weiß, die beiden Trauerfarben, aber das Fest ist kein trauriges Ereignis. Es gibt keinen Grund, traurig zu sein, denn der Verschiedene ist dem Nirvana, dem Zustand vollkommenen Friedens, wieder einen Schritt nähergekommen.

Körperliche Elemente des Lebens

▶ **Ernährung und Ausscheidung:** Reis ist das wichtigste Nahrungsmittel und Grundbestandteil fast jeder Mahlzeit. Saucen und Gewürzmischungen spielen eine große Rolle bei der Zubereitung der Gerichte. Besonders beliebt sind Chili, Krabbenpaste, frischer Koriander und Zitronengras als Gewürze sowie Fischsauce, die oft das Salz ersetzt. Außerdem werden Kokosmilch und Erdnüsse gern verwendet.

Zum Frühstück ißt man ein Curry oder eine Reissuppe. Tagsüber ist es für eine vollständige Mahlzeit oft zu heiß, man ißt daher gerne kleine Snacks, Nudelsuppen oder gebratenen Reis, die es überall zu kaufen gibt. Die Hauptmahlzeit liegt abends und besteht aus Reis mit verschiedenen Fleisch-, Fisch- und Gemüsegerichten.

Scharfe Gerichte werden gern gegessen und sind dann so scharf, daß ein ungeübter Gaumen sie kaum essen kann. Bei einer Mahlzeit werden immer scharfe mit milden Gerichten kombiniert. Allgemein milder ist die chinesische Küche, die in Thailand auch sehr verbreitet und beliebt ist.

Neben den international verbreiteten Softdrinks, Fruchtsäften und Kokosmilch ist Tee das beliebteste Getränk. Man trinkt ihn heiß oder kalt, mit oder ohne Milch. Auch Kaffee und Eiskaffee werden gerne getrunken.

Die Menschen lieben Essen über alles. Man ißt mit dem Löffel in der rechten Hand, auf den man ggf. mit der Gabel das Essen schiebt. Nur chinesische Gerichte werden mit Stäbchen gegessen.

Auf dem Land reinigt man sich nach dem Benutzen der Toilette mit Hilfe von Wasser mit der linken Hand, die deswegen als unrein gilt. Westliche Sitztoiletten sind noch sehr wenig verbreitet. Die Ausscheidung geschieht meist im Hocken.

Manche Menschen benutzen daher auch Sitztoiletten im Hocken, indem sie sich auf die Brille stellen. Wenn Papier zur Reinigung verwendet wird, dann wird es nach der Benutzung niemals in die Toilette, sondern immer in einen bereitgestellten Abfalleimer geworfen.

▶ **Körperpflege und Kleidung:** In Bezug auf Kleidung ist man sehr formell. Nachlässige Kleidung gilt als Respektlosigkeit. Ein Fremder wird nach seiner Kleidung beurteilt.

Frauen sollten immer einen BH, keine durchsichtigen Stoffe, keine ärmellose Oberbekleidung oder kurze Hosen tragen. Thailändische Frauen gehen in der Öffentlichkeit oft nicht im Badeanzug, sondern in kurzen Hosen und einem T-Shirt baden. Der traditionelle Sarong, ein um die Hüften getragenes Tuch, ist die Kleidung der Landbevölkerung. Die Frauen in der Stadt würden ihn nie tragen, denn das würde einen Statusverlust bedeuten, und außerdem ist die Städterin sehr modebewußt.

Bei Einladungen muß man vorher andere Gäste nach der angemessenen Kleidung fragen. Die Gastgeber werden immer sagen: „Wie es Ihnen gefällt." Aber das kann zu Peinlichkeiten führen.

Mönche tragen orangefarbene Gewänder und haben den Kopf kahlrasiert.

▶ **Zeitempfinden und Regeneration:** Der Zeitbegriff ist vor allem gegenwartsorientiert. Es ist wichtiger, die Gegenwart zu genießen, als ein imaginäres Ziel in der Zukunft anzustreben. Das heißt auch, daß man drohende Gefahren nicht unbedingt wahrnimmt.

Noch heute gilt zusätzlich zur Weltzeit die buddhistische Zeitrechnung, die mit dem Todesjahr Buddhas beginnt.

Die Familie lebt oft auf engem Raum zusammen. Bedürfnisse nach Absonderung und Ruhe entstehen nicht. Man liebt Geselligkeit und Spaß und geht sich gerne amüsieren. Lärm wird nicht als unangenehm empfunden, Ruhe und Dunkelheit gelten dagegen als unheimlich und werden vermieden.

▶ **Schmerz:** Eine kreißende Frau drückt ihren Schmerz manchmal sehr still und nonverbal aus. Starker Ausdruck von Schmerz ist selten, weil man daran gewöhnt ist, keine extremen Gefühle zu äußern, sondern die Harmonie zu wahren.

Literatur

Cooper, Robert und Nanthapa: Culture Shock Thailand. Times books International, Singapore/Malaysia, 1982

Doring, Richard/Stefan Loose/Renate Ramb/Ursula Spraul-Doring: Thailand Traveller Handbuch. 3. Auflage, Stefan Loose Verlag, Berlin, 1990

Geissler, Elaine M.: Pocket Guide to cultural assessment. 2nd edition, Mosby, St. Louis, 1989

Lutterjohann, M.: Thai für Globetrotter. Kauderwelsch Band 19, Peter Rump, Lingen, 1990

Polyglott Reiseführer: Thailand. Polyglott, München, 1982

Schmalz-Jacobsen, Cornelia und Hansen, Georg: Ethnische Minderheiten in der Bundesrepublik Deutschland. Ein Lexikon. C. H. Beck, München, 1995

Segaller, Denis: Thai Ways. Asia Books, Bangkok, 1989

Segaller, Denis: More Thai Ways. Asia Books, Bangkok, 1989

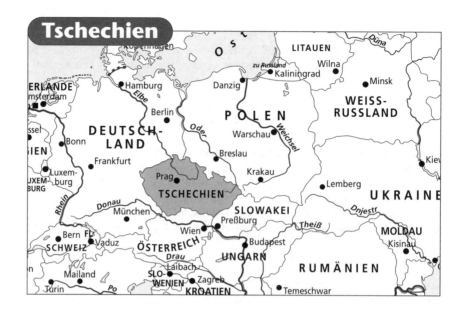

Tschechien

Geographie und Demographie

Lage:	in Mitteleuropa gelegen, Republik seit 1993 (deswegen auch „Tschechische Republik" genannt); ehem. Teilrepublik der Tschechoslowakei.
Hauptstadt:	Prag.
Amtssprache(n)/ Sprache(n):	Tschechisch – 96 % Tschechisch, 2 % Slowakisch, außerdem Polnisch, Deutsch und andere Sprachen der Minderheiten (1991).
Bevölkerung:	10,30 Mio. (1991) – 81,2 % Böhmen, 13,2 Mähren, 3,1 % Slowaken, 2,5 Sonstige (Polen, Deutsche, Ungarn, Roma, Ukrainer u. a.) (o. J.).
Städtische Bevölkerung:	65 % (1993).
Bevölkerung in absoluter Armut:	keine Angaben.
Bevölkerungswachstum:	0,0 % (1985–1993) – Geburten-/Sterbeziffer 1,3 %/1,3 % (1993).
Religion(en):	39 % Katholiken, 2,5 % Protestanten, 1,7 Hussiten, 16,9 % Sonstige (Orthodoxe, Juden u. a.); 39,9 % Konfessionslose (1991).
Analphabeten:	keine Angaben.
Klima:	vorwiegend gemäßigt feucht. Prag: wärmster Monat 20 (bis 37) °C (Juni/Juli), kältester Monat -2,5 (bis -27) °C (Jan./Feb.); Jahresniederschlag 508 mm an 150 Tagen; relative Feuchte 78 %.
Einwohner je Arzt:	323 (1993).
Geburten je Frau:	1,72 (1990).
Säuglingssterblichkeit:	0,9 % (1993).
Kindersterblichkeit:	1,0 % (1993).
Lebenserwartung:	71 Jahre (1993).

Kalorien-/ Proteinverbrauch:	3574 (1988–1990)/ keine Angaben.
Staatliche Kinder-schutzimpfungen:	Tbc-Impfung bei der Geburt. DPT mit 3, 5 und 7 Monaten, zwischen 18 und 24 Monaten und zwischen 5 und 6 Jahren. Tetanus zwischen 10 und 12 Jahren. OPV mit 3, 5 und 7 Monaten, zwischen 18 und 24 Monaten, zwischen 5 und 6 Jahren und zwischen 10 und 12 Jahren. Masern/Mumps/Röteln nach 12 Monaten. Rötelnimpfung für Mädchen zwischen 11 und 13 Jahren.
Infektionskrankheiten:	AIDS, Amöbiasis, Ankylostomiase, Ascariasis, Babesiose, Dirofilariose, zystische Echinokokkose, bakterielle und virale Enteritis, Enterobiose und Oxyuriasis, Fleckfieber, Frühjahr-Sommer-Meningoenzephalitis, Gonorrhö, Hantaan-Virusinfektion, Hepatitis A und B, Isosporiasis und Sarkozystiasis, Krim-Kongo-hämorrhagisches Fieber, kutane Larva migrans, Leishmaniase, Lyme-Krankheit, Meningokokkenmeningitis, Phlebotomusfieber, Poliomyelitis, Q-Fieber, Rückfallfieber, Scabies, Strongyloidiasis, Taeniasis saginata, Tetanus, Tollwut, Toxokariasis, Toxoplasmose, Tularämie, Typhus, Zystizerkose.
In Deutschland:	63.724 Personen (Tschechien und Slowakei, 1993).
Botschaft:	Ferdinandstraße 27, 53127 Bonn, Tel. 0228/91970. Außenstelle: Wilhelmstraße 44, 10117 Berlin, Tel. 030/226380.

Gesundheit und Krankheit

▶ **Vorstellungen/Definition von Gesundheit und Krankheit:** keine Angaben.

▶ **Vorstellungen über die Ursachen von Erkrankungen:** keine Angaben.

▶ **Vorbeugung von Krankheiten:** keine Angaben.

▶ **Erhaltung von Gesundheit:** Arbeitgeber sind dazu verpflichtet, ihren Angestellten die Krankenversicherung zu bezahlen. Der Staat übernimmt die Krankenversicherung von Kindern, Studenten, Rentnern, Arbeitslosen und Behinderten.

▶ **Vorherrschende Behandlungspraxis:** keine Angaben.

▶ **Soziale Unterstützung (bei der Therapie):** keine Angaben.

▶ **Umgang mit Behinderten:** keine Angaben.

Soziale Elemente des Lebens

▶ **Kommunikation:** Korrektes Benehmen ist wichtig. Lockeres oder forsches Auftreten fallen unangenehm auf.

❱ **Coping und Selbstkonzept:** keine Angaben.

❱ **Rollen und Beziehungen:** Zuverlässigkeit, Sicherheit, Verpflichtungen und Gegenseitigkeit innerhalb der Großfamilie werden sehr hoch bewertet.

❱ **Sexualität und Reproduktion:** keine Angaben.

❱ **Sterben und Tod:** keine Angaben.

Körperliche Elemente des Lebens

❱ **Ernährung und Ausscheidung:** Die Küche ist sehr deftig, aber ein wenig eintönig. Man ißt viel Semmelknödel, Schweinebraten und Kraut. Man trinkt gerne Bier, aber auch Wein und Schnaps. Bierlokale sind der abendliche Treffpunkt auf dem Land und in der Stadt, ganz besonders in Prag.

❱ **Körperpflege und Kleidung:** Man legt Wert auf korrekte Kleidung. In der Öffentlichkeit sollte ein Mann Schlips und Jackett tragen, um einen guten Eindruck zu machen.

❱ **Zeitempfinden und Regeneration:** Man steht sehr zeitig auf und beginnt oft schon um sechs Uhr morgens mit der Arbeit. Der Arbeitstag endet auch schon früh am Nachmittag, und man geht gegen 22 Uhr ins Bett.

❱ **Schmerz:** keine Angaben.

Literatur

Geissler, Elaine M.: Pocket Guide to cultural assessment. 2nd edition, Mosby, St. Louis, 1989

Internationale Union für Gesundheitserziehung: Gesundheitserziehung in Europa. Organisationsformen, Aktivitäten, Forschungsprojekte, berufliche Ausbildung, Pläne für die Zukunft. Redaktion: Annette Kaplun und Rosmarie Erben, Internationales Journal für Gesundheitserziehung, Genf, 1980

Marco Polo: Tschechische Republik, Slowakische Republik. Reisen mit Insider Tips. Mairs Geographischer Verlag, Ostfildern, 1993

Schmalz-Jacobsen, Cornelia und Hansen, Georg: Ethnische Minderheiten in der Bundesrepublik Deutschland. Ein Lexikon. C. H. Beck, München, 1995

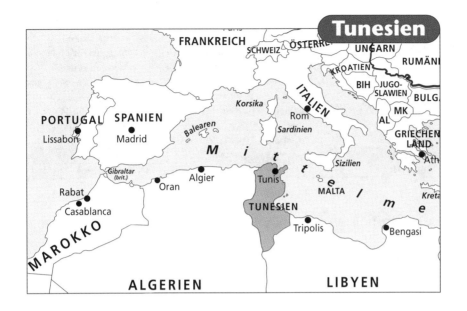

Geographie und Demographie

Lage:	nordafrikanischer Kleinstaat (Maghreb).
Hauptstadt:	Tunis.
Amtssprache(n)/ Sprache(n):	Hocharabisch – Arabisch (tunesischer Dialekt), Berbersprachen; Französisch als Handels- und Bildungssprache (o. J.).
Bevölkerung:	8,79 Mio. (1994) – 98 % Araber und arabisierte Berber, 1,2 % Berber; Minderheiten von Franzosen, Italienern und Maltesern (o. J.).
Städtische Bevölkerung:	56 % (1993).
Bevölkerung in absoluter Armut:	17 % (1980–1990).
Bevölkerungswachstum:	2,1 % (1985–1993) – Geburten-/Sterbeziffer 2,5 %/0,6 % (1993).
Religion(en):	99 % Muslime (Staatsreligion); etwa 20.000 Juden, 15.000 Katholiken und kleine protestantische Gruppen (1993).
Analphabeten:	35 % (1990).
Klima:	im Norden subtropisch-mediterran (sommertrocken, winterfeucht), im Süden subtropisch-trocken. Tunis: wärmster Monat 26,2 °C (Aug.), kältester Monat 10,2 °C (Jan.); Jahresniederschlag 461 mm an 85 Tagen; relative Feuchte 75 %.
Einwohner je Arzt:	2040 (1991).
Geburten je Frau:	keine Angaben.
Säuglingssterblichkeit:	4,2 % (1993).
Kindersterblichkeit:	5,2 % (1993).
Lebenserwartung:	68 Jahre (1993).
Kalorien-/ Proteinverbrauch:	3122 (1988–1990)/72,5 g (o. J.).
Staatliche Kinderschutzimpfungen:	OPV-1 mit 3 Monaten, OPV-2 mit 4 Monaten, OPV-3 mit 6 Monaten.

Infektionskrankheiten:	AIDS, Ankylostomiase, Ascariasis, Blastomykose, Brucellose, alveoläre Echinokokkose, bakterielle und virale Enteritis, Enterobiose, Faszioliasis, Fleckfieber, Giardiasis, Hepatitis A und B, Hymenolepiasis, Isosporiasis und Sarkozystiasis, kutane Myiasen, kutane Larva migrans, Leishmaniase, Lepra, Meningokokkenmeningitis, Myzetome, Phlebotomusfieber, Poliomyelitis, Q-Fieber, Rückfallfieber, Schistosomiasis, Tetanus, Tollwut, Trachom, Trichuriasis, Typhus, Zeckenbißfieber.
In Deutschland:	28.075 Personen (1993).
Botschaft:	Godesberger Allee 103, 53175 Bonn, Tel. 0228/376981.

Gesundheit und Krankheit

▶ **Vorstellungen/Definition von Gesundheit und Krankheit:** keine Angaben.

▶ **Vorstellungen über die Ursachen von Erkrankungen:** Böse Geister, sogenannte Dschinn, leben in Ruinen, Gräbern und an unreinen Orten. Personen mit „Hysterie", Epilepsie, Melancholie, Lähmungen o. ä. gelten als „vom Dschinn geschlagen".

Manche Menschen haben den bösen Blick, das heißt, sie können allein durch ihren Blick absichtlich oder unbewußt Menschen, Tieren und Dingen schaden. Kinder sind besonders gefährdet, ebenso Schwangere und Bräute. Die Ursache des bösen Blicks ist Neid, und blaue Augen gelten als besonders gefährlich.

▶ **Vorbeugung von Krankheiten:** Schutz vor den Dschinn geben Amulette, das Verbrennen bestimmter Kräuter sowie Zauberformeln und Heilige. Schutz vor dem bösen Blick bieten bestimmte Edelsteine, geschriebene Talismane, Tierbilder, Kräuter und besondere Porzellan- oder Kunststoffperlen mit der Abbildung eines blauen Auges.

▶ **Erhaltung von Gesundheit:** Als Amulett trägt man ein Symbol, das „die Hand der Fatma" (Mohammeds Tochter) genannt wird, oder auch einen Fisch, oft aus Samt, mit Pailletten bestickt. Auch Henna ist ein Glücksbringer. Man färbt damit Finger- und Zehennägel, Haare, Hand- und Fußflächen.

▶ **Vorherrschende Behandlungspraxis:** Nur Menschen, die Macht über die Dschinn haben, können Störungen, die von ihnen verursacht wurden, heilen. Außerdem gibt es noch verschiedene andere traditionelle Heiler.

▶ **Soziale Unterstützung (bei der Therapie):** Familienmitglieder oder Freunde begleiten den Patienten ins Krankenhaus und beteiligen sich an der Pflege oder überwachen sie genauestens.

▶ **Umgang mit Behinderten:** Der islamische Moralkodex gebietet Mitleid mit den Armen und Kranken und entsprechende Hilfeleistungen.

Soziale Elemente des Lebens

▶ **Kommunikation:** Man kommt schnell ins Gespräch, es wird viel und auch derb gescherzt. In konservativen Familien ist es unschicklich, sich nach dem Befinden der Ehefrau zu erkundigen. Nach Kindern jedoch soll und muß man fragen.

Nur wenn Frauen unter sich sind, gehen sie aus sich heraus und sind entspannt und fröhlich. In Anwesenheit eines Mannes werden sie zurückhaltend und sprechen wenig.

Der Blickkontakt ist für unser Empfinden sehr direkt und intensiv. Frauen dürfen Männern jedoch nicht in die Augen sehen, das gilt als überheblich oder als Aufforderung. Berührungen unter Gleichgeschlechtlichen sind normal, häufig und üblich, unter Gegengeschlechtliche hingegen tabu.

Ein „Ja" gefolgt von einem „Insch'allah" (So Gott will) bedeutet, daß der Mensch keine Kontrolle über die Zukunft hat und kann daher auch „Nein" bedeuten.

In der Farbsymbolik ist Grün die Farbe des Islam. Schwarz und Weiß sind die Farben der Trauer.

▶ **Coping und Selbstkonzept:** Tunesien ist ein islamisches Land. Zu islamischen Gesellschaften siehe auch Afghanistan, Ägypten, Albanien, Algerien, Iran, Jordanien, die Länder des ehemaligen Jugoslawien, Libanon, Marokko, Pakistan, Syrien und die Türkei. Die fünf Säulen des Islam sind das Glaubensbekenntnis, die täglichen Gebete, das Fasten im Fastenmonat, das Almosengeben und die Pilgerfahrt nach Mekka.

Die Einbindung in die Familie ist Voraussetzung und Grundlage des individuellen seelischen Gleichgewichts.

▶ **Rollen und Beziehungen:** Obwohl Tunesien islamisch ist, ist das Ehe- und Familienrecht sehr fortschrittlich und richtet sich in vielen Dingen nicht nach dem islamischen Recht, z. B. ist Familienplanung erlaubt, und der Schleier ist verboten. Die Braut muß allerdings unbedingt Jungfrau sein, sonst läßt sich der Mann sofort scheiden. Das zieht nicht nur Kosten, sondern auch Schimpf und Schande für alle Beteiligten nach sich. Daher wird die Braut oft vor der Heirat ärztlich auf ihre Jungfräulichkeit untersucht.

Heirat und Ehe sowie Kinder in der Ehe sind selbstverständlich. Ohne Familie ist ein Mensch nicht vollständig, und Ehelosigkeit erregt Unverständnis und Mißtrauen. Eine Frau ohne männlichen Schutz gerät in schlechten Ruf und stellt eine Gefahr für die Familie dar. Nur ältere Witwen können alleine leben. Ehen sind eher eine Verbindung zwischen Familien und Klans, weniger zwischen Einzelpersonen. Früher wurden Ehen meist von den Familien arrangiert, heute greift das Konzept der romantischen Liebe um sich. Partner werden selbst gewählt, aber die Zustimmung der Eltern ist nach wie vor wichtig. Cousinen (Vaters Bruders Tochter) sind aber immer noch bevorzugte Heiratskandidatinnen. Die Beziehung zwischen Eheleuten kann unterschiedlich sein, traditionell leben jedoch Mann und Frau parallele Leben. Die Frau kümmert sich um Haus und Kinder, der Mann um die materielle Sicherung und den außerhäuslichen Bereich. Er darf sich nicht zuviel im Haus aufhalten, sondern sollte hauptsächlich zum Essen und Schlafen heimkommen. Ein Familienleben in unserem Sinne findet dann nicht statt. Selbst bei Berufstätigkeit der Frau macht der Mann keine Hausarbeit, denn das wäre unmännlich. Eine Beteiligung des Mannes an der Kindererziehung ist jedoch zunehmend möglich. Die partnerschaftliche Ehe ist allerdings bis heute noch eher die Ausnahme.

Kinder spielen eine zentrale Rolle im Leben. Sie sind Lebensinhalt und -zweck. Es ist unvorstellbar, freiwillig kinderlos zu bleiben. Die Ursache einer Kinderlosigkeit wird grundsätzlich bei der Frau gesucht, ansonsten würde die Mannesehre gefährdet. Viele Kinder und vor allem Jungen zu haben bedeutet auf dem Land Wohlstand und eine gesicherte Altersversorgung. Eine Frau wird von der Familie des Mannes erst dann voll anerkannt, wenn sie einen Sohn geboren hat. Dann erhält sie auch den Ehrentitel „Mutter des ...", in den der Name ihres Sohnes eingefügt wird, z. B. „Mutter des Mohammed".

Kindererziehung ist hauptsächlich Sache der Frau. Bis zum Alter von zehn Jahren leben auch Jungen bei der Mutter im häuslichen Bereich. Kinder sind fast überall mit dabei und werden nie von oben herab behandelt, aber es wird von ihnen ein ehrerbietiges Verhalten und widerspruchsloser Gehorsam erwartet. Kinder haben viele Freiheiten, Jungen jedoch mehr als Mädchen. Schon früh wird geschlechtsspezifisches Rollenverhalten eingeübt. Brüder können ihren Schwestern Befehle geben, und Schwestern müssen ihre Brüder zu Hause bedienen. In der Schule dagegen herrscht Koedukation, und die Emanzipation der Frau wird in Tunesien heiß diskutiert.

Die Familie ist sehr wichtig. Ein einzelner Mensch ist ein Niemand und zählt nicht. Auch heute noch gibt es ganze Dörfer, die den Namen einer Sippe tragen, Familiennamen für jede Kernfamilie gibt es dann nicht. Man heißt „Sohn des   ". In der Stadt löst sich der Familienverband allmählich auf, aber in vielen Kernfamilien leben noch Verwandte zeitweilig oder dauernd mit. Die Geschwister schulden dem ältesten Sohn Respekt und reden ihn mit „Mein Herr" an. Wenn Kinder Geld verdienen, liefern sie einen Teil davon ab und sind stolz darauf, die Familie unterstützen zu können.

Freundschaft zwischen Männern und Frauen gibt es nicht, dafür sind gleichgeschlechtliche Freundschaften wichtiger als bei uns. Man verbringt die meiste Zeit mit Menschen des eigenen Geschlechts. Freunde des Mannes sind wie Brüder, man ist sich verpflichtet, und dem älteren gilt Respekt.

Ein junges Paar wird nicht miteinander allein gelassen. Eine junge Frau muß, um ihren guten Ruf zu wahren, vermeiden, jemals allein mit einem Mann zu sprechen oder allein zu sein. Die Ehre der Frau ist ihr wichtigstes Gut und Teil der Familienehre. Sie wird gewahrt durch Keuschheit und eheliche Treue und vor allem durch extreme Zurückhaltung, um sexuelle Andeutungen zu vermeiden. Die Ehre des Mannes besteht darin, die Ehre der Frauen in der Familie zu schützen, Beleidigungen zu rächen und Gesicht zu wahren. Wenn ein junger Mann heimlich mit einer jungen Frau ausgeht, kann er von deren Familie zur Heirat gezwungen werden.

Ein Ehebruch des Mannes wird mit Gefängnis bestraft. Die „wilde Ehe" ist nach tunesischem Recht strafbar, kommt aber bei Intellektuellen bisweilen als „Ehe auf Probe" vor.

Älteren Menschen gebührt Respekt, und man begegnet ihnen mit Geduld.

‣ **Sexualität und Reproduktion:** Durch die Menstruation wird die Frau rituell unrein.

Während der Schwangerschaft wird sie besonders beobachtet und umsorgt, verwöhnt und von schwerer Arbeit entbunden. Die Schwangere schützt sich durch Amulette vor dem bösen Blick.

Zur Geburt geht man heute meist in die Klinik, wobei auch Hausgeburten immer noch vorkommen. Es gibt Laienhebammen (qabla) und ausgebildete Hebammen (sage femme). Traditionell wird Henna als Dekoration auf Hände und Füße aufgetragen um unterstützende Kräfte anzurufen. Der Ehemann darf in keinem Falle bei der Geburt dabeisein.

In der ersten Woche nach der Hausgeburt dürfen Mutter und Kind das Zimmer nicht verlassen. Am siebten Tag wird das Kind der Familie vorgestellt und erhält seinen Namen. Es gibt Geschenke und Geld. Bei einer Geburt in der Klinik kommen die Verwandten und Nachbarn meist nicht auf einmal, sondern nach und nach innerhalb von etwa drei Monaten.

Jungen werden – oft zu mehreren gleichzeitig – zwischen einem und drei Jahren beschnitten, und zwar meist zu Hause durch einen professionellen Beschneider, manchmal aber auch beim Arzt. Die Beschneidung ist ein großes Fest. Beschneidungen von Mädchen sind selten, kommen aber vor. Siehe dazu Ägypten und Äthiopien.

Abtreibungen sind bis zum dritten Monat erlaubt, auch ohne Einwilligung des Ehemannes.

‣ **Sterben und Tod:** Ein Todesfall wird mündlich bekanntgegeben, nicht schriftlich. Alle Verwandten sollen angereist kommen, auch wenn sie weit entfernt wohnen. Männer und Frauen trauern getrennt. Die Frauen beweinen den Toten, die Männer halten Totenwache und rezitieren aus dem Koran. Enge Verwandte übernachten die ersten Tage im Haus, in dem neun Tage lang nicht gekocht wird. Statt dessen bringen Nachbarn und Verwandte Speisen und heiße Getränke. Bis zum 40. Tag kommen Verwandte und bleiben über Nacht.

Die Beerdigung muß schnell stattfinden und ist sehr einfach. Trauerkleidung ist traditionell weiß. Es gibt weder Pomp noch Blumen, sondern der Leichnam wird in ein Leichentuch gehüllt. Ein Sarg dient nur dazu, um den Leichnam vom Haus zum Grab zu tragen, ansonsten findet dies in einem Teppich oder einer Matte statt. Männliche Verwandte tragen den Toten auf einer Bahre zum Friedhof. Dabei wechselt man sich ab, weil sich durch das Tragen religiöses Verdienst erwerben läßt. Frauen sollen am Totengeleit nicht teilnehmen. Der Tote wird mit dem Gesicht nach Mekka beerdigt. Auf dem Land bedeckt oft ein Steinhaufen das Grab. Man zerbricht einen persönlichen Gegenstand des Toten, damit man es später wiedererkennt. In der Stadt gibt es Steinumrandungen und Tafeln mit Namen und Daten und einem kurzen Gebet.

Am dritten und am 40. Tag nach der Beerdigung gibt es ein Totenmahl im Trauerhaus. Bedürftige, die kommen, erhalten Geld und Kleidungsstücke des Toten. Eine Witwe darf sich frühestens drei Monate und zehn Tage nach dem Tod ihres Mannes neu verheiraten. Das ist eine Vorschrift des Koran.

Am Tag des Totenfestes stellen manche Tunesier Gefäße mit Speisen auf die Gräber, die von den Armen geleert und am nächsten Tag wieder eingesammelt werden. Das gilt als Opfer für die Seelenruhe des Toten.

Körperliche Elemente des Lebens

▶ **Ernährung und Ausscheidung:** Da innere Reinheit wichtig ist, dürfen keine unreinen Speisen oder Getränke genossen werden. Dazu zählen Schweinefleisch, das Fleisch von nichtgeschächteten, d. h. nicht rituell geschlachteten Tieren, Alkohol, Rauschgift und Nikotin. Das Verbot von Nikotin wird jedoch wenig beachtet.

Vorratshaltung wird kaum betrieben, fast alles wird täglich frisch gekauft.

Traditionell ißt der Mann allein, und die Frau bedient ihn. Anschließend ißt die Frau mit den Kindern in der Küche. Heute ist dies alles einem raschen Wandel unterworfen. Es gibt viele Übergangsformen, z. B. darf die Frau oft vor ihrem Mann essen, aber erst nach dem Schwiegervater. In ganz modernen Familien essen alle zusammen, aber nicht immer setzt sich die Frau mit an den Tisch. Jedenfalls bedient die Frau oder eine Tochter immer bei Tisch.

Das Frühstück ist eine einfache Mahlzeit: Kaffee mit Milch oder Tee, Weißbrot und Marmelade. Mittags und abends wird warm gegessen. Fleisch und Fisch gelten als Luxus. Suppen, Salate, gedünstetes Gemüse, Oliven, Couscous, Nudeln, Eier und Obst werden viel gegessen, dazu immer Weißbrot. Gekocht wird mit viel Öl. Gewürzt wird scharf mit Chilipaste. Zum Essen trinkt man Wasser. Ansonsten trinkt man Kaffee, grünen Tee mit frischer Minze, Milch, Limonade und Cola, manchmal auch Bier und Wein. Alkohol wird akzeptiert, aber Trunkenheit erregt Widerwillen oder gar Ekel. Auf dem Land trinkt man kaum Alkohol, oft auch nicht daheim, sondern nur in der Öffentlichkeit, weil die Familie sonst Anstoß nehmen könnte.

Der Fastenmonat Ramadan richtet sich nach dem muslimischen Mondjahr, das elf Tage kürzer ist als das Sonnenjahr. Daher verschiebt er sich jedes Jahr um elf Tage nach vorn. Der Fastenmonat wird allgemein eingehalten. Kranke, Alte, Schwangere und Stillende sowie Kinder unter sieben Jahren müssen nicht fasten, können aber die Fastentage nachholen. Menstruierende Frauen sind rituell unrein, ihr Fasten gilt daher nicht, kann jedoch nachgeholt werden. Das Fasten vermittelt ein großes Gemeinschaftsgefühl. Von Sonnenaufgang bis Sonnenuntergang darf man weder essen noch trinken und keinen Rauch oder Parfümduft einatmen. Als Faustregel für den Zeitpunkt des abendlichen Fastenbrechens gilt, daß ein weißer Faden nicht mehr von einem schwarzen zu unterscheiden sein darf. Wenn es dafür zu dunkel ist, darf man Essen und Trinken und auch Geschlechtsverkehr haben. Die Mahlzeiten sind dann besonders üppig und lecker. Tagsüber werden die Menschen jedoch oft müde und reizbar. Der Fastenmonat wird mit dem Fest des Fastenbrechens beendet. Es wird auch oft Zuckerfest genannt, weil es viele Leckereien und Süßigkeiten gibt und ist das wichtigste islamische Fest.

Gegessen wird mit der rechten Hand. Die linke ist rituell unrein, weil sie auf der Toilette zum Reinigen mit Wasser verwandt wird. Toilettenpapier ist unüblich. Die Ausscheidung geschieht im Hocken.

▶ **Körperpflege und Kleidung:** Die Reinheit des Körpers und der Seele sind im Islam untrennbar verbunden. Für kultische Handlungen, z. B. zum Gebet und beim Fasten, muß der Mensch rein sein. Rituell unrein wird man durch Kontakt mit unreinen Dingen wie Schweiß, Urin, Kot, Sperma, Blut oder Alkohol. Auch unreine Tiere (u. a. Hunde und Schweine) machen den Menschen unrein. Große Unreinheit – im Unterschied zur kleinen Unreinheit – wird durch Geschlechtsverkehr, Menstruation und Geburt verursacht und durch eine Ganzkörperwaschung unter fließendem Wasser aufgehoben. Kleine Unreinheit wird durch rituelle Waschungen beseitigt, indem Gesicht, Arme, Füße und Haupthaar mit der nassen Hand überstrichen werden.

Die tägliche Dusche gehört nicht zur üblichen Körperhygiene, denn der größte Teil der Bevölkerung hat dazu keine Möglichkeit, und in Tunesien herrscht Wasserknappheit. Um ein Bad zu nehmen, muß das Wasser umständlich erhitzt werden. Da stets fließendes Wasser verwandt wird, haben Badewannen keine Stöpsel. In einer zugestöpselten Wanne zu baden, wird als ekelerregend empfunden. Man übergießt sich mit Wasser, indem es mit einer Schale aus einem kalten und einem warmen Eimer Wasser geschöpft wird. In die Eimer darf keine Seife gelangen. Achsel- und Schamhaare müssen entfernt werden, und Frauen enthaaren sich auch die Beine. Äußere Reinheit umfaßt auch das Haar sowie Finger- und Fußnägel, die gut gepflegt sein müssen.

Vor und nach dem Essen wäscht man sich die Hände und spült sich den Mund aus. Wohlgeruch des Körpers ist wichtig, auch Männer parfümieren sich. Von Frauen wird ein angenehmer Anblick erwartet. Schminke ist erlaubt, sollte aber dezent sein. Im Islam ist Schminke eigentlich verboten, eine Ausnahme bildet Henna, das auch der Haarpflege dient. Zu Festen schminkt man sich besonders, und eine Braut wird von einer Spezialistin in einer stundenlangen Prozedur zurechtgemacht.

Schmuck erfüllt eine wichtige soziale Funktion. Er gehört der Frau und dient ihrer wirtschaftlichen Absicherung, nur sie darf darüber verfügen. Ersparnisse werden gern in Goldschmuck angelegt. Schmuck ist auch Ausdruck des Sozialstatus.

Kleidung ist wichtig, man muß gut gekleidet sein, um akzeptiert zu werden. Wer sich nicht korrekt kleidet, verliert an Ansehen. Frauen müssen sich bedeckt halten und sollen keine körperbetonte Kleidung tragen, bei der die Konturen des Körpers zu erkennen sind. Auch Arme und Beine darf man nicht sehen, und Haar und Brustansatz müssen bedeckt sein. Traditionelle Kleidung ist lose und weit, aus Wolle, Baumwolle oder Seide. Verbreitet ist der große weiße Schleier (Sefsari). Gesichtsschleier sind unüblich. Der weiße Schleier wird in der Stadt getragen. Er ist billig und außerdem praktisch, weil eine Frau darunter tragen kann, was sie will. In Tunis tragen Frauen auch manchmal lange, recht hochgeschlitzte Kleider aus relativ durchsichtigen Stoffen. Sie sehen aus wie Nachthemden und werden vor allem im Haus getragen.

Frauen auf dem Dorf und Beduinenfrauen sind unverschleiert. In Südtunesien sind die Schleier schwarz. Darunter wird ein weiter Rock und ein beliebiges Oberteil getragen. Manche Frauen tragen auch europäische Mode. Nackte Füße gelten nicht als anstößig. Fußsohlen sind oft mit kunstvoller Henna-Bemalung geschmückt. Frauen kleiden sich gern schick und modebewußt. Nomaden- und Beduinenfrauen sind farbenprächtig gekleidet mit Tüchern und Überwurf. Seit einiger Zeit gibt es auch Frauen, die sich kleiden wie Fundamentalistinnen: lange, schmale, hochgeschlossene Kleider und einen weißen, über die Schulter reichenden Schleier. Diese Kleidung ist umstritten und nicht traditionell.

In der Sahara verhüllen Männer und Frauen sich gegen Sand und Hitze. Männer auf dem Land und in der Wüste tragen Turban, Schals und Tücher um den Kopf. Auch den Fez, die rote Filzkappe, kann man noch sehen. Ein Burnus, ein Kapuzenumhang aus Wolle, ist Schutz vor Witterungseinflüssen für Männer und Frauen.

Männer tragen im Haus gern traditionelle Kleidung: ein Kleid, das bis an die Knöchel reicht und wie ein langes Herrenhemd aussieht.

▶ **Zeitempfinden und Regeneration:** Manchmal zieht man im Haus die Schuhe aus, aber nicht grundsätzlich in allen Haushalten. Wenn Matten ausliegen, muß man sie jedoch ausziehen.

Wohnungen sind meist klein. Häufig bewohnt eine Familie gemeinsam ein Zimmer im Elternhaus des Mannes. Fußböden sind oft gefliest, Möbel gibt es wenige. Liegen dienen tagsüber als Sitzgelegenheit und nachts als Bett. Auch steinerne, entlang der Wände gemauerte Bänke werden manchmal zum Schlafen benutzt. Traditionell wird auf Matten geschlafen, heutzutage aber eher in Eisengestellbetten oder auf Campingliegen. Wenn es sehr heiß ist, wird auf den Dachterassen, die es fast überall gibt, geschlafen. Schränke gibt es kaum.

Fernsehen ist weit verbreitet, das Fernsehgerät läuft oft als Kulisse. Beliebte Freizeitbeschäftigung ist das Besuchen von Verwandten und Nachbarn. Männer gehen auch gern ins Kino, Frauen jedoch nicht.

Arbeit und Freizeit sind oft nicht so streng getrennt wie in Deutschland. In der Stadt gibt es eine lange Mittagspause von fast zwei Stunden. Im Sommer und während des Ramadan wird nur bis zum Mittag gearbeitet.

▶ **Schmerz:** Sofortige Schmerzlinderung wird erwartet und nachdrücklich verlangt. Anstrengende Therapieformen werden unter Umständen nur widerwillig akzeptiert, da Patienten glauben, ihre Energie für die Genesung aufsparen zu müssen.

Schmerz wird nur im privaten Kreis zum Ausdruck gebracht. Eine Ausnahme bilden die Wehen und die Geburt, bei denen er oft vehement gezeigt wird.

Literatur

Behr, V.: Verhalten in Tunesien. Arbeitsmaterialien für den landeskundlichen Unterricht aus der Reihe „Verhaltenspapiere", Heft 20. Deutsche Stiftung für internationale Entwicklung – Zentralstelle für Auslandskunde, Bad Honnef, 1988

Bliss, Frank: Islam im Alltag. Die von Mohammed gestiftete Religion wird zum neuen Feindbild. Lamuv Verlag, Göttingen, 1994

Deutsches Rotes Kreuz: „Du, oh beruhigte Seele ..." Zum Umgang mit Tod und Trauer bei Muslimen in Krankenhäusern. Berlin, 1998

Geissler, Elaine M.: Pocket Guide to cultural assessment. 2nd edition, Mosby, St. Louis, 1989

Heine, Peter: Kulturknigge für Nichtmuslime. Ein Ratgeber für alle Bereiche des Alltags. Herder Spektrum, Freiburg, 1996

Karmi, Ghada: The Ethnic Health Handbook. A Factfile for Health Care Professionals. Blackwell Science, Oxford, 1996

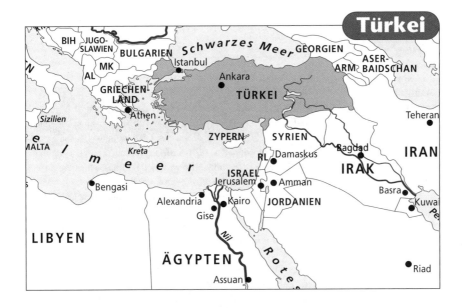

Geographie und Demographie

Lage:	europäischer Teil mit Istanbul und einem Teil von Thrakien, asiatischer Teil vor allem die Halbinsel Kleinasien zwischen dem Schwarzen Meer und dem Mittelmeer.
Hauptstadt:	Ankara.
Amtssprache(n)/ Sprache(n):	Türkisch – 90 % Türkisch (als Mutter- und Zweitsprache), 15 % kurdische Sprachen, 2 % Arabisch; Sprachen der sonstigen Minderheiten (1990).
Bevölkerung:	56,47 Mio. (1990) – 70 % Türken, 20 % Kurden (offiziell als „Bergtürken" bezeichnet), 2 % Araber, 0,5 % Tscherkessen, 0,5 % muslimische Georgier und Lasen, zahlreiche weitere Minderheiten (o. J.).
Städtische Bevölkerung:	66 % (1993).
Bevölkerung in absoluter Armut:	keine Angaben.
Bevölkerungswachstum:	2,1 % (1985–1993) – Geburten-/Sterbeziffer 2,7 %/0,7 % (1993).
Religion(en):	99 % Muslime, christliche und jüdische Minderheit (1992).
Analphabeten:	19 % (1990).
Klima:	Mittelmeerküste subtropisch-mediterran, Schwarzmeerküste subtropisch-feucht, sonst vorwiegend gemäßigt bis schwach feucht (Hochland- und Hochgebirgsklima). Ankara: wärmster Monat 23 °C (Aug.), kältester Monat 0 °C (Jan.); Jahresniederschlag 344 mm an 68 Tagen; relative Feuchte 59 %.
Einwohner je Arzt:	1108 (1990).
Geburten je Frau:	3,45 (1995).
Säuglingssterblichkeit:	6,2 % (1993).

Kindersterblichkeit:	8,4 % (1993).
Lebenserwartung:	67 Jahre (1993).
Kalorien-/ Proteinverbrauch:	3196 (1988–1990)/82,4 g (o. J.).
Staatliche Kinderschutzimpfungen:	Tbc-Impfung bei der Geburt und danach alle 5 Jahre mit Tuberkulintest. Masernimpfung zwischen Ende des 8. (auf dem Land) und des 12. Monats (in der Stadt); Masernauffrischimpfung mit 15 Monaten. OPV-1 mit 2 Monaten, OPV-2 mit 4 Monaten. OPV-3 mit 6 Monaten; OPV-Auffrischimpfung zwischen 18 und 24 Monaten. DPT-1 mit 2 Monaten, DPT-2 mit 4 Monaten, DPT-3 mit 6 Monaten; DPT-Auffrischimpfung zwischen 18 und 24 Monaten; DT mit 6 Jahren oder bei der Einschulung. Tetanustoxoid mit 10 Jahren.
Infektionskrankheiten:	AIDS, Amöbiasis, Ankylostomiase, Anthrax, Ascariasis, Brucellose, Chromomykose, Dirofilariose, alveoläre und zystische Echinokokkose, bakterielle und virale Enteritis, Enterobiose, Faszioliasis, Frühjahr-Sommer-Meningoenzephalitis, Giardiasis, Hepatitis A und B, Histoplasmose, Hymenolepiasis, Isosporiasis und Sarkozystiasis, Krim-Kongo-hämorrhagisches Fieber, Kryptosporidiose, kutane Myiasen, kutane Larva migrans, Leishmaniase, Lepra, lymphatische Filariose, Malaria, Melioidose, Meningokokkenmeningitis, Myzetome, Phlebotomusfieber, Poliomyelitis, Q-Fieber, Rhinosporidiose, Rückfallfieber, Scabies, Schistosomiasis, Strongyloidiasis, Taeniasis saginata, Tetanus, Tollwut, Toxokariasis, Trachom, Trichinellose, Trichuriasis, Tularämie, Typhus.
In Deutschland:	1.965.577 Personen (1994).
Botschaft:	Utestraße 47, 53179 Bonn, Tel. 0228/346052.

Gesundheit und Krankheit

▶ **Vorstellungen/Definition von Gesundheit und Krankheit:** Psychisches Leiden von Migranten kann manchmal als körperliches Leiden geschildert werden. So kann die Angst vor Krebs symbolisch sein für die Angst vor dem sozialen und physischen Tod in der Fremde. Eine Unterscheidung zwischen Körper und Psyche ist begrifflich nur zum Teil möglich. Körperlichen Vorgängen wird große Bedeutung beigemessen.

▶ **Vorstellungen über die Ursachen von Erkrankungen:** Der böse Blick kann Krankheiten verursachen.

▶ **Vorbeugung von Krankheiten:** Mütter befestigen eine Nadel gegen den bösen Blick an der Schulter des Kindes oder sprechen kurze Schutzgebete.

▶ **Erhaltung von Gesundheit:** keine Angaben.

▶ **Vorherrschende Behandlungspraxis:** Biomedizinische und holistische Behandlungsmethoden werden praktiziert. Gegenwärtig wird ein starkes Gesundheitsvorsorgesystem etabliert.

Traditionelle Knocheneinrichter sind eine wichtige Alternative zur westlichen Medizin. Man behandelt nur akute Krankheiten, der Patient bleibt dabei passiv. Muslime möchten manchmal den Beginn einer Behandlung bis nach dem Fastenmonat Ramazan (Ramadan) verschieben.

Bei gynäkologischen Untersuchungen werden Unterleib und Oberschenkel mit einem Tuch bedeckt.

▶ **Soziale Unterstützung (bei der Therapie):** Ein Familienmitglied bleibt meist Tag und Nacht beim Patienten im Krankenhaus.

▶ **Umgang mit Behinderten:** Der islamische Moralkodex gebietet Mitleid mit den Armen und Kranken und entsprechende Hilfeleistungen.

Soziale Elemente des Lebens

▶ **Kommunikation:** Zur Begrüßung tauscht man eine Begrüßungsformel, gibt sich die Hand oder küßt sich zweimal rechts und links auf die Wange. Jüngere küssen Älteren die Hände und führen sie dann an die Stirn. Ältere küssen Jüngere auf die Stirn. Danach folgt eine ritualisierte Abfolge von Fragen und Antworten zum Befinden aller Familienmitglieder, Verwandten und Bekannten. Auch der Händedruck ist als Begrüßung üblich. Die Sitten sind förmlich und führen zum Austausch vieler Höflichkeitsfloskeln. Über Einkommen und Besitz wird ungeniert gesprochen.

Verwandtschaftsbezeichnungen werden auch Freunden gegenüber als Anrede benutzt. Sie sind viel differenzierter als in Deutschland und unterscheiden z. B. zwischen älter und jünger oder zwischen der Seite des Mannes und der Seite der Frau.

Körperkontakt unter Gleichgeschlechtlichen ist normal, üblich und häufig. Langanhaltender Blickkontakt mit Autoritätspersonen gilt in traditionellen Kreisen als respektlos. Es ist unschicklich, im Sitzen die Beine übereinanderzuschlagen. Schnalzen und dabei den Kopf in den Nacken werfen bedeutet „Nein".

Verbale Mitteilungen sind manchmal nur verständlich, wenn man die nonverbalen Botschaften dabei genau beobachtet und einbezieht. Im Umgang mit Ärzten oder Pflegekräften wird vieles nonverbal oder durch sprachlichen Kontext mitgeteilt. Expressive Gefühlsäußerungen sind oft untrennbar mit den Gefühlen verbunden.

Patienten stellen meist keine Fragen. Sie wollen den Arzt nicht belästigen oder seine Zeit in Anspruch nehmen. Über Verhütung und Familienplanung sprechen Frauen lieber mit einer Krankenschwester oder Hebamme als mit einem Arzt. Professioneller Dialog zwischen Ärzten und Pflegekräften findet kaum statt.

▶ **Coping und Selbstkonzept:** Die Türkei ist ein islamisches Land. Zu islamischen Gesellschaften siehe auch Afghanistan, Ägypten, Albanien, Algerien, Iran,

Jordanien, die Länder des ehemaligen Jugoslawien, Libanon, Marokko, Pakistan, Syrien und Tunesien. Die fünf Säulen des Islam sind das Glaubensbekenntnis, die täglichen Gebete, das Fasten im Fastenmonat, das Almosengeben und die Pilgerfahrt nach Mekka. Die türkischen Muslime sind zum Teil Sunniten, zum Teil Aleviten.

Die Türkei ist ein multiethnisches Land, aber Fremden gegenüber bezeichnen sich alle als Türken, auch wenn sie Kurden, Lazen oder Tscherkessen sind. Die Einbindung in die Familie ist Voraussetzung und Grundlage des individuellen seelischen Gleichgewichts.

▶ **Rollen und Beziehungen:** Die türkische Gesellschaft befindet sich in einem Übergangsstadium. Das Gefälle zwischen Stadt und Land ist sehr groß, und es herrschen gegenseitige Vorurteile.

Die Welt der Männer und der Frauen sind getrennt. Männer leben außerhalb, Frauen innerhalb des Hauses. Das heißt auch, daß Frauen keinen Zugang zum Teehaus und Männer nur beschränkten Zugang zum Wohnzimmer haben. Bei Besuchen teilt man sich nach Geschlechtern auf.

Männer verrichten keine Frauenarbeit und umgekehrt. Feldarbeit gilt dabei als Frauenarbeit. Eine Ausnahme bildet der akademische Bereich.

Die Ehe ist eine Verbindung von zwei Familien. Die neue Verwandtschaft erweitert das Netz der Beziehungen und eröffnet dadurch neue Möglichkeiten. Ehen werden noch häufig arrangiert. Durch die Hochzeit wird das Mädchen zur Frau.

Die Großfamilie ist heute weniger verbreitet als die Kleinfamilie, gilt jedoch immer noch als das Ideal. Familienmitglieder sind dazu verpflichtet, sich gegenseitig zu helfen und im Konfliktfall zu unterstützen. Man unterscheidet zwischen den eigenen Leuten und den Fremden, wobei man immer verpflichtet ist, zu den eigenen Leuten und gegen die Fremden zu stehen. Eine große Verwandtschaft ist wichtig. Sie bindet ein, verleiht Ansehen und gibt Unterstützung. Die Altershierarchie ist wichtig und ausgeprägt. Symmetrische Beziehungen gibt es nur zwischen Gleichaltrigen. Es zählt das „soziale Alter": Heirat, Geburt von Kindern und Geburt von Enkeln markieren Lebensabschnitte. Gewollte Ehelosigkeit stößt auf Unverständnis, und Unverheiratete werden bedauert. Ehebruch beim Mann ist ein Kavaliersdelikt.

Die gesellschaftliche Stellung der Frau steigt mit jedem Lebensabschnitt: Heirat, Geburt der Kinder, Heirat des Sohnes. Heute haben junge Frauen jedoch mehr und mehr soziales Ansehen. Dies wird gleichzeitig zu einem Problem für ältere Frauen, deren angestammte Rolle an Bedeutung verliert.

Frauen halten sich nicht allein mit einem Mann in einem Zimmer auf, und Männer verlassen aus Achtung und Respekt vor einer Frau oder deren Ehemann einen Raum, in dem eine Frau alleine sich aufhält. Türkische Mädchen gehen nicht alleine spazieren, um ihren guten Ruf nicht zu gefährden.

Ehre und Achtung sind die wichtigsten Güter und zentrale Bestandteile der Moral. Ein Mann lebt für seine Ehre, die jedoch in der Unverletztheit der Ehre der Frauen in der Familie besteht. Die Ehre der Frau ist ihre Reinheit. Ein Mann muß ständig darauf achten, daß die Ehre seiner Frau, Mutter, Schwester bzw. Tochter gewahrt bleibt, sonst gilt er als verächtlich. Ehrverlust ist gleichbedeutend mit sozialem Tod und kann sogar ein Grund für Selbstmord sein. Ehre ist nicht dasselbe wie Ansehen. Letzteres erwirbt man sich, Ehre hat man, kann sie aber riskieren oder verlieren. Achtung zu erweisen ist wichtiger als Achtung zu fühlen. Das Verhalten zählt, nicht die Gefühle oder die Absicht. Die Öffentlichkeit richtet über das Verhalten des einzelnen. Privatsphäre in westlichem Sinne gibt es nicht, die Grenzen sind anders gesteckt. Das Gefühl der gemeinsamen Herkunft gibt in der Fremde Halt.

Entscheidungen trifft in der Regel der Mann. Frauen haben einen niedrigeren gesellschaftlichen Status. Auch hier gibt es Unterschiede zwischen Stadt und Land. Im Haus treffen die Frauen die Entscheidungen, vor allem was die Gesundheit der Familie betrifft. Ehemänner sind dagegen für das Ausfüllen von Formularen u. ä. Formalia verantwortlich.

Die Frau ist verantwortlich für Kinderpflege und -erziehung. Neben ihr spielt die Schwiegermutter eine wichtige Rolle. Kinder werden strikt diszipliniert, wobei Jungen größere Freiheiten als Mädchen genießen.

Die meisten Ärzte sind Männer und genießen absolute Autorität. Patienten befolgen in der Regel ärztliche Anordnungen, wenn der gute Wille des Arztes erkennbar ist. Die meisten Pflegekräfte sind Frauen.

▶ **Sexualität und Reproduktion:** Die Frau ist nach islamischer Vorstellung die sexuell Aktive, denn sie weckt Begierde durch ihre Erscheinung. Der Mann reagiert mit sexuellen Handlungen.

Auf dem Land werden knapp die Hälfte der Kinder im Krankenhaus oder in Polikliniken geboren, in der Stadt sind es fast drei Viertel. Die meisten Geburten werden von offiziellen oder traditionellen Hebammen durchgeführt, auf dem Land auch von erfahrenen Frauen, in der Stadt häufiger auch von Ärzten. Meist findet die Geburt im Knien oder in Rückenlage statt. Väter sind dabei nicht anwesend, und ins Krankenhaus kommen auch keine Angehörigen. Verwandte und Nachbarn helfen für 40 Tage nach der Geburt bei der Hausarbeit und Säuglingspflege.

Die meisten Säuglinge werden gestillt, bis sie etwa ein Jahr alt sind. Jungen werden länger gestillt als Mädchen, da man glaubt, sie würden dadurch stärker. Berufstätige Mütter stillen oft nur etwa vier bis sechs Monate lang. Ungesüßter Joghurt, Obstsäfte, Obstbrei, Gemüsesuppe und Getreidesuppen werden ab dem vierten oder fünften Monat zugefüttert.

Jungen werden zwischen vier und elf Jahren beschnitten, entweder in der Klinik oder von professionellen Beschneidern. Durch die Beschneidung wird der Junge zum Mann, und die Familie veranstaltet ein großes Fest. Homosexualität ist tabu und gesetzlich verboten.

▶ **Sterben und Tod:** Es gibt keine Trauerfeier. Der Leichnam wird im Haus gewaschen und in spezielle weiße Tücher gewickelt. Die Waschung ist rituell und wird von eigens dazu bestimmten Personen ausgeführt. Die Beerdigung muß so schnell wie möglich stattfinden. Niemand wird dazu eingeladen, aber die nächsten Angehörigen werden herbeigerufen. Männer können an der Beerdigung teilnehmen, Frauen jedoch nicht. Die Männer wechseln sich ab beim Tragen des Sargs, der mit einem grünen Tuch (der Farbe des Islam) bedeckt ist oder in einem grünen Auto transportiert wird. Beerdigt wird der Leichnam jedoch nicht im Sarg, sondern nur im Leichentuch. Die Nachbarschaft verpflegt die Trauernden und übernimmt auch die Hausarbeit. Trauer und Anteilnahme werden offen gezeigt und können sehr intensiv sein, auch Männer weinen ohne Scham. Nach sieben, 40 und 52 Tagen und nach einem Jahr gibt es Gedächtnisgebete.

Der islamische Glaube verbietet Organspenden von Toten. Muslimische Ärzte empfehlen u. U. Transfusionen, um Leben zu retten. Die Autopsie ist ungebräuchlich, da der Leichnam zur Beerdigung unversehrt sein muß. Feuerbestattung ist nicht erlaubt.

Körperliche Elemente des Lebens

▶ **Körperpflege und Kleidung:** Die Reinheit des Körpers und der Seele sind im Islam untrennbar verbunden. Die vorgeschriebenen rituellen Waschungen vor den täglichen fünf Gebeten werden von einem Großteil der Bevölkerung nicht eingehalten. Wenn aber gebetet wird, müssen die Waschungen genau nach Vorschrift erfolgen, damit die Gebete gültig sind. Man wäscht sich immer unter fließendem Wasser. Essen oder der Gang zur Toilette machen die rituelle Reinheit zunichte.

Nach der Ausscheidung reinigt man sich mit der linken Hand mit Wasser, daher gilt diese Hand als unrein. Gegessen wird nur mit der rechten Hand. Vor dem Essen muß man sich die Hände waschen, nach dem Essen spült man sich den Mund aus. Nach dem Geschlechtsverkehr muß eine rituelle Ganzkörperwaschung erfolgen. Wer sie ausläßt, wird schlecht angesehen. Tägliches Duschen ist nicht üblich. Es gilt als unhygienisch, in der Badewanne zu baden. Bei einem Bad übergießt man sich mit Wasser, das man mit einer Schale aus einem Bottich oder Becken schöpft. Aus religiösen Gründen werden bei Männern und Frauen Scham- und Achselhaare entfernt. Frauen enthaaren sich auch die Beine.

Auf dem Land tragen die Frauen bunte Stoffe und einfache Kopftücher aus Baumwolle und verzichten im Sommer auf Socken. In der Stadt dagegen sieht man gedeckte Farben, knöchellange Popelinemäntel mit großem Kopftuch, elegante Schuhe und immer Strümpfe. Diese Kleidung ist Zeichen einer fundamentalistischen Einstellung. Ansonsten kleidet man sich in den Großstädten wie in Deutschland. Gepflegte Kleidung und angemessene Erscheinung sind jedoch wichtig. Unangemessene Kleidung ist peinlich, verursacht Gesichtsverlust und wird als respektlos empfunden.

▶ **Ernährung und Ausscheidung:** Die Vorbereitungen für das Essen sind sehr zeitaufwendig, vieles muß lange vorbereitet werden. Die Rezepte sind genau festgelegt, experimentelles oder innovatives Kochen sind verpönt. Man kocht viel mit Olivenöl. Schweinefleisch ist verboten. Es werden sehr viele Mehlprodukte gegessen.

Auf dem Land ißt man morgens meist eine heiße Suppe. Dort ist das Frühstück die Hauptmahlzeit, in der Stadt ist es das Abendessen. Zur Suppe oder zum Essen gibt es Fladenbrot, das mit Kräutern aufgerollt wird und dann als Löffelersatz zum Aufnehmen des Essens dient. Man setzt sich zum Essen oft auf den Boden in einer großen Runde um ein großes, rundes Tablett auf einem niedrigen Ständer. Zwischen Ständer und Tablett wird eine Decke ausgebreitet, die sich alle etwas auf den Schoß ziehen, um nicht auf den Boden zu krümeln. Es gibt immer mehrere Gerichte gleichzeitig in verschiedenen Schüsseln. Man ißt mit Löffel und Gabel und bedient sich direkt aus den Schüsseln. Messer werden nicht benötigt, weil alles zerkleinert ist. Brot bildet die Beilage.

Man darf weder zu langsam noch zu schnell essen. Zu langsames Essen erweckt den Eindruck, daß es einem nicht schmeckt, zu schnelles Essen wirkt gierig. Bei großen Runden wird nach Geschlechtern getrennt gegessen. Eine Mahlzeit ist kein geselliges Beisammensein, und wer satt ist, rückt etwas von der Runde ab.

Zum Essen trinkt man Wasser. Tee ist das Nationalgetränk und wird stark und süß getrunken. Außerdem gibt es noch ein Zimtgetränk und einen Salbeiaufguß. Alkohol wird kaum und von gläubigen Moslems nie getrunken. Es gibt einen beliebten Anisschnaps (Raki). Man bleibt immer bei einem Getränk, und einer lädt alle anderen ein. Getrunken wird in reinen Männerrunden. Man schenkt nach, ohne zu fragen.

Der Fastenmonat Ramazan (Ramadan) wird allgemein eingehalten. Das Fastengebot ist eine der fünf Säulen des Islam. Während der Fastenzeit darf man tagsüber weder essen noch trinken. Auch Zigarettenrauch, Parfümduft und Geschlechtsverkehr sind verboten. Das Fastenbrechen beginnt bei Sonnenuntergang. Vor Sonnenaufgang gibt es dann noch eine Mahlzeit, um den Tag durchzustehen. Nicht ausgeführte Fastentage müssen nachgeholt werden. Allgemein soll das Fasten der Gesundheit nützen und wird als starkes Gemeinschaftserlebnis empfunden.

Kranke, Schwangere, Menstruierende und Reisende brauchen nicht zu fasten und können es später nachholen. Fernsehen und Minarette kündigen den Zeitpunkt des Fastenbrechens an. Man ißt zur Fastenzeit besondere Leckereien, und oft werden Arme, Alte oder Alleinstehende mit gutem Essen mitversorgt. Tagsüber werden alle Fastenden langsamer, unkonzentrierter und reizbarer als sonst. Das Ende der Fastenzeit wird mit dem Fest des Fastenbrechens, dem sogenannten Zuckerfest, gefeiert. Es ist der größte islamische Feiertag.

▶ **Zeitempfinden und Regeneration:** Die Einstellung zu Zeit und Zeitplänen ist entspannt.

An der Tür einer Wohnung oder eines Hauses muß man sich die Schuhe ausziehen. Bei festlichen Anlässen allerdings behält man sie an und wählt sogar besonders gute Schuhe aus.

Häuser sind nach Geschlechtern getrennt aufgeteilt. Der Hof ist traditionell der Frauenraum. Fremde Männer haben dort keinen Zutritt. Männer bewirten Gäste im Wohnzimmer. Frauen können ihre weiblichen Gäste auch in die Küche oder in andere Räume mitnehmen. Das Wohnzimmer ist traditionell mit Teppichen ausgelegt, an den Wänden entlang befinden sich Sitzpolster. Auch moderne Sitzmöbel werden oft entlang der Wände aufgestellt. Geschlafen wird oft auf Liegen, die tagsüber zum Sitzen dienen. Traditionell bewahrt man das Bettzeug im Wandschrank auf und breitet es nachts auf dem Boden aus. Auch bei den Liegen wird das Bettzeug tagsüber irgendwo gestapelt. Eine Ausnahme bildet das Ehebett.

Kinder haben keine festgelegten Schlafenszeiten, und ihre Schlafplätze sind nicht starr festgelegt.

Besuche machen und Spazierengehen sind die wichtigsten Freizeitaktivitäten. Beides wird gern miteinander verbunden. Auch Picknicks sind sehr beliebt.

▶ **Schmerz:** Üblicherweise erträgt man Schmerz schweigend und sieht ihn als Teil des Lebens an. Besonders bei chronischen Schmerzzuständen kann Schmerz jedoch heftig und laut zum Ausdruck gebracht werden. Es dient dazu, Leid mitzuteilen und sich Unterstützung zu sichern. Über Schmerz zu sprechen ist hingegen unüblich. Dramatische Schmerzäußerungen wie Jammern und Schreien bei Arztbesuchen können zu Mißverständnissen führen. Die Patienten werden dann von Deutschen leicht als wehleidig und theatralisch oder als Simulanten angesehen.

Menschen neigen dazu, sich selbst für ihre Schmerzen die Schuld zu geben. Psychische Konflikte können als somatisierter Ganzkörperschmerz auftreten.

Literatur

Aratov, Kayan: Interkultureller Vergleich der Schmerzwahrnehmung und Krankheitsverarbeitung bei türkischen und deutschen Patienten mit chronischer Polyarthritis. Peter Lang GmbH, Europäischer Verlag der Wissenschaften, Frankfurt a. M., 1996

Bliss, Frank: Islam im Alltag. Die von Mohammed gestiftete Religion wird zum neuen Feindbild. Lamuv Verlag, Göttingen, 1994

Cicek, Halis: Psychische und psychosomatische Störungen unter besonderer Berücksichtigung psychosexueller Störungen bei Arbeitsmigranten aus der Türkei. Verlag für Wissenschaft und Bildung, Berlin, 1989

Deutsches Rotes Kreuz: „Du, oh beruhigte Seele ..." Zum Umgang mit Tod und Trauer bei Muslimen in Krankenhäusern. Berlin, 1998

Essinger, Helmut und Onur, B. Kula (Hrsg.): Länder und Kulturen der Migranten. Interkulturelle Erziehung in Praxis und Theorie, Band 7, Pädagogischer Verlag Burgbucherei Schneider GmbH, Baltmannsweiler, 1988

Geissler, Elaine M.: Pocket Guide to cultural assessment. 2nd edition, Mosby, St. Louis, 1989

Hayes, Eileen: http://www-unix.oit.umass.edu/~efhayes/

Heine, Peter: Kulturknigge für Nichtmuslime. Ein Ratgeber für alle Bereiche des Alltags. Herder Spektrum, Freiburg, 1996

Illing, Manfred C.: Somatisierung als Kommunikationshilfe? Zur transkulturellen Psychosomatik mediterraner Schmerzpatienten. Bochum, 1997

Internationale Union für Gesundheitserziehung: Gesundheitserziehung in Europa. Organisationsformen, Aktivitäten, Forschungsprojekte, berufliche Ausbildung, Pläne für die Zukunft. Redaktion: Annette Kaplun und Rosmarie Erben, Internationales Journal für Gesundheitserziehung, Genf, 1980

Kentenich, Heribert/Reeg, Peter/Wehkamp, Karl-Heinz (Hrsg.): Zwischen zwei Kulturen. Was macht Ausländer krank? Verlagsgesellschaft Gesundheit, Berlin, 1984

Polm, R. (Red.): Ethnische Minderheiten in der Bundesrepublik Deutschland, Kurseinheit 01–03. Fernuniversität-Gesamthochschule Hagen, 1995

Schmalz-Jacobsen, Cornelia und Hansen, Georg: Ethnische Minderheiten in der Bundesrepublik Deutschland. Ein Lexikon. C. H. Beck, München, 1995

Wolbert, B.: Verhalten in der Türkei. Arbeitsmaterialien für den landeskundlichen Unterricht aus der Reihe „Verhaltenspapiere", Heft 17. Deutsche Stiftung für internationale Entwicklung – Zentralstelle für Auslandskunde, Bad Honnef, 1995

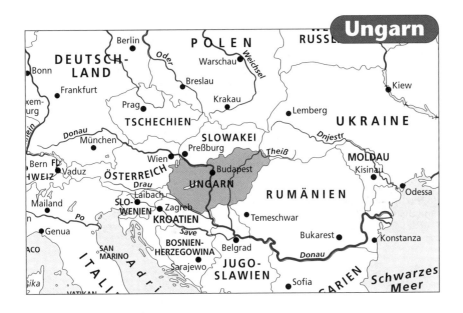

Geographie und Demographie

Lage:	Staat im mittleren Donauraum; Republik seit 1989.
Hauptstadt:	Budapest.
Amtssprache(n)/ Sprache(n):	Ungarisch – 98,5 % Ungarisch, 0,5 % Romani, 0,4 % Deutsch, 0,2 % Kroatisch, 0,1 % Slowakisch, 0,1 % Rumänisch u. a. (1990).
Bevölkerung:	10,37 Mio. (1990) – 96,6 % Ungarn; 142.700 Roma, 30.800 Deutsche, 13.600 Kroaten, 10.700 Rumänen, 10.500 Slowaken, Minderheiten von Serben, Slowenen u. a. (insgesamt 13 Ethnien anerkannt); 150.000–200.000 Ausländer (o. J.).
Städtische Bevölkerung:	64 % (1993).
Bevölkerung in absoluter Armut:	keine Angaben.
Bevölkerungswachstum:	-0,5 % (1985–1993) – Geburten-/Sterbeziffer 1,2 %/1,5 % (1993).
Religion(en):	6,5 Mio. Römisch-Katholische, 2 Mio. Kalvinisten, 430.000 Lutheraner, 273.000 Ungarisch-Orthodoxe, 80.000 Juden, 3000 Muslime (1992).
Analphabeten:	1 % (1990).
Klima:	gemäßigt-kontinental, sommertrocken. Budapest: wärmster Monat 22 °C (Juli), kältester Monat -1 °C (Jan.); Jahresniederschlag 630 mm an 91 Tagen; relative Feuchte: keine Angaben.
Einwohner je Arzt:	300 (1992).
Geburten je Frau:	1,83 (1995).
Säuglingssterblichkeit:	1,5 % (1993).
Kindersterblichkeit:	1,7 % (1993).
Lebenserwartung:	69 Jahre (1993).
Kalorien-/ Proteinverbrauch:	3608 (1988–1990)/90,9 g (o. J.).

Staatliche Kinder-schutzimpfungen:	Tbc-Impfung zwischen 3 und 42 Tagen. DPT mit 3, 4, 5 und 36 Monaten sowie zwischen 6 und 7 Jahren. Masern- und Rötelnimpfung mit 14 Monaten. DT, Masern- und Rötelnimpfung zwischen 11 und 12 Jahren.
Infektionskrankheiten:	AIDS, Ascariasis, Dirofilariose, zystische Echinokokkose, bakterielle und virale Enteritis, Enterobiose, Frühjahr-Sommer-Meningoenzephalitis, Hantaan-Virusinfektion, Hepatitis A und B, kutane Myiasen, kutane Larva migrans, Lyme-Krankheit, Meningokokkenmeningitis, Poliomyelitis, Scabies, Strongyloidiasis, Tetanus, Toxokariasis, Trichinellose, Trichuriasis, Tularämie, Typhus, Zystizerkose.
In Deutschland:	57.996 Personen (1993).
Botschaft:	Turmstraße 30, 53175 Bonn, Tel. 0228/371112. Außenstelle: Unter den Linden 76, 10117 Berlin, Tel. 030/2202561.

Gesundheit und Krankheit

▶ **Vorstellungen/Definition von Gesundheit und Krankheit:** keine Angaben.

▶ **Vorstellungen über die Ursachen von Erkrankungen:** keine Angaben.

▶ **Vorbeugung von Krankheiten:** Die traditionelle Pflanzenheilkunde enthält viele vorbeugende Elemente. Außerdem glaubt man, daß auch das Gebet vor Krankheiten schützen kann.

▶ **Erhaltung von Gesundheit:** Es wird versucht, Gesundheitsvorsorge zu propagieren und zu praktizieren. Staatliche Gesundheitsfürsorger überwachen die Gesundheit von Kindern bis zum Alter von 14 Jahren. Regelmäßige Besuche beim Zahnarzt und beim Augenarzt sind Pflicht.

▶ **Vorherrschende Behandlungspraxis:** Biomedizinische Behandlungsmethoden werden von den Ärzten praktiziert.
Die volksmedizinische Pflanzenheilkunde ist noch heute lebendig. Man verwendet z. B. gerne duftende Pflanzen mit ätherischen Ölen zur Vorbeugung und Heilung. Das Wissen um die heilende Wirkung von Pflanzen wird immer noch von Generation zu Generation weitergereicht. Man probiert die Heilwirkung der von den Älteren empfohlenen Kräuter und Wurzeln aus und gibt die Empfehlung bei erfolgreicher Behandlung weiter. Heilpflanzen werden neben den natürlichen auch magische Kräfte zugeschrieben.

▶ **Soziale Unterstützung (bei der Therapie):** In manchen Krankenhäusern dürfen Mütter bei ihren Säuglingen oder Kleinkindern bleiben und sich um sie kümmern, auch über Nacht.

▶ **Umgang mit Behinderten:** Die Infrastruktur für Behinderte ist sehr schlecht ausgelegt.

Soziale Elemente des Lebens

▶ **Kommunikation:** Da die pharmazeutische Industrie sehr stark ist und Ärzte schlecht bezahlt werden, sind Bestechung und Korruption in der Behandlungspraxis weit verbreitet.

Vor- und Nachnamen werden in „umgekehrter" Reihenfolge gebracht, das heißt, man stellt den Nachnamen voran und den Vornamen an zweite Stelle. Zahlensymbolik spielt eine Rolle in der Folklore. Die Zahlen drei, sieben und neun haben magische Bedeutung.

▶ **Coping und Selbstkonzept:** Roma, die größte ethnische Minderheit des Landes, werden oft stark diskriminiert.

▶ **Rollen und Beziehungen:** Die Kernfamilie dominiert heutzutage, vielfach leben jedoch noch immer mehrere Generationen in einem Haushalt. Familien bilden ein festes soziales Gefüge, das jedem Mitglied Sicherheit und Zuwendung bietet. Großeltern werden in die Kindererziehung einbezogen. Verwandte in der Stadt und auf dem Land unterstützen sich gegenseitig.

Frauen behalten nach der Heirat oft ihren Namen. Das Patriarchat ist tief in der Gesellschaftsstruktur verwurzelt. Pflegende sind den Ärzten untergeordnet.

▶ **Sexualität und Reproduktion:** Schwangere müssen viermal während der Schwangerschaft zur Vorsorgeuntersuchung gehen, um Erziehungsurlaub zu bekommen.

Während der Geburt muß ein Arzt anwesend sein, die Geburt selbst wird jedoch oft von einer Hebamme durchgeführt. Die Wöchnerin bleibt vier bis sieben Tage im Krankenhaus. Während dieser Zeit besteht, außer zu den Stillzeiten, kaum Kontakt zwischen Mutter und Kind. Innerhalb von 24 Stunden nach der Entlassung der beiden aus dem Krankenhaus muß ein staatlicher Gesundheitsfürsorger einen Hausbesuch machen. In der ersten Zeit kommen Pflegende zu der Familie nach Hause, um bei der Babypflege zu helfen.

Mütter werden zum Stillen ermutigt. Nach zwei Wochen beginnt man, mit frischem Saft zuzufüttern. Mit sechs Monaten bekommt das Baby Gemüsebrei und Kuhmilch, die mit abgekochtem Wasser verdünnt wurde.

Homosexualität ist tabu.

▶ **Sterben und Tod:** keine Angaben.

Körperliche Elemente des Lebens

▶ **Ernährung und Ausscheidung:** Das Essen ist traditionell schwer und reich an Kohlenhydraten. Es enthält viel tierisches Fett und viele Teigwaren, aber wenig Gemüse. Zum Frühstück ißt man Butterbrot mit Wurst und Aufschnitt, Würstchen und seit einiger Zeit auch Getreideflocken. Das Mittagessen besteht oft aus gebundenen Suppen, gebratenem Fleisch und Gemüse und süßem Gebäck als

Nachtisch. Kaffee und alkoholische Getränke werden viel konsumiert. Wein ist ein traditionelles Getränk.

▶ **Körperpflege und Kleidung:** Nacktheit gilt als anstößig. Eine Ausnahme bilden Dampfbäder und Sonnenterrassen in Thermalbädern, die nur von Gleichgeschlechtlichen benutzt werden.

▶ **Zeitempfinden und Regeneration:** keine Angaben.

▶ **Schmerz:** keine Angaben.

Literatur

Geissler, Elaine M.: Pocket Guide to cultural assessment. 2nd edition, Mosby, St. Louis, 1989

Hessische Blätter für Volks- und Kulturforschung: Heilen und Pflegen. Internationale Forschungsansätze zur Volksmedizin, Neue Folge 19. Jonas Verlag, Marburg, 1986

Internationale Union für Gesundheitserziehung: Gesundheitserziehung in Europa. Organisationsformen, Aktivitäten, Forschungsprojekte, berufliche Ausbildung, Pläne für die Zukunft. Redaktion: Annette Kaplun und Rosmarie Erben, Internationales Journal für Gesundheitserziehung, Genf, 1980

Schmalz-Jacobsen, Cornelia und Hansen, Georg: Ethnische Minderheiten in der Bundesrepublik Deutschland. Ein Lexikon. C. H. Beck, München, 1995

Vitányi, Ivín/M. Lipp/M. Sági: Constancy and Change – Historically Developed Samples within the Living Culture of the Different Types of Families in Hungary. In: Biskup, Manfred/Vassilis Filias/Irvín Vitániyi (Hrsg.): The family and its culture. An Investigation in seven East and West European Countries. Akadémiai Kiadó, Budapest, 1984

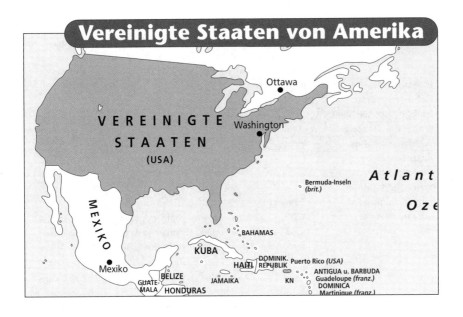

Vereinigte Staaten von Amerika

Ottawa

VEREINIGTE
STAATEN
(USA)

Washington

MEXIKO

Bermuda-Inseln
(brit.)

Atlant

Ozє

BAHAMAS

Mexiko

KUBA

HAITI

DOMINIK.
REPUBLIK

Puerto Rico (USA)

BELIZE
GUATE-
MALA   HONDURAS

JAMAIKA

KN

ANTIGUA u. BARBUDA
Guadeloupe (franz.)
DOMINICA
Martinique (franz.)

Geographie und Demographie

Lage:	südlich von Kanada gelegen, mit 9.529.063 km² auf Platz 4 der Weltrangliste.
Hauptstadt:	Washington.
Amtssprache(n)/ Sprache(n):	Englisch und vereinzelt Spanisch – Englisch (Amerikanisch) und Sprachen der Minderheiten (überwiegend Spanisch); rund 20 Mio., die nicht Englisch sprechen (o. J.).
Bevölkerung:	248,71 Mio. (1990) – Summenfehler durch Zugehörigkeit zu verschiedenen ethnischen Gruppen: 80,3 % bzw. 200 Mio. Weiße, 12,1 % bzw. 30 Mio. Schwarze, 9,0 % bzw. 22,4 Mio. Hispanics (davon ca. die Hälfte sogenannte Chicanos, d. h. mexikanischer Herkunft), 0,8 % bzw. 2,0 Mio. Indianer, 0,7 % bzw. 1,6 Mio. Chinesen, 0,6 % bzw. 1,4 Mio. Philippiner, 1,1 % Sonstige (davon 0,3 % Japaner, 0,3 % Inder, 0,3 % Koreaner, 0,2 % Vietnamesen).
Städtische Bevölkerung:	76 % (1993).
Bevölkerung in Armut:	15,1 % mit Monatseinkommen unterhalb der Armutsgrenze (1993).
Bevölkerungswachstum:	0,9 % (1985–1993) – Geburten-/Sterbeziffer 1,6 %/0,9 % (1993).
Religion(en):	50,9 % bzw. 130,1 Mio. Protestanten, 26,2 % bzw. 67 Mio. Katholiken, 6,0 Mio. Juden, 4,9 Mio. Muslime, 4,0 Mio. Orthodoxe; ca. 250.000 Sikhs, 120.000 Bahai, 100.000 Buddhisten (1992).
Analphabeten:	5 % (gem. UNO); 21–23 % (gem. US-Bildungsministerium) (1993).
Klima:	im Norden gemäßigt, im Süden subtropisch, im Osten feucht, im Westen trocken; im Westen vorwiegend Hochgebirgsklima, nördliche und pazifische Küstenregionen etwas feuchter; Alaska vorwiegend subpolar (s. a. Kanada), Hawaii tropisch-feucht.

	New York: wärmster Monat 24,9 (bis 39) °C (Juli), kältester Monat 0,7 (bis -25,5) °C (Jan.); Jahresniederschlag 1076 mm an 121 Tagen; relative Feuchte 65 %.
Einwohner je Arzt:	403 (1990).
Geburten je Frau:	1,85 (1995).
Säuglingssterblichkeit:	0,9 % (1993).
Kindersterblichkeit:	1,0 % (1993).
Lebenserwartung:	76 Jahre (1993).
Kalorien-/ Proteinverbrauch:	3642 (1988–1990)/106,7 g (1978–80).
Staatliche Kinder- schutzimpfungen:	keine Angaben.
Infektionskrankheiten:	AIDS, Amöbenmeningoenzephalitis, Amöbiasis, Angiostrongyliasis, Anisakiasis, Ankylostomiase, Anthrax, Ascariasis, Babesiose, Bartonellose, Blastomykose, Brucellose, California-Enzephalitis, Chagas-Krankheit, Cholera, Chromomykose, Colorado-Zeckenfieber, Denguefieber, Dientamöbiasis, Diphyllobothriose, Dirofilariose, alveoläre und zystische Echinokokkose, bakterielle und virale Enteritis, Enterobiose, Enzephalomyelitis, Fleckfieber, Gastroenterokolitis, Giardiasis, penicillinresistente Gonorrhö, Granuloma inguinale, Hantaan-Virusinfektion, Hepatitis A und B, Histoplasmose, Hymenolepiasis, Isosporiasis und Sarkozystiasis, Kokzidioidomykose, Kryptosporidiose, kutane Myiasen, kutane Larva migrans, Leishmaniase, Lepra, Leptospirosen, Lyme-Krankheit, lymphatische Filariose, Lymphogranuloma inguinale, Malaria, Mansonellose, Meningokokkenmeningitis, Myzetome, Pest, Pneumozystose, Poliomyelitis, Q-Fieber, Rhinosporidiose, Rio-Bravo-Fieber, Rückfallfieber, Saint-Louis-Enzephalitis, Scabies, Sporotrichiose, Strongyloidiasis, Taeniasis saginata, Tetanus, Tollwut, Toxokariasis, Toxoplasmose, Trichinellose, Trichuriasis, Tularämie, Typhus, Zeckenbißfieber, Zystizerkose.
In Deutschland:	108.310 Personen (1994).
Botschaft:	Deichmanns Aue 29, 53179 Bonn, Tel. 0228/3391. Außenstelle: Neustädtische Kirchstraße 4–5, 10117 Berlin, Tel. 030/2385174; Konsularabteilung: Clayallee 170, 14195 Berlin, Tel. 030/8329233.

Gesundheit und Krankheit

In den USA leben Menschen aus vielen verschiedenen ethnischen Zusammenhängen. Hier wird nur auf die große Mehrheit der europäischstämmigen Amerikaner eingegangen, die ca. 70 % der Bevölkerung ausmachen. Für Informationen über andere ethnische Gruppen sei – mit gewissen Einschränkungen infolge der eigenständigen und vom Mutterland unabhängigen Entwicklung der einzelnen Ethnien – auf die jeweiligen Abschnitte in den entsprechenden Herkunftsländern verwiesen.

▶ **Vorstellungen/Definition von Gesundheit und Krankheit:** Es gibt zwei verschiedene Begriffe für Krankheit: „illness" und „disease". Illness bezeichnet das subjektive Krankheitsgefühl. Disease beschreibt einen als objektiv angenommenen Zustand, der von der Norm abweicht. Es ist wichtig, zu funktionieren. Wenn man nicht mehr voll funktionsfähig ist, läßt man sich vom Arzt „reparieren" oder nimmt Medikamente, um „sich zu reparieren".

Ruhige, stille Patienten werden häufig für krank erklärt, da sich nach allgemeiner Einstellung alles erreichen läßt, wenn man sich nur genug anstrengt. Aktivität, und sei sie auch sinnlos, wird in jedem Falle für besser gehalten als Zurückgezogenheit.

Man glaubt, Amerikaner seien von Natur aus gesund, und eine Krankheit sei ein „wildes, haariges Monster, das sich mit Hilfe einer Diagnose bändigen lasse" (Payer, S. 158).

▶ **Vorstellungen über die Ursachen von Erkrankungen:** Die Ursachen für Krankheiten werden hauptsächlich außerhalb des Körpers gesehen und mit Fremdeinwirkung gleichgesetzt, denn der Mensch an sich ist gesund. Solche Ursachen müssen sich schnell diagnostizieren und beseitigen lassen. Für alles gibt es wissenschaftlich erklärbare Ursachen. Wenn man keine Ursache findet, diagnostizieren Ärzte häufig einen Virus. Man glaubt, daß Krankheiten vorwiegend durch zu engen Körperkontakt mit anderen Menschen übertragen werden und daß dessen Vermeiden ein sicherer Schutz gegen Krankheiten ist. Man hat vor allem Angst vor der Ansteckung durch Bakterien.

Auch äußere Faktoren wie Lebensmittel, Allergene und Karzinogene können Krankheiten hervorrufen. Man hat Angst vor bestimmten Lebensmitteln und Substanzen. Wurden sie einmal als „schädlich" benannt, meidet man sie strikt.

Manchmal wird der Körper auch als Maschine gesehen, die regelmäßig gewartet und bei Schäden repariert werden muß. Der Psychiater wird in diesem Zusammenhang als „Seelenklempner" gesehen, der die schadhafte Seele repariert und Hemmungen und Komplexe, die dem Patienten im Weg stehen und behindern, herausspült. Jedes Phänomen, das nicht in dieses Bild paßt, wird dann für nicht existent erklärt.

▶ **Vorbeugung von Krankheiten:** Man nimmt viele Vitamine und andere „Aufbaumittel" ein, um sich fit zu halten. Erkältete Familienmitglieder sollten nicht geküßt werden, und auch sonstiger Körperkontakt mit ihnen ist zu vermeiden.

▶ **Erhaltung von Gesundheit:** Die Risiken der Behandlung werden oft unterschätzt und die der Nichtbehandlung überschätzt.

▶ **Vorherrschende Behandlungspraxis:** Ärzte neigen dazu, so viel wie möglich zu behandeln. Sie führen auch viele diagnostische Tests durch. Die therapeutischen Dosierungen, besonders in der Psychiatrie, sind extrem hoch. Auch chirurgische Eingriffe sind häufiger und aggressiver als anderswo. Dies gilt ganz besonders für Hysterektomien, die manchmal sogar routinemäßig präventiv durchgeführt wurden. Aggressive Vorgehensweisen gelten als positiv. Die Heilkräfte der Natur werden bisweilen geleugnet, meist jedoch nicht ernst genommen. Antibiotika werden sehr häufig verschrieben.

Man will nicht nur, daß Ärzte handeln, sie sollen auch schnell handeln. Chronische Zustände sind schwer zu ertragen. Auch Rehabilitation wird wenig beachtet, und Kurorte gibt es nicht.

Die diätetischen Bedürfnisse der Patienten werden beim Krankenhausessen sehr genau berücksichtigt.

▶ **Soziale Unterstützung (bei der Therapie):** Ärzte schätzen es nicht sehr, wenn Angehörige in die Pflege und Therapie einbezogen werden wollen. Die Bedürfnisse von chronisch Kranken und auch die emotionalen Bedürfnisse von akut erkrankten Patienten werden häufig nicht ernst genommen.

▶ **Umgang mit Behinderten:** Behinderung ist eine persönliche Katastrophe, weil man dem Ideal nicht (mehr) entspricht. Der Verlust von Körperteilen, die als für den Broterwerb nicht nötig angesehen werden, gilt bei manchen Menschen als weniger schlimm. Die Gleichstellung von Behinderten und Nichtbehinderten ist gesetzlich festgeschrieben.

Soziale Elemente des Lebens

▶ **Kommunikation:** In den USA herrscht eine andere Gefahrenwahrnehmung als in Deutschland. So kann ein Gehweg mit nicht ganz eben verlegten Platten zu einer Klage führen, weil man stolpern und sich verletzen könnte. Man kritisiert jedoch nicht offen, sondern deutet lieber zart an, schlagt eventuelle Alternativen vor oder umschreibt vorsichtig. Mit Situationen wird oft spielerisch umgegangen. Das erweckt bei Deutschen manchmal den Eindruck, Amerikaner seien „unkultiviert". Die Reaktionen der Deutschen wiederum werden von den Amerikanern oft als zur Schau getragene europäische Überlegenheit empfunden, und sie fühlen sich tiefer in die Position der „unkultivierten Amis" gedrängt.

Die amerikanische Sprechtechnik bewirkt, daß die Stimme weit trägt, ohne daß sie erhoben werden muß. Das erweckt oft den Eindruck, Amerikaner seien in der Öffentlichkeit laut. Im Gespräch redet man sich schon bald mit Vornamen an.

Körperliche Vorgänge und Erlebnisse können sehr rasch zu peinlichen Situationen führen. Wird jemand z. B. beim Benutzen der Toilette aus Versehen gestört und somit gesehen, kann das zu extremen Verlegenheitsreaktionen bis hin zum Abbruch der Beziehung führen. Die Toilette bezeichnet man nicht direkt, sondern als „Ort zum Händewaschen". Vor dem Betreten der Toilette klopft man an, um festzustellen, ob sie besetzt ist. Ein Klopfen von innen ist die angemessene Antwort für „Besetzt".

▶ **Coping und Selbstkonzept:** Körperliche Fitness wird verehrt. Ein perfekter Körper ist wichtig, und der Einzelne steht unter hohem gesellschaftlichem Druck, der gängigen Schönheitsnorm zu entsprechen.

Religion ist wichtig, und religiöse Bildung ist ein Teil der Kultur, mit dem man sich stark identifiziert. Der Moralkodex ist strenger als in Deutschland.

In manchen Teilen des Landes ist das Tragen von Feuerwaffen üblich und gilt als notwendig.

Arbeit hat einen hohen Rang. Die ausgeübte Tätigkeit macht den Wert des Einzelnen aus. Die Überzeugung, daß alles möglich ist, wenn man es nur intensiv genug will, ist weit verbreitet. Es ist für das psychische Wohlbefinden wichtig, etwas tun zu können. Untätigkeit und Abwarten werden als quälend empfunden (Typ-A-Persönlichkeit). Menschen werden in Sieger und Verlierer eingeteilt, und es ist wichtig, zur Gruppe der Sieger zu gehören.

▶ **Rollen und Beziehungen:** Offenes Einbeziehen von Randgruppen ist ein gesellschaftliches Ideal, dem in der Realität nicht immer entsprochen wird. In manchen gesellschaftlichen Gruppen besteht eine Neigung zum Fanatismus.

Der Vorgesetzte spielt eine zentrale Rolle im Leben des Einzelnen. Es gibt wenig Urlaub, kaum soziale Absicherungen, und man muß sich unter allen Umständen mit dem Chef gut stellen, denn von ihm hängt die Existenz ab. Man darf auch nicht krank werden, sonst verliert man sehr leicht seine Arbeit. Trotzdem herrscht im allgemeinen ein lockeres Arbeitsklima. Arbeitnehmer neigen dazu, sich zu überanstrengen, bis sie ausgebrannt und am Ende ihrer Kräfte sind.

An seinem Geburtstag wird man gefeiert und von allen eingeladen und verwöhnt. Die Sitte, daß das Geburtstagskind „einen ausgeben" muß, ist unbekannt oder stößt auf Ablehnung.

Kinder gehen oft in die Sonntagsschule (kirchlicher Religionsunterricht).

▶ **Sexualität und Reproduktion:** Lange Zeit wurde bei fast jeder Geburt ein Dammschnitt gelegt, da man der Ansicht war, ein künstlicher Schnitt sei sauberer und leichter zu vernähen als ein Riß. Viele Kinder kommen durch Kaiserschnitt zur Welt. Die meisten Jungen werden nach der Geburt beschnitten. Dies gilt als hygienischer und gesünder.

Homosexualität ist zwar kein allgemeines Tabu mehr, aber offen schwul oder lesbisch zu leben ist vielerorts noch schwierig.

▶ **Sterben und Tod:** Der Tod wird nicht als etwas Natürliches gesehen, sondern immer auf äußere Einflüsse zurückgeführt. Ärzte versuchen oft auf aggressive Weise und manchmal gegen den Wunsch der Patienten oder Angehörigen, todkranke oder sogar hirntote Patienten mit Hilfe von Maschinen am Leben zu erhalten.

Körperliche Elemente des Lebens

▶ **Ernährung und Ausscheidung:** Die Eßkultur in amerikanischen Großstädten ist sehr vielfältig und nuancenreich, da von vielen Kulturen beeinflußt. Gemüse und Obst werden immer gründlich gewaschen und geschält. Das Essen ist oft arm an Eisen und anderen wichtigen Mineralien. Mit den Fingern zu essen ist in vielen Situationen üblich und gilt nicht als unkultiviert. Leitungswasser wird nicht oder nur abgekocht getrunken.

Manche Menschen empfinden Toiletten als so unhygienisch und gefährlich, daß sie nach Möglichkeit nicht mit dem Toilettensitz in Berührung kommen, die ersten Blätter des Toilettenpapiers nicht benutzen, die Spülung mit dem Fuß statt mit der bloßen Hand betätigen und nach dem Händewaschen den Wasserhahn mit einem Papiertuch zudrehen (s. a. Abschn. „Kommunikation").

▶ **Körperpflege und Kleidung:** Man legt sehr viel Wert auf Körperhygiene und verwendet viel Zeit und Kraft darauf, sich und seine Umgebung sauber zu halten. Es wird auch viel desinfiziert. Normale körperliche Funktionen können als ekelhaft empfunden werden. Nacktheit ist tabu. Sie gilt als unanständig und wird als schockierend und obszön empfunden. Das gilt auch für Titelbilder von Zeitschriften oder öffentliches Baden ohne Oberbekleidung bei Frauen, welches gesetzlich verboten ist.

Zur Körperpflege wird häufig auch von Männern Talkumpuder benutzt. Frauen verwenden sehr häufig Make-up; sich als Frau nicht zu schminken gilt mancherorts als unkultiviert.

In manchen Gegenden, die klimatisch dazu geeignet sind, trägt man häufig Shorts. Die Kombination von kurzen Hosen und langärmeligen Pullovern wird gerne getragen. Turnschuhe sind ein wichtiges Kleidungsstück. Anzüge werden bei geschäftlichen und formellen Anlässen häufiger getragen als in Deutschland.

▶ **Zeitempfinden und Regeneration:** Die Wohnungen sind größer, die Decken eher niedriger als in Deutschland. Wohnungen mit mehr als zwei Zimmern haben fast immer auch mehrere Toiletten. Viele Bäder sind mit Teppichen ausgelegt, und dies gilt nicht als unhygienisch. Wohnungen und Häuser haben üblicherweise eingebaute Kleiderschränke. Es gibt weniger Türen und mehr offene Durchgänge als in Deutschland sowie einen großen, offenen Wohnbereich. Türen werden innerhalb der Wohnung selten geschlossen und noch seltener abgeschlossen. Steht die Tür eines Raumes offen, darf man ihn betreten oder hineinblicken, ohne daß dies als Eindringen empfunden würde. Wenn Gäste kommen, erwarten sie eine Führung durch die ganze Wohnung, zu der auch das Schlafzimmer gehört und nicht als „zu intim" gilt.

Feuerschutz wird sehr ernst genommen. Gebäude ohne außenliegende Feuerleiter gelten als lebensgefährlich. Auch Belüftungssysteme sind sehr wichtig.

Sport als Freizeitbeschäftigung hat einen hohen Stellenwert, aktiv und passiv. Baseball ist besonders beliebt.

▶ **Schmerz:** keine Angaben.

Literatur

Mayda, Rik: pers. Mitteilung, 1999
Payer, Lynn: Andere Länder, andere Leiden. Ärzte und Patienten in England, Frankreich, den USA und hierzulande. Campus Verlag, Frankfurt a. M./New York, 1989

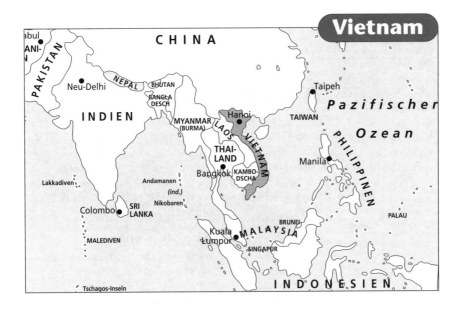

Geographie und Demographie

Lage:	südostasiatisches Land am südchinesischen Meer mit ca. 2330 km langer Küstenlinie.
Hauptstadt:	Hanoi.
Amtssprache(n)/ Sprache(n):	Vietnamesisch – 80 % Vietnamesisch, daneben Dialekte der kleinen Volksgruppen und vereinzelt Chinesisch; Französisch und Englisch (im Süden) als Handels- und Bildungssprachen (o. J.).
Bevölkerung:	64,38 Mio. (1989) – insgesamt über 60 Nationalitäten: etwa 87 % Vietnamesen, daneben siamochinesische und andere Minderheiten, darunter Thai, Khmer, Tay, Muong, Nung, Meo und Dao, meist in den Bergregionen, Girai und Ede; teilweise starke Vermischung mit Chinesen und bedeutende chinesische Minderheit (2–3 %), u. a. in Tonking und im Gebiet von Ho-Tschi-Minh-Stadt (Saigon) (o. J.).
Städtische Bevölkerung:	20 % (1993).
Bevölkerung in absoluter Armut:	54 % (1980–1990).
Bevölkerungswachstum:	2,4 % (1985–1993) – Geburten-/Sterbeziffer 3,0 %/0,8 % (1993).
Religion(en):	55 % Buddhisten, 7 % Katholiken; ca. 180.000 Protestanten, daneben Daoismus, konfuzianische Einflüsse und zahlreiche Sekten, 50.000 Muslime (1992).
Analphabeten:	12 % (1990).
Klima:	tropisch, ausreichende Niederschläge, Monsun. Ho-Tschi-Minh-Stadt (Saigon): wärmster Monat 30,0 °C (April), kältester Monat 26,1 °C (Dez.); Jahresniederschlag 1985 mm an 139 Tagen; relative Feuchte 71 %.

Einwohner je Arzt:	922 (1991).
Geburten je Frau:	4,1 (1990).
Säuglingssterblichkeit:	4,1 % (1993).
Kindersterblichkeit:	4,8 % (1993).
Lebenserwartung:	66 Jahre (1993).
Kalorien-/ Proteinverbrauch:	2216 (1988–1990)/53,1 g (o. J.).
Staatliche Kinder- schutzimpfungen:	Tbc-Impfung bei der Geburt, mit 6 und 15 Jahren. Masernimpfung mit 9 Monaten. DPT zwischen 3 und 4 Monaten, zwischen 5 und 6 und zwischen 7 und 8 Monaten; DPT-Auffrischimpfung mit 2 Jahren; DT mit 6 Jahren. Tetanusimpfung mit 15 Jahren. Polioimpfung zwischen Geburt und 12 Monaten sowie mit 2, 3, 4 und 5 Jahren.
Infektionskrankheiten:	AIDS, Amöbiasis, Angiostrongyliasis, Ankylostomiase, Anthrax, Ascariasis, Brugiase, Chikungunya-Fieber, Cholera, Clonorchiasis, Denguefieber, bakterielle und virale Enteritis, Enterobiose, Fasziolopsiasis, Fleckfieber, Frambösie, Gastroenterokolitis, Giardiasis, Gnathostomiasis, Granuloma inguinale, Hantaan-Virusinfektion, Hepatitis A und B, Histoplasmose, Isosporiasis und Sarkozystiasis, Japan-B-Enzephalitis, kutane Myiasen, kutane Larva migrans, lymphatische Filariose, Malaria, Melioidose, Meningokokkenmeningitis, Pest, Pneumozystose, Poliomyelitis, Rhinosporidiose, Ross-Fluß-Fieber, Scabies, Sparganose, Strongyloidiasis, Tetanus, Tollwut, Trachom, Typhus, Zystizerkose.
In Deutschland:	96.659 Personen (1994).
Botschaft:	Konstantinstraße 37, 53179 Bonn, Tel. 0228/357021. Außenstelle: Königswintererstraße 28, 10318 Berlin, Tel. 030/5098262, 5099022.

Gesundheit und Krankheit

▶ **Vorstellungen/Definition von Gesundheit und Krankheit:** Der Mensch ist gesund, wenn er sich im Gleichgewicht befindet. Psychische Krankheiten sind stark stigmatisiert, daher zeigen sie sich oft in somatisierter Form.

▶ **Vorstellungen über die Ursachen von Erkrankungen:** Gestörte Yin-Yang-Balance und gestörtes Heiß-Kalt-Gleichgewicht rufen Krankheiten hervor.

▶ **Vorbeugung von Krankheiten:** Vietnamesische Naturheilmittel sind beliebt.

▶ **Erhaltung von Gesundheit:** Nur akute Krankheiten werden behandelt. Indem man die Haut schabt oder kneift, werden „böse Winde" abgelassen und gesundheitsfördernde rote Striemen oder Flecken hervorgerufen.

▶ **Vorherrschende Behandlungspraxis:** Kräutermedizin ist ein wichtiger Bestandteil traditioneller Behandlungspraxis. Desweiteren gibt es Akupunktur, Massage und Hautbehandlungen wie Schröpfen und Reiben. Östliche Medizin wird allgemein als „kalt" eingestuft, westliche als „heiß". Traditionell werden Krankheiten ohne ärztliche Hilfe selbst behandelt. Man versucht durch Medizin das gestörte Gleichgewicht im Körper wieder herzustellen. Traditionelle Heiler haben den Vorteil, für die Bevölkerung direkt ansprechbar zu sein, es entstehen keine weiten Wege. Das staatliche Gesundheitswesen verbindet traditionelle asiatische Medizin mit neuen westlichen Behandlungsformen, für die allerdings oft die materielle Grundlage fehlt.

▶ **Soziale Unterstützung (bei der Therapie):** Die ganze Familie kümmert sich um ein krankes Mitglied. Im Krankenhaus übernimmt die Familie die Pflegeaufgaben und versorgt den Patienten mit allem, was er braucht.

▶ **Umgang mit Behinderten:** keine Angaben.

Soziale Elemente des Lebens

▶ **Kommunikation:** Vietnamesisch ist eine tonale Sprache, das heißt, die gleiche Silbe hat je nach Intonation unterschiedliche Bedeutungen. Konjugationen und Deklinationen existieren nicht.

Das „Ausfragen" nach Alter, Familienstand, Beruf, Verdienst und Anzahl der Kinder ist normal und üblich – und dient zum Teil dem Herausfinden von Hierarchien: Altershierarchie, Geschlechtshierarchie, Hierarchie des Ranges. Die Formen der Anrede sind vielfältig und kompliziert, auch Pronomen beziehen sich immer auf Rang und Status des Gegenübers.

Namen sind meist dreisilbig, dabei ist die erste Silbe der Familienname, die letzte Silbe der Rufname, der auch bei einer formellen Anrede benutzt wird. Am Namen kann man das Geschlecht meist nicht ablesen, aber die mittleren Silben „Hu" oder „Thi" weisen immer auf eine Frau, die Silben „Van" oder „Dinh" immer auf einen Mann hin. Frauen behalten bei der Heirat ihren Namen. Kinder haben in den ersten Lebensjahren nacheinander verschiedene Rufnamen.

Es gilt als unhöflich, bei einem Gespräch sofort zum Thema zu kommen. Man muß sich Zeit nehmen, um ein wenig zu plaudern und sich nach dem Wohlbefinden zu erkundigen, auch wenn man unter Zeitdruck steht. Dieses Plaudern ist eine Art ritueller Austausch ziemlich standardisierter Fragen und Antworten. Es dient dem Herstellen einer harmonischen Atmosphäre und dazu, sich mit Empathie auf sein Gegenüber einzustellen.

In Vietnam gibt es eine „Theorie des günstigen Augenblicks": Es gilt, den günstigen Augenblick für eine Entscheidung abzuwarten oder Bedingungen für sein Entstehen zu schaffen. Gespräche sollen harmonisch und konfliktfrei verlaufen. Klare Aussagen zu Zielen und Absichten sowie das Bedürfnis nach Informationen und Fakten müssen zurücktreten hinter dem glatten und angenehmen Verlauf des Gesprächs. Wünsche werden indirekt formuliert, gerne in Bildern, Symbolen und Gleichnissen. Viel wird „zwischen den Zeilen" gesagt. Takt ist wichtiger als die Wahrheit zu sagen, daher kann ein „Ja" manchmal eigentlich ein „Nein" heißen, und ein deutliches „Nein" wird selten ausgesprochen.

Meinungsverschiedenheiten und entgegengesetzte Vorstellungen nicht offen anzusprechen, gehört ebenfalls zu dieser Strategie der Konfliktvermeidung. Offenes Austragen von Konflikten ist in Vietnam im Gegensatz zu Deutschland sehr unhöflich. Man hält sich zurück und schweigt, denn jemandem zu widersprechen hieße, ihm Gesicht zu nehmen. Und Gesicht-Nehmen ist soviel wie jemandem die gute Seele, den guten Geist zu nehmen. Das Konzept des „Gesichts" ist – wie in allen konfuzianisch geprägten Gesellschaften (s. Korea, Japan, China) – extrem wichtig. Man muß immer das Gesicht wahren, darf niemals jemandem Gesicht nehmen und sollte darauf achten, anderen Gesicht zu geben. Vietnamesen haben Angst, bloßgestellt zu werden und würden das auch keinem anderen antun. Daher üben sie Selbstbeherrschung und konfliktfreie Umgangsformen. Private Sorgen und Nöte werden nur unter sehr guten Freunden oder in unerträglichen Notsituationen angesprochen.

Die kommunikative Verbindung unterstreicht man gern dadurch, daß dem sitzenden Gesprächspartner die Hand auf Oberschenkel oder Arm gelegt wird. Beim Gehen nimmt man den Gesprächspartner an die Hand. Die Körperdistanz bei Gesprächen ist geringer als in Deutschland.

Blickkontakt ist in Vietnam seltener und kürzer als in Deutschland. Direkter Blickkontakt beim Gespräch gilt als respektlos. Zwinkern bedeutet, daß das Gesagte verstanden worden ist.

„Mit den Händen reden" ist nicht üblich, Mimik und Gestik sind sehr zurückgenommen. Extrem unhöflich ist es, mit der Hand oder dem Zeigefinger auf jemanden zu zeigen. Südvietnamesen sind mit Gefühlsäußerungen etwas temperamentvoller und weniger zurückhaltend als Nordvietnamesen.

Der Kopf gilt als der Sitz der Seele und sollte nicht berührt werden. Nur ältere Menschen dürfen den Kopf eines Kindes berühren. Berührungen unter Gleichgeschlechtlichen sind normal und üblich.

Vietnamesische Männer untereinander begrüßen sich inzwischen oft mit Handschlag, mit Menschen aus westlichen Ländern wird diese Begrüßung jedoch schon lange praktiziert. Besonders höflich ist es dabei, beide Hände zu benutzen. Auch wenn man jemandem einen Gegenstand reicht oder etwas entgegennimmt, ist es höflicher, dies mit beiden Händen zu tun. Einer Frau oder einem Ranghöheren reicht ein Mann nicht die Hand. Eine Schwester und ein Bruder würden sich nicht berühren oder küssen.

Es ist unhöflich, Füße auf das Mobiliar zu legen oder zu stellen. Desgleichen gehört es sich nicht, eine Gruppe von drei Menschen auf einem Foto abzubilden. Jemanden mit der Handfläche nach oben oder einem Finger herbeizuwinken ist grob ungehörig, denn so winkt man einen Hund herbei.

▶ **Coping und Selbstkonzept:** Ausgleich ist Lebensstrategie. Der Einzelne existiert nur durch die soziale Gemeinschaft und muß ihr daher seine Bedürfnisse und Interessen nachordnen. Dies geschieht durch Unterordnung, Anpassung, Ausgleich, ggf. Passivität und Rückzug.

Die vietnamesische Gesellschaft ist, wie die von Japan, China und Korea, stark vom Konfuzianismus geprägt. Außerdem existieren viele Religionen nebeneinander. Die meisten Vietnamesen sind Buddhisten. Bildung ist konfuzianisches Ideal. Es gibt ein ausgeprägtes Leistungsverhalten und eine hohe Leistungsbereitschaft. Psychische Belastungen werden nicht gezeigt.

▶ **Rollen und Beziehungen:** Die Beziehungen innerhalb des stark hierarchischen Familien- und Gemeinschaftsgefüges sind so ritualisiert, daß Konflikte vermieden werden können. Familie wird immer als Großfamilie verstanden. Sie hat einen hohen Stellenwert und bietet soziale Absicherung, Unterstützung und Geborgenheit. Geschenke und gegenseitige Verpflichtungen sind Ausdruck der Dankbarkeit für diese Sicherheit und Fürsorge. Die Geburt mehrerer Kinder und besonders die eines Sohnes hebt das Ansehen einer Frau. Frauen sind den Männern und Jüngere den Älteren hierarchisch untergeordnet. Allerdings haben sich zum Teil noch matrilineare Verhaltensmuster erhalten, so daß die Unterordnung der Frau nur teilweise stattfindet. Vor allem auf dem Land findet man in der herausgehobenen Stellung der Frau noch matrilineare Tendenzen. Die Frau setzt nicht nur Reispflanzen und baut Gemüse an, führt den Haushalt und zieht die Kinder auf, sondern unterhält und pflegt auch die sozialen Kontakte. Daher hat sie in Vietnam eine andere Stellung, als in Korea, China oder Japan. Die gesamte Organisation des Familienlebens und die Verwaltung der Familienwirtschaft liegen hauptsächlich in Frauenhand. Der Frauenanteil unter der berufstätigen Bevölkerung ist mit über 52 % extrem hoch. Über 70 % der Frauen sind berufstätig, der größte Teil davon in der Landwirtschaft. Ihre Arbeitsbelastung ist – wie überall – höher als die der Männer.

Wichtige Entscheidungen jedoch werden fast immer vom Mann alleine getroffen. Die Frau hat ihm gegenüber eine schwächere Position.

Als Kinder sind Jungen und Mädchen erwünscht, ideal sind erst eine Tochter und dann ein Sohn. Kinder haben eine lange, sehr enge, auch körperliche Bindung zur Mutter. Die Familie umsorgt sie, ältere Geschwister betreuen sie. Sie werden zu Anpassung, Unterordnung, Toleranz und Ausgeglichenheit erzogen. Konflikte werden ihnen erspart. Daher dürfen Kinder fast alles, sind immer mit dabei und werden selten kritisiert. Geschrien wird nicht. Kinder werden sehr früh zu Arbeiten herangezogen und so in die Gemeinschaft einbezogen. Als Folge dieser Erziehung zeigt man in Vietnam oft ein passives Verhalten gegenüber Autoritäten. Das älteste Kind ist für die jüngeren verantwortlich, wenn den Eltern etwas zustößt. Mädchen gehen oft kürzer zur Schule als Jungen.

Geheiratet wird meist nach Zustimmung der Eltern. Früher wurden Ehen vermittelt. Für eine Frau ist es kaum möglich, alleine zu leben.

Alte Menschen genießen Respekt und haben viel Autorität. Man verbindet das Alter mit Weisheit und Erfahrung. In traditionellen Familien entscheidet das älteste Familienmitglied für alle anderen, z. B. was die Gesundheitsbelange betrifft. Die Eltern werden bis zu ihrem Tod von ihren erwachsenen Kindern versorgt.

Mit dem Ahnenkult werden verstorbene Verwandte verehrt und in das Familienleben einbezogen. Jede Familie hat einen Hausaltar zur Ahnenverehrung in der Wohnung. Dort bedenkt man die Ahnen mit nützlichen Gaben für das Jenseits.

Ärzte und Krankenschwestern gelten als Autoritätspersonen und Experten. Patienten erfahren wenig über ihren Zustand, über Medikationen oder diagnostische Vorgehensweisen. Daher kann eine Anamnese schwierig werden.

Die Politik der Kommerzialisierung der Gesellschaft im allgemeinen und der Liberalisierung im privaten Bereich hat in letzter Zeit nachhaltige Auswirkungen auf das Leben der Menschen in Vietnam, vor allem der Frauen: Ihre Arbeitsbelastung nimmt zu, sie haben weniger Möglichkeiten zum Austausch mit anderen, der Bildungsgrad sinkt, die Arbeitslosigkeit steigt, und damit nehmen auch die Prostitution und die soziale Differenzierung der Gesellschaft zu.

Die Bindung an den Heimatort ist sehr stark. Im Ausland pflegt man Kontakte zu Landsleuten und steht sich gegenseitig bei. Begleit- und Empfehlungsschreiben können neue Beziehungen herstellen und helfen, ein Netz zu knüpfen, das einem privat oder geschäftlich nutzt.

▶ **Sexualität und Reproduktion:** Gespräche über Sexualität sind tabu. Sexuelle Aufklärung findet kaum statt, und Familienplanung wird wenig besprochen. Die weibliche Brust gilt als Quelle der Muttermilch, aber der Unterleib ist tabu.

Eine Schwangere sollte traditionell weder an Hochzeiten noch an Beerdigungen teilnehmen und auch keinen Geschlechtsverkehr haben, weil das Mutter und Kind Unglück bringen könnte.

Auf dem Land finden immer noch Hausgeburten mit Hebammen statt. Die Hockstellung ist die bevorzugte Gebärstellung. Manche Frauen wollen gerne eine Freundin dabei haben. Während der Wehen trinkt eine Frau nur warmes oder heißes Wasser und hält sich mit Socken und Decken warm. Männer (auch der Ehemann), unverheiratete Frauen und Mädchen dürfen bei der Geburt nicht dabei sein. Nach der Geburt werden manchmal heiße Kohlen unter das Bett gelegt.

Bei der Geburt gilt ein Kind als ein Jahr alt. Einen Monat danach gibt es eine große Feier mit vielen Geschenken für das Baby. Den Ahnen wird die Geburt mitgeteilt, und sie werden um Schutz für das Kind gebeten. Diese Sitte stammt aus einer Zeit sehr hoher Säuglingssterblichkeit. Nach einem Monat erst wurde das Kind in die Gemeinschaft eingeführt, weil viele Kinder vorher verstarben. Ein Säugling darf nicht hübsch, gesund, stark oder klug genannt werden, um nicht den bösen Blick auf ihn zu ziehen. Beschneidung ist allgemein unbekannt.

▶ **Sterben und Tod:** Lebensqualität ist wichtiger als hohes Alter. Man glaubt an Wiedergeburt und eine neue Chance im nächsten Leben. Daher sollte man dem Sterbenden helfen, einen angemessenen Geisteszustand zu erlangen und sich an vergangene gute Taten zu erinnern. Man stirbt lieber zu Hause als im Krankenhaus. Nach dem Tod wird der Leichnam in saubere weiße Tücher gehüllt. Die Witwe macht dies oft selbst, um sicherzugehen, daß das Ritual angemessen durchgeführt wird.

Die Seelen der Toten leben nach vietnamesischem Verständnis weiter, und die Hinterbliebenen haben ein besonderes Verhältnis zu ihnen. Das Seelenland der Toten gleicht unserer Welt, daher wird der Tote auf seiner Reise begleitet von Geld, Speisen, Rang, Titel und Verdiensten. Zur Totenfeier wird Trauermusik gespielt. Dem Toten legt man Münzen, Geldscheine, Reiskörner oder Stäbchen in den Mund. Das soll der Seele helfen, die Begegnungen mit Göttern und Teufeln zu überstehen und sie im nächsten Leben reich werden zu lassen. Verwandte nähen kleine Kissen, die dem Leichnam unter Hals, Füße und Handgelenke gelegt werden. Manchmal legt man Essen oder Räucherstäbchen auf den Sarg. Offener Schmerz wird von den Hinterbliebenen selten gezeigt. Frauen und der älteste Sohn als Hauptleidtragender tragen weiß zur Beerdigung. Danach wird meist eine schwarze Armbinde getragen. Nach der Beerdigung findet ein Totenmahl statt, das nach 100 Tagen wiederholt wird. Nach drei Jahren wird das Grab geöffnet, und die Gebeine werden in einem irdenen Behälter neu beigesetzt. Dies ist auch der geeignete Zeitpunkt für Überführungen. Jetzt wird aus dem Toten ein Ahne.

Autopsien sind erlaubt, Feuerbestattung wird bevorzugt.

Körperliche Elemente des Lebens

▶ **Ernährung und Ausscheidung:** Hauptnahrungsmittel sind Reis und Fisch. Besonders wichtig für die Ernährung ist die extrem proteinhaltige Fischsauce. Milchprodukte werden nicht gegessen, daher kann der Körper sie auch nicht abbauen. Viele Menschen leben tagein, tagaus von sehr eintöniger Nahrung: Reis, gedünsteter Wasserspinat und Fischsauce.

Viele Mütter stillen ihr Kind bis zum Alter von etwa zwei Jahren. Die Vormilch gilt als schlechte Mich, daher wird oft Flaschenmilch gegeben, bis die Muttermilch ausreicht.

▶ **Körperpflege und Kleidung:** Vietnamesen kleiden sich in der Stadt westlich, legen dabei aber sehr hohen Wert auf gepflegte Kleidung. Der Bereich zwischen Taille und Knien sollte immer bedeckt sein. Frauen tragen auf dem Land selten Röcke oder ärmellose Blusen. Beim Betreten einer Wohnung werden die Schuhe ausgezogen.

▶ **Zeitempfinden und Regeneration:** Die Zeit wird eher zyklisch als linear wahrgenommen. Freie Zeit ist in Vietnam knapp bemessen, sie wird gern zu Ausflügen mit der Familie oder zum Besuch von Theater, Kino oder Zirkus genutzt. Auch Lesen und Sport (Fußball, Volleyball, Tischtennis, Federball) sind beliebte Freizeitaktivitäten.

▶ **Schmerz:** Schmerz wird nicht gezeigt, sondern schicksalhaft erlitten. Das Zeigen von Schmerz ist ein gesellschaftliches Tabu. Das gilt für körperlichen und seelischen Schmerz. Ein Mensch muß sehr starke Schmerzen haben, bevor er um eine schmerzlindernde Maßnahme bitten würde.

Literatur

Geissler, Elaine M.: Pocket Guide to cultural assessment. 2nd edition, Mosby, St. Louis, 1989

Gensich, Joachim/Nitzsche, Anja/Wünsch, Susanne: HIV/AIDS-Prevention in Vietnam. Unveröffentlichter ASA-Bericht, Carl-Duisberg-Gesellschaft, Berlin, 1994

Giger/Davidhizar: Transcultural Nursing. Assessment and Intervention. 2nd edition, Mosby, St. Louis, 1995

Karmi, Ghada: The Ethnic Health Handbook. A Factfile for Health Care Professionals. Blackwell Science, Oxford, 1996

Pfeifer, C.: Verhalten in Vietnam. Arbeitsmaterialien für den landeskundlichen Unterricht aus der Reihe „Verhaltenspapiere", Heft 38. Deutsche Stiftung für internationale Entwicklung – Zentralstelle für Auslandskunde, Bad Honnef, 1992

Schmalz-Jacobsen, Cornelia und Hansen, Georg: Ethnische Minderheiten in der Bundesrepublik Deutschland. Ein Lexikon. C. H. Beck, München, 1995

Zum Ursprung von Leiningers Theorie der kulturellen Fürsorgevielfalt und -gemeinsamkeiten

Cheryl L. Reynolds

Klinische Erfahrungen mit gestörten Kindern zeigten Leininger auf ihrem Weg zur klinischen Spezialistin für psychiatrische Pflege von Kindern, daß kulturelle Unterschiede zwischen Patienten und Pflegenden auch zu Unterschieden im Gesundheitsergebnis führten. Kinder aus unterschiedlichen Kulturen reagierten auch unterschiedlich auf die Interventionen Pflegender. Daher führt Leininger die Erkenntnis, daß Kultur das Bindeglied für das Verständnis der Pflege und Fürsorge von Personen mit verschiedenem Hintergrund sei, auch auf Kinder zurück. Diese Entdeckung brachte sie 1954 dazu, kulturelle Unterschiede in den Vorstellungen über Pflege zu studieren und 1959 über ein kulturanthropologisches Thema zu promovieren (Leininger, 1980, 1988a).

Leininger beschäftigte sich mit „Formen, in denen Fürsorge und Pflegepraxis pflegerisches Wissen genau beschreiben und reflektieren können" (Leininger, 1988a, S. 152). Diese Suche zusammen mit der Entdeckung der Kultur als fehlendem Bindeglied in der Pflegetheorie bildete die Grundlage für Leiningers Feststellung, daß „Pflege und Kultur fest miteinander verbunden sind und daß sich Handlungen und Entscheidungen der Fürsorge und Pflege nicht voneinander trennen lassen" (Leininger, 1988a, S. 153).

Promotionsstudien in Anthropologie und ihr Pflegehintergrund vermittelten Leininger Erfahrungen auf zwei wichtigen Fachgebieten, die beide die Konzeption des Holismus stützen und das Wissen um menschliche Phänomene zum Gegenstand haben (Leininger, 1970). Mit der Einsicht, wie die Anthropologie zum Wissen in der Pflege beitragen könnte und umgekehrt sah Leininger Praxis und Disziplin der Pflege nun unter einem neuen Aspekt.

Sie begann, sich für Fragen der „Rolle des Sorgens und Heilens in der menschlichen Evolution und im Überleben der Spezies" zu interessieren (Leininger, 1980, S. 137). Durch Beobachtung stellte sie fest, daß medizinische Praxis auf Heilen ausgerichtet war, während die Pflegepraxis auf „sorgende Handlungen und Prozesse mit dem Schwerpunkt auf vielfältigen Faktoren mit Einfluß auf Wohlbefinden und Krankheit" abzielt (Leininger, 1980, S. 137). Als Ergebnis ihrer Betrachtungen zu diesem Unterschied folgerte Leininger, daß die Muster menschlicher Fürsorge und menschlichen Heilens erkannt werden könnten, wenn anthropologische und pflegerische Sichtweisen vereint würden.

Die kombinierte pflegerische und anthropologische Untersuchung von Phänomenen der Fürsorge und des Heilens verschaffte Leininger die Wissensgrundlage für die Entwicklung von Begriffen, Hypothesen und anderen Bausteinen für die Theorie der kulturellen Fürsorge. Sie schreibt (1988a): „Es brauchte Zeit und ein vertieftes Studium, um Kultur und Fürsorge in einer sinnvollen Beziehung miteinander zu verknüpfen. Die Theorie der kulturellen Fürsorgevielfalt und -gemeinsamkeiten war schwierig zu formulieren, weil es so viel über Kulturen in der Welt und über die pflegerischen Sichtweisen kultureller Phänomene zu verstehen gab." (S. 153)

Weil nur wenige Pflegende sowohl in Anthropologie als auch in der Pflege bewandert waren, lag der größte Teil dieser Untersuchung und der Entwicklung der Theorie auf den Schultern von Leininger (1980, 1984a, 1988a, 1989a, 1991b). Ihre Einsicht, daß es zuwenige Pflegende gab, die auf eine derartige Herausforderung vorbereitet waren, sowie ihre Überzeugung, daß „Patienten ein *Recht* darauf haben, in ihrem soziokulturellen Hintergrund verstanden zu werden" (Leininger, 1970, S. 45–46), brachten sie dazu, Kurse und Programme auf einem Gebiet zu entwickeln, das als transkulturelle Pflege bekannt wurde (Leininger, 1984b).

Leininger schreibt, daß sie oft gefragt wird, was ihr theoretisches Denken am stärksten beeinflußt hat. Auf solche Fragen antwortet sie: „Einigermaßen aufrichtig müßte ich antworten, daß es keinen Menschen und keine philosophische Denkschule oder Ideologie per se gab, die mein Denken unmittelbar beeinflußt hat. Ich entwickelte die Theorie, indem ich durch kreatives Denken und durch Philosophieren über meine Erfahrungen aus der beruflichen Vergangenheit in der Pflege sowie durch anthropologische Einblicke an den möglichen Wechselbeziehungen zwischen *Kultur* und *Fürsorge* arbeitete." (Leininger, 1991, S. 20)

Ideen und Themen in Bezug auf die Entwicklung und Ausarbeitung der Theorie der kulturellen Fürsorge finden sich in jeder ihrer Publikationen. Als produktive Schreiberin war Leininger Autorin von Artikeln, Buchbeiträgen und Büchern zu einer Reihe von Themen, von denen die meisten durch Ideen über kulturelle Fürsorge miteinander verbunden sind. Zu ihren bekanntesten Themen gehören die Theorie der kulturellen Fürsorge, Begriffe der Fürsorge und des Sorgens, Begriffe der transkulturellen Pflege und qualitative Forschungsmethoden.

Entwicklung der Theorie

Komponenten der Theorie der kulturellen Fürsorgevielfalt und -gemeinsamkeiten sowie das Sunrise-Modell (Abb. 1) wurden über drei Jahrzehnte hinweg entwickelt. Vor kurzem kommentierte Leininger, sie wisse von mindestens zehn Versionen ihres Modells. Es gibt jedoch nur wenige Publikationen, die die Theorie als Ganzes ansprechen. Die beiden bedeutenden Artikel, die Leiningers Theorie der kulturellen Fürsorge vorstellen, wurden 1985 und 1988 veröffentlicht. Ein Buch mit den Grundzügen der Theorie und deren Anwendungen in der Forschung erschien 1991. Leininger konzentrierte sich bei der Vorbereitung einer Präsentation der Ideen in Form einer Theorie demnach auf die rigorose Arbeit an der Begriffsanalyse und Modellvorbereitung.

Begriffsentwicklung

Die Entwicklung der Begriffe *Fürsorge* und *Sorgen* war ein notwendiger erster Schritt in der Entwicklung von Leiningers Theorie. Daher ist der Anteil ihrer Publikationen, bei dem es um die Beschreibung von Aspekten dieser Begriffe geht, umfangreicher als der Teil der Veröffentlichungen, der sich mit der Beschreibung entweder des Sunrise-Modells oder der Theorie der kulturellen Fürsorge befaßt. Entscheidend für das Verständnis ihres Modells und ihrer Theorie ist daher, die

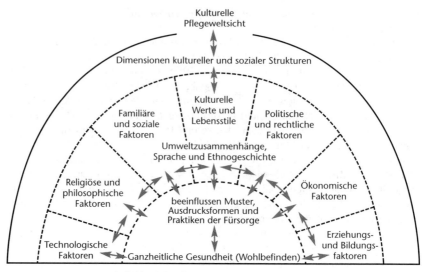

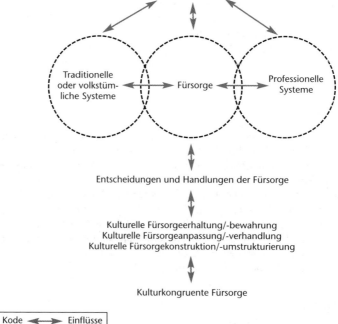

Abb. 1: Leiningers Sunrise-Modell zur Beschreibung der Theorie der kulturellen Fürsorgevielfalt und -gemeinsamkeiten (aus: Leininger, M. [Hrsg.]: Culture care diversity and universality: A theory of nursing. National League for Nursing Press, New York, 1991)

Geschichte ihrer Ideen in Bezug auf die Begriffe der Fürsorge und des Sorgens zu verstehen.

Schon 1970 stellte Leininger in einer größeren Publikation die Begriffe *Fürsorge* (care) und *Sorgen* (caring) als wichtige Elemente der Pflege heraus. Sie wählte diese Pflegekomponenten zur Diskussion in einem Buchbeitrag aus, in dem die Natur der Pflege sowie die Art beschrieben wurde, in der sich Pflege und Anthropologie ergänzen könnten. *Fürsorge* wurde zuerst als ein Substantiv definiert, das „die Bereitstellung personalisierter und notwendiger Dienste, um dem Menschen zu helfen, seinen Gesundheitszustand zu erhalten oder sich von Krankheit zu erholen," impliziert (Leininger, 1970, S. 30). *Sorgen* war das Verb als Gegenstück des Substantivs, und Leininger glaubte, es impliziere „Mitgefühl, Interesse und Anteilnahme für Menschen" (Leininger, 1970, S. 30). Die Veröffentlichung zeigte nicht nur ihre Konzentration auf Fürsorge in der Pflege, sondern auch auf die Bedeutung einer Trennung der Begriffe „Fürsorge" und „Sorgen" im Sinne eines weitergefaßten Verständnisses. Diese Trennung bleibt in allen Arbeiten Leiningers bis in die Gegenwart ein Thema. Die Definitionen dieser Begriffe haben sich im Laufe der Zeit kontinuierlich entwickelt.

Um die Mitte der 70er Jahre begann Leininger, Ideen über die Dichotomie zwischen Sorgen und Heilen zu entwickeln. Das Sorgen wurde als wichtigste Komponente mit heilenden Folgen gesehen (Leininger, 1977). Um 1984 erweiterte sie diese Idee, um darzulegen, daß Heilen nicht ohne das Sorgen, letzteres aber auch ohne Heilen geschehen könne. Auch dieses Thema bleibt bis in die Gegenwart im Vordergrund ihrer Schriften.

In den späten 70er Jahren konzentrierte sich Leininger auf den Unterschied zwischen dem Sorgen in allgemeinem und professionellem Sinn. Fürsorge bzw. Sorgen allgemein wurde definiert als „jene helfenden, unterstützenden oder erleichternden Handlungen gegenüber einem anderen Individuum, einer anderen Gruppe oder für dieses bzw. diese, mit dem offensichtlichen oder angenommenen Bedürfnis, eine menschliche Verfassung oder Lebensweise zu verbessern oder zu verfeinern" (Leininger, 1981b, S. 9). Professionelle Fürsorge wurde gesehen als „jene kognitiven und kulturell erlernten Handlungsweisen, -techniken, -prozesse oder -muster, die ein Individuum, eine Familie oder eine Gemeinschaft in die Lage versetzen oder dabei helfen, einen guten, gesunden Zustand bzw. eine entsprechende Lebensweise zu verbessern oder aufrechtzuerhalten" (S. 9). Ferner wurde auch professionelle Pflege definiert und bezeichnet als „jene kognitiv erlernten humanistischen und wissenschaftlichen Arten der Hilfe oder der Befähigung eines Individuums, einer Familie oder einer Gemeinschaft, personalisierte Dienstleistungen zu empfangen" (S. 9).

Leiningers Schwerpunkt auf der Unterscheidung zwischen Fürsorge bzw. dem Sorgen aus der Sicht von Laien der Kultur und aus professioneller Sicht zeigt ihren anthropologischen Hintergrund. In der Kulturanthropologie bildet die Bedeutung des Verständnisses für Unterschiede zwischen emischer und etischer Sichtweise ein herausragendes Thema. *Emisch* „bezieht sich auf die sprachlichen Ausdrücke, Wahrnehmungen, Überzeugungen und Praktiken von Einzelpersonen oder Gruppen einer bestimmten Kultur in Bezug auf gewisse Phänomene" (Leininger, 1984c, S. 135). *Etisch* „bezieht sich auf die *universellen* sprachlichen Ausdrücke, Überzeugungen und Praktiken in Bezug auf gewisse Phänomene, die sich über mehrere Kulturen oder Gruppen erstrecken" (Leininger, 1984c, S. 134).

Dieses anthropologische Thema bildet dann eine logische Grundlage für Leiningers Unterscheidung zwischen allgemeiner und professioneller Fürsorge.

In frühen Definitionen der allgemeinen und der professionellen Fürsorge beeinhaltete nur letztere die Idee, daß die Verhaltensweisen, Handlungen und Prozesse erlernt waren. In den späten 80er Jahren entwickelte Leininger den Begriff der allgemeinen Fürsorge weiter, indem sie den Begriff des allgemeinen Fürsorgewissens herausarbeitete. Es wurde definiert als bezogen auf „die *epistemologisch und theoretisch hergeleiteten Quellen, die die fundamentale Natur des Phänomens der menschlichen Fürsorge charakterisieren*" (Leininger, 1988b, S. 16). Auch der Begriff des professionellen Fürsorgewissens wurde zu dieser Zeit entwickelt. Es bezog sich auf „die Anwendung allgemeinen Wissens durch Einsatz erlernten professionellen Wissens über Fürsorge in kreativer und praktischer Weise, um eine Krankheit des Menschen zu lindern oder Praktiken der Gesundheitsfürsorge zu unterstützen" (Leininger, 1988b, S. 17).

In den frühen 80er Jahren wurde Leininger als führende Vertreterin der Idee bekannt, daß Pflegen synonym mit Sorgen sei. Dies zeigte sich deutlich in Feststellungen wie „Sorgen ist der zentrale, einzigartige, dominierende und einigende Brennpunkt der Pflege" (Leininger, 1984c, S. 92), und „Sorgen ist Pflegen" (Leininger, 1984c, S. 83). Diese Themen nehmen in den Schriften Leiningers bis in die Gegenwart einen hervorragenden Platz ein.

Gegenüber in der Pflege auftauchenden Bedenken über den Unterschied zwischen subjektivem und objektivem Wissen und dessen jeweiligem Wert fand es Leininger nützlich, zwischen humanistischem und wissenschaftlichem Sorgen zu unterscheiden. Sie schlug vor, humanistischem Sorgen ebensoviel Aufmerksamkeit zu widmen wie dessen wissenschaftlichen Aspekten. Humanistisches Sorgen wurde charakterisiert als „die subjektiven Gefühle, Erfahrungen und interaktionellen Verhaltensweisen zwischen zwei oder mehr Personen (oder Gruppen), unter denen unterstützende oder befähigende Handlungen im allgemeinen ohne vorherige Sets von verifiziertem oder erprobtem Wissen durchgeführt werden" (Leininger, 1981c, S. 101). Wissenschaftliches Pflegen unterschied sich dahingehend, daß es als „erprobte Aktivitäten und Urteile bei der Unterstützung eines Individuums oder einer Gruppe, beruhend auf verifiziertem und quantifiziertem Wissen in Verbindung mit spezifischen Variablen" gedacht wurde (Leininger, 1981c, S. 101).

Das Herausarbeiten von Fürsorgevielfältigkeiten und -gemeinsamkeiten war ein weiteres Betätigungsfeld Leiningers. Sie definierte transkulturelle Pflege als vergleichende Fürsorge (Leininger, 1981a). Um Fürsorge zu vergleichen, war es wichtig, daß Pflegende kulturell kongruente Ideen der Fürsorge bzw. des Sorgens lernen und die Ähnlichkeiten und Unterschiede in der Fürsorge bzw. im Sorgen zwischen oder unter den Kulturen analysieren. Dies ist bis heute ein bedeutendes Thema in den Schriften Leiningers und bildet die Grundlage für den Namen ihrer Theorie: kulturelle Fürsorgevielfalt und -gemeinsamkeiten.

Kulturelle Fürsorgevielfalt „bezieht sich auf Variablen und/oder Unterschiede in Bedeutungen, Mustern, Werten, Lebensweisen oder Symbolen von Fürsorge innerhalb von oder zwischen Kollektiven in Bezug auf helfende, stützende und erleichternde oder befähigende Ausdrucksformen menschlicher Fürsorge" (Leininger, 1991a, S. 47). Kulturelle Fürsorgeuniversalität „bezieht sich auf allgemeine, ähnliche oder vorherrschende einheitliche Fürsorgebedeutungen, -muster,

-werte, -lebensweisen oder -symbole, die in vielen Kulturen auftreten und helfende, stützende und erleichternde oder befähigende Formen der Hilfe für Menschen, für ein anderes Individuum oder für eine andere Gruppe wiedergeben, welche aus einer spezifischen Kultur hergeleitet sind, um eine menschliche Verfassung oder eine Lebensweise zu verbessern oder zu verfeinern" (Leininger, 1991a, S. 47).

Leininger entwickelte die Begriffe der Fürsorge und des Sorgens weiter, indem sie Ethnopflege und kulturelle Fürsorge beschrieb. Ethnopflege bezog sich „auf emische, kognitive, unterstützende, erleichternde oder befähigende Handlungen oder Entscheidungen, die geschätzt und praktiziert werden, um Einzelpersonen, Familien oder Gruppen zu helfen" (Leininger, 1984c, S. 135). Kulturelle Fürsorge wurde definiert als „die subjektiv und objektiv erlernten und übermittelten Werte, Überzeugungen und musterartig gebahnten Lebensweisen, die einem anderen Individuum oder einer Gruppe beistehen, helfen, es ihm bzw. ihr erleichtern oder es bzw. sie befähigen, Wohlbefinden und Gesundheit zu erhalten, ihre menschliche Verfassung und Lebensweise zu verbessern oder mit Krankheit, Behinderung oder Tod umzugehen" (Leininger, 1991a, S. 47). Die Begriffe „Ethnopflege" und „kulturelle Fürsorge" sind eng miteinander verbunden und können bisweilen untereinander ausgetauscht werden.

Andere Begriffe, die Leininger klärte, indem sie das Präfix „Ethno-" hinzufügte, sind Ethnogesundheit, Ethnopflege und Ethnogeschichte (Leininger, 1984c, 1991a). Der Terminus *kulturell* wird bei vielen ihrer Begriffe als Adjektiv verwandt. Beispiele sind die kulturelle Fürsorgevielfalt, kulturelle Fürsorgeuniversalität, kulturelle Fürsorgeanpassung, kultureller Fürsorgeerhalt, kulturelle Fürsorgerekonstruktion und neue kulturelle Fürsorgepraktiken.

Leininger entwickelte die Begriffe der Fürsorge und des Sorgens, indem sie sie in neuem Kontext und angesichts neuer Trends sowohl in der Anthropologie als auch in der Pflege analysierte. Ein neueres Beispiel ist ihre Beschäftigung mit ethischer kultureller Fürsorge (1990a) und ihre Beschreibung von vier entsprechenden Sphären ethischer und moralischer Fürsorge (persönlich oder individuell, professionell oder Gruppe, institutionell oder Gemeinde sowie kulturell oder gesellschaftlich). Leininger möchte Pflegenden zu verstehen geben, daß ethische und moralische Aspekte *„kulturell bedingt sind und innerhalb eines bedeutungsvollen lebendigen Kontextes ausgedrückt werden"* (1990a, S. 64).

Entwicklung des Modells

Leininger ist sehr bekannt für ihr Sunrise-Modell (Abb. 1), das 1984 in einer wichtigen Veröffentlichung, dem Buch *Care: The Essence of Nursing and Health* (Fürsorge, das Wesen von Pflege und Gesundheit) zum ersten Mal erschien. Einige wenige herausragende Modelle, die zu seiner Entwicklung beigetragen haben, werden hier vorgestellt.

Im Jahre 1976 legte Leininger ein Modell vor, das sie transkulturelles Gesundheitsmodell nannte. Es wurde als „strukturelles, funktionales, auf Kultur beruhendes Modell" beschrieben, weil es wichtige soziale und kulturelle Faktoren mit Einfluß auf Systeme der Gesundheitsfürsorge einschloß. Das Modell war als Leitfaden zur Untersuchung und Analyse der wichtigen, innerhalb verschiedener

Kulturen gefundenen Variablen ausgelegt, um „eine transkulturelle Perspektive der Gesundheitsfürsorge von Gesundheit-Krankheit-Systemen" zu erhalten (Leininger, 1976, S. 17).

Das Modell von 1976 bestand aus zwei wichtigen Komponenten: Ebenen der Analyse und wichtige Bereiche der Untersuchung und Analyse. Es wurden vier Hauptebenen der Analyse und entsprechende Untersuchungsbereiche vorgeschlagen. Ebene I bestand in der Analyse sozialer Strukturmerkmale, und die mit dieser Ebene assoziierten Bereiche waren politische, ökonomische, soziale (einschließlich Verwandtschaft), kulturelle (einschließlich Religion), technologische, erzieherische, demographische und Umweltfaktoren. Ebene II bestand in der Analyse von kulturellen Werten und Gesundheitsfürsorge. Die mit dieser Ebene assoziierten Bereiche waren vorherrschende kulturelle Wertvorstellungen und Gesundheitsfürsorgewerte. Ebene III bestand in der Analyse von Gesundheitsfürsorgesystemen und -typologien. Wichtige Untersuchungsbereiche dieser Ebene umfaßten volkstümliche und professionelle Gesundheitssysteme. Die Ebene-IV-Analyse konzentrierte sich auf Rollen und Funktionen von Angehörigen der Gesundheitsberufe. Die Untersuchungsbereiche umfaßten Rollenverantwortung und -funktionen.

Im Jahre 1987 legte Leininger ein weiteres Modell für den Einsatz bei Untersuchungen transkultureller und ethnopflegerischer Konzepte vor, das auf der Arbeit von 1976 beruhte. Das Modell von 1978, in ihrem Werk *Caring: An Essential Human Need* (Sorgen, ein grundlegendes menschliches Bedürfnis) 1981 veröffentlicht, enthielt drei Phasen:

I.   Wichtige Quellen der Ethnopflege
II. Einteilung von Konstrukten der Ethnopflege und der Pflege und Fürsorge
III. Analyse und Erprobung der Konstrukte und Anwendung der Ergebnisse
     (Leininger, 1981b).

In der Phase-I-Analyse wird die allgemeine Ethnographie der Lebensweisen, wichtiger sozialer Strukturmerkmale, kultureller Werte sowie des Systems der Gesundheits- bzw. Krankheitsfürsorge („einschließlich von Überzeugungen, Werten, Normen und rollenspezifischen Praktiken des Sorgens") untersucht (Leininger, 1981b, S. 13). Phase II umfaßt das Lernen und Klassifizieren von Fürsorgebegriffen. Phase III besteht in der Analyse wichtiger ethnopflegerischer Konstrukte und theoretischer Formulierungen, in der Erprobung der Theorie in der Forschung, in der Analyse ethnopflegerischer Forschungsdaten sowie in der Bestimmung von Pflegeinterventionen, die auf Forschungsergebnissen beruhen (Leininger, 1981b).

Im Jahre 1979 trat Leininger mit etwas hervor, das sie ein „Begriffsmodell für das Sorgen, mit mehreren Ebenen" nannte (Leininger, 1981c, S. 99). Dieses Modell wurde entwickelt, um „den Anwendungsbereich, die Natur und Strukturen von Phänomenen des Sorgens *(sic)* zu konzeptualisieren und zu analysieren" (Leininger, 1981c, S. 99). Dieses Modell enthält abermals analytische Ebenen, die Abstraktionsebenen entsprechen. Es beschreibt sechs Ebenen von Phänomenen des Sorgens: das Individuum, die Familie oder soziale Gruppe, die Institution oder das System, die spezifische Kultur, den gesellschaftlichen Brennpunkt und den weltweiten oder multikulturellen Brennpunkt. Weltweite und gesellschaftliche Ebenen repräsentieren die höchste Ebene der Abstraktion, spezielle kulturelle und institutionelle Ebenen geben die mittlere Abstraktionsebene wieder, und die Familie oder soziale Gruppe sowie der individuelle Fokus bilden die unterste Ebene der Abstraktion. Leininger behauptet, daß „das Wechselspiel und die gegenseitigen Beziehungen zwischen *allen* Ebenen des Modells für eine vollständige Analyse des Sorgens von Bedeutung sind" (1981c, S. 100).

Im Jahre 1980 beschrieb Leininger „ein taxonomisches Modell, um Arten von Phänomenen des Sorgens zu untersuchen" (1981d, S. 137). In diesem Artikel bezog sich Leininger auf das oben beschriebene Modell von 1978 als eine Hilfe für Pflegende, „Formen von Phänomenen des Sorgens zu konzeptualisieren, zu ordnen und zu untersuchen (1981d, S. 137). Leiningers Beitrag zur weiteren Entwicklung des Modells in dieser Arbeit ist die Empfehlung einer Taxonomie der Fürsorge bzw. des Sorgens. Die 1980 vorgestellte Taxonomie von Konstrukten der Fürsorge bzw. des Sorgens baut auf der Phase II des Modells von 1978 auf. Leiningers Taxonomie ist wie folgt unterteilt:

    I. Formen und Attribute universeller Fürsorge
   II. Kulturspezifische Fürsorgeformen und -attribute
  III. Transkulturelle emisch-etische Fürsorgebeziehungen
  IV. Professionelle und nichtprofessionelle Gesundheitsfürsorgeattribute
   V. Soziale Struktur und individuelle Gruppe/Fürsorgeformen und
      -beziehungen
  VI. Transkulturelle Pflege und Fürsorge nach spezifischen Kulturen
 VII. Interdisziplinäre Formen der Fürsorge
VIII. Weitere Formen der Fürsorge und Beziehung zu Formen des Heilens
      (Leininger, 1981d, S. 142).

Seit 1984 hat Leininger ihr Modell beständig als das Sunrise-Modell präsentiert. Es wurde verschiedentlich als ein theoretisches und konzeptionelles Modell dargestellt, das transkulturelle Dimensionen beschreibt für

▶ „kulturologische Interviews, Assessments und Therapieziele" (Leininger 1984c, S. 137),

▶ eine „konzeptionelle Unterscheidungsmethode in Theorie und Forschung zur Untersuchung der Vielfältigkeit und Universalität von Phänomenen der Fürsorge (Leininger, 1985b, S. 44),

▶ „ein konzeptionelles Bild zur Beschreibung von Komponenten der Theorie, um zu untersuchen, wie diese Komponenten den Fürsorge- und Gesundheitszustand von Einzelpersonen, Familien, Gruppen und soziokulturellen Institutionen beeinflussen" (Leininger, 1988a, S. 156), und als

▶ „eine wertvolle kognitive ‚Landkarte', Forschern zum Geleit" (Leininger, 1991a, S. 53).

Leininger erläutert, daß das Modell Lesern hilft, „die Gesamtgestalt verschiedener Einflüsse im Blick zu behalten, um Fürsorge durch die Ergebnisse von Gesundheit und Wohlbefinden zu beschreiben und zu erklären" (1991a, S. 50). Als solches dient es als Schutz gegen eine fragmentarische Betrachtung ins Auge fallender kultureller Dimensionen.

Leininger rückt das Modell in die Nähe einer Kultur, weil es „Ganzheit und Verbundenheit mit der Natur aller in Zusammenhang mit menschlicher Fürsorge zu untersuchenden Verbindungen hat" (1991a, S. 50). Es ist ausgelegt, um Pflegenden zu helfen, „eine kulturelle Welt verschiedener Lebenskräfte und Einflüsse auf die menschliche Verfassung wahrzunehmen, die berücksichtigt werden müssen, um menschliche Fürsorge in vollem Umfang zu entdecken" (Leininger, 1991a, S. 50).

Entwicklung der Theorie

Über die Jahre hat Leininger zahlreiche Prämissen, Annahmen und Hypothesen zur Beschreibung der Natur kultureller Fürsorge vorgelegt. Zwei wichtige Artikel und ein Buch behandeln ihre Theorie in vollem Umfang; die Artikel wurden 1985 und 1988 veröffentlicht, das Buch erschien 1991.

Im Jahre 1985 legt Leininger etwas vor, das sie als allgemeines Theorie-Statement bezeichnet. Sie schreibt: „Mit der Theorie sage ich voraus, daß verschiedene Kulturen Fürsorge in unterschiedlicher Weise wahrnehmen, kennen und praktizieren, und doch gibt es zwischen allen Kulturen der Welt bezüglich der Fürsorge einige Gemeinsamkeiten" (1985a, S. 4). Dies ist das Kernstück der Theorie der Fürsorgevielfalt und -gemeinsamkeiten von einem transkulturellen Standpunkt aus. Darüber hinaus stellt Leininger (1985a) fest, daß die Theorie „...menschliche Fürsorgekonstruktionen von Kulturen sowie Praktiken der Pflege und Fürsorge erklärt und vorhersagt. Sie kann Faktoren erklären und vorhersagen, die Fürsorge und Gesundheit sowie Pflege und Fürsorge beeinflussen. Volkstümliche, professionelle sowie pflegerische und fürsorgerische Werte, Überzeugungen und Praktiken sowie institutionelle Normen lassen sich durch die Theorie identifizieren und erklären." (S. 210)

In der Beschreibung von 1985 wird auf die Theorie Bezug genommen als „die Theorie der transkulturellen Fürsorgevielfalt und -gemeinsamkeiten" (Leininger, 1985a, S. 209). In dem Artikel von 1988 bezeichnet Leininger die Arbeit als „die Pflegetheorie der transkulturellen Fürsorgevielfalt und -gemeinsamkeiten" (1988a, S. 152). In den jüngsten Veröffentlichungen wurde das Wort „transkulturell" durch „kulturell" ersetzt.

Leiningers Darlegung der Theorie aus dem Jahre 1985 enthielt eine Beschreibung von zehn Begriffen, 13 Annahmen und 14 Statements über Beziehungen. Die Version von 1988 umfaßte acht Annahmen, 15 Definitionen und keine ausdrücklichen Statements über Beziehungen. Die meisten Veränderungen in der letzten Veröffentlichung spiegeln eine Synthese oder Neuformulierung von Elementen wieder, die in der Arbeit von 1985 zu finden sind. Die Version der Theorie aus dem Jahre 1991 enthielt Definitionen von 18 Begriffen, 13 Annahmen und keine ausdrücklichen Statements über Beziehungen.

Man sollte beachten, daß Leininger bei der Diskussion von Komponenten ihrer Theorie und von Forschungsergebnissen vorzugsweise das Wort Konstrukt anstelle von Begriff verwendet. Sie schreibt: „Konstrukt ist ein wesentlich breiter gefaßter und mehr einschließender Terminus als [das Wort; Anm. d. Ü.] Begriff, da er viele implizite und explizite Bedeutungen hat, die im Zuge der Untersuchung herausgelockt werden müssen" (1991a, S. 63).

Leininger bezeichnet die Fürsorge als zentralen Begriff der Pflegetheorie und -forschung und stellt dadurch das Fundament selbst in Frage, das viele Pflegende als Grundlage ihrer Disziplin und ihres Berufs akzeptieren. So stellt sie zum Beispiel die Kernthemen der von Donaldson und Crowley 1978 vorgelegten

Pflegeuntersuchung in Frage und konstatiert: „Die vier vorgetragenen Begriffe von Gesundheit, Pflege, Person und Umgebung ... sind nicht länger akzeptabel" (1991a, S. 59). Sie stellt fest, daß Fürsorge das primäre Metaparadigma oder der Kernbegriff der Pflege ist und sieht bei den Begriffen von Gesundheit, Pflege, Person und Umgebung als Hauptdimensionen der Pflege zahlreiche Unzulänglichkeiten.

Leininger glaubt nicht, daß die Begriffe der Pflege und der Person, die von anderen Pflegetheoretikern als Kernbegriffe angenommen werden, helfen können, um Pflege zu erklären. Sie behauptet, daß „man dasselbe Phänomen nicht gleichzeitig erklären und vorhersagen und untersuchen kann", und „Pflege ist das Phänomen, das erklärt werden muß" (1988a, S. 154). Der Begriff der Person „ist nicht hinreichend, um Pflege zu erklären, da er Gruppen, Familien, soziale Einrichtungen und Kulturen nicht erklärt" (Leininger, 1988a, S. 154), und viele nichtwestliche Kulturen glauben nicht an den Begriff der Person oder stellen ihn nicht in den Mittelpunkt (Leininger, 1991). Leininger erkennt die Bedeutung der Begriffe Umgebung und Gesundheit für die Pflege an, stellt jedoch fest, daß diese Begriffe für die Pflege nicht einzigartig sind, da sie auch von anderen Disziplinen untersucht werden.

Ein weiterer Bereich, in dem sich Leininger von vielen Pflegenden unterscheidet, liegt in der Definition ihrer Theorie. Im Jahre 1988 legte sie eine Definition der Theorie als „Anordnungen von untereinander vernetztem Wissen mit Bedeutungen und Erfahrungen, die ein Phänomen (oder einen untersuchten Bereich) durch einen offenen, kreativen und naturalistischen Entdeckungsprozeß beschreiben, erklären, vorhersagen oder begründen" (1988a, S. 154) vor. Die Theorie der kulturellen Fürsorge paßt in diese Definition.

Leiningers Definition weicht von der klassischen Beschreibung einer Theorie ab und wurde entworfen, um zur Forschung und Entdeckung von Fürsorgephänomenen zu ermutigen, die ansonsten unter dem strikten Festhalten an anderen wissenschaftlichen Methoden erstickt wären. Leininger unterstützt den Einsatz qualitativer Forschungsmethoden bei der Erklärung und Vorhersage von Fürsorgephänomenen.

Zukünftige Entwicklung der Theorie

Leininger sagt ein zukünftig größeres Interesse an ihrer Theorie voraus, und zwar als Folge von Kräften des Marktes, die in den Bereich der Pflege hineinwirken, wie etwa das Verlangen nach persönlich orientierten Fürsorgediensten und der Förderung von Qualitätsfürsorge als Produkt (Leininger, 1988b). Die Theorie wird gesehen als „der breitestgefaßte und ganzheitlichste Leitfaden zur Untersuchung des Menschen in seinen Lebensweisen, kulturellen Werten und Überzeugungen, Symbolen, materiellen und immateriellen Formen und in seinem lebendigen Kontext" (Leininger, 1988a, S. 155).

Zukünftige Kräfte des Marktes und der Gesellschaft in Verbindung mit einer offeneren Sichtweise machen die Theorie wünschenswert und potentiell anwendbar auf ein breites Spektrum von Kulturen, Problemen und Pflegesituationen. Ihre weitere Differenzierung erfolgt bei der Anwendung der Theorie durch Pflegende in Praxis und Forschung.

Zukünftige Arbeit könnte sich darauf konzentrieren, den Bereich der Beziehungen zwischen den Komponenten der Theorie weiter zu umreißen. So glauben beispielsweise Tripp-Reimer und Dougherty (1985), daß „Annahmen, auf denen das Modell beruht, nicht von den theoretischen Statements getrennt" seien (S. 79).

Leininger fährt fort, die Theorie durch Anwendung in der Forschung zu verbessern und zu entwickeln, indem sie Wertvorstellungen und Praktiken der Fürsorge in verschiedenen Kulturen untersucht. Zu diesen Bemühungen tragen zahlreiche Pflegende aus den USA und der ganzen Welt bei.

Zusammenfassung

Die von Madeleine Leininger entwickelte Theorie der kulturellen Fürsorgevielfalt und -gemeinsamkeiten hat ihren Ursprung sowohl in der Anthropologie als auch in der Pflege. Leininger behauptet, daß Kultur und Fürsorge untrennbar miteinander verbunden sind und daß die Fürsorge bzw. das Sorgen der zentrale Aufgabenbereich Pflegender ist. Das Ziel ihrer theoretischen Arbeiten liegt in einer kulturell kongruenten Pflege und Fürsorge.

Über drei Jahrzehnte war Leininger mit der Entwicklung von Begriffen, Modellen und Theorien beschäftigt, und so wurde der Begriff der Pflege in ihren Schriften auf viele verschiedene Weisen analysiert. Beispiele dieser Analyse umfassen die Definition und den Vergleich der Begriffe Fürsorge und Sorgen, allgemeine und professionelle Fürsorge sowie humanistische Fürsorge und wissenschaftliche Fürsorge. Zahlreiche frühe Modelle haben zu dem heute wohlbekannten Sunrise-Modell Leiningers geführt.

Die Theorie der kulturellen Fürsorgevielfalt und -gemeinsamkeiten hat ihre zentrale Idee darin, daß es zwischen allen Kulturen der Welt Unterschiede und Gemeinsamkeiten gibt. Die Theorie unterscheidet sich vom Modell dahingehend, daß das Modell lediglich Komponenten der Theorie beschreibt, um ein konzeptionelles Bild zu liefern. Die Theorie wurde ursprünglich bekannt als Theorie der transkulturellen Fürsorgevielfalt und -gemeinsamkeiten, in letzter Zeit wurde das Präfix „trans-" jedoch fallengelassen. Die Bemühungen um eine Entwicklung von Konzept, Modell und Theorie werden fortgesetzt.

Angenommene Prämissen der Theorie

Madeleine M. Leininger

Angenommene Prämissen über eine Theorie zu erstellen ist wichtig; in der Tat können sie als grundlegende „Gegebenheiten" einer Theorie gelten. Ich fragte mich, was die Beziehung zwischen Pflege und Fürsorge und Kultur sein könnte und kam zu der Ansicht, daß Fürsorge kulturabhängig ist und daß Kultur nicht ohne Fürsorge überleben kann. So gesehen ist Kultur entscheidend und wesentlich für das Verständnis von Menschen und Pflege.

Beständig untersuche ich Annahmen über die Theorie und wie die Theorie in der Pflege neues Wissen hervorbringen könnte. Die folgenden Annahmen (Leininger, 1991a, S. 44–45) entstanden aus induktivem und deduktivem Denken sowie durch Lesen und aus Erfahrungen in der Pflege und der Anthropologie. Sie wurden während der vergangenen drei Jahrzehnte ausdifferenziert, sind jedoch die wichtigen Ideen, die meine Überlegungen zur Entwicklung der Theorie der kulturellen Fürsorge geleitet haben.

1. Fürsorge ist das Wesen der Pflege und ein herausragender, dominierender, zentraler und einigender Kernpunkt.
2. Fürsorge (Sorgen) ist wesentlich für das Wohlbefinden, die Gesundheit, das Heilen, für Wachstum und Überleben sowie für die Auseinandersetzung mit Behinderungen oder dem Tod.
3. Kulturelle Fürsorge ist das breitestgefaßte ganzheitliche Mittel, um Phänomene der Pflege und Fürsorge zu erkennen, zu erklären, zu interpretieren und vorherzusagen und wiederum als Richtlinie für Praktiken der Fürsorge und Pflege zu dienen.
4. Pflege ist eine transkulturelle, humanistische und wissenschaftliche Disziplin und ein Beruf der Fürsorge mit dem zentralen Ziel, Menschen weltweit zu dienen.
5. Fürsorge (Sorgen) ist wesentlich für das Heilen und die Heilung, denn es gibt kein Heilen ohne das Sorgen.
6. Konzepte der kulturellen Fürsorge, Bedeutungen, Ausdrucksformen, Muster, Prozesse und strukturelle Formen von Fürsorge haben unter allen Kulturen der Welt verschiedene (Vielfalt) und ähnliche (in Richtung auf Gemeinsamkeiten) Merkmale.
7. Jede menschliche Kultur verfügt über allgemeines Fürsorgewissen und allgemeine Fürsorgepraktiken (Laienwissen, volkstümliches oder eingeborenes Wissen und entsprechende Praktiken) und für gewöhnlich über professionelles Fürsorgewissen und Praktiken, die transkulturell variieren.
8. Werte, Überzeugungen und Praktiken der kulturellen Fürsorge werden beeinflußt durch und neigen zum Eingebettetsein in Weltanschauung, Sprache und Religion (oder den spirituellen Kontext), in Verwandschaftsverhältnisse (den sozialen Kontext), Politik (oder den rechtlichen Kontext) sowie in Erziehung und Ökonomie, Technologie, Ethnogeschichte und den umweltabhängigen Kontext einer jeweiligen Kultur.

9. Vorteilhafte, gesunde und befriedigende, auf Kultur beruhende Fürsorge und Pflege trägt zum Wohlbefinden von Einzelpersonen, Familien, Gruppen und Gemeinschaften innerhalb ihres jeweiligen umweltabhängigen Kontextes bei.

10. Kulturell kongruente Pflege und Fürsorge können nur auftreten, wenn die Werte, Ausdrucksformen und Muster der kulturellen Fürsorge bekannt sind und von der Pflegeperson in geeigneter Weise und bedeutungsvoll an Gruppen oder Einzelpersonen angewandt werden.

11. In menschlichen Kulturen gibt es weltweit Unterschiede und Gemeinsamkeiten zwischen professionell Pflegenden und Klienten (mit ihren allgemeinen Bedürfnissen).

12. Klienten, die Anzeichen von kulturellen Konflikten, Noncompliance, Belastungen sowie ethischen und moralischen Bedenken zeigen, benötigen eine auf Kultur beruhende Fürsorge.

13. Das qualitative Paradigma bei naturalistischen Untersuchungsweisen liefert die wesentlichen Mittel, um menschliche Fürsorge transkulturell zu entdecken.

Diese angenommenen Prämissen leiteten und inspirierten mein Denken, während ich die Theorie der kulturellen Fürsorge mit den Methoden der Ethnopflege, Ethnologie und Ethnographie systematisch entwickelte und untersuchte. Die Annahmen dienten als Ausgangspunkt meiner theoretischen Einsichten, Hinweise und Vorhersagen über kulturelle Fürsorge.

Orientierungsdefinitionen der Theorie

Mir wurde klar, daß ich Orientierungsbegriffe oder -konstrukte *(orientational concepts or constructs)* benötigte, um die Theorie der kulturellen Fürsorge in vollem Umfang zu entwickeln. So konzipierte ich die Idee von Orientierungsdefinitionen oder ungefähr zutreffenden Ideen *(ballpark ideas)*, die im Gegensatz zu Arbeitsdefinitionen *(operational definitions)* – sehr eng konstruierten ungefähr zutreffenden Ideen – standen.

In den frühen 80er Jahren stellte eine kleine Gruppe führender Persönlichkeiten in der Pflege vier Pflegebegriffe vor: Pflege, Person, Gesundheit und Umgebung (Fawcett, 1984, 1989; Fitzpatrick und Whall, 1989). In meiner Arbeit hatte ich mich bereits auf die Fürsorge als Zentrum der Pflege sowie auf Kultur und den Umgebungskontext als wesentlich für die Pflege konzentriert, und doch fehlte ihren Konzepten der Begriff der Fürsorge, und Kultur wurde nie herausgearbeitet. Ich fand einige der Begriffe unzureichend, um Pflege zu erklären, vorherzusagen und sich darin auszukennen. Zunächst einmal hatte ich den Eindruck, daß sich Pflege nicht in Begriffen der Pflege selbst erklären läßt. Ein Theoretiker bedarf unterschiedlicher Ideen, um die Natur eines Phänomens zu entdecken. Zweitens ist die *Person* aus sozialwissenschaftlicher Sicht in bestimmter Weise definiert, nämlich als jemand mit einem bestimmten Status und einer sozialen Rolle. Und es wäre unangemessen, sich nur auf die Person als Zentrum der Pflege zu konzentrieren, weil Pflegende auch mit Familien, Gruppen, Gemeinden und Institutionen arbeiten.

Ich glaubte, daß der Begriff „Umgebung" für die Pflege wichtig sein könnte, weil Pflegende in vielen verschiedenen Arten von Umgebung wirken, sah ihn jedoch nicht als zentral an. Bei der Entwicklung der Theorie hatte ich den Begriff Umgebungskontext *(environmental context)*, einen wesentlich weiter gefaßten Begriff, bereits definiert und eingesetzt. Ich sah ihn in Bezug auf die Gesamtheit der menschlichen Existenz in verschiedenen Arten soziokultureller und psychophysischer Umgebung. Umgebung hatte damit eine viel weitere Bedeutung mit Bezug auf den Holismus oder die Gesamtheit menschlichen Lebens.

Der Begriff der „Gesundheit" ist wichtig, ich empfand ihn jedoch in der Definition der Theoretiker als einengend. In meinen transkulturellen Studien hatte ich herausgefunden, daß Wohlbefinden und andere Phänomene in engem Zusammenhang mit Gesundheit standen oder gar wechselweise verwendet wurden.

Es ist ermutigend zu sehen, wie die Konzentration auf menschliche „Fürsorge" und das „Sorgen" heutzutage zunimmt und wie mehr Pflegende die Fürsorge als zentrales und wichtigstes Phänomen der Pflege untersuchen und schätzen (Gaut, 1981; Leininger, 1981a/b, 1984a–c, 1988a–d, 1990a/b, 1991a/b; Ray, 1981; Valentine, 1988; Watson, 1985). In der Tat nahm das Interesse an der menschlichen Fürsorge als zentralem Brennpunkt der Pflegeausbildung und -praxis in den vergangenen zehn Jahren zu. Der Schwerpunkt auf der menschlichen Fürsorge mit Kultur regte viele Pflegende dazu an, sich eine umfassendere und ganzheitlichere Sichtweise der Pflege anzueignen.

Ein weiteres, einzigartiges Merkmal in der Entwicklung der Theorie der kulturellen Fürsorge war der überwiegende Einsatz einer als Ethnopflege bezeichneten Forschungsmethode zur Definition und Entdeckung der kulturellen Fürsorge. Die Theorie wurde aus dem qualitativen Paradigma oder der qualitativen Perspektive heraus entwickelt, um die Bedeutungen, das Verständnis, Charakteristika und Attribute kultureller Fürsorge aus den lokal geltenden Ansichten oder emischen Sichtweisen der Menschen hervorzulocken (Leininger, 1978, 1985b). Dies ist ein Ansatz, der sich deutlich von dem traditionellen quantitativen Paradigma unterscheidet, bei dem die Untersucher sich auf das Testen von Hypothesen und spezifischen Variablen konzentrieren, die vorher festgesetzt werden und vor allem die Untersucher und weniger die Untersuchten interessieren. Beim qualitativen Paradigma verwendet der Untersucher eher „Orientierungs-" als „Arbeits-"definitionen. Letztere werden beim quantitativen Paradigma eingesetzt. Orientierungsdefinitionen fördern ein offenes Entdecken, um Phänomene oder ein weites Forschungsfeld aufzudecken. Dieser Ansatz in der Entwicklung der Theorie und bei der Untersuchung ist wichtig, weil er die Ansichten, Ideen und Erfahrungen der Menschen vor Ort hervortreten läßt, weil er in scharfem Gegensatz zu „etischen" oder den Ansichten der Untersucher steht, und weil er der Forschung gestattet, in die Welt der Informanten zu gelangen. Orientierungsdefinitionen können sich abhängig von den Befunden des Untersuchers ändern. Ich habe auch den Terminus *Konstrukt* verwendet, der sich auf viele in einem Terminus eingebettete Ideen oder Begriffe bezieht, während der *Begriff* eine einzelne Idee oder ein einzelnes Phänomen darstellt.

Die wichtigsten Orientierungsdefinitionen für die Theorie sind (Leininger, 1991a, S. 46–47):

1. Fürsorge *(care)* bezieht sich auf abstrakte und konkrete Phänomene in Verbindung mit helfenden, unterstützenden oder befähigenden Erfahrungen

oder Verhaltensweisen gegenüber anderen oder für andere mit offensichtlichen oder angenommenen Bedürfnissen, um eine menschliche Verfassung oder Lebensweise zu verbessern oder zu verfeinern.

2. Sorgen *(caring)* bezieht sich auf Handlungen und Aktivitäten in Verbindung mit helfenden, unterstützenden oder befähigenden Erfahrungen oder Verhaltensweisen gegenüber anderen oder für andere mit offensichtlichen oder angenommenen Bedürfnissen, um eine menschliche Verfassung oder Lebensweise zu verbessern oder zu verfeinern oder dem Tod entgegenzusehen.

3. Kultur *(culture)* bezieht sich auf die erlernten, mit anderen geteilten und tradierten Werte, Überzeugungen, Normen und Lebensweisen einer speziellen Gruppe, die deren Denken, Entscheidungen und Handlungen in vorgeprägter Weise steuern.

4. Kulturelle Fürsorge *(cultural care)* bezieht sich auf die kognitiv erlernten und weitergegebenen Werte, Überzeugungen und geprägten Lebensweisen, die für ein anderes Individuum oder eine andere Gruppe helfend, unterstützend, erleichternd oder befähigend wirken, um Wohlbefinden oder Gesundheit aufrechtzuerhalten, die menschliche Verfassung und Lebensweise zu verbessern oder mit Krankheit, Behinderung oder dem Tod umzugehen.

5. Gesundheit *(health)* bezieht sich auf einen Zustand des Wohlbefindens, der kulturell definiert ist, geschätzt und erfahren wird und der die Fähigkeit von Einzelpersonen (oder Gruppen) widerspiegelt, ihren täglichen Rollenaktivitäten in kulturell ausgedrückten, vorteilhaften und geprägten Lebensweisen nachzugehen.

6. Der Umgebungskontext *(environmental context)* bezieht sich auf die Gesamtheit eines Ereignisses, einer Situation oder spezieller Erfahrungen, die menschlichen Ausdrücken, Interpretationen und sozialen Interaktionen in speziellen physischen, ökologischen, soziopolitischen und/oder soziokulturellen Settings Ausdruck verleihen.

7. Kulturelle Fürsorgevielfalt *(cultural care diversity)* bezieht sich auf die Vielfältigkeiten und/oder Unterschiede in Bedeutungen, Mustern, Werten, Lebensweisen oder Symbolen der Fürsorge innerhalb von oder zwischen Kollektiven, die mit helfenden, unterstützenden oder befähigenden Ausdrücken menschlicher Fürsorge in Zusammenhang stehen.

8. Kulturelle Pflegeuniversalität oder -gemeinsamkeiten *(cultural care universality)* beziehen sich auf allgemeine ähnliche oder vorherrschende einheitliche Bedeutungen, Muster, Werte, Lebensweisen oder Symbole der Pflege, die in vielen Kulturen manifest sind und helfende, unterstützende, erleichternde oder befähigende Formen der Hilfe für den Menschen widerspiegeln. (Der Terminus *Universalität* wird weder auf eine absolute Weise noch als fester statistischer Befund verwendet).

9. Allgemeines volkstümliches oder Laiensystem *(generic folk or lay system)* bezieht sich auf kulturell erlerntes und tradiertes, eingeborenes (oder traditionelles), volkstümliches (bodenständiges) Wissen und entsprechende Fertigkeiten, die eingesetzt werden, um helfende, unterstützende, befähigende oder erleichternde Handlungen gegenüber einer Einzelperson, einer Gruppe oder einer Institution mit eindeutigen oder angenommenen Bedürfnissen nach Verbesserung oder Verfeinerung einer humanen Lebensweise,

eines Gesundheitszustandes (oder Wohlbefindens) oder in Bezug auf den Umgang mit Behinderungen und Tod vorzunehmen.

10. Professionelle(s) System(e) *(professional system[s])* bezieht sich auf formales und kognitiv erlerntes professionelles Wissen und entsprechende praktische Fertigkeiten, die bei einigem multidisziplinären Personal in professionellen Institutionen unterrichtet werden, um Konsumierenden zu dienen, die um Gesundheitsdienstleistungen nachsuchen.

11. Kulturelle(r) Fürsorgeerhalt oder Bewahrung *(cultural care preservation or maintenance)* bezieht sich auf jene helfenden, unterstützenden, erleichternden oder befähigenden professionellen Handlungen und Entscheidungen, die Menschen einer bestimmten Kultur helfen, relevante Fürsorgewerte zu bewahren und zu erhalten, um ihr Wohlbefinden aufrechtzuerhalten, von Krankheit zu genesen oder Behinderungen oder dem Tod ins Auge zu sehen.

12. Kulturelle Fürsorgeanpassung oder -verhandlung *(cultural care accomodation or negotiation)* bezieht sich auf jene helfenden, unterstützenden, erleichternden oder befähigenden kreativen professionellen Handlungen und Entscheidungen, die Menschen einer bestimmten Kultur helfen, sich anderen um eines vorteilhaften oder befriedigenden Gesundheitsresultates mit professionellen Fürsorgeerteilern wegen anzupassen oder mit ihnen zu verhandeln.

13. Kulturelle Fürsorgerekonstruktion oder -umstrukturierung *(cultural care repatterning or restructuring)* bezieht sich auf jene helfenden, unterstützenden, erleichternden oder befähigenden professionellen Handlungen und Entscheidungen, die Klienten helfen, ihre Lebensweisen im Sinne neuer, verschiedener oder vorteilhafterer Gesundheitspflegemuster neu zu ordnen, zu verändern oder zu modifizieren, dabei die kulturellen Werte und Überzeugungen des Klienten zu respektieren und für eine bessere (oder gesündere) Lebensweise als zuvor zu sorgen.

14. Kulturell kongruente (Pflege und) Fürsorge *(cultural congruent [nursing] care)* bezieht sich auf jene helfenden, unterstützenden, erleichternden oder befähigenden professionellen Handlungen und Entscheidungen auf kognitiver Grundlage, die den kulturellen Werten, Überzeugungen und Lebensweisen eines Individuums, einer Gruppe oder einer Institution auf den Leib geschnitten sind, um bedeutungsvolle, vorteilhafte und befriedigende Dienstleistungen der Gesundheitsfürsorge oder für das Wohlbefinden zu erbringen.

Weitere Orientierungsdefinitionen (Leininger, 1991a)

1. Pflege *(nursing)* bezieht sich auf einen erlernten humanistischen und wissenschaftlichen Beruf und eine Disziplin, die ihren Schwerpunkt in menschlichen Fürsorgephänomenen und -aktivitäten hat, um Einzelpersonen oder Gruppen zu helfen, sie zu unterstützen, es ihnen zu erleichtern und sie zu befähigen, ihr Wohlbefinden (oder ihre Gesundheit) auf kulturell bedeutsame und vorteilhafte Weise aufrechtzuerhalten oder wiederzugewinnen oder um Menschen zu helfen, Behinderungen oder dem Tod ins Auge zu sehen.

2. Weltanschauung *(world view)* bezieht sich auf die Art, in der Menschen ihre Welt oder ihr Universum betrachten, um sich ein Bild oder eine Wertvorstellung von ihrem Leben oder der Welt um sie herum zu machen.

3. Kulturelle und soziale Strukturdimensionen *(cultural and social structure dimensions)* beziehen sich auf die dynamischen Muster und Merkmale untereinander vernetzter struktureller und organisatorischer Faktoren einer bestimmten Kultur (Subkultur oder Gesellschaft), die religiöse, verwandtschaftliche (soziale), politische (und gesetzliche), ökonomische, pädagogische, technologische und kulturelle Werte umfassen, und wie diese Faktoren untereinander in Verbindung stehen und funktionieren können, um menschliches Verhalten in jeweils unterschiedlichem Umgebungskontext zu beeinflussen.

4. Ethnogeschichte *(ethnohistory)* bezieht sich auf jene vergangenen Fakten, Ereignisse, Augenblicke und Erfahrungen von Einzelpersonen, Gruppen, Kulturen und Institutionen, die sich primär auf den Menschen (Ethno...) zentrieren und menschliche Lebensweisen innerhalb eines speziellen kulturellen Kontextes und innerhalb von Raum-Zeit-Bezügen beschreiben, erklären und interpretieren.

Die oben genannten Orientierungsdefinitionen dienen als Wegweiser für die Entdeckung von Phänomenen mit Bezug auf kulturelle Fürsorge. Diese Definitionen führen den Theoretiker und Forscher dazu, in Untersuchung befindliche allgemeine Ideen mit der Forschungsmethode der Ethnopflege zu untersuchen, einer Methode, die explizit dafür ausgelegt ist, die Theorie der kulturellen Fürsorge zu untersuchen (Leininger, 1991a). Die Ethnopflegemethode wurde entwickelt, um Bedeutungen, Ausdrucksformen und Muster in Bezug auf Pflege hervorzulocken, da kulturelle Fürsorge gewöhnlich in die soziale Struktur und in Formen des Sprachgebrauchs eingebettet und dort beheimatet ist. Quantitative Verfahren sind extrem schwierig einzusetzen, um verdeckte und komplexe Bedeutungen und Ausdrucksformen der kulturellen Fürsorge, wie etwa Mitgefühl, Hoffnung, Empathie und viele andere Konstrukte zu untersuchen. Ein Forscher könnte kulturelle Fürsorge sowohl über das qualitative als auch über das quantitative Paradigma untersuchen, man muß jedoch daran denken, die Paradigmen nicht miteinander zu vermischen, da dies der Philosophie sowie den Absichten und Zielen eines jeden Paradigmas Gewalt antun würde (Leininger, 1990b, 1991a; Lincoln und Guba, 1985).

Wichtige Merkmale der Theorie der kulturellen Fürsorge

Da ein Forscher Bedeutungen, Ausdrucksformen und Muster kultureller Fürsorge aus verschiedenen Kulturen entdecken und deuten muß, benötigte ich eine induktive Theorie und definierte Theorie daher als *Muster oder Sets von untereinander vernetzten Begriffen, Konstrukten, Ausdrücken, Bedeutungen und Erfahrungen, die einige Phänomene oder ein Untersuchungsfeld durch einen offenen, kreativen und naturalistischen Entdeckungsprozeß beschreiben, erklären, vorhersagen und begründen* (Leininger, 1991a, S. 34). Diese Definition einer Theorie würde die Untersuchung kultureller Fürsorge unter Verwendung eines naturalistischen Entdeckungsprozesses erleichtern und sowohl zu in die Tiefe reichenden Beschreibungen als auch zu Wegen der Beschreibung, Erklärung, Interpretation und sogar der Vorhersage von Pflegephänomenen durch Muster und Themen führen. Meine Definition der Theorie ist der von Stevens (1979) und Watson (1985) ähnlich, die sich auf das Entdecken konzentriert, indem sie Phänomene so umfassend wie möglich beschreibt und interpretiert. Eine auf Induktion beruhende Theorie gestattet es dem Untersucher, umfangreiche Daten von Informanten, aus Situationen, Ereignissen und Augenblicken sowie von Gruppen und Umgebungskontexten zu entdecken.

Das Hervorlocken verdeckter und komplexer Phänomene erfordert beträchtliche Aufmerksamkeit gegenüber den Werten und Lebensweisen der Menschen. Es ist ebenso wichtig, die Vorstellungen eines Informanten zu interpretieren, wie den untersuchten Kontext zu dokumentieren. Daher waren diese weitgefaßten und offenen Definitionen äußerst wichtig, um unbekannte Bereiche zu erschließen, Daten direkt von den Menschen zu erhalten, Phänomene kultureller Fürsorge zu verstehen und die angenommenen Voraussetzungen der Theorie zu untersuchen.

Bei der Entwicklung der Theorie der kulturellen Fürsorge wollte ich betrachten, was in der kulturellen Fürsorge weltweit universell und vielfältig ist. Für das Studium der Unterschiede und Ähnlichkeiten unter und zwischen den Kulturen der Welt war eine breite theoretische Perspektive von großer Bedeutung. Die Theorie hatte daher einen sehr großen Anwendungsbereich mit einer Perspektive, die sich über die ganze Welt erstreckte. Ich war neugierig, ob es Muster, Bedeutungen und Praktiken der Fürsorge gab, die universell oder allgemein waren, weil dieses Wissen Pflegenden bei der Versorgung von Menschen in verschiedenen Kulturen helfen würde. Gleichzeitig war ich neugierig, was in der Fürsorge vielfältig oder verschieden sein würde. Die Entdeckung der Universalität (oder Gemeinsamkeiten) und der Unterschiede (oder Vielfältigkeit) war wesentlich, um eine Grundlage pflegerischen Wissens zu schaffen. Pflegende könnten Ergebnisse aus der Theorie auf praktische Art einsetzen, um eine bedeutungsvolle und für die Bedürfnisse des Klienten sensible Pflege zu verbessern oder zu geben. Derartige Entdeckungen würden einen völlig neuen Durchbruch in der Pflege bilden und Pflegenden neues Wissen liefern.

Die Theorie war für den Einsatz in unserer westlichen Welt, wie etwa den USA, Kanada und Europa, sowie in nichtwestlichen Kulturen wie China, Korea, Südafrika u. a. gedacht und entwickelt worden. Vergleichende Daten über menschliche Fürsorge waren wesentlich, um Klienten eine jeweils unterschiedliche Pflege zu bieten sowie bezüglich der Pflege und Fürsorge Entscheidungen zu treffen und Handlungen vorzunehmen, die den Bedürfnissen des Klienten entsprechen. Mit der Zeit konzentrierte sich die Theorie darauf, wo Pflege praktiziert wurde oder zukünftig praktiziert werden müßte, beruhend auf den Bedürfnissen und Wünschen der Menschen. So war die Theorie dafür ausgelegt, sehr nützliche und praktische Ergebnisse zu zeitigen und dafür eingesetzt zu werden, um eine kulturell sensible und kompetente Pflege zu bieten.

Die *Absicht* der Theorie der kulturellen Fürsorge bestand darin, durch offene, naturalistische Untersuchung Vielfältigkeiten und Gemeinsamkeiten der kulturellen Fürsorge zu entdecken, um pflegerisches Wissen für die Disziplin und den Beruf der Pflege zu generieren. Das *Ziel* der Theorie war es letztlich, „kulturell konguente Pflege und Fürsorge" zu bieten, um die Pflege und Fürsorge von Menschen aus verschiedenen oder ähnlichen Kulturen zu verbessern. Letzteres bedeutete, Klienten durch eine auf Kultur beruhende Pflege zu helfen, in befriedigender Weise von Krankheit zu genesen, oder Zustände und Bedingungen zu verhindern, die die Gesundheit und das Wohlbefinden des Klienten einschränken würden. Ziel war es daher, „kulturell kongruente" und „kulturell spezifische" Pflege und Fürsorge zu bieten, die zu Gesundheit oder Wohlbefinden führen würde. Pflege und Fürsorge mußten auf die kulturellen Werte, Überzeugungen und Lebensweisen des Klienten zugeschnitten sein und zu ihnen passen. Die Versorgung von Einzelpersonen, Familien, Gruppen oder Kulturen mit kulturell kongruenter Fürsorge bedeutete, daß Pflege- und Fürsorgehandlungen und -entscheidungen für die Kranken, Gesunden und Behinderten sowie zur Hilfe einer sterbenden Person nützlich, befriedigend und/oder bedeutungsvoll sein mußten. Ich stellte theoretisch dar, daß eine Menge Probleme und Konflikte auftreten würden, die die Genesung verzögern, Wohlbefinden verhindern oder sogar zu unerwarteten Todesfällen führen könnten, wenn Pflege und Fürsorge nicht kulturell kongruent wären. So könnte beispielsweise die Vorstellung der „beschützenden Fürsorge" *(protective care)* älterer Menschen in der Gemeinde ungünstige Konsequenzen haben, wenn beschützende Fürsorge für ältere Menschen in dieser Kultur nicht geschätzt würde.

Im weiteren Theoretisieren über kulturelle Fürsorge hielt ich an der Überzeugung fest, daß humanistische Fürsorge wichtig war und sich von wissenschaftlicher und technischer Fürsorge unterschied. Humanistische Fürsorge war ein zentrales und eindeutiges Merkmal, um die Pflege als einen Beruf und eine Disziplin zu charakterisieren und zu identifizieren. Der Terminus „Wesen" *(essence)* bedeutete das, was Pflege „zu dem macht, was sie ist" und ist ein wesentliches Merkmal dafür, wie sie manifest wird und anderen gegenüber zum Ausdruck kommt. „Pflegen wurde für Sorgen gehalten", und „Sorgen war ein wesentliches und vorherrschendes Merkmal der Pflege" (Leininger, 1981a, 1984a, 1988a). Darüber hinaus mußte Pflege den Konsumierenden und einer breiten Öffentlichkeit sowohl aus der wissenschaftlichen als auch aus der humanistischen Perspektive bekannt sein. Die Entdeckung von Unterschieden und Ähnlichkeiten zwischen humanistischen und wissenschaftlichen Standpunkten war ein Forschungsziel. Aus meiner klinischen Erfahrung und der Forschungserfahrung hatte ich bereits einige der Bedeutungen und Muster der Fürsorge herausgefunden; es waren dies Mitgefühl, Präsenz, Befähigung und viele andere Ausdrucksformen des Sorgens. Diese Entdeckungen zeigten, daß es über das Sorgen noch eine ganze Menge zu lernen gibt. Es ist kompetente Fürsorge, was die Menschen suchen und erwarten, wenn sie krank sind, sie wird aber auch benötigt, um ihren Zustand des Wohlbefindens aufrechtzuerhalten.

Ich hatte verschiedene Voraussagen über kulturelle Fürsorge, die mein Denken sehr stark angeregt haben. Ich sagte voraus, daß Pflegende beim vertieften Studium verschiedener Kulturen auf der Welt weitgehend unbekannte, versteckte oder als gegeben hingenommene Merkmale über Pflege- und Fürsorgeweisen lernen könnten. Neue Einsichten über kulturelle Fürsorge könnten in Zukunft die Pflegeausbildung und -praxis verändern. Dieser neue Wissenskomplex würde als „neues Pflege- und Standeswissen" gelten, um die Handlungen, Entscheidungen und Urteile Pflegender zu leiten. Ein derartiges Wissen würde verglichen mit dem gegenwärtigen Krankheit-Symptomen-Modell voraussichtlich zu sehr unterschiedlichen Praktiken führen. Wie unterschiedlich Kulturen Fürsorge aus ihrer Sichtweise und von ihren kulturellen Bedürfnissen her wahrnahmen und erkannten, war wichtiges neues Wissen. Es war dieses weitgehend versteckte und unbekannte Wissen über kulturelle Fürsorge, das Pflegende dazu führen würde, viele verschiedene Arten von Pflegepraktiken und ein neues, für Klienten nützliches Verständnis zu entwickeln. Solche Fürsorgemuster und -praktiken waren *überwiegend „verwurzelt"* oder *in kulturellen Werten, in Sprache oder sozialen Strukturen begründet.* Wegen kultureller Unterschiede und verschiedener Fürsorgeerwartungen konnten Pflegende nicht länger alle Klienten auf die gleiche Weise behandeln. Kulturelle Vielfältigkeiten und Ähnlichkeiten im Wissen über westliche und nichtwestliche Kulturen würden Pflegende dazu bringen, die Bedeutung einer kulturspezifischen Fürsorge zu würdigen.

Von Anfang an überlegte ich, daß Fürsorge ein „grundlegendes menschliches Bedürfnis" sei, um Menschen zu helfen, gesund zu bleiben, zu wachsen und zu funktionieren (Leininger, 1980, 1981a, 1981c). Früher wie heute mußten Menschen in jeder Kultur etwas über Einstellungen und Praktiken des Sorgens lernen, um zu überleben. Das wichtigste war jedoch, daß menschliches Sorgen erlernt und anderen weitergegeben wurde. *Menschlich zu sein, hieß zu sorgen, und Sorgen beruhte auf Kultur.* Für sich selbst oder für andere zu sorgen erforderte den Einsatz kulturell erlernter und tradierter Werte der Fürsorge, primär aus der eigenen Familie oder kulturellen Gruppe. Gesunde Menschen, meinte ich, hatten gute Verhaltensmuster des Sorgens gelernt, die sie in gutem Zustand oder gesund hielten. Im Gegensatz dazu führten ungesunde Verhaltensmuster des Sorgens zu Krankheit, Behinderung oder sogar zum Tod. Ich meinte ferner, daß es *„Kulturen des Sorgens"* gäbe, in denen Menschen in Organisationsstrukturen wußten, wie man für Menschen sorgt. Wo es günstige Verhaltensmuster und Erfahrungen des Sorgens gab, gab es auch gesunde, sorgende Menschen. Im Gegensatz dazu, sagte ich voraus, würden nichtsorgende Verhaltensmuster und Kulturen zu Krankheiten, Todesfällen oder einer Vielfalt ungesunder Zustände führen (Leininger, 1988a, 1991a). Darüber hinaus würde das Wohlbefinden von Einzelpersonen, Familien und einzelnen Kulturen durch nichtsorgende Ausdrucksformen bedroht, was zu kultureller Gewalt, Zerstörung und Tod führen würde. Sorgende Verhaltensmuster galten als wesentlich, um Menschen im Zustand des Wohlbefindens zu halten und ein befriedigendes und bedeutungsvolles Leben führen zu können.

Diese Ideen brachten mich dazu, über die Unterschiede zwischen *allgemeinem* und *professionellem Sorgen* zu theoretisieren. Ich entwarf, daß es in jeder Kultur zwei Arten des Sorgens gab, die entdeckt werden mußten, da sie für eine vergleichende Anwendung in der Pflege bislang noch nicht identifiziert worden waren (Leininger, 1970, 1978, 1981a, 1991a). Allgemeines Sorgen war die älteste Form und grundlegender Ausdruck des für das Wachstum, die Gesundheit und das Überleben des Homo sapiens wesentlichen menschlichen Sorgens. Allgemeine Fürsorge als grundlegender Prototyp der Fürsorge umfaßte lokale Hausmittel und volkstümliche Fürsorge.

Es wurde vorausgesagt, daß jede Familie oder jeder Haushalt über einige Formen allgemeinen oder grundlegenden Sorgens verfügte, die von Familienmitgliedern oder speziellen Fürsorgeerteilern angewandt wurden. Diese allgemeinen Verhaltensweisen oder Erwartungen des Sorgens mußten hinsichtlich ihrer Wirksamkeit oder günstigen Auswirkungen identifiziert und, wo angezeigt, zusammen mit professionellen Fürsorgepraktiken eingesetzt werden. Wenn keine vorteilhafte allgemeine Fürsorge praktiziert würde, so ließen sich „nichtfürsorgende" Ergebnisse, wie etwa unzureichende Genesung von Krankheit, Versagen bei der Erhaltung des Wohlbefindens und andere Probleme vorhersagen. Für Pflegende wäre es hilfreich, ein paar Familien mit speziellen Praktiken des Erteilens und Empfangens von Fürsorge sowohl im häuslichen Bereich als auch in der institutionellen klinischen Pflege zu kennen. Von daher war die allgemeine Fürsorge ein neues Konstrukt, das als wichtig für die Theorie der kulturellen Fürsorge und v. a. in Beziehung zu professionellen Praktiken der Fürsorge entworfen wurde.

Professionelle Fürsorge wurde begrifflich dahingehend als verschieden von allgemeiner Fürsorge gedacht, als professionelle Fürsorge als kognitiv erlerntes, praktiziertes und weitervermitteltes Wissen definiert wurde, das durch formelle und informelle Berufsausbildung an Pflegeschulen erworben wurde (Leininger, 1991a, S. 34). Beim Eintritt von Studierenden der Pflege in die Pflege wurden sie in professionellen Pflegetechniken, -praktiken und verwandten Themen unterrichtet, die die Grundlagen der Pflege bildeten. Man erwartete von den Studierenden, daß sie lernten, was die Grundlagen einer professionellen Fürsorge oder von Pflege- und Fürsorgepraktiken bildete. In einigen Pflegeschulen handelten Pflege und Fürsorge oft von Verfahren, Praktiken und Vorgehensweisen im Umgang mit Krankheiten und Symptomen. Oft war der Inhalt professioneller Pflege beschränkt auf das Ausführen aseptischer medizinischer Techniken oder auf die „richtige Art und Weise", eine effiziente, kompetente oder technisch gute Pflegeperson in „psychomotorischen" Pflegepraktiken zu sein. Die professionelle Fürsorge umfaßte auch das Lernen von Kommunikationstechniken, zwischenmenschlichen Beziehungen, ethischen Aspekten und anderen Inhalten, die von den führenden Persönlichkeiten in der Pflege als wichtig erachtet wurden. Professionelle Pflege umfaßte keine Vorstellungen von volkstümlicher Fürsorge, da diese weitgehend unbekannt waren und nicht als für die Pflege hilfreich gewürdigt wurden. Mit dem Auftreten der transkulturellen Pflege wurden professionelle und allgemeine Fürsorge allmählich gewürdigt und untersucht.

Beim Theoretisieren über allgemeine und professionelle Fürsorge sagte ich voraus, daß sich allgemeine Fürsorge in Form naturalistischer, lokaler, volkstümlicher und familiärer Praktiken der häuslichen Fürsorge infolge kultureller Faktoren erheblich von professioneller Fürsorge unterscheiden würde. Sollten professionelle und allgemeine Fürsorgepraktiken nicht vernünftig zusammenpassen, so würde dies die Genesung, die Gesundheit und das Wohlbefinden der Klienten beeinflussen. Um eine kulturell kongruente Fürsorge zu bieten, mußten professionelle und allgemeine Fürsorge unter dem Aspekt einer Erleichterung bedeutungsvoller Fürsorgepraktiken betrachtet werden. Das letzte Ziel bestand demnach darin, allgemeines und professionelles Fürsorgewissen zum Wohle des Klienten miteinander zu verbinden. Bevor dies jedoch geschehen konnte, mußten Pflegeforscher die Unterschiede zwischen beiden Formen der Fürsorge erklären und kennenlernen. Dies wäre von äußerster Wichtigkeit, um eine kulturell kongruente Fürsorge anzubieten, die meines Erachtens für eine qualitativ gute Pflege und Fürsorge wesentlich ist. Ich vermutete, daß die Weltanschauung, die soziale Struktur, Sprache, Ethnogeschichte und der Umgebungskontext – wie oben definiert – einen großen Einfluß auf die Überzeugungen und Praktiken sowohl der allgemeinen als auch der professionellen Fürsorge ausüben würden. Kulturelle Werte, religiöse Überzeugungen, wirtschaftliche Belange, Einstellungen gegenüber Technologie, verwandtschaftliche Bande, pädagogische Interessen und die Weltanschauung würden ihren Einfluß auf Methoden der Fürsorge und in letzter Konsequenz auf die Gesundheit oder das Wohlbefinden der Klienten ausüben. Das Wissen um die allgemeine und professionelle Fürsorge von Einzelpersonen, Familien, Gruppen, Institutionen und Gemeinden war wesentlich für die Versorgung mit einer professionellen Pflege und Fürsorge.

Um Pflegenden zu helfen, sich die Komponenten der Theorie, die die menschliche Fürsorge beeinflussen, vor Augen zu führen, entwickelte ich das Sunrise-Modell. Es ist eine Darstellung der Komponenten und konzeptionellen Bereiche der Theorie, die bei der Entdeckung von Faktoren mit Einfluß auf allgemeine und professionelle Pflegepraktiken, die zu einer kulturell kongruenten Pflege und Fürsorge führen, berücksichtigt werden müßten.

Das Modell gibt symbolisch eine aufgehende Sonne wieder. Bei der systematischen Untersuchung der konzeptionellen Komponenten des Modells würden Pflegende die menschliche Fürsorge und deren Einfluß auf Gesundheit und Wohlbefinden von Einzelpersonen, Familien, Gemeinden und Institutionen entdecken und davon erleuchtet werden. Das Modell beschreibt konzeptionell die Weltanschauung, Religion, Verwandschaftsverhältnisse und kulturelle Werte sowie ökonomische, technologische, sprachliche, ethnohistorische und Umweltfaktoren, die kulturelle Pflege voraussichtlich erklären und beeinflussen. So dient es der kognitiven Orientierung, um eine vollständige, ganzheitliche und umfassende Form zur Untersuchung der Theorie zu erhalten. Das Entdecken der Bedeutungen und der besonderen Faktoren kultureller Fürsorge und ihrer möglichen Einflüsse auf die Fürsorge und die Gesundheit oder das Wohlbefinden von Klienten ist wesentlich für die Theorie. Das Sunrise-Modell ist ein wirklich ganzheitliches Modell, das der Pflegeforscher als Leitfaden für die Untersuchung der theoretischen Voraussagen oder Hinweise des Theoretikers benötigt. Würden diese verschiedenen Faktoren nicht untersucht, so hätte die Pflegeperson nur ein partielles, fragmentarisches und unzureichendes Wissen über kulturelle Fürsorge. Mit dem Einsatz des Sunrise-Modells beurteilt und würdigt die Pflegeperson alle Aspekte einschließlich der allgemeinen, volkstümlichen und der professionellen Systeme, die Hinweise auf theoretische Formen einer Entwicklung von kulturell kongruenter Pflege und Fürsorge liefern. Kurse in transkultureller Pflege, Anthropologie und Gesundheitswissenschaften helfen der Pflegeforschung beim Identifizieren und Verstehen der verschiedenen, im Sunrise-Modell beschriebenen Komponenten und bei der Konzentration auf die Lehrsätze der Theorie.

Das Sunrise-Modell spiegelt meine Theorie über Pflege nicht nur als eine intellektuelle Disziplin, sondern auch als praktischen Beruf wieder. Dementsprechend formuliere ich die Theorie, daß es „drei Arten der Handlung oder Entscheidung" gibt, die Pflegende beim Geben einer kulturell kongruenten Pflege leiten (Leininger, 1988a, 1991a):

▶ Kultureller Fürsorgeerhalt *(cultural care preservation and/or maintenance)*
▶ Kulturelle Fürsorgeanpassung und/oder -verhandlung *(cultural care accomodation and/or negotiation)*
▶ Kulturelle Fürsorgerekonstruktion und -umstrukturierung *(cultural care repatterning and restructuring)*.

Diese drei Arten sollten zum Ziel der Theorie führen, das darin besteht, eine kulturell kongruente Pflege und Fürsorge bereitzustellen. Die Pflegeperson würde Daten berücksichtigen, die sie vom Informanten, aus der Beobachtung und aus dem Studium aller Komponenten des Sunrise-Modells gewonnen hat, um herauszufinden, welcher Fürsorgemodus oder welche Fürsorgemodi am besten zu den Bedürfnissen des Klienten passen und ihm nützen. Daten aus dem Sunrise-Modell würden die Pflegeperson dazu anleiten, kreative und geeignete Untersuchungsweisen für die drei Handlungs- und Entscheidungsweisen zu entwickeln. Aus dem Einsatz fundierter, auf Kultur beruhender Daten über Menschen, kulturelle Muster und kulturspezifische Ideen einer kongruenten Pflege und Fürsorge würden Praktiken hervorgehen. Die Fülle von Datenmaterial über das Individuum oder die Familie und ihre Weltanschauung, Faktoren sozialer Struktur und über den Umgebungskontext sowie über andere Aspekte sollten neue und informative Wege der Führung von Pflege- und Fürsorgepraktiken aufzeigen.

Im allgemeinen war ich bei der Theorie der kulturellen Fürsorge der Ansicht, daß es zwischen Kulturen hinsichtlich von Bedeutungen, Mustern, Ausdrucksformen, Funktionen (Formen des Einsatzes), strukturellen Merkmalen und Praktiken in Bezug auf kulturelle Fürsorge einige Ähnlichkeiten (die Gemeinsamkeiten oder Universalitäten) und Unterschiede (die Vielfältigkeiten) geben müsse (Leininger, 1988a, 1991b). Diese Ähnlichkeiten und Unterschiede mußten herausgearbeitet und bekannt gemacht werden, um zu einer ganzheitlichen Perspektive der menschlichen Fürsorge bei speziellen Kulturen zu gelangen. Ich postulierte darüber hinaus, daß spezifische Ausdrucksformen oder Muster der Fürsorge, wie etwa Präsenz, Respekt, Unterstützung, Befähigung, Mitgefühl und viele andere Fürsorgekonstrukte für die Pflegeperson mächtige Faktoren sein könnten, um Menschen zu helfen, die im Zustand des Wohlbefindens oder gesund geblieben waren (Leininger, 1981a, 1984a, 1991a). Diese Fürsorgekonstrukte bezeichnete ich als „Goldkörner", die in vollem Umfang entdeckt, gewürdigt und eingesetzt werden müßten, um kulturell verschiedenen Klienten therapeutische und bedeutungsvolle Praktiken der Pflege und Fürsorge zu bieten. Diese Goldkörner waren wesentlich für Pflegende, um Menschen zu helfen, von Krankheit zu genesen, ihr Wohlbefinden zu erhalten oder um dem Sterben in einer kulturell kongruenten und zufriedenstellenden Weise zu begegnen. Ich sagte voraus, daß Gesundheitsformen dort überwiegen würden, wo spezielle Bedeutungen und Muster des Sorgens bekannt wären und in der Pflege eingesetzt würden. Wo es dagegen Ausdrucksformen des Nichtsorgens gäbe, fände man unvorteilhafte und ungesunde Fürsorgepraktiken. Diese Konstrukte der kulturellen Fürsorge waren in der Tat das Wesen *(essence)* dessen, was Pflege ist oder sein sollte, und sie waren das Mittel, um Pflegenden zu helfen, eine bedeutungsvolle, qualitative Pflege und Fürsorge zu geben. Noch heute werden diese mächtigen Fürsorgekonstrukte verschiedener Kulturen langsam entdeckt und erforscht, um als Leitlinie professioneller Fürsorgepraktiken in der Pflegeausbildung zu dienen. Pflege mit dem Schwerpunkt auf kultureller Fürsorge kann das Ergebnis professioneller Fürsorgepraktiken beeinflussen. Daher bildete die Theorie der kulturellen Fürsorge ein neues, umfassendes Mittel zur Entdeckung eingebetteter Fürsorgephänomene und für den Einsatz des Wissens bei der Umformung der Pflegeausbildung und -praxis. Das Wissen um kulturelle Fürsorge wurde in hohem Maße benötigt, um für spezifische und charakteristische Pflege- und Fürsorgepraktiken zu sorgen und um gängigen Pflegepraktiken statt einer vorherrschenden Betonung des Medizinischen eine pflegerische Perspektive zu geben.

Beim Studieren und Untersuchen der Theorie erwies sich die Ethnopflegeforschungsmethode mit qualitativem Paradigma *(ethnonursing qualitative paradigm research method)* als am hilfreichsten für das Herausarbeiten und das Verständnis kultureller Daten und ihrer Bedeutungen innerhalb pflegerischer Zusammenhänge. Die Ethnopflegemethode hat Pflegeforschern geholfen:

◗ Pflegephänomene der kulturellen Fürsorge zu erklären;
◗ durch induktive und naturalistische Ansätze emisch fundierte Daten zu erhalten, statt sich auf das etische Wissen des Untersuchenden (Außenseiters) und dessen Interpretationen zu konzentrieren;
◗ verschiedene befähigende Untersuchungsleitlinien zu verwenden, um unter verschiedenen Komponenten der Theorie nach eingebetteten Bedeutungen, Interpretationen und Beziehungen zu suchen;
◗ spezielle Details in Bezug auf die Fürsorgekonstrukte sowie Ideen in Bezug auf die Theorie zu entdecken;
◗ hochgradig kreative Wege zu identifizieren, in denen Pflegende das Wissen um kulturelle Fürsorge in der Fürsorge für den Klienten einsetzen können;
◗ Wege zu zeigen, auf denen Pflegende kulturspezifischen Vorstellungen über menschliche Fürsorge nähertreten können; und
◗ Wege zu entdecken, um professionelles und allgemeines Fürsorgewissen aus verschiedenen Kulturen zum Wohle des Klienten miteinander zu verbinden.

Forschungsergebnisse

Die sieben wichtigen Forschungsarbeiten, die in der Veröffentlichung der Theorie der kulturellen Fürsorgevielfalt und -gemeinsamkeiten *(Culture Care Diversity and Universality Theory)* vorgestellt werden, zeigen die Bedeutung der Ethnopflegemethode und der Theorie bei Forschungsergebnissen von Bohay, Gates, Leininger, Rosenbaum, Spangler, Stasiak und Wenger. Ich habe eine Reihe von Kulturen untersucht und kulturspezifische Fürsorgewerte, -bedeutungen und -handlungen aus 23 Kulturen, wie sie von der Theorie gestaltet wurden, gefunden (Leininger, 1991a, S. 119–134). Schon diese Befunde bieten neue Einsichten in die Praxis der Pflege.

Weil die Theorie schon jetzt weltweit ausgiebig genutzt wird, läßt sich vorhersagen, daß sie sich in Zukunft noch weiter verbreiten wird. Gegenwärtig wird die Theorie von Pflegenden in Finnland, Schweden, dem Mittleren Osten, Afrika, Japan, Kanada, Australien, Europa, Korea, China, Südamerika, Rußland, Tibet sowie auf einigen pazifischen Inseln genutzt. Darüber hinaus finden auch in nichtpflegerischen Berufen Tätige die Theorie für ihre Arbeit wichtig, indem sie einige ihrer Begriffe modifizieren und dem Gebrauch innerhalb ihrer Disziplin anpassen. Organisationstheoretiker und Administratoren sind entzückt über die Theorie, weil sie ihnen ein weitgefaßtes Rahmenwerk zum Verständnis der verschiedenen Faktoren mit Einfluß auf ihr Interessengebiet liefert. Leitende Mitarbeiter von Firmen haben der Theoretikerin berichtet, wie sehr die Theorie ihnen beim Studium weiter Bereiche geholfen hat, die sie bei der Einschätzung und Beurteilung ihrer administrativen Ziele und ihres Ethos des Sorgens aufnehmen mußten.

Pflegetheoretiker werden die herausragende Bedeutung der Theorie als eines der umfassendsten und ganzheitlichsten Mittel zur Entdeckung menschlicher Fürsorgephänomene auch in Zukunft erkennen. Pflegende nehmen die aktuelle und potentiell mächtige Rolle kultureller Fürsorge wahr, die die Pflegepraxis und -ausbildung beeinflußt. Die kulturelle Fürsorge als Konstrukt theoretischer Synthese hat auch praktischen Wert beim Entdecken, Verstehen und Entscheiden von und über Pflegepraktiken, vor allem bei Verwendung des Sunrise-Modells. Die Theorie wird in Pflegeschulen unterrichtet und dient als wichtige konzeptionelle Richtschnur bei Pflege-Curricula. Wachsende Multikulturalität wird es für Pflegende zwingend notwendig machen, in verschiedenen Kulturen zu funktionieren. Auf kultureller Fürsorge und Gesundheit beruhendes Forschungswissen in transkultureller Fürsorge wird Entscheidungen und Handlungen in der Pflege leiten. Die Zukunft dieser Theorie der kulturellen Fürsorge sieht ausgesprochen vielversprechend für die Disziplin und den Beruf der Pflege aus. Das folgende Kapitel zeigt einige interessante Implikationen für den Einsatz der Theorie der kulturellen Fürsorge bei klinischen Pflegepraktiken und in der Ausbildung.

Die Theorie der kulturellen Fürsorge – Implikationen für die Pflege

Cheryl L. Reynolds

Der breite Anwendungsbereich der Theorie der kulturellen Fürsorgevielfalt und -gemeinsamkeiten, wie sie von Madeleine Leininger vorgeschlagen wird, macht diese Theorie in vielen Pflege-Settings und -situationen nützlich. Beiträge der Theorie zum Beruf und zur Disziplin der Pflege finden sich in der Praxis, in der Verwaltung sowie in Ausbildung und Forschung.

Pflegepraxis

Leininger hat die Art und Weise, in der sich ihre Theorie auf die Pflegepraxis anwenden läßt, sehr klar beschrieben. Ziel der Theorie ist es, Menschen aus unterschiedlichen Kulturen eine kulturell kongruente Pflege und Fürsorge zu erteilen (Leininger, 1988a). Das Entdecken von Überzeugungen, Werten und Praktiken kultureller Fürsorge bzw. kulturellen Sorgens sowie das Analysieren der Ähnlichkeiten und Unterschiede dieser Überzeugungen zwischen und unter den Kulturen wird Pflegenden helfen, dieses Ziel zu erreichen.

Leininger stellt fest, daß es für die Pflegeperson wichtig ist, die Einstellung des Patienten zu seiner Krankheit zu kennen. Dies beinhaltet, „wie der Patient um seine Krankheit weiß und sie versteht, wie er danach verlangt, daß man ihm hilft, und die Art und Weise, in der im Gesundheitswesen Tätige ihm helfen können (Leininger, 1969, S. 2). Das in dem Buch *Care: The Essence of Nursing and Health* (Fürsorge, das Wesen von Pflege und Gesundheit) beschriebene Sunrise-Modell wird als ein Modell für kulturologische Interviews, Assessments und Therapieziele beschrieben (Leininger, 1984a). So kann es Pflegenden helfen, Fragen zur Beurteilung und Einschätzung der kulturellen Überzeugungen eines Klienten bezüglich Gesundheit und Krankheit zu entwickeln. Leininger hat auch ein Video entwickelt, das die wichtigsten Komponenten, Techniken und Fertigkeiten zur Einschätzung und Beurteilung in kultureller Fürsorge bei einem polnisch-amerikanischen Informanten zeigt.

Nur wenige Pflegetheoretiker haben auf der Theorie beruhende Verfahrensweisen klar herausgestellt, die Praktikern verstehen helfen, wie sie auf der Grundlage ihrer Theorie bei Klienten intervenieren. Leininger hat ganz klar Wege dargestellt, wie Pflegende eine kulturell kongruente Fürsorge erteilen können. Die vorherrschenden Verfahrensweisen zur Steuerung von Pflegeentscheidungen und -handlungen, die auf der Theorie der kulturellen Fürsorge beruhen, sind:

▶ kulturelle(r) Fürsorgeerhalt oder -bewahrung *(cultural care preservation or maintenance),*
▶ kulturelle Fürsorgeanpassung oder -verhandlung *(cultural care accomodation or negotiation)* und
▶ kulturelle Fürsorgerekonstruktion oder -umstrukturierung *(cultural care repatterning or restructuring)* (Leininger, 1988a).

Kulturelle(r) Fürsorgeerhalt/-bewahrung „bezieht sich auf jene helfenden, unterstützenden, erleichternden oder befähigenden professionellen Handlungen und Entscheidungen, die Menschen aus einer bestimmten Kultur helfen, relevante Werte der Fürsorge zu bewahren und/oder zu erhalten, um ihr Wohlbefinden zu erhalten, von Krankheit zu genesen oder Behinderungen und/oder dem Tod entgegenzusehen" (Leininger, 1991a, S. 46). Kulturelle Fürsorgeanpassung „bezieht sich auf jene helfenden, unterstützenden, erleichternden oder befähigenden kreativen professionellen Handlungen und Entscheidungen, die Menschen einer bestimmten Kultur helfen, sich anderen um eines vorteilhaften oder befriedigenden Gesundheitsresultats mit professionellen Pflegegebenden wegen anzupassen oder mit ihnen zu verhandeln" (Leininger, 1991, S. 48). Kulturelle Fürsorgerekonstruktion bezieht sich auf jene helfenden, unterstützenden, erleichternden oder befähigenden professionellen Handlungen und Entscheidungen, die Klienten helfen, ihre Lebensweisen im Sinne neuer, verschiedener oder vorteilhafterer Gesundheitspflegemuster neu zu ordnen, zu verändern oder zu modifizieren, dabei die kulturellen Werte und Überzeugungen des Klienten zu respektieren und dennoch für eine bessere oder gesündere Lebensweise zu sorgen, als vor den gemeinsam mit dem bzw. den Klienten etablierten Veränderungen vorlag (Leininger, 1991a, S. 49).

In einer früheren Veröffentlichung (1984b) identifizierte Leininger noch eine weitere Art der Pflegehandlung: neue Praktiken der kulturellen Fürsorge. Diese beziehen sich „auf die kognitive Handlung des Internalisierens unterschiedlicher oder neuer helfender oder erleichternder Handlungen, die dazu ausgelegt sind, für den Patienten von Nutzen zu sein" (S. 135). Diese Handlungsweise der Förderung kulturell kongruenter Pflege wurde in späteren Publikationen nicht mehr angesprochen.

Es sollte festgehalten werden, daß Leininger die Arten ihrer Pflegehandlungen nicht als Interventionen beschreibt. Sie behauptet, daß Pflegeintervention ein an die westliche Kultur gebundener Terminus der professionellen Pflege ist, der manchen Klienten „Vorstellungen eines kulturellen Eindringens und Praktiken der Imposition vermitteln könnte" (Leininger, 1991a, S. 55). Darüber hinaus verwendet Leininger nicht den Begriff „Pflegeprobleme", weil „der Klient nur allzuoft kein Problem hat oder aber das Problem von der Pflegeperson als nicht relevant für die Menschen angesehen wird" (Leininger, 1991a, S. 55).

Leininger ist als Begründerin der Bewegung der transkulturellen Pflege in den USA wohlbekannt. Das Motto der Gesellschaft für transkulturelle Pflege (Transcultural Nursing Society) ist ein Zitat von Leininger und lautet wie folgt: „Auf daß den kulturellen Bedürfnissen von Menschen in der Welt von Pflegenden entsprochen werde, die auf transkulturelle Pflege vorbereitet sind."

Transkulturelle Pflege ist komparatives Sorgen (Leininger, 1981a). Es ist ein „formeller Bereich des Studiums und der Praxis verschiedener Kulturen der Welt in Bezug auf ihrer Werte, Überzeugungen und Praktiken von Fürsorge, Gesundheit und Krankheit, um kulturspezifische oder universelle Pflege und Fürsorge zu geben, die sich mit den kulturellen Werten und Lebensweisen des Klienten, der Familie und der Gemeinde deckt" (Leininger, 1989a, S. 4). Pflegende können in diesem Spezialgebiet einen Abschluß erwerben.

Transkulturelle Pflege unterscheidet sich von internationaler Pflege. Der Terminus *transkulturell* wurde von Leininger absichtlich gewählt, weil er sich auf

Kulturen der Welt unabhängig davon bezieht, ob diese als Nation existieren oder nicht, während sich internationale Pflege lediglich auf nationale Kulturen bezieht (Leininger, 1991a).

Vor einiger Zeit erschien ein Artikel von Kloosterman (1991), der Leiningers Theorie auf die Pflegepraxis in der Intensivpflege anwandte. Das im Setting einer Intensivstation häufig anzutreffende Phänomen sensorischer Alteration wurde von Kloosterman als Ergebnis einer kulturell inkongruenten Pflege und Fürsorge beschrieben. Klienten, die mit der Pflegekultur im Setting einer Intensivstation nicht vertraut waren, wurden verwirrt, wenn ihre normalen und vertrauten Fürsorgemuster verändert wurden.

Seit langem hat sich Leininger mit kultureller Überstülpung *(cultural imposition)* und Ethnozentrismus *(ethnocentrism)* seitens der Pflegenden in der täglichen Praxis beschäftigt. Die Beachtung von Leiningers Theorie wird Pflegenden helfen, dieses Problem zu vermeiden. Während nicht alle transkulturell Pflegenden Leiningers Theorie als Richtschnur für die Praxis nehmen, fördert die Gesellschaft für transkulturelle Pflege *(Transcultural Nursing Society)* die kulturell kongruente Fürsorge und Pflege in ihren Publikationen und in jährlichen Tagungen.

Pflegeadministration

Die Theorie der kulturellen Fürsorgevielfalt und -gemeinsamkeiten kann sowohl zur Analyse der Kultur der Pflege oder einer Organisation, wie auch zur Beurteilung und Einschätzung eines individuellen Klienten eingesetzt werden. Leininger schreibt: „Pflegende halten selten inne, um darüber nachzudenken, wie die Kultur der Pflege Fürsorgepraktiken und -einstellungen beeinflussen kann" (1988b, S. 21). Die Kultur der Pflege wird definiert als „jene identifizierbaren und hergeleiteten normativen Muster, Werte, Überzeugungen und Praktiken, die den Beruf der Pflege mit der Zeit kennzeichnen" (Leininger, 1986, S. 2–3). Dieses Wissen könnte vor allem für Pflegeadministratoren von besonderer Bedeutung sein.

Pflegende als Mitglieder einer kulturellen Gruppe zu identifizieren bedeutet, daß es hilfreich ist, „die kulturellen Werte, Bedeutungen und Ausdrucksformen der Fürsorge Pflegender zu untersuchen, um sie in Erfahrungen der Fürsorgeerteilung zu verstehen" (Leininger, 1986, S. 3). Durch Analyse der Pflegekultur hat Leininger Faktoren der Fürsorgeerleichterung und des -widerstandes identifiziert, die in der Kultur inhärent sind.

Leininger definiert Fürsorgeerleichterung als „jene Faktoren, Kräfte oder Bedingungen, die dazu tendieren, Pflegende dazu anzuregen oder zu befähigen, die vollen Bedeutungen und Einsatzmöglichkeiten von Fürsorge in ihrem Denken und ihrer Arbeit zu entdecken" (1986, S. 2). Fürsorgewiderstand sind „jene Faktoren, Kräfte oder Bedingungen, die dazu tendieren, Pflegende bei der vollen Entdeckung der Bedeutungen und Einsatzmöglichkeiten von Fürsorge einzuschränken oder zu behindern" (Leininger, 1986, S. 2).

Bei der Darstellung anderer Wege, auf denen ihre Theorie in der Administration hilfreich sein kann, schreibt Leininger, daß „diese aus institutioneller Perspektive ein theoretisches Rahmenwerk bietet, um zu untersuchen, wie Institutionen Ziele einsetzen, interpretieren und vorhersagen, die mit den Gemeinden, denen sie dienen, in Einklang stehen (1988b, S. 25). Leininger behauptet, daß „man die Gesundheit einer Institution anhand ihrer Fürsorgeüberzeugungen, -werte und -praktiken vorhersagen kann" (1988b, S. 25). Zusätzlich umriß Leininger eine Liste von Untersuchungsbereichen für Pflegedienstadministratoren in Übereinstimmung mit ihrer Theorie (1988b).

Leiningers Theorie ist für die Untersuchung von Organisationen und Institutionen teilweise deshalb anwendbar, weil Leininger die Einzelperson nicht als eines der Schlüsselkonzepte in der Theorie definiert. Viele Gründe stehen hinter der absichtlichen Auslassung dieses Begriffs. Der für Pflegeadministratoren wichtigste liegt in der Erkenntnis Leiningers, daß eine Definition der Person „sich nicht auf Gruppen, Familien, soziale Institutionen und Kulturen erstreckt" (Leininger, 1988a, S. 154).

Die Theorie der kulturellen Fürsorgevielfalt und -gemeinsamkeiten ist auch für Administratoren nützlich, die damit befaßt sind, daß ihre Institutionen Klienten aus multikulturellen Populationen Qualitätspflege bieten. Pflegeadministratoren mit dieser Problemstellung könnten die Begriffe, Lehrsätze und Verfahrensweisen von Pflegehandlung als Mittel zur leichteren Erteilung dieser Fürsorge innerhalb der Organisation nutzen.

Pflegeausbildung

Leininger hat Kurse in transkultureller Pflege für Studierende während und nach der Ausbildung an der *University of Colorado*, der *University of Washington*, der *University of Utah* und der *Wayne State University* entwickelt und abgehalten. Sie entwickelte an der *University of Washington*, der *University of Utah* und der *Wayne State University* Doktorandenprogramme in transkultureller Pflege oder mit Betonung auf transkultureller Pflege. Diese Kurse entstanden in Übereinstimmung mit der Theorie der kulturellen Fürsorgevielfalt und -gemeinsamkeiten.

Um 1980 beinhalteten rund 20 Prozent der Pflegeprogramme, die bei der Nationalen Liga für Pflege *(National League for Nursing)* angenommenen Pflegeprogramme in ihren Grundausbildungsprogrammen *(undergraduate program)* kulturelle Begriffe und Prinzipien (Leininger, 1989b), und um 1991 enthielten 15 Prozent der Pflegeaufbauprogramme *(graduate nursing programs)* Kurse in transkultureller Pflege. Im Jahre 1991 führte die Gesellschaft für transkulturelle Pflege *(Transcultural Nursing Society)* fünf Aufbauprogramme in transkultureller Pflege in den USA sowie drei zusätzliche Universitäten auf, an denen die Mitglieder der Fakultät in transkultureller Pflege ausgebildet sind und Kurse auf diesem Gebiet vorbereiten. Es ist nicht bekannt, in wievielen Pflegeprogrammen Leiningers Theorie zur Grundlage ihrer Curricula über kulturelle Vielfalt gemacht wurde.

Wegen der direkten Anwendbarkeit der Theorie auf die Pflegepraxis und -forschung sowie wegen des in jüngerer Zeit aufgetretenen gesellschaftlichen und weltweiten Trends zu immer mehr Reisen und zur Respektierung kultureller Vielfalt und Gemeinsamkeiten ist die Theorie der kulturellen Fürsorgevielfalt und -gemeinsamkeiten für Pflegeausbilderinnen und -ausbilder von Nutzen. Im

Jahre 1986 stellte der Rat der Vereinigung amerikanischer Pflegender für kulturelle Vielfalt in der Pflegepraxis *(American Nurses' Association Council on Cultural Diversity in Nursing Practices)* fest, daß „eine Art der Würdigung verschiedener Kulturen darin besteht, an Pflegeschulen Curricula zu entwickeln und zu implementieren, die praxisbezogene Begriffe kultureller Vielfalt beinhalten" (S. 1).

Weiter wird behauptet, daß „Pflegeausbildungsprogramme im Curriculum über kulturell verschiedene Gruppen auch ‚Zufriedenheit' beinhalten müssen, wenn Pflegende darauf vorbereitet werden sollen, eine sichere, effiziente und für alle Konsumierenden akzeptable Fürsorge zu erteilen" (S. 2).

Forschung

Die Anwendung der Theorie und des Modells in der Forschung wurde von Leininger in einer Studie über die Lebensweisen schwarzer und weißer Amerikaner in ländlichen Bezirken des Südens mit Schwerpunkt auf Fürsorge- und Gesundheitsphänomenen *(Southern Rural Black and White American Lifeways With Focus on Care and Health Phenomena,* 1984b, 1985) sowie in einer Untersuchung über die kulturelle Fürsorge der Gadsup Akuna im östlichen Hochland Papua-Neuguineas *(Cultural Care of the Gadsup Akuna of the Eastern Highlands of New Guinea,* 1991b) veröffentlicht. Leininger berichtet, daß sie auch kulturelle Werte und Fürsorgethemen aus 54 Kulturen zusammengetragen und analysiert hat. Bis heute hat sie einiges über 175 Begriffe der Fürsorge bzw. des Sorgens identifiziert (Leininger, 1991a).

In ihrem Buch über „Kulturelle Fürsorgevielfalt und -gemeinsamkeiten – eine Pflegetheorie" *(Culture Care Diversity and Universality: A Theory of Nursing)* führt sie kulturelle Werte sowie Bedeutungen und Handlungsweisen kultureller Fürsorge von 23 Kulturgruppen auf. Die Ergebnisse umfassen Untersuchungen der folgenden Kulturgruppen: Angloamerikaner, Afroamerikaner, nordamerikanische Indianer, Amerikaner mexikanischer, haitianischer, philippinischer, japanischer, vietnamesischer, südostindischer und chinesischer Herkunft, Gadsup Akuna, arabisch-amerikanische Moslems, Amerikaner der Amish People alter Ordnung, Appalachen-Kultur sowie die polnisch-, deutsch-, italienisch-, griechisch-, jüdisch, litauisch, schwedisch-, finnisch- und dänisch-amerikanische Kultur.

Zahlreiche Studierende haben nach ihrem Abschluß und als Doktoranden Leiningers Theorie zur Grundlage ihrer Forschung genommen, jedoch sind viele dieser Untersuchungen unveröffentlicht. Veröffentlichte Untersuchungen umfassen:

- Wenger und Wengers Studie an Amish People alter Ordnung (1988),
- die Untersuchung von Gates (1988) über das Fürsorgeverhalten bei Ehepaaren während einer Hysterektomie,
- die Untersuchung von Monsma (1988) an Kindern mißhandelter Frauen,
- die Untersuchung geistiger Gesundheitsfürsorgebedürfnisse jüdischer Immigranten aus der Sowjetunion von Rosenbaum (1988) und
- Lunas Untersuchung transkultureller Pflege und Fürsorge arabischer Moslems (1989).

Die Forschungsarbeiten, über die in Leiningers Buch über „Kulturelle Fürsorge-vielfalt und -gemeinsamkeiten – eine Pflegetheorie" *(Culture Care Diversity and Universality: A Theory of Nursing)* berichtet wird, umfassen:

▶ die Untersuchung von Bohay über Bedeutungen und Erfahrungen kultureller Pflege in der Schwangerschaft und unter der Geburt bei Ukrainern,
▶ die Untersuchung von Gates über Sterben im Kontext der Klinik und des Hospizes,
▶ Rosenbaums Untersuchung an griechisch-kanadischen Witwen,
▶ Spanglers Untersuchung an philippinischen und angloamerikanischen Pflegenden,
▶ Stasiaks Studie mexikanisch-amerikanischer Städterinnen und
▶ Wengers Studie an Amish People alter Ordnung.

Darüber hinaus hat Rosenbaum (1990, 1991a/b) eine Reihe von Artikeln veröffentlicht, in denen viele Dimensionen kultureller Fürsorge und Gesundheit bei griechisch-kanadischen Witwen umrissen werden.

Eine die Jahre 1985 bis 1990 umfassende Übersicht der Literatur zu qualitativer Forschung, die in sechs bedeutenden gelisteten Pflegezeitschriften veröffentlicht wurde, zeigte keine Forschungsstudien, die die Theorie der kulturellen Fürsorge als theoretisches Rahmenwerk verwenden (Reynolds, 1991). Dieser Befund gibt Trends wie etwa den allgemeinen Mangel an gut organisierten pflegetheoretischen Rahmenwerken in der qualitativen Forschung wieder.

Mit dem Erscheinen der Zeitschrift für transkulturelle Pflege *(Journal of Transcultural Nursing)* verfügen Forscher, die Leiningers Theorie einsetzen, über ein weiteres Mittel, ihre Arbeiten zu veröffentlichen. Diese Zeitschrift könnte eine Zunahme der Veröffentlichung von Forschungsbeiträgen fördern, die ihre Theorie verwenden. Weitere Quellen, die häufig Forschungsbeiträge unter Verwendung von Leiningers Theorie enthalten, sind die Sitzungsberichte der nationalen Fürsorgetagungen *(National Care Conferences).*

Für die Zukunft ist im Bereich der Forschung geplant, mit der Untersuchung von Gemeinsamkeiten, Mustern und Themen fortzufahren, die durch die zahlreichen Forscher gewonnen wurden, welche die Theorie als Grundlage für den Aufbau auf Wissen nutzen, das aus der Forschung in der Entwicklung zusätzlicher Untersuchungen gewonnen wurde. Nach der Durchsicht ihrer Arbeit im Jahre 1988 schloß Leininger, daß „.... es keine universellen oder weltweiten Ethnofürsorgebegriffe, sondern immer wieder auftretende Fürsorgebegriffe gibt, wie etwa

▶ Sorge für...,
▶ Aufmerksamkeit für...,
▶ Respekt vor... und
▶ Helfen.

Es fand sich mehr Verschiedenheit in den Formen, Bedeutungen, Prozessen und Gebräuchen menschlicher Fürsorge, als Gemeinsamkeiten oder Ähnlichkeiten." (1988b, S. 29)

Dieses Ergebnis gilt bis heute (Leininger, 1991a).

Leininger liefert als Nachlese eine Reihe zusätzlicher Befunde aus Untersuchungen, die ihre Theorie verwenden – mit folgenden Ergebnissen:

▶ Es ist schwierig, Bedeutungen und Praktiken der Fürsorge zu bestimmen, da sie in die soziale Struktur eingebettet sind.

▶ Kultureller Kontext und Fürsorgewerte beeinflussen den Ausdruck und die Bedeutung von Fürsorge.

▶ Bedeutungen und Einsatzformen der Fürsorge zu verstehen erfordert oft Kenntnisse der Kultur.

▶ Hochtechnisierte Pflegepraktiken in westlichen Kulturen erhöhen die Distanz zwischen Klienten und Pflegenden.

▶ Pflegende und andere auf dem Gesundheitssektor Tätige wissen bisher nur wenig über allgemeine Fürsorge.

▶ Allgemeine und Schlüsselinformanten für die Untersuchungen haben sich positiv über die Forschung geäußert.

▶ Klienten glauben, daß ihre Vorstellungen, Überzeugungen und Lebensweisen von im Gesundheitswesen Tätigen verstanden werden müssen, bevor Klienten angemessen geholfen werden kann (Leininger, 1991a).

Auch Implikationen der Forschung zur Weiterentwicklung der Theorie werden weiterhin diskutiert. Leininger konzentriert sich auf diese Bemühungen, indem sie ausgewählte Forscher, von denen bekannt ist, daß sie ihre Theorie einsetzen, einlädt, über Themen der Forschung und Theorie zu sprechen und Untersuchungen anzustellen.

Zusammenfassung

Die von Madeleine Leininger vorgeschlagene Theorie der kulturellen Fürsorgevielfalt und -gemeinsamkeiten ist eine nützliche Richtschnur für die Pflegepraxis, -administration, -ausbildung und -forschung. Aus zwei Gründen ist die Theorie auf ein breites Spektrum an Pflege-Settings und -situationen anwendbar:

▶ Sie hat ein weites Anwendungsfeld.

▶ Sie ist unabhängig von einer Definition der Einzelperson als Objekt der Theorie.

Leininger hat für die Pflegepraxis ganz klar drei wichtige Formen der Pflegehandlung benannt:

▶ Dimensionen der Kultur der Pflege,

▶ umschriebene Fürsorgeerleichterung und

▶ Faktoren des Widerstands innerhalb der Kultur.

Leininger hat zahlreiche Ausbildungskurse und Curricula entwickelt und eine große Vielfalt an Forschungsprojekten unternommen und geleitet, in denen Aspekte der kulturellen Fürsorge untersucht werden. Durch diese Beiträge hat Leininger die Anwendbarkeit ihrer Theorie auf den Beruf und die Disziplin der Pflege gezeigt.

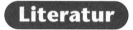

Literatur

Allgemeine Quellenangaben zu den Länderbeschreibungen

Länderspezifische Quellenangaben siehe die jeweiligen Länder.

Adler, M.: Ethnopsychoanalyse. Das Unbewußte in Wissenschaft und Kultur. Schattauer, Stuttgart/New York, 1993

Amt für Multikulturelle Angelegenheiten der Stadt Frankfurt am Main: Begegnen – Verstehen – Handeln. Handbuch für Interkulturelles Kommunikationstraining. IKO – Verlag für Interkulturelle Kommunikation, Frankfurt a. M., 1993

Andersen, U. et al.: Diercke Weltstatistik 84/85. dtv/Westermann, München/Braunschweig, 1984

Aratov, Kayan: Interkultureller Vergleich der Schmerzwahrnehmung und Krankheitsverarbeitung bei türkischen und deutschen Patienten mit chronischer Polyarthritis. Peter Lang GmbH, Europäischer Verlag der Wissenschaften, Frankfurt a. M., 1996

Attia, Iman (Hrsg.): Multikulturelle Gesellschaft – monokulturelle Psychologie? Antisemitismus und Rassismus in der psychosozialen Arbeit. Deutsche Gesellschaft für Verhaltenstherapie, Tübingen, 1995

Ausländerbeauftragte des Landes Niedersachsen (Hrsg.): Altwerden in der Fremde. Probleme der älteren Ausländergeneration, Diskussionsforum am 9. November 1989 in Hannover – Dokumentation

Auernheimer, Georg: Einführung in die interkulturelle Erziehung, 2. überarbeitete und ergänzte Auflage. Wissenschaftliche Buchgesellschaft, Darmstadt, 1995

Baratta, M. v. (Hrsg.): Der Fischer Weltalmanach 1996. Fischer Taschenbuch Verlag, Frankfurt/M., 1995

Barley, N.: Traurige Insulaner. Clett-Kotta, Stuttgart, 1993

Biskup, Manfred/Vassilis Filias/Irvín Vitániyi (Hrsg.): The family and its culture. An Investigation in seven East and West European Countries. Akadémiai Kiadó, Budapest, 1984

Bliss, Frank: Islam im Alltag. Die von Mohammed gestiftete Religion wird zum neuen Feindbild. Lamuv Verlag, Göttingen, 1994

Cicek, Halis: Psychische und psychosomatische Störungen unter besonderer Berücksichtigung psychosexueller Störungen bei Arbeitsmigranten aus der Türkei. Verlag für Wissenschaft und Bildung, Berlin, 1989

Collett, P.: Der Europäer als solcher ... ist unterschiedlich. Ernst Kabel Verlag, Hamburg, 1994

Essinger, H., Kula, O. B.: Länder und Kulturen der Migranten. In: Interkulturelle Erziehung in Praxis und Theorie, Bd. 7, Pädagogischer Verlag, Burgbücherei Schneider GmbH, Baltmannsweiler, 1988

FAO: The State of Food and Agriculture 1992, ISSN 0081-4539

Fohrbeck, Karla und Wiesand, Andreas Johannes: „Wir Eingeborenen", Zivilisierte Wilde und exotische Europäer/Magie und Aufklärung im Kulturvergleich. rororo Sachbuch, Reinbek bei Hamburg, 1993

Friedenthal-Haase (Hrsg.): Erwachsenenbildung interkulturell. Pädagogische Arbeitsstelle des DVV, Berichte, Materialien, Planungshilfen. Frankfurt a. M., 1992

Gebauer, G./Taureck, B./Ziegler, T.: Ausländerfeindschaft ist Zukunftsfeindschaft. Plädoyer für eine kulturintegrative Gesellschaft. Fischer, Frankfurt a. M., 1993

Giger/Davidhizar: Transcultural Nursing. Assessment and Intervention. 2nd edition, Mosby, St. Louis, 1995

Hachgenei, Susan: Arzt-PatienInnen-Kommunikation aus interkultureller Sicht. Eine diskursanalytische Untersuchung an empirischem Material aus der Allgemeinpraxis, WS 91/92, http://www.daf.uni-muenchen.de/daf/magister.html

Hackenbruch, Elgin (Hrsg.): Going International. Pflegende in der Entwicklungzusammenarbeit und humanitären Hilfe. Ullstein Medical, Wiesbaden, 1998

Helman, Cecil G.: Culture, Health and Illness. 3rd edition, Butterworth-Heinemann, Oxford, 1994

Heine, Peter: Kulturknigge für Nichtmuslime. Ein Ratgeber für alle Bereiche des Alltags. Herder Spektrum, Freiburg 1996

Hesse, Gunter/Rosita Meyer/Ursula Pasero: Krank in der Fremde. Eine Tagung der Evangelischen Akademie Nordelbien vom 1.–3. November 1985 in Zusammenarbeit mit der Universität Kiel, Institut für Soziologie und der Landeshauptstadt Kiel, Ausländerreferat. Bad Segeberg, 1986

Hessische Blätter für Volks- und Kulturforschung: Heilen und Pflegen. Internationale Forschungsansätze zur Volksmedizin, Neue Folge 19. Jonas Verlag, Marburg, 1986

Hinderling, Paul: Kranksein in „primitiven" und traditionalen Kulturen. Verlag für Ethnologie, Norderstedt, 1981

Internationale Union für Gesundheitserziehung: Gesundheitserziehung in Europa. Organisationsformen, Aktivitäten, Forschungsprojekte, berufliche Ausbildung, Pläne für die Zukunft, Redaktion: Annette Kaplun und Rosmarie Erben, Internationales Journal für Gesundheitserziehung, Genf, 1980

Karmi, Ghada: The Ethnic Health Handbook. A Factfile for Health Care Professionals. Blackwell Science, Oxford, 1996

Kentenich, Heribert/Reeg, Peter/Wehkamp, Karl-Heinz (Hrsg.): Zwischen zwei Kulturen. Was macht Ausländer krank? Verlagsgesellschaft Gesundheit, Berlin, 1984

Länderberichte des Statistischen Bundesamtes, Wiesbaden

Ludwig, Bruni und Pfleiderer-Becker, Beatrix: Materialien zur Ethnomedizin. Spektrum der Dritten Welt 15, ASA, Kübel-Stiftung GmbH, Bensheim, 1978

Mermet, Gérard: Die Europäer. Länder, Leute, Leidenschaften. dtv Sachbuch, München, 1993

Mitteilungen der Beauftragten der Bundesregierung für die Belange der Ausländer (Hrsg.): Informationsmaterialien – eine Übersicht. November 1992

Mitteilungen der Beauftragten der Bundesregierung für die Belange der Ausländer (Hrsg.): Nummer 1, In der Diskussion: Das Einbürgerungs- und Staatsangehörigkeitsrecht der Bundesrepublik Deutschland. Juli 1993

Mitteilungen der Beauftragten der Bundesregierung für die Belange der Ausländer (Hrsg.): Nummer 2, In der Diskussion: „Ausländerkriminalität" oder „kriminelle Ausländer", Anmerkungen zu einem sensiblen Thema. November 1993

Mitteilungen der Beauftragten der Bundesregierung für die Belange der Ausländer (Hrsg.): Nummer 4, In der Diskussion: Das Ausländergesetz, Erfahrungen nach drei Jahren. Mai 1994

Mitteilungen der Beauftragten der Bundesregierung für die Belange der Ausländer (Hrsg.): Nummer 5, In der Diskussion: Empfehlungen zur interkulturellen Öffnung sozialer Dienste. Dezember 1994

Mitteilungen der Beauftragten der Bundesregierung für die Belange der Ausländer (Hrsg.): Nummer 6, In der Diskussion: Gesundheit und Migration. Modellprojekte von Gesundheitsämtern. April 1995

Mitteilungen der Beauftragten der Bundesregierung für die Belange der Ausländer (Hrsg.): Jugend ohne deutschen Paß – Bestandsaufnahme und Perspektiven für ein Land, das Einwanderer braucht. Dezember 1992

Mitteilungen der Beauftragten der Bundesregierung für die Belange der Ausländer (Hrsg.): Träger der Ausländerarbeit in den neuen Bundesländern. Initiativen, Vereine, Kirchen und Wohlfahrtsverbände. Eine Bestandsaufnahme. März 1993

Mitteilungen der Beauftragten der Bundesregierung für die Belange der Ausländer (Hrsg.): Bericht der Beauftragten der Bundesregierung für die Belange der Ausländer über die Lage der Ausländer in der Bundesrepublik Deutschland 1993. März 1994

Mitteilungen der Beauftragten der Bundesregierung für die Belange der Ausländer (Hrsg.): Ausländerinnen und Ausländer in europäischen Staaten. August 1994

Mitteilungen der Beauftragten der Bundesregierung für die Belange der Ausländer (Hrsg.): Daten und Fakten zur Ausländersituation. Oktober 1994

Mitteilungen der Beauftragten der Bundesregierung für die Belange der Ausländer (Hrsg.): Daten und Fakten zur Ausländersituation. Dezember 1995

Mitteilungen der Beauftragten der Bundesregierung für die Belange der Ausländer (Hrsg.): Diskriminierung von Ausländern in der Kfz-Versicherung. Dezember 1995

Mitteilungen der Beauftragten der Bundesregierung für die Belange der Ausländer (Hrsg.): Bericht der Beauftragten für die Belange der Ausländer über die Lage der Ausländer in der Bundesrepublik Deutschland. Dezember 1995

Munzinger Archiv, Internationales Handbuch (Loseblattsammlung)

Neumann, Josef: Eingeborenenheilkunde und europäische Medizin in Kamerun. Freiburger

Forschungen zur Medizingeschichte, Neue Folge Band 7. Hans Ferdinand Schulz Verlag, Freiburg i. Br., 1978

Payer, Lynn: Andere Länder, andere Leiden. Ärzte und Patienten in England, Frankreich, den USA und hierzulande. Campus Verlag, Frankfurt/New York, 1989

Pfleiderer, Beatrix und Bichmann, Wolfgang: Krankheit und Kultur. Eine Einführung in die Ethnomedizin. Dietrich Reimer Verlag, Berlin, 1985

Polm, R. (Red.): Ethnische Minderheiten in der Bundesrepublik Deutschland, Kurseinheit 01–03. Fernuniversität-Gesamthochschule Hagen, 1995

Purnell, Larry D. und Paulanka, Betty J.: Transcultural Health Care. A Culturally Competent Approach. F. A. Davis Company, Philadelphia, 1998

Rademacher, Helmolt: Spielend interkulturell lernen? Wirkungsanalyse von Spielen zum interkulturellen Lernen bei internationalen Jugendbegegnungen. Verlag für Wissenschaft und Bildung, Berlin, 1991

Schaffernicht, Christian (Hrsg.): Zu Hause in der Fremde. Ein bundesdeutsches Ausländer-Lesebuch. Verlag Atelier im Bauernhaus, Fischerhude, 1981

Schmalz-Jacobsen, Cornelia und Hansen, Georg: Ethnische Minderheiten in der Bundesrepublik Deutschland. Ein Lexikon. C. H.Beck, München, 1995

Spector, Rachel E.: Cultural Diversity in Health and Illness. 4th edition, Appleton & Lange, Stamford, CT 1996

Uzarewicz, Charlotte und Piechotta, Gudrun im Auftrag der Arbeitsgemeinschaft Ethnomedizin (Hrsg.): Transkulturelle Pflege. Verlag für Wissenschaft und Bildung, Berlin, 1997

Wenger, A. F. Z.: Cultural meaning of symptoms. Holistic Nursing Practice 7 (2):22–35

Zielonka, M. v.: Reisen und Infektionsrisiko – Ein Handbuch für den praktischen Gebrauch. Schwer Verlag, Stuttgart, 1990

Quellenangaben zu den theoretischen Kapiteln

American Nurses Association (1986): Cultural diversity in the nursing curriculum. A guide for implementation. Kansas City, MO

Bohay, I. Z. (1991): Culture care meanings and experiences of pregnancy and childbirth of Ukrainians. In: Leininger, M. M. (ed.): Culture care diversity and universality: A theory of nursing. National League of Nursing, New York

Donaldson, S. K. & Crowley, D. M. (1978): The discipline of nursing. Nursing Outlook 26(2), 113–120

Fawcett, J. (1984): The metaparadigm to nursing: Present status and future refinements. Image 16(34), 84–86

Fawcett, J. (1989): Analysis and evaluation of conceptual models of nursing. F. A. Davis, Philadelphia

Fitzpatrick, J. & Whall, A. (1989): Conceptual models of nursing: Analysis and application. Brady, Bowie, MD

Gates, M. (1988): Caring behaviors experienced by couples during a hysterectomy. In: Leininger, M. M. (ed.): Care: Discovery and uses in clinical and community nursing. Wayne State University Press, Detroit, MI

Gates, M. (1991): Culture care theory for study of dying patients in hospital and hospice contexts. In: Leininger, M. M. (ed.): Culture care diversity and universality: A theory of nursing. National League of Nursing, New York

Gaut, D. (1981): Conceptual analysis of caring: Research method. In: Leininger, M. M. (ed.): Caring: An essential human need. Charles B. Slack, Thorofare, NJ, S. 17–44

Kloosterman, N. D. (1991): Cultural care: The missing link in severe sensory alteration. Nursing Science Quarterly 4(3), 119–122

Leininger, M. M. (1969): Ethnoscience: A promising research approach to improve nursing practice. Image 3(1), 2–8

Leininger, M. M. (1970): Nursing and anthropology: Two worlds to blend. John Wiley, New York

Leininger, M. M. (1976): Towards conceptualization of transcultural health care systems: Concepts and a model. In: Leininger, M. M. (ed.): Transcultural health care issues and conditions. F. A. Davis, Philadelphia, PA

Leininger, M. M. (1977): Caring: The essence and central focus of nursing. The phenomenon of caring: Part V. American Nurses Foundation, Kansas City, MO

Leininger, M. M. (1978): Transcultural nursing: Concepts, theories and practices. John Wiley, New York

Leininger, M. M. (1980, October): A central focus of nursing and health care services. Nursing and Health Care, 135–176

Leininger, M. M. (1981a): Caring: An essential human need. Charles B. Slack, Thorofare, NJ

Leininger, M. M. (1981b): The phenomenon of caring: Importance, research questions and theoretical considerations. In: Leininger, M. M. (ed.): Caring: An essential human need. Charles B. Slack, Thorofare, NJ

Leininger, M. M. (1981c): Cross-cultural hypothetical functions of caring and nursing care. In: Leininger, M. M. (ed.): Caring: An essential human need. Charles B. Slack, Thorofare, NJ

Leininger, M. M. (1981d): Some philosophical, historical, taxonomic aspects of nursing and caring in American culture. In: Leininger, M. M. (ed.): Caring: An essential human need. Charles B. Slack, Thorofare, NJ

Leininger, M. M. (1984a): Care: The essence of nursing and health. Charles B. Slack, Thorofare, NJ

Leininger, M. M. (1984b): Transcultural nursing: An overview. Nursing Outlook 32(2), 72–73

Leininger, M. M. (1984c): Southern rural black and white American lifeways with focus on care and health phenomena. In: Leininger, M. M. (ed.): Care: The essence of nursing and health. Charles B. Slack, Thorofare, NJ

Leininger, M. M. (1984d): Caring is nursing: Understanding the meaning, importance, and issues. In: Leininger, M. M. (ed.): Care: The essence of nursing and health. Charles B. Slack, Thorofare, NJ

Leininger, M. M. (1985a): Transcultural care diversity and universality: A theory of nursing. Nursing and Health Care 6(4), 209–212

Leininger, M. M. (1985b): Ethnography and ethnonursing: Models and modes of qualitative data analysis. In: Leininger, M. M. (ed.): Qualitative research methods in nursing. Grune and Stratton, Orlando FL, S. 32–33

Leininger, M. M. (1985c): Southern rural black and white American lifeways with focus on care and health phenomena. In: Leininger, M. M. (ed.): Qualitative research methods in nursing. Grune and Stratton, Orlando FL, S. 32–33

Leininger, M. M. (1986): Care facilitation and resistance factors in the culture of nursing. Topics in Clinical Nursing 8(2), 1–12

Leininger, M. M. (1988a): Leininger's theory of nursing: Cultural care diversity and universality. Nursing Science Quarterly 1(4), 152–160

Leininger, M. M. (1988b): History, issues and trends in the discovery and uses of care in nursing. In: Leininger, M. M. (ed.): Care: Discovery and uses in clinical and community nursing. Wayne State University Press, Detroit, MI

Leininger, M. M. (1988c): Cultural care theory and administration. In: Henry, B, Arndt, C., Di Vincent, M., Mariner-Thomey, A. (eds.): Dimensions of nursing administration. Blackwell Scientific, Boston, MA

Leininger, M. M. (1988d): Leininger's theory of transcultural nursing: Culture care diversity and universality. Nursing Science Quarterly 2(4), 11–20

Leininger, M. M. (1989a): Transcultural nurse specialists and generalists: New practitioners in nursing. Journal of Transcultural Nursing 1(1), 4–16

Leininger, M. M. (1989b): Transcultural nursing: Quo vadis (where goeth the field). Journal of Transcultural Nursing 1(1), 33–45

Leininger, M. M. (1990a): Culture: the conspicious missing link to understanding ethical and moral dimensions of human care. In: Leininger, M. M. (ed.): Ethical and moral dimensions of care. Wayne State University Press, Detroit, MI

Leininger, M. M. (1990b): Ethnomethods: The philosophic and epistemic bases to explicate transcultural nursing knowledge. Journal of Transcultural Nursing 1(2), 40–51

Leininger, M. M. (1991a): Culture care diversity and universality: A theory of nursing. National League of Nursing, New York

Leininger, M. M. (1991b): Culture care of the Gadsup Akuna of the Eastern highlands of New Guinea. In: Culture care diversity and universality: A theory of nursing. National League of Nursing, New York

Leininger, M. M. (1993): Culture care theory: The comparative global theory to advance human care nursing knowledge and practice. In: Gaut, D. (ed.): A global agenda for caring. National League of Nursing, New York, S. 3–18

Lincoln, Y. & Guba, E. (1985): Qualitative research methods in nursing. Grune and Stratton, Orlando FL

Luna, L. (1989): Transcultural nursing care of Arab Muslims. Journal of Transcultural Nursing 1(1), 22–26

Monsma, J. (1988): Children of battered women: Perceptions, actions, and nursing care implications. In: Leininger, M. M. (ed.): Care: Discovery and uses in clinical and community nursing. Wayne State University Press, Detroit, MI

Rosenbaum, J. (1988): Mental Health care needs of Soviet-Jewish immigrants. In: Leininger, M. M. (ed.): Care: Discovery and uses in clinical and community nursing. Wayne State University Press, Detroit, MI

Rosenbaum, J. (1990): Cultural care of older Greek Canadian widows within Leininger's theory of cultural care. Journal of Transcultural Nursing 2(1), 37–47

Rosenbaum, J. (1991a): Cultural care theory and Greek Canadian widows. In: Leininger, M. M. (ed.): Culture care diversity and universality: A theory of nursing. National League of Nursing, New York

Rosenbaum, J. (1991b): Widowhood grief: A cultural perspective. Canadian Journal of Nursing Research 23(2), 61–76

Rosenbaum, J. (1991c): The health meanings and practices of older Greek Canadian widows. Journal of Advanced Nursing 16, 1320–1327

Reynolds, C. (1991): The relationship between theory and qualitative research. Unpublished manuscript.

Sprangler, Z. (1991): Culture care of Philippine and Anglo-American nurses in a hospital context. In: Leininger, M. M. (ed.): Culture care diversity and universality: A theory of nursing. National League of Nursing, New York

Stasiak, D. B. (1991): Culture care theory with Mexican-Americans in an urban context. In: Leininger, M. M. (ed.): Culture care diversity and universality: A theory of nursing. National League of Nursing, New York

Steven, B. J. (1979): Nursing theory: Analysis, application, evaluation. Little, Brown; Boston

Tripp-Reimer, T. & Dougherty, M. C. (1985): Cross-cultural nursing research. In: Werley, H. & Fitzpatrick, J. (eds.): Annual review of nursing research, Vol. 3, 77–104, Springer, New York

Valentine, K. (1988): Advancing care and ethics in health management: An evaluation. In: Leininger, M. M. (ed.): Care: Discovery and uses in clinical and community nursing. Wayne State University Press, Detroit, MI

Watson, J. (1985): Nursing: human science and human care: A theory for nursing. Appleton-Century-Crofts, Norwalk, CT

Wenger, A. F. Z. & Wenger, M. (1988): Community and family care patterns of the Old Order Amish. In: Leininger, M. M. (ed.): Care: Discovery and uses in clinical and community nursing. Wayne State University Press, Detroit, MI

Wenger, A. F. (1991): The culture care theory and the old order Amish. In: Leininger, M. M. (ed.): Culture care diversity and universality: A theory of nursing. National League of Nursing, New York